中国疫苗行业协会免疫规划信息化专业委员会　组织编写

为免疫规划插上
信息化之翼

中国免疫规划
信息化发展史

主编　曹玲生

人民卫生出版社
·北　京·

编者名单

主　审　梁晓峰　李　黎　尹遵栋

主　编　曹玲生

副主编　林　琳　蔡　碧　余文周

　　　　曹　雷　陈　伟　张伟燕

编　者（按姓氏笔画排序）

　　　　马千里　王　东　王长双　王晶辉　甘　明

　　　　丛　博　巩　燚　光　明　刘大卫　刘大鹏

　　　　刘捷宸　汤来红　严仕斌　苏　红　李　宁

　　　　李　澄　李克莉　李宗雨　杨　丽　杨　威

　　　　余文周　张　超　张天伴　张业武　张伟燕

　　　　陆志坚　阿克忠　陈　伟　陈　勇　陈砺锋

　　　　林　琳　帕提古力·艾则孜　周　洋　郑　嵩

　　　　赵伟栋　胡　昱　徐卫华　高士锐　郭世成

　　　　唐　宁　黄文俊　曹　雷　曹玲生　龚琼宇

　　　　崔小波　康国栋　梁雪枫　谢　超　虞　睿

　　　　解锐历　蔡　碧　潘伟毅　潘婷婷

编写秘书　甘　明（兼）　杨　梅　李宗雨（兼）　谭毅敏　王艺晓

序

信息技术推动社会发展，信息技术引领行业蜕变。《中华人民共和国疫苗管理法》第十条明确规定"国家实行疫苗全程电子追溯制度"，对免疫规划信息化工作提出了新的、更高的要求，这既是机遇，也是挑战。2023 年是中国实施免疫规划的第 45 年，经过一代又一代免疫规划工作者的不懈努力，我国免疫规划工作逐步迈入法治化、规范化、科学化、信息化的轨道，取得了一系列辉煌成就。特别是超 34 亿剂次新冠疫苗的紧急使用，实现了疫苗全程电子化追溯，为守护广大群众生命安全、推进健康中国建设、促进经济和社会发展做出了巨大贡献。

我国免疫规划信息化工作开始于 1993 年，在儿童预防接种、新冠疫苗接种等重大事件中起到了重要的保障和支撑作用，迄今尚无系统介绍我国免疫规划信息化建设发展历程的专著。为全面回顾全国免疫规划信息化建设工作的发展历程，深入总结成功经验，充分展示免疫规划信息化建设工作取得的一系列辉煌成就，本书编写组历时近两年编写了《中国免疫规划信息化发展史》。全书分为国家免疫规划信息化历史画卷、全国各地免疫规划信息化历史长廊和中国免疫规划信息化产业化成果 3 个部分，共 49 章，其中国家免疫规划信息化历史画卷主要介绍了中国免疫规划信息化建设和发展的编年史、发展历程、重大项目实施和应用，以及中国疫苗行业协会免疫规划信息化专委会成立和发展情况；全国各地免疫规划信息化历史长廊主要展现各省（区、市）免疫规划信息化建设发展历程、系统应用成效和取得的成果；中国免疫规划信息化产业化成果重点反映免疫规划信息化承建单位在免疫规划信息化方面的技术开发、技术创新和应用案例。可以说本书是第一部全面、系统地记述、总结我国免疫规划信息化发展历程的著作。

本书是在充分梳理全国各地有关免疫规划信息化建设和发展的基础上精心构思、策划、编写的，内容丰富、全面，具有权威性和普适性，是对中国免疫规划信息化工作的系统总结。参与本书编写的人员大多为从事免疫规划信息化工作多年的专业技术骨干，更有免疫规划信息化新生力量，是他们用智慧和汗水创造了免疫规划信息化历史，用青春和芳华谱写了免疫规划信息化新篇章。相信本书的出版，将为免疫规划信息化相关人员提供有力的借鉴，对于指导各地开展免疫规划信息化建设、促进信息技术应用、推动免疫规划工作高质量发展具有很好的参考价值。

2023 年 2 月

前　言

随着网络和信息技术的发展，信息化管理已经成为开展免疫规划工作不可或缺的手段。各级疾病预防控制机构和预防接种单位通过信息技术的应用，不仅减少了接种差错，保障了接种安全，而且大幅度提升了服务能力、水平和质量，使预防接种工作更加标准化、规范化、精细化。

新时代新征程，为人民再出发。中国疫苗行业协会免疫规划信息化专委会整合免疫规划信息化优势资源，搭建起疾病预防控制机构、接种单位和免疫规划信息化相关企业之间的技术、服务和需求交流平台，致力于探寻解决免疫规划信息化建设相关问题的新思路、新技术、新方法、新模式，促进预防接种服务的安全优质、规范高效、便捷可及，助力健康中国建设。在中国免疫规划信息化实施 30 周年之际，由中国疫苗行业协会免疫规划信息化专业委员会组织，中国疾病预防控制中心、各省（区、市）疾病预防控制中心和相关企业数十位专业人员共同编写了《中国免疫规划信息化发展史》一书。本书旨在总结国家和省（区、市）级免疫规划信息化创建的历史经验，探索和把握免疫规划信息化的发展规律，激励免疫规划信息化战线人员不忘初心、牢记使命，共同谱写中国免疫规划信息化的美好明天。本书全面梳理、系统总结了中国免疫规划信息化的发展历程，整个编写过程坚持历史唯物主义和辩证唯物主义的立场和观点，忠于历史事实，突出政治性、思想性、学术性和可读性，力争编成存史、资政、参考的优秀读本。

本书编写工作于 2022 年 1 月在江西于都启动。于都是中央红军长征出发地，寓意免疫规划信息化的新征程从这里再出发。国家和各省（区、市）级疾病预防控制中心、相关企业对该书的编写都十分重视，安排专人负责本单位免疫规划信息化发展史的撰写工作。在此书编写期间，正值新冠疫情肆虐之际，绝大多数作者一边投身抗疫一线，一边挤出时间完成稿件撰写。另外，编委会为了使本书做到尊重历史原貌、保证编写质量和进度，克服疫情带来的各种困难，先后组织召开了中国免疫规划信息化产业化成果、全国各地免疫规划信息化历史长廊和国家免疫规划信息化历史画卷 3 部分的 3 次线上会审会，尤其是第二部分全国各地免疫规划信息化历史长廊的会审会召开之际，正值新型冠状病毒感染发病高峰，很多编委都是带病坚持工作。在此感谢各位参编人员为本书成稿做出的巨大贡献，感谢他们的无私奉献和辛勤付出！

免疫规划信息化发展的初心使命，必将激励我们勠力同心、担当作为，在新时代免疫规划信息化新征程上凝聚奋进力量，书写优异答卷，再创辉煌篇章。苟利于民，不必法古；苟周于事，不必循旧。未来，我们将继续按照《中华人民共和国疫苗管理法》《预防接种工作规范》等法律法规要求，为政府部门制定免疫规划信息化发展的战略、规划、政策提供资讯和建议。同时，将以促进免疫规划信息化专业人员创新、成长、成才为宗旨，为他们提供展示才干的窗口、交流共享的舞台和创新成长的家园。

由于中国香港、澳门、台湾地区的免疫规划管理和实施方式与中国大陆（内地）存在差异，这些地区没有参与全国统一的免疫规划信息化建设。因此，本发展史不包括这些地区的相关信息，但这并不意味着这些地区在免疫规划信息化方面没有取得进展或者没有相关的数据和信息。

本书涉及范围广，可借鉴资料比较少，参与编写人员众多，难免会存在一些缺点和不足，在此也恳请广大读者给我们多提宝贵的意见或建议，以便我们后续进一步完善。

编　者

2023 年 2 月

目 录

第一部分

国家免疫规划信息化
历史画卷

"疫苗接种公平可及"是人民群众的朴素愿望。免疫规划是我国卫生事业成效最为显著、影响最为广泛的工作之一。我国当前实行的扩大国家免疫规划制度，由政府免费向公民提供免疫规划疫苗，可预防疫苗针对的传染病已达到15种。我国计划免疫的普及，与改革开放同步。1978年9月13日，原国家卫生部下发《关于加强计划免疫工作的通知》，由此拉开了全国普及计划免疫的序幕。扩大国家免疫规划政策的实施，对于遏制传染病的发生、保护人民群众身体健康和生命安全起到了重要作用，"接种疫苗，保障健康"的观念已经深入人心。

随着互联网的普及和信息化技术的发展，人民群众对疫苗接种信息管理的要求越来越高。《中华人民共和国疫苗管理法》（以下简称《疫苗管理法》）第十条规定"国家实行疫苗全程电子追溯制度"，这对免疫规划信息化工作提出了新的、更高的要求。尤其是2020年初暴发新型冠状病毒（以下简称"新冠"）疫情以后，新冠疫苗接种数据量之大、管理要求之严，各级政府、医疗机构和公众对预防接种信息化期望之高，对免疫规划信息管理系统的稳定性、实用性、先进性以及整个免疫规划信息化建设来讲，都是一个全新的挑战。截至2022年底，我国全人群新冠疫苗接种超过34亿剂次，在此过程中，免疫规划信息管理系统经受住了前所未有的挑战，承载了全人群预防接种信息化管理，实现了预防接种和疫苗信息的实时、精准监测，为新冠疫苗接种快速有序推进发挥了巨大作用。从发展的角度看，计划免疫/免疫规划的历史，也是一部中国免疫规划信息化的发展史。

第 1 章

国家免疫规划
信息化
编年史

免疫规划信息系统的建设是管理思想的具体体现，是疾病预防控制工作的重要技术支撑，也是开展疾病预防控制工作的基础。

中国免疫规划信息化工作开始于1993年。伴随着计算机技术的发展，免疫规划信息化在信息化与免疫规划业务的结合过程中应运而生。1993年6月25日，中国预防医学科学院下发《关于全国计划免疫信息计算机联网通讯的通知》（〔93〕预医疾字第245号），标志着我国进入免疫规划信息化元年。

2006年是我国免疫规划信息化建设正式起步之年，这一年中国疾病预防控制中心在江苏、浙江、湖北、河北、云南和甘肃6省开展了信息化建设试点工作，完成了国家信息管理平台的建设和"儿童预防接种信息管理系统接种点客户端"软件升级，并且通过了国家信息管理平台的第一阶段验收和国家接种点客户端软件的最终验收，为实现全国儿童预防接种信息化奠定了坚实的基础。在原国家卫生部的大力支持和各级免疫规划人员的不懈努力下，近30年来我国预防接种信息化建设工作取得了长足的发展。一方面建立了经费投入的长效机制，加大了预防接种信息化人才培养力度，推动免疫规划信息化高质量、均衡发展；另一方面充分利用人工智能和大数据等信息化技术手段，实现预防接种的精准管理和对公众的全方位服务。

截至 2022 年，全国各省（区、市）均建立了免疫规划信息系统，31 个省、区、市和新疆生产建设兵团省级免疫规划信息系统收集受种者个案信息超过 15 亿条，其中 2016—2022 年出生儿童个案信息超过 1 亿条。

一、计划免疫时期（1978—2000 年）

1993 年前

免疫规划信息化工作的前一阶段是纸质档案管理工作。

自 20 世纪 50 年代开始，免疫规划档案管理工作经历了从计划免疫阶段到扩大免疫规划阶段的发展。档案内容主要包括预防接种卡（册）、预防接种证、计划免疫年报表、接种率监测报表、疫苗出入库登记簿等资料，其中数量最多的是人群预防接种信息档案。1980 年以来，广大计划免疫工作者在提高自身素质的同时，从簿、表、卡、证的标准化、规范化管理入手，使我国的计划免疫管理工作大大跨进了一步，进入卡片手工管理阶段。

卡片手工管理的基本工作步骤大致分为以下 5 步：第一步，儿童监护人带孩子和接种证前往接种点；第二步，接种点医生按照接种证上登记的儿童出生日期或上次接种日期判断本次应接种的疫苗种类、剂次，并在接种证上登记；第三步，将本次接种对象的名单抄在接种登记表上（表的栏目应有接种证编号、儿童姓名、性别、出生日期、接种疫苗名称、剂次、基础或加强免疫接种时间、接种者签名等）；第四步，接种；第五步，根据接种登记表记录填写卡片。

20 世纪 80 年代，我国政府积极响应世界卫生组织（World Health Organization，WHO）提出的扩大免疫规划（expanded program on immunization，EPI）号召，广泛开展儿童预防接种工作。卡片手工管理过程中，信息记录、分析仍然离不开手工登记和点数，烦琐的手工劳动和工作程序，严重地影响了资料的及时整理和分析，由于没有快速的数据处理手段，导致大量的信息被沉淀。90 年代初，我国在消灭脊髓灰质炎工作中对急性弛缓性麻痹（acute flaccid paralysis，AFP）病例监测数据率先实现了计算机管理。1992 年，全国省（区、市）以上采用基于 DOS 操作系统的 EPI Info 统计分析软件，每月收集常规免疫接种率、AFP 病例监测信息。随着科学技术的发展，磁卡技术、计算机管理儿童计划免疫已成为可能。实践已经证明，它是计划免疫簿、表、卡的换代产品，是今后计划免疫科学化管理的重要手段。

1993 年

《关于全国计划免疫信息计算机联网通讯的通知》开启中国免疫规划信息化历史篇章。

中国预防医学科学院发布《关于全国计划免疫信息计算机联网通讯的通知》（〔93〕预医疾字第 245 号），要求各省、区、市卫生防疫站，将本省（区、市）当月的脊髓灰质炎个案资料及实验室结果资料，使用脊髓灰质炎监测软件输入计算机，并随全国大疫情联网发至中国预防医学科学院信息中心；同时要求各省（区、市）级卫生防疫站仍按原要求收集报表，在每旬的 9 日前寄出上旬报表，向中国预防医学科学院流行病和微生物研究所计划免疫室报告；省（区、市）级以下卫生防疫单位，应及时向省（区、市）级卫生防疫站报告本地区的脊髓灰质炎疫苗强化免疫（或应急免疫）情况；省（区、市）级以下单位应按月上报本辖区内的脊髓灰质炎疫情的主动监测情况；省（区、市）级以下单位应坚持月报告（或双月报告，可根据冷链运转时间确定），以便能及时、动态地了解所属各级的免疫接种情况。

1995 年

儿童计划免疫金卡信息管理系统通过技术鉴定。

1995 年 12 月 11 日，儿童计划免疫金卡信息管理系统通过了原国家卫生部计算机领导小组与疾病控制司组织的技术鉴定。鉴定委员会认为，"该课题选题方向正确，实用性强，系统设计和程序编制技术适宜，数据结构设计合理、功能完善、操作便捷，文档基本齐全，适于基层使用。参数和表格设计符合原国家卫生部对计划免疫工作考评的技术要求。该系统在国内儿童免疫接种信息管理中处领先地位，建议在有条件的地方逐步推广。"

1996 年

以儿童免疫金卡为代表，开启免疫规划信息化初步探索。

1996 年 1 月 29 日，原国家卫生部计算机领导小组与疾病控制司联合下发《关于在有条件的接种点推广儿童免疫金卡管理系统的通知》（卫计算发〔1996〕第 1 号），

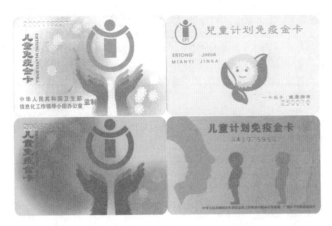

全国各地印制的儿童免疫金卡

希望各地在有条件的地方支持推广儿童免疫金卡管理系统，扩大试点并不断总结经验。原国家卫生部计算机领导小组确认儿童免疫金卡为"金卫工程"第一卡。

原国家卫生部疾病控制司委托中国预防医学科学院负责儿童免疫金卡管理系统的发展完善，以支持该系统的推广应用。根据以上通知精神，我国从单机版软件的开发与应用开始，完成各接种门诊从手工到计算机管理模式的转换。免疫规划信息化最初的探索，以一张小小的儿童免疫金卡开始，充分发挥了信息技术的力量，切实减轻了医护人员的劳动强度，提高了儿童接种信息质量和管理水平。

1997 年

儿童免疫金卡在全国统一发行。

1997 年 1 月 16 日，原国家卫生部疾病控制司有关领导前往深圳市接种点考察儿童免疫金卡管理系统使用情况，给予了很高的评价。儿童免疫金卡由原国家卫生部信息化工作领导小组办公室监制，在全国统一发行。儿童免疫金卡管理系统自开发、完善到推广，一直受到原国家卫生部、中国预防医学科学院有关领导以及计划免疫专家的关怀和指导。原国家卫生部信息化工作领导小组与疾病控制司两次派专家到推广试点单位指导工作。原国家卫生部信息化工作领导小组办公室对儿童免疫金卡监制并在全国统一发行。

广州市推广应用儿童计划免疫金卡信息管理系统。

1997 年 8 月 18 日，广州市人民政府召开了儿童计划免疫金卡信息管理系统推广应用新闻发布会将该系统普及应用工作推向高潮。

1998 年

无锡市推广应用儿童计划免疫金卡信息管理系统。

1998 年 5 月 27 日，江苏省无锡市人民政府召开了儿童计划免疫金卡信息管理系统推广应用新闻发布会。原国家卫生部信息化工作领导小组办公室领导致辞、中国预防医学科学院致函对会议召开表示热烈祝贺，指出该系统是我国儿童计划免疫工作管理的重要手段，并感谢无锡市人民政府为实现计划免疫计算机管理做出贡献。

时任原国家卫生部副部长殷大奎视察儿童计划免疫计算机管理工作。

1998 年 10 月 30 日，原国家卫生部殷大奎副部长视察了山西省榆次市城区防保中心儿童计划免疫计算机管理工作，并给予了很高评价，认为该系统很有推广价值。随后该系统在北京、河北、广东、安徽、江西、江苏、河南、湖南、四川、山西等省、市试点推广。试点省、市物价部门对该系统的推广给予支持，下发了物价文件。

1999 年

国家修订 AFP 病例个案调查表与随访表。

根据 WHO 消灭脊髓灰质炎工作要求，我国于 1991 年建立了 AFP 病例监测系统，该系统于 1993 年规范了 AFP 病例个案调查表等监测表格，这对于加强 AFP 病例资料管理，指导消灭脊髓灰质炎策略与措施的制订与落实起到了很大的促进作用，也为今后消灭脊髓灰质炎证实工作的顺利开展奠定了基础。1999 年 1 月 1 日，我国对原 AFP 病例个案调查表与随访表进行了修订。

国家在省（区、市）级以上地区部署应用 CASE5、EPIIS 等监测软件。

省（区、市）级采用基于流行病信息（epidemiological information，EPI Info）统计分析软件的 CASE5 监测软件，包括 AFP 病例监测数据、主动监测报告数据、脊髓灰质炎疫苗强化免疫数据。其中，国家在省（区、市）级以上部署使用基于 DOS 操作系统 Fox Pro 数据库统计分析软件计划免疫信息管理系统（EPIIS），用 EPIIS 逐级联网上传麻疹、新生儿破伤风监测数据和常规免疫接种率报表数据，报告接种率数据已包括乙型病毒性肝炎（简称"乙肝"）疫苗接种数据，少数省份将软件部署到地市级。

2000 年

推广使用全国儿童免疫接种监测信息管理系统。

为了实现全国计划免疫相关信息管理的自动化，2000 年 2 月 20 日，中国预防医学科学院下发"关于在有条件的接种点推广《全国儿童免疫接种监测信息管理系统》的通知"（预医信发〔2000〕第 24 号），要求各地推广使用全国儿童免疫接种监测信息管理系统。

二、免疫规划时期（2001—2007 年）

2001 年

WHO 西太区官员前往安徽省安庆市疾病预防控制中心测试麻疹监测软件。

2001 年 11 月 19 日，WHO 西太区官员丽莎女士和本森达先生在原国家卫生部全国计划免疫指导中心专家王丽霞和安徽省卫生防疫站专家的陪同下，前往安庆市疾病预防控制中心测试麻疹监测计算机管理软件。在软件测试过程中，安庆市疾病预防控制中心专业人员对麻疹监测计算机管理软件的系统需求及个案调查表项目，提出了具体的要求和建议，并在不同类型的计算机上完成了该软件的测试。

2002 年

国家对麻疹病例实行个案化管理。

中国预防医学科学院在全国省（区、市）级以上地区部署基于微软 Access 数据库的统计分析软件——中国麻疹监测系统（measles surveillance application，MSA），对麻疹病例实行个案化管理。部分省份将该软件部署到地市级。

2003 年

中国免疫规划监测信息管理系统正式推出 1.0.0.0 版。

2003 年 1—2 月，中国疾病预防控制中心开展中国免疫规划监测信息管理系统国家级测试。3 月中旬，部分省（区、市）对计划免疫专业人员举办培训会议，对系统进行了试用、测试，并提出了修改建议。7 月中旬，系统试用版（辽宁省大连市）在辽宁省大连市召开的全国计划免疫工作会议上正式推出。8 月中旬，系统在浙江省宁波市和甘肃省白银市进行了现场测试。10月，中国疾病预防控制中心在北京市对省级计划免疫人员进行培训的同时推出了中国免疫规划监测信息管理系统 1.0 版。12 月，在北京市组织部分计划免疫专业人员再次测试修改，组织编写说明书初稿。

2004 年

全国县级以上地区部署中国免疫规划监测信息管理系统（试用版）软件。

中国疾病预防控制中心下发《关于启用〈中国免疫规划监测信息管理系统〉软件（试用版）的通知》（中疾控疫发〔2004〕40 号），在全国县级以上地区部署基于微软 SQL Server 数据库中国免疫规划监测信息管理系统（试用版）软件。中国免疫规划监测信息管理系统主要功能包括常规免疫接种率监测、AFP 病例监测、麻疹病例监测、新生儿破伤风病例监测、乙型肝炎病例监测等内容，其中病例监测全部实现个案管理。

免疫规划中心网站开通：加强对基层计划免疫工作的指导和支持。

为了加强对基层计划免疫工作的指导，并在免疫规划监测信息管理系统的部署和技术指导方面发挥作用，中国疾病预防控制中心免疫规划中心于 2004 年 3 月开通了免疫规划中心网站。该网站内容丰富，涵盖了多个栏目，包括机构简介、政策法规、免疫程序、最新动态、工作简报、相关疾病监测、健康教育促进、各省最新动态、在线业务培训、计划免疫杂志、常见问题解答和计免软件专区。免疫规划中心网站每周更新，新闻稿件随时更新，以确保提供最新的信息和指导。免疫规划中心网站的开通为基层计划免疫工作提供了重要的支持和指导，同时该网站也为免疫

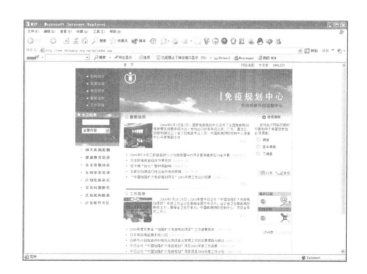

规划监测信息管理系统的部署和技术指导提供了便利。

国家免疫规划信息管理系统建设拉开序幕。

2004 年 6 月 1—3 日，中国疾病预防控制中心免疫规划中心在北京市召集部分省（区、市）级计划免疫专家就免疫规划系统业务需求召开会议，形成需求方案初稿；9 月召集部分计划免疫专家和部分行业内信息技术专家就初稿进行研讨、修改，形成需求报告。11 月 19 日，中国疾病预防控制中心向原国家卫生部疾病预防控制司提交了《关于实施国家免疫规划信息管理系统建设的请示报告》（中疾控报疫发〔2004〕487 号）。

2005 年

中国疾病预防控制中心启动国家免疫规划信息管理系统建设。

2005 年 2 月 17 日，中国疾病预防控制中心形成国家免疫规划信息管理系统建设工作方案报原国家卫生部疾病控制司。5 月，原国家卫生部批示同意工作方案的总体设计，明确儿童预防接种信息管理系统建设经费从国家突发公共卫生事件与应急反应机制建设 II 期预算中安排，儿童预防接种信息管理系统建设工作正式启动。

中国疾病预防控制中心启动儿童免疫接种信息管理系统接种点客户端软件开发工作。

2005 年 9 月，中国疾病预防控制中心经过与五家专业软件企业谈判，最终深圳市金卫信信息技术有限公司（以下简称"金卫信公司"）中标。10 月，金卫信公司在其稳定运行 13 年的儿童免疫金卡管理系统的基础上，根据国家需求，历时 15 天完成了接种点客户端软件的研发工作。12 月，儿童免疫接种信息管理系统接种点客户端软件通过初步验收。

2006 年

国家接种点客户端软件通过验收，为实现全国儿童预防接种信息化打下基础。

作为我国免疫规划信息化建设飞速发展之年，2006 年完成了在江苏省、浙江省、湖北省、河北省、云南省和甘肃省信息化建设试点工作，实现了国家免疫规划信息管理平台的建设和国家接种点客户端软件的升级，国家免疫规划信息管理平台通过了第一阶段验收，国家接种点客户端软件通过了最终验收，为实现全国儿童预防接种信息化奠定良好基础。

原国家卫生部印发了《儿童预防接种信息报告管理工作规范（试行）》。

2006 年 12 月 30 日，原国家卫生部印发了《儿童预防接种信息报告管理工作规范（试行）》，要求东、中、西部省份分别于 2008 年、2009 年、2010 年底以前完成 90% 以上的县、80% 以上的乡儿童预防接种信息管理系统建设，实现接种信息的个案管理。上述文件的出台为各省开展儿童预防接种信息管理系统建设提供了政策依据，有力推动了免疫规划信息化工作的发展。

2007 年

全国部署儿童预防接种信息管理系统。

中国疾病预防控制中心在全国县级以上疾病预防控制机构和乡级接种单位或防保机构部署儿童预防接种信息管理系统。中国疾病预防控制中心建设的儿童预防接种信息管理系统平台内容涵盖疑似预防接种异常反应（adverse events following immunization，AEFI）监测信息管理系统、疫苗和注射器管理系统和儿童预防接种管理系统，实现了 AEFI 和儿童预防接种个案管理。儿童预防接种个案管理采用客户端（C/S）报告到国家平台，AEFI 监测个案、疫苗和注射器等信息均采取网络直报方式（B/S）。

创办《儿童预防接种信息化动态》。

2007 年 1 月，中国疾病预防控制中心免疫规划中心创办了《儿童预防接种信息化动态》，每月 15 日通过电子邮件向各省（区、市）发布，力求快速、及时反映各地儿童预防接种信息化建设最新进展，为各地搭建起工作交流平台，以便为各级信息系统建设提供参考依据。主要面向对象是各省（区、市）卫生健康主管部门疾病预防控制处负责人员、免疫规划科（所）长、省（区、市）级信息及免疫规划专业人员。

出台儿童预防接种信息管理系统相关管理文件。

2007 年 3 月，为保障系统正常运行，中国疾病预防控制中心制定了《儿童预防接种信息管理系统国家信息管理平台用户与权限分配管理规定（试行）》，确定了国家信息管理平台的用户与权限管理方式。2007 年 4 月 6 日，中国疾病预防控制中心印发《儿童预防接种信息管理系统数据交换集成标准》和《儿童预防接种信息管理系统认证工作方案》（中疾控信发〔2007〕154 号），要求使用其他儿童预防接种信息管理系统软件的地区，按照数据交换集成标准的要求，及时对应用软件进行调整，实现与国家信息管理平台的数据交换。

全国启动流行性乙型脑炎（简称"乙脑"）病例个案信息报告。

根据原国家卫生部下发的《全国流行性乙型脑炎监测方案》内容要求，中国疾病预防控制中心在已运行的中国疾病预防控制信息系统中的专病/单病定制平台上，开发了乙脑监测信息报告管理系统，并组织编写了《流行性乙型脑炎监测信息报告管理工作规范（试行）》。自 2007 年 6 月开始，要求各级疾病预防控制机构按照《流行性乙型脑炎监测信息报告管理工作规范（试行）》，使用乙脑专病/单病监测信息报告管理系统报告乙脑病例个案信息，主要包括乙脑（可以扩展到病毒性脑炎）报告卡网上直报、审查、查询，特别是用于乙脑流行病学个案调查的网上直报录入、查询、结果汇总等。

三、扩大国家免疫规划时期（2008—2022 年）

2008 年

山东、浙江两省客户端软件通过中国疾病预防控制中心认证测试。

根据《儿童预防接种信息管理系统认证工作方案》（中疾控信发〔2007〕154号）的要求，2008 年 1 月 7—11 日和 2 月 27 日两次组织专家在北京市对山东省和浙江省儿童预防接种信息系统进行了认证测试。

全国免疫规划信息化建设工作会议在昆明召开。

2008 年 3 月 18—21 日在云南省昆明市召开了全国免疫规划信息化建设工作会议。会议介绍了全国免疫规划信息化建设工作进展计划，以及河北省、福建省和宁夏回族自治区预防接种信息管理系统实施经验；对国家信息管理平台管理和维护、国家接种点客户端使用和维护、疫苗和注射器信息管理系统、AEFI 信息管理系统等进行了培训。

中国疾病预防控制中心印发《全国疫苗和注射器信息网络报告管理工作方案》。

2008 年 5 月 5 日，中国疾病预防控制中心印发了《全国疫苗和注射器信息网络报告管理工作方案》（中疾控疫发〔2008〕213 号）。该方案明确了各级组织机构人员职责，对疫苗和注射器计划信息、疫苗和注射器出入库信息的登记与报告做了明确要求，同时还对信息管理与利用、培训与督导做了规定。要求全国各省（区、市）、县自 2008 年 5 月起逐步启动实施疫苗和注射器计划、出入库信息的网络报告；2009 年全国所有省（区、市）、县全面实施疫苗和注射器信息的网络报告。

儿童预防接种信息管理系统国家信息管理平台暂停接收数据。

为确保抗震救灾期间疫情网络报告系统的快速畅通，根据中国疾病预防控制中心信息中心统一安排，儿童预防接种信息管理系统国家信息管理平台于 2008 年 5 月 17 日停止相关服务，因而数据上传、AEFI 管理、疫苗和注射器管理、用户档案表审核等功能暂停使用。7 月下旬开通其中的 AEFI 监测信息管理子系统，8 月下旬开通疫苗和注射器信息管理子系统。

原国家卫生部／联合国儿童基金会启动加强地震灾区儿童预防接种信息系统建设项目。

2008 年 5 月 12 日，四川省汶川县发生特大地震，波及四川省、陕西省和甘肃省，受灾地区房屋倒塌、设备损毁，儿童预防接种信息丢失，加之灾后儿童流动频繁，严重影响这些地区的免疫规划工作的正常有序开展。为了尽快恢复这些地区的免疫规划工作，确保灾区每名儿童得到及时免疫，有效控制传染病的暴发和流行，在联合国儿童基金会（United Nations International Children's Emergency Fund，UNICEF）的支持下，原国家卫生部决定在四川、陕西和甘肃三省受灾地区开展儿童预防接种信息化建设项目。该项目覆盖了 3 省 15 市的 35 个县 842 个乡镇，执行时间自 2008 年底至 2010 年 12 月，除支持信息化所需要的计算机、打印机和投影仪等硬件设备外，还对项目培训、督导和评估等工作给予了必要的经费支持。

中国疾病预防控制中心发布推荐全国统一通用预防接种证、卡格式并开发打印模块

针对修订的《预防接种工作规范》有关内容，中国疾病预防控制中心免疫规划

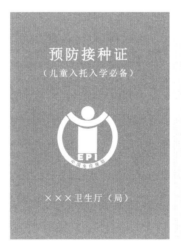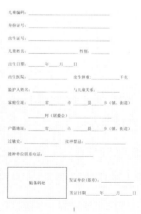

推荐儿童预防接种证印刷样式

中心发布推荐全国统一标准印刷接种证、接种卡格式并对儿童预防接种信息管理系统接种点客户端软件的预防接种证打印和预防接种卡打印模块进行升级，以满足全国各地预防接种证、接种卡打印的要求，各省份按照推荐标准印刷接种证、接种卡，实现全国范围内预防接种证、接种卡的通用打印。

麻疹专病 / 单病报告系统试运行。

为加强麻疹监测信息报告工作质量，提高我国麻疹监测与控制工作水平，中国疾病预防控制中心在已运行的中国疾病预防控制信息系统中的专病 / 单病定制平台上，开发了麻疹监测信息报告管理系统，并于 2008 年 10 月 10 日上线，相关人员可以通过该系统对麻疹监测信息进行管理。

全国启动流行性脑脊髓膜炎（流脑）病例个案信息报告。

为加强流脑监测信息报告工作质量，提高我国流脑监测与控制工作水平，根据原国家卫生部下发的《全国流行性脑脊髓膜炎监测方案》要求，中国疾病预防控制中心在已运行的中国疾病预防控制信息系统中的专病 / 单病定制平台上，开发了流脑监测信息报告管理系统，并组织编写了《流行性脑脊髓膜炎监测信息报告管理工作规范（试行）》。自 2008 年 12 月 1 日开始，要求各级疾病预防控制机构按照《流行性脑脊髓膜炎监测信息报告管理工作规范（试行）》，使用流脑专病 / 单病监测信息报告管理系统报告流脑病例个案信息。同时，流脑监测点要使用该系统报告流脑监测点的健康人群抗体水平和带菌率、菌株耐药性等监测信息。

2009 年

甲型 H1N1 流行性感冒（简称"甲流"）疫苗接种信息报告管理系统搭建完成。

为了加强甲型 H1N1 流感疫苗接种信息报告管理，提高报告质量，评价疫苗上市后的安全性和疫苗免疫效果，为确定和调整甲型 H1N1 流感疫苗免疫策略提供基础数据，中国疾病预防控制中心在儿童预防接种信息管理系统接种点客户端软件和儿童预防接种信息管理系统平台基础上进行升级改造，建立甲型 H1N1 流感疫苗接种信息管理系统和甲型 H1N1 流感疫苗 / 注射器信息管理系统。2009 年 7 月初开始客户端软件升级准备工作，8 月 18—22 日完成需求分析及数据交换标准制订，8 月 31 日完成客户端软件升级，9 月上旬在广东省深圳市完成现场测试，随后完成信息管理平台的升级，并发布到测试网，实现了数据交换。

预防接种单位客户端督导工具的开发与应用。

为探索方便、可靠的预防接种单位客户端预防接种信息管理督导方法，2009年8月，中国疾病预防控制中心开发了预防接种单位客户端督导工具。该工具是根据预防接种信息化督导工作的业务流程，采取直接抓取预防接种单位客户端软件安装目录下的安装配置信息，连接预防接种单位客户端数据库统计分析，统计信息可以直接导出报告。在督导工具的设计中充分考虑督导工具的运转效率，采用临时表方式，不需要数据库软件支持。督导工具为一个不到4M的独立文件，存入U盘随身携带，可以帮助督导人员在10分钟内完成对接种单位的督导。通过督导工具可以完成客户端基本情况，数据录入的及时性、完整性评价，数据质量评价。使预防接种信息化督导工作达到了标准化、规范化、科学化。

江苏省数字化预防接种门诊已现雏形。

2009年，在江苏省儿童预防接种信息化建设不断深入、完善的基础上，为进一步促进预防接种门诊建设，规范预防接种行为，提供环境温馨、优质高效的预防接种服务，江苏省疾病预防控制中心明确了数字化预防接种门诊建设的标准与要求，在有条件的地区积极推进数字化预防接种门诊建设。

中国免疫规划监测信息管理系统升级改造并投入使用。

2009年10月28—31日，中国免疫规划监测信息管理系统升级改造项目需求确认讨论会在深圳市召开，中国疾病预防控制中心免疫规划中心相关专业人员、深圳市疾病预防控制中心和部分省（区、市）专家参加了本次会议。会议期间就软件公司提交的升级改造程序测试版进行了测试并提出了修改意见，升级改造后的系统2009年底正式投入使用。

2010 年

全球疫苗免疫联盟（GAVI）项目免疫规划信息管理系统启动建设。

2010年，全球疫苗免疫联盟（GAVI）项目免疫规划信息管理系统启动建设，建立独立的免疫规划信息管理平台，实现AEFI、预防接种信息、疫苗信息和冷链设备/注射器管理。为保障GAVI项目免疫规划信息管理系统建设工作按期顺利进行，中国疾病预防控制中心成立了GAVI项目免疫规划信息管理系统建设领导小组。3—10月，组织了省（区、市）、县和基层接种单位的专业人员和外部专家，召开了7次研讨会。组织专家在卫生信息化"十二五"规划的框架下，编制了《免疫规划信息管理系统建设规划》，根据规划制定了《GAVI项目免疫规划信息管理系统建设实施方案》。最终，中国疾病预防控制中心利用GAVI项目结余经费建设免疫规划信息管理系统，2010年12月基本完成项目招标采购工作，12月31日召开了项目启动会。

2011年

原国家卫生部启用AFP病例监测信息网络直报系统。

为及时掌握全国AFP病例发生情况，中国疾病预防控制中心依托中国疾病预防控制信息系统平台构建了AFP病例监测信息报告管理系统，该系统于2011年10月正式运行。为做好此项工作，原国家卫生部下发了《关于启用急性弛缓性麻痹（AFP）病例监测信息报告系统的通知》（卫发明电〔2010〕40号），要求各级各类医疗机构和相关人员发现AFP病例后，城市应在12小时、农村在24小时内填写AFP病例报告卡并通过网络直报。

全国免疫规划信息化工作会议在南京召开。

为总结全国免疫规划信息化工作，提高免疫规划信息服务管理水平，完善GAVI项目免疫规划信息系统建设，中国疾病预防控制中心免疫规划中心于2011年11月6—9日，在江苏省南京市召开了全国免疫规划信息化工作会议。会议就GAVI项目免疫规划信息管理系统以及预防接种、AEFI监测、疫苗管理、冷链管理和接种单位等子系统进行了专题介绍。中国疾病预防控制中心信息中心讲解了免疫规划信息管理系统权限管理问题。免疫中心相关科室分别对常规免疫接种、AFP、麻疹、流行性脑脊髓膜炎（简称流脑）、乙脑等监测系统进行了分析。江苏、湖北、四川、福建和江西等省交流了本省信息化建设的经验。会议还介绍了全国免疫规划信息化工作进展，并对客户端软件、客户端督导工具进行了培训。

2012年

原国家卫生部办公厅下发《关于做好医疗卫生机构药品（疫苗）电子监管系统建设工作的通知》。

为加强药品（疫苗）监管，原国家卫生部办公厅下发了《关于做好医疗卫生机构药品（疫苗）电子监管系统建设工作的通知》（卫办综函〔2012〕434号），决定在各级各类医疗卫生机构（卫生监督所除外，下同）建设药品（疫苗）电子监管系统。建设内容包括配备药品（疫苗）电子监管系统客户端、配备条码扫描器和数字证书及开展人员培训。

GAVI 项目免疫规划信息管理系统信息技术基础平台建设项目通过终验。

2012 年 8 月 17 日，中国疾病预防控制中心在北京市召开了项目终验专家评审会议，中国疾病预防控制中心、项目承建单位和监理单位相关人员及特邀专家等出席了会议。中国疾病预防控制中心信息中心领导与应邀的 5 位外部专家就项目背景、目标、技术方案、建设情况及成果进行了质询和深入讨论。5 位外部专家对项目整体构思给予高度评价，并对项目实施的各个环节予以肯定。

免疫规划中心网站升级改造：提供更好的服务和支持。

为了充分发挥免疫规划中心对大众的咨询服务功能和对专业人员的技术指导作用，以及及时、准确地传播预防接种知识和相关信息，免疫规划中心对原有网站进行了升级改造。在更新了网站页面和栏目的同时，丰富了预防接种相关信息，并将网站名称更新为"中国疫苗和免疫网"。经过一个多月的试运行，新网站于 2012 年 12 月 3 日正式上线。通过这次升级改造，免疫规划中心的网站得到了显著改进。新的网站页面更加美观、易用，栏目设置更加清晰明了。同时，预防接种相关信息也得到了充实和完善。

2013 年

中国疾病预防控制中心正式启用 GAVI 项目免疫规划信息管理系统。

为提高免疫规划信息管理水平，2013 年 12 月 26 日，中国疾病预防控制中心下发《关于启用国家免疫规划信息管理系统的通知》（中疾控办便函〔2013〕760号），决定在全国启用 GAVI 项目免疫规划信息管理系统。通知要求各省（区、市）在 2013 年 12 月 27 日前完成县级以上系统管理员、疫苗 / 注射器出入库操作用户的权限分配工作。县级以上单位应在 2013 年 12 月 31 日前完成 2011－2013 年所有乙肝疫苗出入库和使用数据填报。中国疾病预防控制中心于 2013 年 12 月下旬正式启用 GAVI 项目免疫规划信息管理系统。

2014 年

中国疾病预防控制中心印发《预防接种信息管理系统数据交换技术指南（试行）》。

为实现预防接种信息管理系统国家平台与省（区、市）级平台之间的数据交换，中国疾病预防控制中心免疫规划中心组织专家和相关软件开发技术人员编写了《预防接种信息管理系统数据交换技术指南（试行）》（以下简称《指南》）。2014

年 4 月 2—4 日在北京市召开《预防接种信息管理系统数据交换技术指南》评审会，参会专家对《指南》进行了讨论和全面评估，并进一步修订了《指南》，尤其对客户端软件直报报表算法进行了完善。《指南》内容主要包括预防接种信息系统基本数据集、数据交换接口标准、数据交换流程、数据交换字典、数据交换文档、报表统计算法等技术文件。5 月 6 日中国疾病预防控制中心正式印发《预防接种信息管理系统数据交换技术指南（试行）》（中疾控疫发〔2014〕127 号）。

AEFI 监测信息网络直报工作优化并完成运行评估。

2014 年 11 月 1 日，中国疾病预防控制中心启用 GAVI 项目免疫规划信息管理系统 AEFI 信息管理功能模块，该功能模块使用范围为全国县级以上疾病预防控制机构、药品不良反应监测机构、乡级防保组织和接种单位。11 月 1 日零时至 12 月 31 日 24 时为系统并行运用阶段，即报告 AEFI 个案须同时通过儿童预防接种信息管理系统平台的 AEFI 信息管理子系统和新系统进行录入、订正、审核和其他管理。在此期间同时完成对新系统的运行评估。

2015 年

中国疾病预防控制中心正式启用 GAVI 项目免疫规划信息管理系统 AEFI 信息管理子系统。

为确保 AEFI 监测信息网络直报工作顺利开展，中国疾病预防控制中心于 2015 年 1 月 1 日正式启用 GAVI 项目免疫规划信息管理系统 AEFI 信息管理子系统。为保证此项工作的顺利开展，中国疾病预防控制中心下发了《关于正式启用中国免疫规划信息管理系统疑似预防接种异常反应信息管理模块的通知》（中疾控免疫发〔2014〕470 号）。新系统正式启动的同时，关闭了儿童预防接种信息管理系统 AEFI 信息管理子系统的新增个案功能。

中国疾病预防控制中心印发免疫规划信息管理系统 AEFI 管理模块运行应急处置工作方案。

为确保 AEFI 监测工作的顺利开展，保障中国免疫规划信息管理系统 AEFI 信息管理模块服务的连续性，2015 年 1 月 27 日，中国疾病预防控制中心印发了《中国免疫规划信息管理系统疑似预防接种异常反应管理模块运行应急处置工作方案》（中疾控免疫发〔2015〕17 号）。该方案对系统运行故障及解决方法（如系统物理基础环境故障、系统软件故障、其他不明原因的系统中断故障等内容）做了具体要求；明确了系统承建单位和运维单位、系统管理部门（信息中心）、业务应用管理部门（免疫中心）和监理方等各方职责。

中国疾病预防控制中心在西藏自治区试点建立预防接种手机报告系统。

在原国家卫生和计划生育委员会与联合国儿童基金会支持下，中国疾病预防控制中心在西藏日喀则市萨迦县实施了儿童预防接种信息手机报告工作。该项目由金卫信公司通过联合国儿童基金会捐建，并提供技术支持，定制开发了西藏乡村医生手机小程序（APP），升级了乡级客户端软件，搭建了西藏自治区预防接种信息管理平台，该平台能与国家免疫规划信息管理系统对接，实现跨省（区、市）预防接种个案数据交换。4月14—18日，在西藏日喀则市萨迦县吉定镇、萨迦镇开展手机 APP 儿童预防接种报告试点工作。

互联网与预防接种服务研讨会在合肥市成功召开。

为进一步完善预防接种服务模式，提高预防接种服务的可及性和便民性，受原国家卫生和计划生育委员会疾病预防控制局委托，原安徽省卫生和计划生育委员会和疾病预防控制中心于 2015 年 4 月 24 日在合肥市召开了互联网＋预防接种服务研讨会，北京、天津、吉林、上海、浙江、安徽、湖北、湖南、广东和宁夏等省（区、市）原卫生和计划生育委员会疾病预防控制处和疾病预防控制中心及中国疾病预防控制中心免疫规划中心相关人员近 40 人参加了本次研讨会。会上安徽省介绍了预防接种门诊相关信息采集及在线地图功能展示的经验与体会。2015 年 2 月 28 日原安徽省卫生和计划生育委员会和疾病预防控制中心启动预防接种门诊地图标注和展示工作，3 月份完成全省 2 002 个预防接种门诊和 1 622 个狂犬病暴露预防处置门诊数据采集，4 月中旬百度地图审核数据并正式上线。

中国疾病预防控制中心修订《预防接种信息管理系统数据交换技术指南（试行）》。

根据免疫规划业务工作发展、信息系统安全管理要求和各地实施《预防接种信息管理系统数据交换技术指南（试行）》后反馈的意见，2015 年 4 月 27 日中国疾病预防控制中心修订印发了《预防接种信息管理系统数据交换技术指南（2015版）》（中疾控免疫发〔2015〕60 号）。

编写全民健保免疫规划信息系统建设可行性研究报告。

2015 年 5 月，原国家卫生和计划生育委员会疾病预防控制局启动全民健保免疫规划信息系统建设可行性研究报告编写工作，免疫规划监测信息子系统是全民健保免疫规划信息系统重要内容之一。5月28—29日，原国家卫生和计划生育委员会疾病预防控制局在北京市召开了全民健保免疫规划信息系统免疫规划监测信息子系统建设可行性研究报告编写工作会议，本次会议形成了免疫规划监测信息报告管理工作规范框架。会后与会专家根据分工完成了《全国免疫规划监测信息报告管理工作规范》，并提交原国家卫生和计划生育委员会疾病预防控制局。根据原国家卫生和计划生育委员会疾病预防控制局的要求和工作计划，中国疾病预防控制中心免疫规划中心作为全民健保免疫规划信息系统免疫规划监测信息子系统规范制定的组长单位，6月15—17日在济南市召开免疫规划监测信息子系统规范定稿会议。

脊髓灰质炎灭活疫苗（inactivated poliovirus vaccine，IPV）纳入免疫规划试点地区常规免疫监测与疫苗信息报告。

2015年6月28—30日，中国疾病预防控制中心免疫规划中心在北京市召开试点工作技术研讨会，明确接种单位或乡级防保组织以及各级疾病预防控制机构为责任报告单位，会议针对《脊髓灰质炎灭活疫苗纳入免疫规划试点地区常规免疫监测与疫苗信息报告方案》等方案进行培训。2015年实现了北京、天津、吉林、湖北、广东和宁夏等IPV试点省份的省（区、市）级平台与国家平台的对接，并于年底完成了吉林省和山东省数据下载联调，为全面实现跨地区异地预防接种数据交换作好了技术准备。7月16—18日在深圳市召开IPV接种信息报告系统测试会，完成系统测试。

中国疾病预防控制中心印发《中国免疫规划信息管理系统用户与权限管理规范》。

为规范系统用户与权限管理，保障系统安全运行，2015年8月26日，中国疾病预防控制中心下发了《关于印发中国免疫规划信息管理系统用户与权限管理规范的通知》（中疾控免疫便函〔2015〕741号），要求各省（区、市）完成系统用户和权限的清查、核实工作。各级系统管理员全面清查本级管理的用户，实行实名用户、一人一账号注册管理；各业务管理员清查现有用户角色，规范用户权限；省（区、市）、县级各业务子系统只能设立一名业务管理员，开展系统管理员、业务管理员、审计管理员和普通用户备案管理。

编制《居民健康卡预防接种应用规范》。

根据《国务院关于促进信息消费扩大内需的若干意见》（国发〔2013〕32号）、《国务院办公厅关于印发全国医疗卫生服务体系规划纲要（2015—2020年）的通知》（国办发〔2015〕14号）、《国家卫生计生委国家中医药管理局关于加快推进人口健康信息化建设的指导意见》等文件明确提出，普及应用居民健康卡，以居民健康卡为统一健康服务身份标识，方便居民跨地区、跨机构就医，让居民健康卡成为保障健康的金钥匙。为加快推进居民健康卡在新生儿/儿童中的普及应用，受原卫生和计划生育委员会统计信息中心委托，中国疾病预防控制中心免疫规划中心承担《居民健康卡预防接种应用规范》编制工作。为做好此项工作，2015年10月26—31日中国疾病预防控制中心组织专家对广东省和陕西省居民健康卡在预防接种工作中应用情况开展调研。

举办移动互联网下预防接种管理新模式研讨会。

2015年10月17日，国内首届公共卫生与互联网领域的跨行业、高端研讨会"移动互联网下预防接种管理新模式研讨会"在北京市召开。会议由中华预防医学会主办，中华预防医学会副会长兼秘书长杨维中、原国家卫生和计划生育委员会疾病预防控制局雷正龙副局长、中国疾病预防控制中心副主任冯子健、中华预防医学会副秘书长李黎与来自互联网领域的专家，以及国家、省（区、市）级疾病预防控制中心负责人和专业技术人员250多人相聚一堂，共同探讨互联网＋预防接种新模式。杨维中秘书长在会议致辞中展望道："让疫苗接种跨上移动互联网这匹骏马，让公共卫生跨上移动互联网这匹骏马，把健康带进飞速发展的崭新时代。"

2016 年

居民健康卡应用试点项目验收会在北京召开。

2016年1月11—12日，原国家卫生和计划生育委员会统计信息中心在北京市召开了居民健康卡应用试点委托项目验收会。《居民健康卡预防接种应用规范》规定了居民健康卡在预防接种业务领域的具体应用，明确各级部门职责和应用场景，提高儿童预防接种便利性；确定了居民健康卡与儿童预防接种个案关联流程，为实现预防接种信息平台和区域卫生平台的数据交换与共享打下了基础；制定了居民健康卡中预防接种信息读写规则，实现数据离线存储，解决了跨地域流动儿童的异地接种。

中国疾病预防控制中心开展山东济南非法经营疫苗系列案件对儿童预防接种率影响评估。

为评估山东济南非法经营疫苗系列案件引发的社会对疫苗信任危机，进而影响儿童预防接种工作，中国疾病预防控制中心下发《关于开展山东济南非法经营疫苗案件对儿童预防接种率影响评估的通知》（中疾控免疫便函〔2016〕378号），利用省级预防接种信息管理系统平台数据，对儿童预防接种率及其变化趋势进行分析评估。本次评估涉及北京、天津、山西、辽宁、吉林、上海、江苏、浙江、安徽、福建、江西、山东、河南、湖北、湖南、广东、广西、海南、重庆、贵州、云南、甘肃、新疆等23个有省（区、市）级预防接种信息管理系统平台的省、区、市。通过对19个省份报告数据分析初步认为，山东济南非法经营疫苗案件对第一类疫苗（免疫规划疫苗）和第二类疫苗（非免疫规划疫苗）接种均产生较大影响，脊髓灰质炎灭活疫苗、百白破联合疫苗接种脱漏率比上一年同期明显增加，第二类疫苗与上一年同期相比接种数明显减少。

召开疫苗全程可追溯信息系统建设座谈会。

2016年7月8日，中国疾病预防控制中心免疫规划中心在北京召开疫苗全程可追溯信息系统建设座谈会，预防接种平台和客户端软件开发、药品监管码平台、预防接种手机应用开发企业代表，疫苗生产、配送企业代表，北京市、天津市、北京市朝阳区疾病预防控制中心和劲松社区卫生服务中心代表，以及中国疾病预防控制中心信息中心代表参加了本次座谈。新修订的《疫苗流通和预防接种管理条例》颁布后，对疫苗流通监管提出更高要求，要求建立疫苗全流程可追溯体系，储存运输过程不脱离冷链。因此有必要就疫苗全流程可追溯体系建设，听取信息技术企业、疫苗生产和物流企业、疾病预防控制机构和接种单位的意见，共同分析存在的问题并提出建议。

GAVI项目免疫规划信息管理系统通过终验。

2016年10月18—21日，中国疾病预防控制中心组织了湖北和陕西两个试点省在湖北省宜昌市进行系统预防接种管理等5个模块进行测试。在通过终验测试的基础上，12月11日，中国疾病预防控制中心在北京市组织了免疫规划信息管理系统应用集成项目终验专家评审会，经质询、讨论，专家组一致同意GAVI项目免疫规划信息管理系统通过终验。

2017年

《免疫规划基本数据集》标准制定立项。

本标准为2017年度原国家卫生和计划生育委员会下达的《免疫规划基本数据集》制定任务，项目编号为20170103。

召开疫苗追溯体系建设交流讨论会。

2017年4月26日，中国疾病预防控制中心联合原国家食品药品监督管理总局信息中心，邀请原国家卫生和计划生育委员会疾病预防控制局、原国家食品药品监督管理总局药化注册司召开了疫苗追溯体系建设交流讨论会。会议就国家疫苗全程追溯体系建设展开了积极讨论，一致认为疫苗全程追溯体系的建设是十分重要和紧迫的，应尽快建立原国家食品药品监督管理总局和原国家卫生和计划生育委员会协作机制，协商确认工作进度，尽快出台技术规范和标准，实现疫苗生产、流通和使用全过程追溯管理，实现疫苗信息管理的共建共享。

中国疾病预防控制中心开展村级预防接种信息手机报告研究项目。

在联合国儿童基金会的支持下，中国疾病预防控制中心在贵州省、云南省、新疆维吾尔自治区、西藏自治区 4 个中西部地区开展村级预防接种信息手机报告研究项目基线调查。为保质按期完成此项工作，中国疾病预防控制中心下发了《国家卫生计生委 / 联合国儿童基金会村级预防接种信息手机报告研究项目基线调查方案》，并下发了《关于开展村级预防接种信息手机报告研究项目基线调查的通知》（中疾控免疫便函〔2017〕822 号），要求各级要加强领导，按照项目基线调查方案，认真组织实施，保证项目基线调查工作顺利开展。

中国疾病预防控制中心发布《免疫规划信息管理系统编码维护管理方案》。

标准编码是免疫规划信息管理系统运行的重要支撑，每年年底统一进行编码维护，第二年度正式使用，正式投入使用后系统将关闭地区、机构和实体单位变更与关联对应等功能。为保障免疫规划信息管理系统数据的连续性、完整性，数据分析和利用的准确性，保证各级免疫规划信息管理系统的数据交换，2017 年 10 月 9 日，中国疾病预防控制中心发布了《免疫规划信息管理系统编码维护管理方案》（中疾控免疫便函〔2017〕995 号），对涉及编码维护的行政区划、组织机构和实体单位做了定义，对编码规则、维护内容、维护原则提出了要求，对编码维护步骤以及省（区、市）级免疫规划信息管理系统与国家同步做了明确规定。

完成《中国免疫服务现况报告（2017 版）》。

利用国家免疫规划信息管理平台首次完整收集、分析全国预防接种单位信息，首次完成了近 5 万字的《中国免疫服务现况报告（2017 版）》。全面分析了全国157 076 个预防接种单位的单位情况、人员情况和信息化情况。

中国疾病预防控制中心成立国家免疫规划技术工作组信息化小组。

2017 年 12 月，中国疾病预防控制中心下发《关于成立国家免疫规划技术工作组的通知》（中疾控免疫发〔2017〕125 号），并于 2017 年 12 月 12—14 日在北京市举办免疫规划循证决策高级研讨会。信息化小组深入研究我国免疫规划相关业务工作内容及流程，全面分析免疫规划业务和信息需求，充分借鉴国内外相关领域现有标准，结合全民健康保障信息化工程建设要求，研制预防接种、疫苗管理、冷链管理和 AEFI 监测等信息系统功能规范、数据集标准、数据交换标准和管理规范。

2018 年

召开 AEFI 个案隐私信息屏蔽研讨会。

2018 年 4 月 17 日，为了加强全国 AEFI 监测数据的安全管理，按照《全国疑似预防接种异常反应监测方案》要求，中国疾病预防控制中心在北京召开了 AEFI 个案隐私信息屏蔽研讨会。会议主要对中国 AEFI 信息管理系统中个案隐私保护进行了讨论。在中国疾病预防控制中心网络和信息安全管理处和信息中心指导下，免疫规划中心逐步完善中国 AEFI 信息管理系统个案隐私信息屏蔽工作，并在此基础上加强业务和用户权限管理工作。

《免疫规划基本数据集》定稿。

2018 年 10 月 15 日，《免疫规划基本数据集》定稿会在天津市召开，中国疾病预防控制中心免疫规划中心完成了《免疫规划基本数据集》的制定，并向国家卫生标准委员会信息标准专业委员会提交了报审材料。2017 年 2 月原国家卫生和计划生育委员会办公厅下达了《免疫规划基本数据集》制定任务，经过近一年的工作，7 月 13 日，国家卫生标准委员会信息标准专业委员会召开了 2017—2018 年度卫生信息标准编写规范研讨会，并于 9 月底完成了标准征求意见。

GAVI 项目免疫规划信息管理系统与部分省（区、市）级平台对接试运行。

2018 年 8 月，中国疾病预防控制中心免疫规划中心在天津市、山东省和湖北省开展系统对接和现场督导工作，在湖北省宜昌市组织召开了免疫规划信息管理系统平台互联互通演示会。

2019 年

《预防接种信息系统数据交换接口规范》标准制定立项。

本标准为 2019 年度国家卫生健康委员会法规司下达的制定任务，项目编号为 20190105。

免疫规划信息系统改造项目建设方案通过专家论证。

为推进全民健康保障信息化建设，国家卫生健康委员会规划司于 2019 年 4 月

30 日召开了新增全民健康保障信息系统建设方案专家论证会，出席会议的有规划司、财务司、疾病预防控制局等 9 个信息系统建设责任司局（单位）的相关负责人和专家，以及评审组专家。免疫规划信息系统是全民健康保障信息化工程一期项目建设重要内容之一，前期该项目未包含疫苗电子追溯。近年来频发的疫苗事件，急需建立疫苗电子化追溯系统，需要在一期项目基础上进行功能扩展，以便满足免疫规划业务管理要求和实现疫苗疾病预防控制系统内追溯。评审组专家进行了质询、评审，最终新增全民健保免疫规划信息系统改造项目建设方案通过了专家论证。

召开全民健保免疫规划信息系统建设项目启动会。

2019 年 5 月 23 日，中国疾病预防控制中心在北京召开了全民健保免疫规划信息系统建设项目启动会。国家卫生健康委员会规划司、疾病预防控制局、职业健康司、统计信息中心，项目承建单位、监理单位、财务跟踪审计单位以及中国疾病预防控制中心相关处室共计 32 人参加会议。

启动移动预防接种平台搭建及关键技术应用评估研究项目。

为解决偏远地区和自然灾害等特殊情况下的预防接种服务的难点和问题，中国疾病预防控制中心免疫规划中心于 2019 年 3 月完成了移动预防接种平台搭建及关键技术应用评估研究项目立项工作。5 月 30 日，中国疾病预防控制中心免疫规划中心分别与青岛海尔生物医疗股份有限公司（简称"海尔生物医疗"）和金卫信公司签订项目合作协议书，正式启动移动预防接种平台搭建及关键技术应用评估研究项目。

孙春兰副总理视察基层数字化预防接种门诊。

2019 年 6 月 11 日，博鳌亚洲论坛全球健康论坛大会在山东省青岛市开幕。在青岛期间，中共中央政治局委员、国务院副总理孙春兰一行视察了青岛市西海岸新区薛家岛街道衡山路社区卫生健康服务站。正值衡山路社区数字化预防接种门诊开诊，孙春兰副总理向工作人员详细了解了门诊数字化预检、留观系统，询问了疫苗种类、数量、储存情况及工作流程，工作人员一一解答并介绍了数字化接种门诊的特点和优势。

《疫苗管理法》颁布实施，全面实行疫苗全程电子追溯制度。

2019 年 6 月 29 日，《疫苗管理法》由中华人民共和国第十三届全国人民代表大会常务委员会第十一次会议通过，自 2019 年 12 月 1 日起施行。《疫苗管理法》作为世界上首部对疫苗管理做出全面系统规定的综合性法律，其颁布实施为应对突发公共卫生事件、防控新发突发重大传染性疾病、维护人民群众身体健康提供了有力的法治保障。该法对疫苗的研制、生产、流通、接种、监管等作了全过程、全链条的规定，具有开创性和首创性，对世界疫苗管理制度具有引领作用。《疫苗管理法》的出台，对于各地建立疫苗全程电子追溯体系具有重要推动作用。

召开《接种单位信息系统基本功能要求》研讨会。

2019年8月6—8日，中国疾病预防控制中心在吉林省延吉市组织召开了《接种单位信息系统基本功能要求》研讨会。国家免疫规划信息化工作组成员、部分省（区、市）级免疫规划信息化专家、基层疾病预防控制机构和接种单位相关专业人员、软件开发企业技术人员，以及中国疾病预防控制中心信息中心、免疫规划中心相关人员共计34人参加会议。会议对《接种单位信息系统基本功能规范》的范围、术语、定义、预防接种类型及流程、基本功能和特定功能等内容进行了逐项讨论，与会人员对本功能规范的制定给予了充分肯定，并针对存在的问题提出了意见和建议。

国家药品监督管理局印发《疫苗追溯基本数据集》等5项标准。

2019年4—8月，国家药品监督管理局印发《药品信息化追溯体系建设导则》《药品追溯码编码要求》《疫苗追溯基本数据集》《疫苗追溯数据交换基本技术要求》和《药品追溯系统基本技术要求》等5项标准。以上标准的印发，为各地建设疫苗电子追溯体系提供了技术保障。

召开《省级免疫规划信息系统基本功能要求》研讨会。

为进一步完善免疫规划信息系统功能要求，2019年8月26—28日，中国疾病预防控制中心在陕西省延安市组织召开了《省级免疫规划信息系统基本功能要求》研讨会。国家免疫规划信息化工作组成员、部分省（区、市）级免疫规划信息化专家、免疫规划信息技术相关公司的技术人员以及中国疾病预防控制中心免疫规划中心相关人员共计37人参加会议。本次召开《省级免疫规划信息系统基本功能要求》研讨会正值全国免疫规划信息系统建设的关键时期，对于指导全国免疫规划信息系统建设具有重要意义。

国家卫生健康委员会办公厅下发《关于加快推进免疫规划信息系统建设工作的通知》。

2019年11月20日，国家卫生健康委员会办公厅下发《关于加快推进免疫规划信息系统建设工作的通知》（国卫办疾控函〔2019〕841号），要求实现全人群预防接种信息管理、全过程疫苗电子追溯、全流程冷链设备和温度监控信息管理，开展AEFI监测，收集免疫规划相关单位和人员信息，提供公众服务。

中国疾病预防控制中心下发《关于印发省级和接种单位免疫规划信息系统基本功能要求的通知》。

2019 年 11 月 6 日，中国疾病预防控制中心下发《关于印发省级和接种单位免疫规划信息系统基本功能要求的通知》（中疾控免疫便函〔2019〕1309 号），要求各地按要求开展免疫规划信息系统建设或升级改造。该功能要求对于规范、支撑、保障省级免疫规划和接种单位信息系统建设起到了重要作用，对落实《疫苗管理法》，实现疫苗全程电子追溯及免疫规划数据的互联互通，以及省（区、市）级与国家全民健康保障工程疾病控制系统的免疫规划信息子系统顺利对接具有重要意义。

《数字化预防接种门诊功能规范》通过中华预防医学会标准化工作委员会立项评审。

2019 年 11 月 24 日，按照《中华预防医学会团体标准管理办法》，中华预防医学会标准化工作委员会开展了 2019 年度第一次团体标准立项评审，对传染病、环境健康、慢性非传染性疾病等专业领域的 57 项学会团体标准申请项目进行了评审。根据标委会专家的会审意见，拟同意其中的 31 项立项，中国疾病预防控制中心免疫规划中心申报的《数字化预防接种门诊功能规范》通过标委会专家评审，列为 2019 年拟同意立项的第一批团体标准项目。

2020 年

全民健保免疫规划信息系统试运行。

根据全民健康保障信息化一期工程建设的总体安排，自 2020 年 1 月 1 日始，中国疾病预防控制中心启动全民健保免疫规划信息系统试运行工作，试运行时间为 1 年。试运行系统包括纳入全民健康保障信息化工程一期项目的疾病预防控制信息系统，其中又包括传染病监测信息系统、免疫规划信息系统、慢性病及危险因素监测信息系统、精神卫生信息系统、健康危害因素监测信息系统、疾病预防控制综合管理信息系统。各级各类医疗卫生机构统一登录中国疾病预防控制信息系统应用门户。其中疑似预防接种异常反应个案报告卡、调查表等信息的报告涉及监测报告管理、免疫规划两个子系统，新系统启动的同时，关闭了 GAVI 项目免疫规划信息管理系统疑似预防接种异常反应信息管理子系统的新增个案报告功能。

国家药品监督管理局、国家卫生健康委员会联合召开推进疫苗信息化追溯体系建设工作电视电话会议。

2020 年 1 月 3 日，国家药品监督管理局、国家卫生健康委员会联合召开推进疫苗信息化追溯体系建设工作电视电话会议，通报当前工作进展，交流试点省份工作经验，部署下一阶段工作任务。会议要求各相关单位要进一步密切配合、协同推进、倒排时间、分解任务、明确责任、督促落实，确保 2020 年 3 月底之前完成疫苗追溯体系建设任务，实现全部疫苗产品来源可查、去向可追、责任可究。

《数字化预防接种门诊功能规范》团体标准制定获批立项。

2020 年 3 月 27 日，中华预防医学会下发了《中华预防医学会关于公示 2019 年第一批团体标准立项项目的通知》，中国疾病预防控制中心免疫规划中心申报的《数字化预防接种门诊功能规范》已正式立项。按照《中华预防医学会团体标准管理办法》（预会发〔2019〕59 号），中华预防医学会标准化工作委员会于 2019 年 11 月 24 日组织开展了 2019 年度第一次团体标准立项评审。根据专家会审意见，经公示无异议，批准了 31 项团体标准立项，中国疾病预防控制中心免疫规划中心申报的《数字化预防接种门诊功能规范》位列其中。

全民健保免疫规划信息系统国家数据交换平台免疫规划信息系统上线试运行。

2020 年 3 月 27 日，全民健保免疫规划信息系统国家数据交换平台免疫规划信息系统正式上线试运行。29 个省（区、市）级免疫规划信息系统的管理平台与国家免疫规划信息系统数据交换平台通过交换测试，为了保障数据质量，做好试运行工作，中国疾病预防控制中心下发了《关于继续推进免疫规划信息系统数据交换工作的通知》（中疾控信息便函〔2020〕278 号），进一步细化了基础编码、接口标准、测试及试运行要求。强调数据交换必须按照《全民健康信息化疾病预防控制信息系统数据交换文档规范（免疫规划部分）1.0 试行版》要求进行。

李克强总理肯定智慧预防接种车"这个很好！"

2020 年 5 月 29 日，我国首台智慧预防接种车研制成功。6 月 2 日，李克强总理在青岛市视察海尔集团期间，参观智慧预防接种车后，肯定道："这个很好！"智慧预防接种车促进了预防接种的安全性、便利性、可及性和公平性。

中国疾病预防控制中心印发《免疫规划信息系统接种单位编码维护工作方案（试行）》。

为保障全民健保免疫规划信息系统和省级免疫规划信息系统交换数据的完整性、准确性和连续性，2020 年 9 月 15 日，中国疾病预防控制中心印发了《免疫规划信息系统接种单位编码维护工作方案（试行）》的通知（中疾控免疫便函〔2020〕721 号），要求各地规范、有序地做好免疫规划信息系统接种单位编码维护工作。具体包括接种单位、行政区划和维护类型等内容的维护原则、维护内容、维护规则、维护步骤、数据转码清洗、时间安排、职责分工。

制定《全国预防接种证通用格式及印刷技术规范》。

2020 年 10 月 13 日，中国疾病预防控制中心向国家卫生健康委员会上报了《关于报送全国预防接种证通用格式及印刷技术规范的函》（中疾控免疫便函〔2020〕

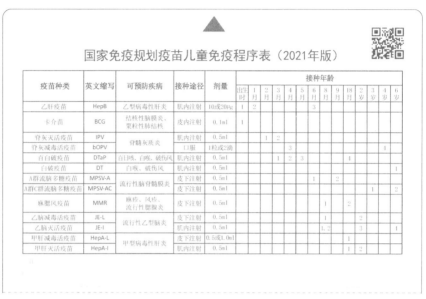

预防接种证封二（含版本识别标识）

接种记录（一）Vaccination Record（Page 1）

序号 NO.	疫苗与剂次 Vaccine&Dose		接种日期 Date	生产企业 Manufacturer	批号 Lot#	接种部位 Site	接种单位 Clinic
1		1					
2	乙肝疫苗 HepB	2					
3		3					
4							
5	卡介苗 BCG						
6		1					
7		2					
8	脊灰疫苗 PV	3					
9		4					

预防接种证正文（含页码和定位标识）

814 号），确定了预防接种证全国通用格式。本次接种证设计与信息化发展相适应，支持智能打印；增加版本标识，便于接种证版本智能识别；增加页码识别标识，便于受种者自助打印；增加定位标识，便于打印的自动校准。为加快推进《全国预防接种证通用格式及印刷技术规范》和配套《预防接种信息系统接种证打印通用技术规范》出台，实现全国预防接种证通用打印，进一步推动预防接种规范化和信息化管理，中国疾病预防控制中心于 2020 年 7—12 月先后召开 4 次专家研讨会，并分别对黑龙江、四川省和广东省开展了接种证应用的现场调研，赴广东省、河北省和辽宁省完成接种证智能打印现场测试工作。

《数字化预防接种门诊功能规范》预审会在北京市召开。

2020 年 11 月 8 日，中国疾病预防控制中心在北京市召开了《数字化预防接种门诊功能规范》预审会。预审采取专家组会审方式，与会专家对标准文本和编制说明进行了审核。专家组对标准内容进行了质询，一致认为本标准的送审稿具备标准的科学性、合法性、时效性和可行性，标准编制说明详细、规范。并结合当前国家标准编制规范以及本标准应用范围，建议将名称修改为《数字化预防接种门诊基本功能标准》，此外还就标准涉及多系统衔接、功能描述方式等方面提出了相应的改进意见。最后专家组成员一致同意本标准在修改完善后提交中华预防医学会进行公示和会审。

中国疾病预防控制中心印发《数字化预防接种门诊基本功能要求（试行）》。

2020 年 12 月 12 日，中国疾病预防控制中心印发了《数字化预防接种门诊基本功能要求（试行）》（中疾控免疫便函〔2020〕1111 号）。为做好此项工作，中国疾病预防控制中心免疫规划中心自 2017 年 3 月开始，组织免疫规划信息化专业人员和接种单位信息系统开发企业召开多次会议，并进行多轮现场调研和广泛的意见征求，历时 3 年多完成。此项工作填补了接种单位预防接种门诊数字化建设空白，对全国预防接种门诊信息化建设发挥重要的指导作用。

中华预防医学会发布 T/CPMA 016—2020《数字化预防接种门诊基本功能标准》。

2020 年 12 月 30 日，中华预防医学会发布 T/CPMA 016—2020《数字化预防接种门诊基本功能标准》。本标准为中华预防医学会 2019 年度批准立项的第一批团体标准，在编制过程中共召开了 4 次专家研讨会，2020 年 11 月 19 日至 12 月 18 日，本标准征求意见稿在中华预防医学会网站公布，公开征求意见；同时以征询意见函的形式，向省（区、市）、市级、县级疾病预防控制中心和接种单位，以及软

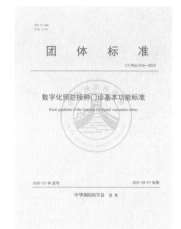
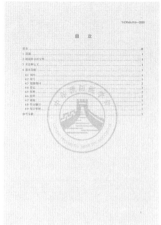

《数字化预防接种门诊基本功
能标准》封面图及目录

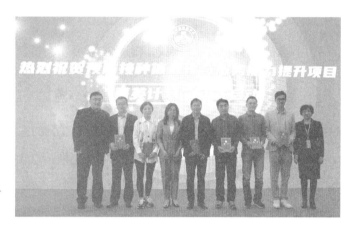

首届预防接种信息化人才培
养"菁英计划"正式启动

件开发企业共计 24 个单位征求意见。在充分征求意见的基础上，提交中华预防医
学会标准专委会组织专家会审。

2021 年

中华预防医学会"菁英计划"项目在成都市启动。

2021 年 4 月 9 日，由中华预防医学会发起的预防接种信息化人才培养"菁英
计划"项目在成都市启动。发布了《中华预防医学会关于成立预防接种信息化与
服务能力提升项目专家委员会及工作组的决定》，聘任梁晓峰、曹玲生、尹遵栋等
九位同志为第一批专家委员会委员，同时聘任梁晓峰、曹玲生同志为主任委员，
张伶俐副秘书长和徐爱强主任医师共同为专家组成员颁发聘书。

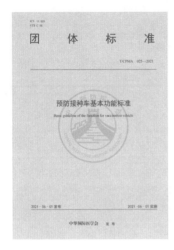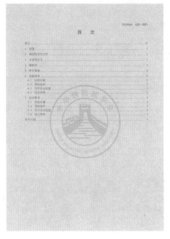

《预防接种车基本功能标准》封面及目录

中国疫苗行业协会免疫规划信息化专业委员会批复成立。

2021年5月12日，中国疫苗行业协会下发了《关于同意成立免疫规划信息化专业委员会的批复》（中苗协〔2021〕26号），按照《中国疫苗行业协会章程》和《中国疫苗行业协会分支（代表）机构管理办法》的有关规定，经中国疫苗行业协会第三届第七次理事会审议，同意成立免疫规划信息化专业委员会。

《预防接种车基本功能标准》由中华预防医学会发布实施。

2021年4月19日，《预防接种车基本功能标准》通过专家会审，并于4月29日在中华预防医学会网站公示，向社会公开征求意见。6月1日，T/CPMA 025—2021《预防接种车基本功能标准》由中华预防医学会发布并实施，8月中国标准出版社出版发行《预防接种车基本功能标准》。

中国疾病预防控制中心组织6个省份开展新冠疫苗接种信息跨地区共享交换远程视频演练。

为做好测试工作，根据《国家卫生健康委疾病预防控制中心局关于开展新冠疫苗跨地区异地接种数据共享功能第一阶段测试工作的通知》的要求，中国疾病预防控制中心于2021年6月23日在北京市组织召开了试点省份新冠疫苗跨地区接种信息共享交换视频工作推进视频会。对测试内容、方式和计划达成共识，共同积极推进测试工作。7月7日，中国疾病预防控制中心组织北京、上海、吉林、江苏、广东和甘肃六省、市进行了新冠疫苗接种信息跨地区共享交换的远程视频演练。视频演练基于各省部署的测试系统，省（区、市）级工作人员模拟接种点操作台进行操作，使用真实的个人新冠疫苗接种数据进行循环测试，覆盖了所有应测试的功能点。

中华预防医学会第一期"菁英计划"项目培训班在成都市举办。

2021 年 7 月 13—16 日，来自全国省级、副省级城市和计划单列市疾病预防控制中心的 16 名青年骨干参加了培训。中华预防医学会向学员颁发培训证书。

第一届"菁英计划"项目导师工作会在成都市召开。

2021 年 9 月 13 日，参会人员有中华预防医学会"菁英计划"项目委员会委员及选定的责任导师和现场导师共 20 人。

中国疫苗行业协会免疫规划信息化专业委员会成立暨免疫规划信息化赋能新冠疫苗接种高峰论坛在青岛市举办。

2021 年 10 月 23 日，中国疫苗行业协会免疫规划信息化专业委员会成立仪式暨免疫规划信息化赋能新冠疫苗接种高峰论坛在青岛市举办。中国疫苗行业协会副会长付百年、中华预防医学会副会长梁晓峰、中国疾病预防控制中心免疫规划中心主任尹遵栋、中国疾病预防控制中心免疫规划中心主任医师曹玲生、山东省疾病预防控制中心副主任康殿民、青岛市疾病预防控制中心副主任李善鹏、全国免疫规划与信息化领域专家及相关专业人员共 170 余人出席了本次会议，另有 900 余人参加了线上会议。

两项免疫规划行业标准通过国家卫生信息标准委员会审核。

2021 年 11 月 12 日，卫生健康信息标准专业委员会通过视频线上召开 2021 年度全体委员会议，同时对标准进行会审。中国疾病预防控制中心牵头制定的《免疫规划基本数据集》和《预防接种信息系统数据交换规范》两项标准，通过了标委员专家投票表决。

2022 年

《中国免疫规划信息化发展史》编写启动会在江西省于都市召开。

2022 年 1 月 8 日，中国疫苗行业协会免疫规划信息化专委会召开《中国免疫规划信息化发展史》编写启动会。会上，专委会认真梳理国家和各省（区、市）疾病预防控制机构及相关免疫规划信息化建设企业有关免疫规划信息化发展的历史素材，共同做好免疫规划发展史编写工作。

中国疫苗行业协会免疫规划信息化专业委员会印发《免疫规划信息化专业委员会管理办法》。

2022 年 1 月 17 日，为了规范运营，保证专委会各项工作有序开展，依据《中国疫苗行业协会章程》和《中国疫苗行业协会分支（代表）机构管理办法》，在前期广泛征求意见的基础上，中国疫苗行业协会免疫规划信息化专业委员会印发了《免疫规划信息化专业委员会管理办法》。

《预防接种三查七对数字化基本功能标准》团体标准通过立项评审。

2020年10月30日，中国疫苗行业协会标准化工作委员会在北京市召开团体标准立项评审会。经与会的18位专家评审，《预防接种三查七对数字化基本功能标准》团体标准通过立项评审。

国家免疫规划信息化编年史后记

自中国实施扩大免疫规划工作以来，通过普及儿童预防接种，全国疫苗可预防疾病发病率已降至历史最低水平，脊髓灰质炎、白喉等传染病多年无病例报告，消除麻疹、控制乙肝等工作进展顺利。在疾病防控过程中，免疫规划信息化为预防接种的科学、规范、统一管理发挥了不可替代的作用。我国免疫规划信息化从零起步，经历初期的探索和萌芽后，进入高速发展期，2007—2011年全国以乡为单位免疫规划信息化覆盖率分别达到7.39%、26.63%、69.70%、78.47%和81.65%；随后进入稳步推进期，至2022年全国以乡为单位免疫规划信息化实施率达到99.9%以上，基本实现全覆盖。经过30年的发展，免疫规划信息化在系统架构、系统功能、平台建设、用户覆盖、服务形式、设备配备等方面均有很大提升。依托信息系统，公众能够获得更加便捷、优质、安全、高效的预防接种服务，国家免疫规划政策真正惠及千家万户。成绩来之不易，凝聚了一代疾控人的心血。

展望未来，免疫规划信息化面临的机遇与挑战并存。《疫苗管理法》对免疫规划信息化工作提出了新的更高要求，疾病预防控制人员和公众对系统的稳定性、实用性和先进性要求不断提高，大数据技术的应用将为精准管理和精准服务提供充分发展的空间。随着信息技术的发展，预防接种领域将会迎来一轮充分运用数智化技术，推动预防接种工作安全、高效、便捷开展的新局面。借助数智化技术，实现接种预约、健康询问、知情同意、"三查七对一验证"、接种证打印、接种查询、接种留观、健康宣教等预防接种全流程自助服务，预防接种必将更加依法依规、安全高效。随着免疫规划信息质量的提高和预防接种信息的互联互通，信息系统还将提供更加多元化和精准化的公众服务，并将随着公众需求的变化而更加完善。希望通过信息化技术的应用，疾控人能够不断提升健康服务水平，助力健康中国建设。

（曹玲生　刘大卫　张业武　余文周　李克莉　曹　雷）

第**2**章

国家免疫规划
信息化
发展历程

中国免疫规划信息化经历了 20 世纪 90 年代初期采用 Fox Pro 2.5 数据库系统软件和 MASM 5.0 宏汇编软件混合编程在接种单位实现预防接种计算机管理，到 2019 年全民健康保障信息化工程疾病预防控制信息系统免疫规划子系统建设，实现疫苗来源可查、去向可追的全程电子追溯和预防接种个案信息跨地区交换共享的发展历程。

中国免疫规划信息化发展历程大体可以划分为以典型系统建设为代表的 5 个历史时期。从 1993 年 6 月至 2002 年 9 月，是单机版软件开发与应用时期；2002 年 10 月至 2004 年 5 月，是中国免疫规划监测信息管理系统建设时期；2004 年 6 月至 2010 年 2 月，是儿童预防接种信息管理系统建设时期；2010 年 3 月至 2019 年 3 月，是 GAVI 项目免疫规划信息管理系统建设时期；2019 年 4 月至今，是全民健康保障工程一期疾病预防控制项目免疫规划信息子系统建设时期。

一、单机版软件开发与应用

中国免疫规划信息化道路的探索经历了艰难的历程。在艰辛的探索实践中，始终坚持把信息技术与免疫规划业务工作相结合，初步实现免疫监测和接种档案化管理。单机版软件开发与应用时期，从

1993 年 6 月至 2002 年 9 月，这一时期使用的主要是单机版的客户端软件，缺乏网络协同功能，但在一定程度上辅助人工对数据的管理，提高了管理工作效率，开创了免疫规划信息计算机管理的先河。该时期，代表性的 2 个系统是计划免疫监测信息系统和儿童接种计算机管理系统（以下简称"儿童免疫金卡"）。

（一）计划免疫监测信息系统

1. 建设背景　在疾病预防控制系统中，免疫规划较早地引入计算机信息管理。伴随着计算机技术的发展，免疫规划信息化在信息化与免疫规划业务的结合过程中应运而生。20 世纪 90 年代初，我国 AFP 监测数据管理中率先实现了计算机管理。1992 年，原卫生部下发《关于统一免疫接种情况常规报表和脊灰疫情专报系统工作规则的通知》，1993 年 6 月 25 日中国预防医学科学院下发《关于全国计免信息计算机联网通讯的通知》（〔93〕预医疾字第 245 号）。全国省级以上采用基于 Dos 操作系统的 EPI Info 统计分析软件（CASE 2），每月收集常规免疫接种率、AFP 病例监测，标志着中国正式进入免疫规划信息化元年。

2. 建设内容　计划免疫监测信息系统包括 AFP 监测、麻疹监测、新生儿破伤风监测和常规免疫接种率监测。AFP 监测报告内容包括 AFP 病例监测数据、主动监测报告数据、脊髓灰质炎疫苗强化免疫数据。省级采用基于 EPI Info 统计分析软件的 CASE 2 NEW 监测软件，根据冷链运转情况每月或两个月上报 / 上传一次常规免疫接种率监测数据库。

3. 发展历程　20 世纪 90 年代初，我国在消灭脊髓灰质炎工作中对 AFP 监测数据率先实现了计算机化管理。1992 年全国省（区、市）级以上采用基于 Dos 操作系统的 EPI Info 统计分析软件（CASE 2），每月收集常规免疫接种率、AFP 病例监测，每年收集脊髓灰质炎疫苗强化免疫监测数据库。1999 年，全国修订了 AFP 病例个案调查表。由省（区、市）级采用基于 EPI Info 统计分析软件的 CASE 5 监测软件，报告内容包括 AFP 病例监测数据、主动监测报告数据和脊髓灰质炎疫苗强化免疫数据。

1999 年，采用基于 Fox Pro 统计分析软件的计划免疫信息管理系统。同年，采用计划免疫信息管理系统逐级联网传输新生儿破伤风监测数据和乙肝疫苗接种数据等。

2001 年 11 月，WHO 西太区官员丽莎女士和本森达先生前往安庆市疾病预防控制中心测试麻疹监测计算机管理软件。该软件基于微软 ACCESS 开发，功能包括麻疹个案信息录入和监测指标的统计分析。

2002 年，中国预防医学科学院在全国省级以上部署实施基于微软 ACCESS 统计分析软件的中国麻疹监测系统（measles surveillance application，MSA），对麻疹病例实行个案化管理。

（二）儿童免疫金卡

儿童免疫金卡使用 Fox Pro 2.5 数据库系统软件和 MASM 5.0 宏汇编软件混合编程。对数据库文件按关键字段建立索引，既减少了冗长的数据，又实现了合理的数据关系。主控程序实现了平滑下拉式选择操作菜单，屏幕界面操作直观，灵活自如；键盘录入部分实现了全屏窗口式、行编辑式的数据录入，没有字典管理，边浏览边录入，既降低了录入误码率，又提高了录入效率。儿童接种后，监护人在读卡机上划动磁卡后，计算机自动完成应种疫苗的数据录入，并在屏幕显示当天以及既往接种情况，实现了儿童监护人与接种医生之间的相互制约。统计汇总结果按统计日期合理存贮并可屏幕显示、打印输出及文本输出。编有对统计结果的管理程序，在不退出儿童免疫磁卡软件系统前提下，调用 WPS 排版系统编辑打印。

儿童免疫金卡的作用有以下几点：一是方便接种，节省时间，提高效率；二是安全准确，防止漏种，杜绝提前接种，保证接种质量；三是信息资源的再生与利用；四是信息传递与储存功能，儿童免疫金卡记录着儿童出生以来的接种资料、入托入幼、迁入迁出、既往病史和过敏史等，以电子数据储存于 IC 卡和电脑中，是儿童成长的健康档案；五是作为"金卫工程"第一卡，为卫生信息化建设奠定了基础。

1.建设背景　计划免疫接种要求属地管理，随着社会的发展，人口流动性增大，传统的儿童免疫接种证已经无法满足现阶段接种单位及儿童保健工作的需要。现有的计划免疫管理软件是把手头数据录入计算机进行统计分析。这种统计方法对于不断变化的儿童群体，以及实际完成免疫接种的人次，其分析结果只能是一个相对滞后的数据。在单机版软件开发与应用阶段，儿童免疫金卡在儿童计划免疫信息管理中承载了每名儿童的基本资料和该儿童特有的、具有个性特征的免疫接种信息，也是免疫接种机构与儿童联系的纽带，为新时期的计划免疫接种工作提供了科学、严谨的数据与信息。

2. **建设目标** 动态掌握每名注册儿童以及群体儿童的接种情况，编制儿童免疫金卡软件，实现接种信息快速录入计算机，并能将接种情况随时进行统计分析、打印输出。

3. **系统结构** 儿童免疫金卡数据存储结构设计以儿童编号为关键字段建立索引文件，使儿童基本情况、发放磁卡情况、接种情况三个数据库之间建立对应关联，成为各项统计分析、显示、打印的基础数据来源，这样既减少了数据冗长，又实现了合理的数据关系。

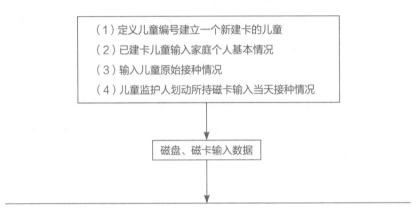

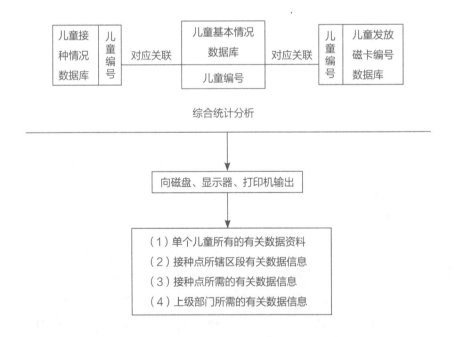

儿童免疫金卡系统结构图

4. 系统功能

（1）数据录入：利用←、↑、↓、→、PGUP、PGDN 等功能键，光标移动前后翻阅，边浏览边录入，既降低了误码率又提高了录入效率。汉字录入部分设有字典管理程序，录入代码后可自动翻译成为汉字词组。

（2）接种情况磁卡输入：儿童监护人在读卡机上划动磁卡后，该程序按磁卡编号检索至某一儿童，计算该儿童的应种疫苗，自动完成应种疫苗的数据录入并在屏幕显示当天以及既往接种情况。

（3）读卡机通信：当在读卡机上划动磁卡后，将磁卡编号传送至儿童免疫磁卡软件。

（4）统计汇总：利用对应关联关系，以基本情况数据库中的区域划分分类，按统计日期对接种情况进行统计汇总，在规定子目录下新生成一个数据库，存储统计结果。

（5）文本输出：使用文本文件按报表格式输出各类统计结果，可使用 WPS 办公软件编辑、打印输出。

（6）统计汇总结果管理：管理在规定子目录下存放统计汇总结果的数据库，将统计汇总结果屏幕显示、打印输出，并调用文本输出子程序输出文本文件以及删除过时的信息。

（7）统计文本调 WPS 办公软件管理：管理磁卡软件输出的统计文本文件，判别读入文件名称，使用全屏幕方式显示文件名称和文件解释说明。使用功能键翻阅浏览，移动光带，当选定某一文本时可调用 WPS 办公软件编辑打印。

5. 儿童计划免疫金卡信息管理系统优点

（1）信息由手工记录变成自动记录，节省了人力和时间。

（2）信息储存由簿、表、卡、证变成电子信号，实现统计、计算的快速、准确。

（3）推算应种疫苗日期快而准确，程序符合率高。

（4）疫苗种类增减灵活，不受限制，可及时了解疫苗基础免疫和加强免疫的人间、时间、空间的分布情况。

（5）实现了接种者与被接种者的相互制约，保证了接种信息的真实、可靠。

（6）资料的统计、分析由复杂变为简单，且报表质量高、逻辑性强、打印规范、无差错，参数和表格设计符合原卫生部对计划免疫工作的技术要求并可根据各地情况和要求随时修改。

（7）IC 卡可以实现接种信息在不同接种点之间的相互传递。

（8）小而分散的接种点使用电子付款机（又称 POS 机）与上级管理单位计算机组成子母系统进行流动式接种，且不受电源限制。

（9）信息资料可在计算机上长期保存，利用率高。该系统在接种点普及后，借助于通信网进行区域性联网，达到资料共享。

6. 发展历程　儿童免疫金卡是原卫生部确定的"金卫工程"第一卡。接种儿童建立免疫金卡（IC 卡），通过刷卡自动计算儿童应种疫苗，彻底改变了手工管理模式。该卡操作快捷、信息准确、管理高效、程序符合率高，能成功地避免接种错漏和统计报表困难等问题。

1996 年 1 月 29 日，原卫生部计算机工作小组与疾病控制司联合下发《关于在有条件的接种点推广儿童免疫金卡管理系统的通知》（卫计算发〔1996〕第 1 号），要求各省、区、市、计划单列市卫生厅（局）、部属各单位试行儿童计划免疫金卡信息管理系统，该系统将计算机及磁卡技术应用在儿童计划免疫管理工作，经试点推广，取得了较好的社会和经济效益，希望各地在有条件的地方支持推广该系统，扩大试点并不断总结经验。

2000 年 2 月 20 日，中国预防医学科学院再次签发预医信发〔2000〕第 24 号文件关于推广使用《全国儿童免疫接种监测信息管理系统》的通知，要求各地推广使用儿童免疫金卡，实现全国计划免疫管理的自动化。

自 1996 年以来，开发运作儿童免疫信息系统的公司有十余家，在全国范围内已有深圳市、广州市、无锡市等数十个城市实行了计划免疫计算机管理，对儿童免疫的信息化起到积极的推动作用。

二、中国免疫规划监测信息管理系统

随着信息技术的发展，计划免疫从业者将信息科技应用于免疫规划监测工作管理，在单个客户端服务器管理基础上，建立 C/S 架构的系统。2002 年 10 月至 2004 年 5 月，我国进入中国免疫规划监测信息管理系统建设时期，该系统将广大计划免疫工作人员从烦琐的数据处理中解脱出来，减少数据在逐级传递过程中的丢失，提高报告数据质量，同时也解决了以前各级疾病预防控制部门不能利用或不能完全利用监测数据的问题。

（一）建设背景

20 世纪 90 年代初，我国在消灭脊髓灰质炎工作中对 AFP 监测数据率先实现了计算机管理。其后，逐步将麻疹、新生儿破伤风监测和常规免疫接种率报告纳入计算机报告系统。在疾病预防控制系统中，计划免疫是继传染病疫情报告系统后最先建立的计算机数据管理系统。经过多年运行，计划免疫的信息化数据报告系统逐步规范，为计划免疫工作开展提供了良好的信息保障。

但是，由于以前使用的软件为 DOS 版本，操作比较复杂，数据库结构可随意修改，数据整理费时费力，经常造成数据丢失。原版本除为各级提供 AFP 监测数据的 DOS 版分析软件外，常规免疫、麻疹和新生儿破伤风均无分析软件，造成计划免疫数据利用率偏低，难以为基层疾病控制部门实际工作提供帮助。随着免疫规划工作及针对疾病监测工作的深入开展，冷链监测、计划免疫综合年报、乙肝监测、AEFI 监测等陆续纳入免疫规划工作范围，相关监测内容逐步增多，迫切要求国家出台一个统一完整的、适合形势发展的集成管理软件，以规范全国免疫规划监测工作的数据管理、报告和分析工作。

（二）建设目标

完成 AFP、麻疹、新生儿破伤风、乙肝、接种率等监测模块的相关个案录入、编辑、报表自动统计、相关重要指标分析、相关数据信息的上传下载等功能，并集成相关的地理信息分析功能，进一步提高全国免疫规划监测信息管理水平。

（三）系统架构

中国免疫规划监测信息管理系统采用 C/S 架构，基于 Windows 平台，适用于 Windows 98/2000/ME/XP 所有微软当前系统平台，无需其他软件支持，可独立运行。数据库采用分布式分层存放，提高了数据安全性、可靠性，分析速度快。网络用户必须拥有上级下发的加密 BIN 文件，否则无法访问数据库。数据录入方便快捷，并有严格的录入控制、逻辑判断，保证录入数据的准确性。各类分析指标参数灵活设置，增加了系统的个性化和灵活性；常用分析指标和报表点选即得。数据传输灵活多样，支持在线公网方式、拨号方式、文件方式传输（单个文件 DAT 格式、

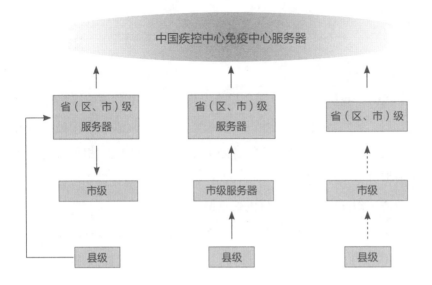

中国免疫规划监测信息管理系统的系统架构

压缩文件 NIP 格式），点击鼠标即可完成公网方式上传、下载。软件的兼容性好，提供多种格式的数据导入导出，方便导入历史数据，利用软件分析，导出数据做进一步深入分析。

服务器的部署有 3 种方式。

（1）省级部署数据服务器：公网传输，县级直接上传到省（区、市），市级从省（区、市）级下载并审核。

（2）省（区、市）级、市级均部署服务器：公网传输，县→市→省（区、市）（或市级部署拨号服务器）。

（3）省（区、市）级、市级均未部署服务器：市、县级采用文件方式逐级上传，省（区、市）级通过公网或文件方式传输。

（四）建设内容

1. 接种率监测　是指各级接种单位和报告单位，按照规定的报告程序和要求，连续地、系统地将接种情况按统一的报表格式，逐级汇总和上报的过程。

常规免疫接种率是评价各地计划免疫工作的一个重要指标。高水平的免疫接种率是消灭脊髓灰质炎和控制其他计划免疫针对疾病的基本措施和保证。为了能及时

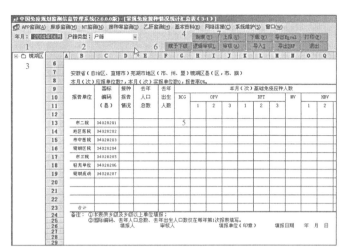

常规免疫接种情况统计汇总表界面

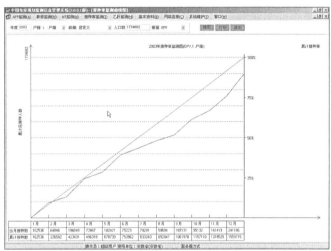

接种率监测曲线图界面

了解掌握各地常规免疫接种动态，原卫生部于 1992 年下发《关于实行统一免疫接种情况常规报告的通知》，1994 年下发《常规免疫接种率报告及监测方法》以及 1998 年下发《全国常规免疫接种监测方案》，要求在全国范围建立规范化的常规免疫接种率监测与报告制度，并以此作为评价免疫接种目标完成情况的主要依据。

接种率监测包含常规免疫接种情况统计汇总报表、接种率监测图、接种率分析表等。

2. AFP 监测　主要包括 AFP 病例个案调查表、AFP 病例旬报表、AFP 病例月报表、AFP 主动监测报表、AFP 主动监测汇总表、AFP 指标分析、退出等 7 个功能项。其中，AFP 指标分析包括 AFP 监测系统病例报告情况、AFP 监测系统评价指标完成情况、AFP 监测系统标本采集和病毒分离情况、AFP 监测系统地区报告发病率分布、AFP 监测系统病例随访情况、AFP 监测系统采集不合格便标本病例

随访情况、AFP 监测系统采集不合格便标本病例列表、AFP 监测系统采集不合格便标本病例分类情况、AFP 监测系统高危 AFP 病例情况一览表、AFP 监测系统呈聚集分布的高危 AFP 病例情况一览表、AFP 含零病例报告分析表等。

中国免疫规划监测信息管理系统首次提供地图分析功能，可方便地将分析指标通过地理信息表达，这是该系统的特色之一。常规免疫接种率监测、AFP 监测、新生儿破伤风、麻疹监测等指标分析部分均可结合地理分析功能。由于涉及地理分析开发软件使用版权的问题，使用地理分析功能前，须事先购买地理分析加密狗（UBS 接口的一个小硬件）。

3. 麻疹监测 是计划免疫常规工作之一。随着麻疹控制工作的进展，对管理的要求也越来越高。中国免疫规划监测信息管理系统提供了大量的麻疹监测数据管理和分析的功能，基本满足了各级用户的需要，可以大大提高监测工作效率。

麻疹监测菜单包括麻疹监测工作的基本内容，其下级菜单中主要有麻疹疑似病例调查表、麻疹病例月报表、麻疹病例年报表、麻疹病例暴发汇总表、麻疹疑似病例月报表、麻疹病例主动监测报表、麻疹病例主动监测汇总报表、麻疹分析表等八个功能项。其中，麻疹分析表包括麻疹发病率分析、分月病例分布情况、病例分类组织图、年龄 / 免疫史分布、监测指标分析表、病例汇总报告、麻疹实验室分析等。

4. 新生儿破伤风监测 新生儿破伤风监测是计划免疫常规工作之一。中国免疫规划监测信息管理系统提供了大量的新生儿破伤风监测数据管理和分析功能，通过该系统可以完成各项监测数据的录入和传输工作，满足各级用户的需要，大大提高了监测工作效率。

新生儿破伤风监测菜单包括新生儿破伤风监测工作的所有内容。菜单中主要有新生儿破伤风疑似病例调查表、新生儿破伤风疑似病例月报表、新生儿破伤风疑似病例主动监测月报表、新生儿破伤风疑似病例主动监测月汇总报表、新生儿破伤风指标分析等 5 个功能项。其中，新生儿破伤风指标分析包括新生儿破伤风报告情况、新生儿破伤风病例发病基本情况、新生儿破伤风病例出生地点分布情况、新生儿破伤风病例母亲情况、新生儿破伤风监测指标分析表等。

5. 乙肝监测 仅提供个案调查数据的采集，菜单内容包括乙型肝炎病例调查表。

（五）建设历程

从 2002 年 10 月开始，中国疾病预防控制中心在原卫生部的直接领导下，通过详细全面的业务需求分析，启动中国免疫规划监测信息管理系统相关工作。11—12月，开始编写中国免疫规划监测信息管理系统，并于12月底完成系统搭建。

2003年1—2月，围绕中国免疫规划监测信息管理系统，进行多轮修改和国家级测试；3月中旬，中国疾病预防控制中心组织部分省份计划免疫专业人员进行培训，试用软件、测试、提出修改建议；7月中旬，在辽宁省大连市召开的全国计划免疫工作会议上推出软件试用版；8月中旬，中国免疫规划监测信息管理系统在浙江省宁波市和甘肃省白银市进行了现场测试；10月，在北京市对省（区、市）级计划免疫人员进行培训，同时推出软件发布版1.0版；12月在北京市组织部分计划免疫专业人员再次测试修改，组织编写说明书初稿。

2004年2月，中国疾病预防控制中心下发了《关于启用中国免疫规划监测信息管理系统网络版软件（试用版）通知》。至此，中国免疫规划监测信息管理系统经历了系统需求分析、软件开发、省（区、市）级培训、试用几个阶段，已成功推出2.0.0.3版本。为了尽快在全国推广这套软件的应用，中国疾病预防控制中心免疫规划中心多次组织有关省（区、市）级人员进行软件测试，并进一步修改。先后赴浙江、甘肃、安徽等省进行现场测试与试点工作，并两次对省级人员进行集中培训。自2004年7月1日起，全国正式启用中国免疫规划监测信息管理系统。

2005年1月，中国疾病预防控制中心本着通俗易懂、完整系统、图文并茂、讲解清晰的基本原则，组织人员编写《中国免疫规划监测信息管理系统使用指南》，以便各级开展培训和计划免疫工作人员操作时使用。该指南由中国社会出版社出版，共发行8 000册，免费发放到31个省、区、市和新疆生产建设兵团的各级单位。

2005年4月6日，中国疾病预防控制中心免疫规划中心在北京召开了中国免疫规划监测信息管理系统修订需求研讨会，来自北京市、上海市、安徽省和新疆维吾尔自治区等省（区、市）专家参与了此次会议。根据会议完成的修订需求及新增的AEFI管理需求，中国免疫规划监测信息管理系统软件升级到2.3版。

2009年10月，中国免疫规划监测信息管理系统升级改造项目需求确认讨论会在深圳市召开，为适应扩大国家免疫规划工作的需要，常规监测全国免疫规划新增疫苗和第二类疫苗的接种情况和冷链设备、接种单位情况，中国疾病预防控制中心邀请了部分省专家，进一步梳理、细化升级改造需求，并对中国免疫规划监测信息管理系统升级改造需求进行研讨。

2009年12月19—24日，中国免疫规划监测信息管理系统升级改造项目初步验收测试会在安徽省合肥市召开，与会专家对升级改造后中国免疫规划监测信息管理系统 4.0 版软件（以下简称"4.0 版"）进行了严格的功能测试，并在合肥市庐阳区开展了现场测试，对 4.0 版系统在网络传输中的数据一致性进行了测试并听取了基层人员对本系统的意见和建议。与会专家认为升级改造后的 4.0 版应用软件基本达到了合同要求，一致同意通过初步验收，认为 4.0 版在按照本次测试会议提出的意见修改后，可投入全国试运行。

2010 年 8 月 5—9 日，中国免疫规划监测信息管理系统升级改造项目终验会议在福建省厦门市召开。与会期间，验收专家组根据深圳金卫信公司提交的中国免疫规划监测信息管理系统升级应用软件和开发文档，按照合同要求和测试大纲对系统进行了严格测试，认为该项目已基本完成合同要求，同意通过终验。

中国免疫规划监测信息管理系统的开发和启用，无疑是我国免疫规划信息化工作中的重要事件。该系统首次采用 C/S 架构，由国家主持开发和推广应用，将广大计划免疫工作人员从烦琐的数据处理中解脱出来，减少数据在逐级传递过程中的丢失，提高报告数据质量，解决了以前各级疾病预防控制部门不能利用或不能完全利用监测数据的问题。中国免疫规划监测信息管理系统的开发和应用为免疫规划信息化的发展进步奠定了基础，为中国免疫规划信息化提供了宝贵经验。

三、儿童预防接种信息管理系统

探索中国儿童预防接种信息管理系统建设道路艰难而曲折。2004 年 6 月至 2010 年 2 月，我国进入儿童预防接种信息管理系统建设时期。这一阶段，深刻总结了中国免疫规划建设经验，借鉴其他行业信息化建设历史经验，解放思想、实事求是，做出实行免疫规划信息化的历史性决策，成功开创了中国儿童预防接种信息管理新局面。儿童预防接种信息管理系统的建设，实现了免疫规划信息化以来历史上具有深远意义的转变，开启了预防接种个案化管理新时期。

（一）建设背景

随着社会主义市场经济的不断完善，人们生活水平和知识水平不断提高，对健康和生活质量要求不断提高，特别是对疫苗可预防疾病认识越来越深刻，对计划免疫服务质量和扩大免疫要求越来越高；同时随着市场经济高速发展而带来了人口的大量流动，成为免疫规划工作的管理难题，也成为免疫规划相关疾病的高发人群；近年来电子技术和电子信息的迅猛发展，与传统的计划免疫信息的处理与获得信息的手段形成明显反差。这些社会因素，给传统的计划免疫管理提出了严峻的挑战。探索一条既符合计划免疫社会公益性、又符合市场经济特点的免疫规划管理路子，才能巩固计划免疫成果和满足人们日益增长的扩大免疫服务需求。由于国家免疫规划管理数据量多且较其他卫生防疫专业更规范、成熟，加之当前传染病直报网络平台日益成熟，有必要将免疫规划信息管理纳入网络化、信息化、自动化，从而进一步全面提高全国免疫规划信息管理水平，促使免疫规划信息管理更加规范、更加有效率，进而更好地实现预防儿童疾病目的。

自 2003 年非典疫情后，我国非常重视信息系统建设，搭建了网络平台，建立了突发性公共卫生事件和传染病疫情报告系统。根据系统建设计划和原卫生部关于建立以家庭为基础的计划免疫个案管理信息系统的要求，更好地建设好免疫规划信息管理系统，落实原卫生部"免疫规划信息要实行个案化，并覆盖到乡"的指示，中国疾病预防控制中心 2004 年投入 300 万元，用于国家免疫规划信息系统的需求分析和系统的开发。

为全面落实信息系统建设，2004 年 6 月，中国疾病预防控制中心免疫规划中心在北京市召集部分省份计划免疫专家就免疫规划系统业务需求召开会议，形成需求方案初稿。2005 年 2 月 17 日，中国疾病预防控制中心形成国家免疫规划信息管理系统建设工作方案报原卫生部疾病控制司，儿童预防接种信息管理系统正式纳入国家突发公共卫生事件应急反应机制监测信息系统 Ⅱ 期建设。

（二）建设目标

儿童预防接种信息管理系统综合运用计算机网络技术，构建覆盖国家、省（区、市）、地（市、州、盟）、县（市、区、旗）、乡镇的免疫规划信息管理网络系统，可建立每年全国出生的约 1 500 万儿童的预防接种个案信息，动态收集全国免疫预防机构和人员基本信息、计划免疫设备和疫苗信息资料，以个案管理方式实施计划免疫疾病监测，确保免疫规划的科学决策。

儿童预防接种信息管理系统以中央集群数据库服务器管理，收集全国每年出生约 1 500 万儿童的预防接种信息，采取 B/S 和 C/S 混合构架方式构建，实现数据自动整合、分离与共享。实现接种率的个案真实报告和解决流动人口儿童全国异地接种管理问题；具备管理信息系统功能（MIS 系统特点），以适应信息采集、汇总、分析、预测等专业业务管理需要；具备办公自动化管理需要，充分考虑到与免疫规划其他子系统共享，与已有的国家疾病监测系统、国家突发事件监测系统、国家基本卫生信息系统等共享，提供与行政办公自动化的数据接口；数据库以个案化为基本单位管理。儿童接种个案资料原则以省（区、市）级中央数据库服务器管理，省（区、市）级数据库服务器与国家数据库服务器构成中央集群数据库服务器。

（三）系统架构

儿童预防接种信息管理系统由接种点通过儿童预防接种信息管理系统接种点客户端软件收集的儿童接种疫苗信息的部分基本数据集提交到国家数据中心，实现最基本的儿童预防接种个案化管理。乡卫生院和县、市、省（区、市）级疾病预防控制中心要提供疫苗和注射器信息，县疾病预防控制中心、乡卫生院要报告疑似预防接种异常反应。系统对报告的数据提供统计和分析，反馈结果给各级查询利用，国家、省（区、市）、市、县级疾病预防控制中心和乡卫生院不同级别的用户有其相应的权限。

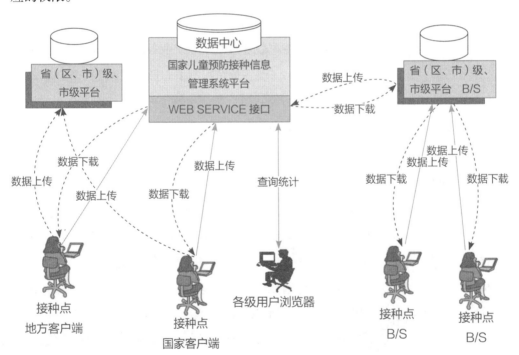

儿童预防接种信息管理系统架构图

通过对当前免疫规划信息化建设的状况及建设的目标深入了解，充分考虑现有业务应用系统的特点，分析儿童预防接种业务开展的方式，儿童预防接种信息管理系统提出了基于个案交换数据总线的分布式的应用模型的儿童预防接种个案信息管理网络系统应用模式。

该模式数据交换采用了基于数据总线的方式，业务应用系统通过适配器接入数据总线的接入点；接入点可任意扩展，每个接入点都有一个合法的接入证书，由国家统一管理，证书包含了接入点的唯一电子识别号及相关的信息，通过管理工具可设置接入点配置信息；所有的业务应用系统（无论是原有的业务系统还是新建立的业务系统）对数据总线来说都是一样的，接入总线后，作为总线上的一个接种点存在；业务应用系统只能通过适配器和总线进行数据交互，数据如何在总线上传输由总线的数据传输控制单元进行控制（结合接入点的设置信息）；针对不同的业务应用系统开发特定的适配器接入总线，对于原有的业务应用系统，适配器之间的差异比较大，对于与总线配套的新业务应用系统的适配器差异很小，通过配置满足个性化的需求。

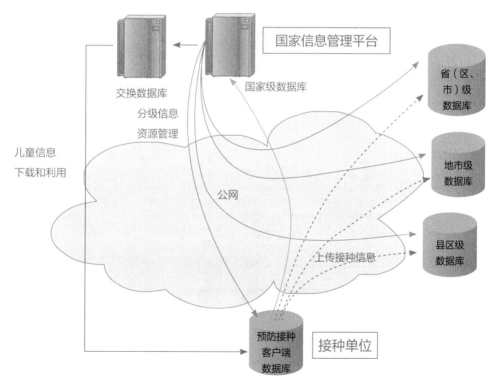

预防接种信息管理系统数据流程

（四）建设内容

建设内容包括儿童预防接种信息管理系统平台和儿童预防接种信息管理系统接种点客户端。

1. 儿童预防接种信息管理系统平台

（1）预防接种个案管理：预防接种个案管理功能提供了对客户端上传到国家信息管理平台的儿童预防接种个案信息进行查询、质量控制、报表统计、统计分析、数据分析的功能。

（2）疫苗管理：疫苗管理的主要功能是实现对疫苗的批次及出入库管理。该模块主要完成的功能是国家

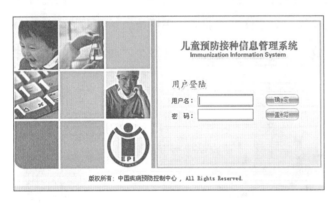

儿童预防接种信息管理系统平台登录页面

儿童接种个案信息查询界面

疫苗批次管理查询界面

免疫规划疫苗计划、疫苗出入库管理、疫苗出入库查询和统计分析。

（3）注射器管理：该模块主要功能是实现对国家免疫规划注射器计划、注射器出入库管理、注射器出入库查询、统计分析。

（4）AEFI 管理：AEFI 管理的主要功能是实现 AEFI 个案报告卡、群体性 AEFI 登记表与 AEFI 个案调查表的管理。

（5）用户档案表管理：该模块主要功能是通过市级疾病预防控制中心填写用户档案表，然后省（区、

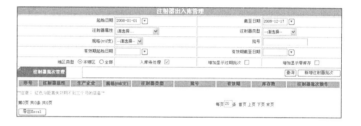

注射器批次管理查询界面

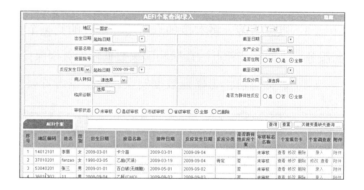

AEFI 个案查询 / 录入列表界面

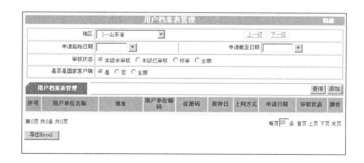

用户档案管理查询列表界面

市）级疾病预防控制中心审核，最后中国疾病预防控制中心审核达到终审时，把此条用户档案表维护到接种单位中。

2. 儿童预防接种信息管理系统接种点客户端　儿童预防接种信息管理系统接种点客户端是根据我国免疫规划工作的要求，结合基层接种门诊的工作需求和卫生部门的管理要求，在中国疾病预防控制中心的组织统筹和业务指导下，研制开发的适合全国各级疾病预防控制部门及基层门诊使用的信息管理系统。儿童预防接种信息管理系统接种点客户端与日常接种工作相结合，大大简化了日常接种工作管理，提高了工作效率。

（1）疫苗登记：设置当日乡级预防接种门诊所使用的疫苗及冷链信息，包括预防接种日当天的冰箱、冷藏包运转环境，以及接种疫苗名称、批号、生产企业等信息。该部分登记的信息将链接到预防接种登记部分，在预防接种登记时只要选择接种了某种疫苗，将自动生成所登记疫苗的批号、生产企业等信息，还为打印处方提供相关数据。该功能项还可以绘制某月室内温度、冰箱温度、冷藏包温度等示意图。

（2）接种登记：接种登记是预防接种人员每个接种日的主要工作内容之一，它完成儿童建档、基本资料录入、儿童预防接种情况录入、接种疫苗信息录入、预约单打印、处方打印以及儿童预防接种证打印等，并为常规接种报表提供数据来源。

（3）数据上传：将本接种点新增、修改的儿童个案和预防接种资料上传到国家服务器，使本接种点的数据和国家数据库的数据保持一致。

（4）数据备份：为保证数据安全，提供系统资料的数据备份功能，乡级防保

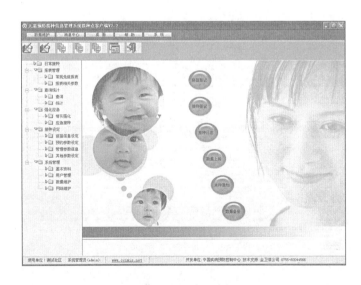

儿童预防接种信息管理系统接种点客户端主界面

组织、接种单位应在完成每次接种的信息录入和上报后的当天，对儿童预防接种信息的电子档案进行备份，并妥善保存。

（5）接种日志：按原卫生部《儿童预防接种信息报告管理工作规范（试行）》（卫疾控发〔2006〕512号）要求进行记录，接种点在每次上传数据之前通过接种点客户端软件对儿童预防接种个案信息进行查重，删除错误的重复记录情况。

（五）建设历程

1. 需求分析　为全面落实信息系统建设，2004年6月，中国疾病预防控制中心免疫规划中心在北京市召集部分省份免计划免疫专家，围绕儿童预防接种信息管理系统业务需求召开会议，并形成需求方案初稿；2004年9—11月，中国疾病预防控制中心召集部分计划免疫专家和部分行业内信息技术专家就初稿进行研讨、修改，形成免疫规划需求报告，随后将需求分析报告和专家意见报送原卫生部；2004年11月19日，中国疾病预防控制中心向原卫生部疾控司提交了《关于实施国家免疫规划信息管理系统建设的请示报告》（中疾控报疫发〔2004〕487号）。

2005年1月，原卫生部免疫规划专家咨询委员会针对儿童预防接种信息管理系统需求分析报告和专家意见进行了充分讨论。根据讨论意见，中国疾病预防控制中心起草了《国家免疫规划信息管理体系建设工作方案》，提出了在完善业务需求分析的基础上建立模型，开展模型试点工作，然后再全面建设的设想，并于2005年2月17日正式报原卫生部审批。

2005年5月，原卫生部批示同意工作方案的总体设计，明确儿童预防接种信息管理系统建设经费从国家突发公共卫生事件与应急反应机制建设Ⅱ期预算中安排。儿童预防接种信息管理系统工作正式启动，中国疾病预防控制中心信息化建设领导小组组织免疫规划中心和信息中心联合制订了国家免疫规划信息管理系统建设试点工作计划。为了保证该项目的顺利实施，成立了专门的领导小组、专家组和工作组。

为制定国家免疫规划信息管理系统试点建设方案提供依据和确定试点省份，2005年6月6—17日，中国疾病预防控制中心对江苏、浙江、广东、河北、河南、湖北、云南、陕西、甘肃9个省的免疫规划管理和信息建设相关的组织机构、人员、设备和经费状况进行了调研，完成了《国家免疫规划信息建设现状调查报告》，根据调研结果初步制定了《国家免疫规划信息管理系统试点工作方案》，并于6月

23 日向原卫生部疾病预防控制司做了汇报，7 月 18 日向其提交了《关于部署"国家免疫规划信息管理系统建设试点工作"的请示》报告。

2005 年 8 月 15—19 日，中国疾病预防控制中心召开了全国免疫规划信息建设试点工作会议，邀请 6 个试点省份的免疫规划和信息管理专家，对业务需求、网络部署等再次进行了研究和论证。会议最终完善了《国家免疫规划信息系统建设的需求分析》，制定了《国家免疫规划信息系统建设试点实施方案》，并向原卫生部疾病预防控制司做了汇报。8 月 22 日，原卫生部疾病预防控制司向 6 个试点省份下发了《关于下发"国家免疫规划信息管理系统建设试点工作方案"的通知》。

2. 系统招标　为落实原卫生部下发的《国家免疫规划信息管理系统建设试点工作方案》，中国疾病预防控制中心于 2005 年 8 月 22—31 日先后 4 次召集免疫规划中心、信息中心、设备处、财务处等部门负责人开会研究试点工作。由于经费的性质，软件开发、采购必须通过招标方式，由专业的软件企业对接种点客户端软件进行开发，先期在试点省份接种点试运行。同时，中国疾病预防控制中心组织开发建设整个系统的信息平台，实现接种点客户端数据与国家信息平台的连接。

为了加速项目进程，在符合程序的前提下，中国疾病预防控制中心于 2005 年 9 月 27 日请招标代理公司中国机械进出口（集团）有限公司组织竞争谈判，邀请了国内儿童免疫接种信息系统市场占有份额排前五位专业软件企业（金卫信公司、沈苏公司、南京诺腾、郑州科鸿和珠海智特公司）参加，并由免疫、信息、商务、审计和财务等方面的专家组成谈判小组进行客观公正的评定。经过谈判，深圳市金卫信公司中标，成为儿童免疫接种信息管理系统接种点客户端软件开发供应商。随后，中国疾病预防控制中心与金卫信公司签订了软件研发合同。

3. 软件开发　2005 年 10 月，中国疾病预防控制中心免疫规划中心派遣专家协助金卫信公司，严格按照合同制定的需求书，金卫信公司在其设计的儿童免疫金卡管理系统基础上，根据国家需求，用时 15 天完成了儿童预防接种信息管理系统接种点客户端的开发工作。新开发的儿童预防接种信息管理系统接种点客户端更加注重系统的易用性和适用性，增加了安装向导、设置向导和导航界面，调整了系统的菜单结构，并按原卫生部颁布的《预防接种工作规范》要求进行儿童接种信息的录入和生成相应接种率统计报表。

4. 软件初验　2005 年 11 月 5—20 日，中国疾病预防控制中心和金卫信公司制定了软件的测试方案，先后在河北省、安徽省、湖北省、北京市和黑龙江省的部分接种点对软件进行了测试。随后，根据测试后用户的反馈意见，对软件进行了进一步的完善。

2005年12月14日，中国疾病预防控制中心组织专家在河北省保定市满城县石井乡防保站，按照合同要求对儿童预防接种信息管理系统接种点客户端进行了初步验收。该客户端软件产品达到了合同所规定的验收标准，可以在试点地区进行部署和实施；同时，验收专家对软件产品中的不正确文字表达、运算参数设置和部分功能等提出了修改意见，并要求在客户端软件开始实施前完成修改。

5. 系统试运行 2005年11月4日，根据原卫生部下发的《国家免疫规划信息管理系统建设试点工作方案》，中国疾病预防控制中心下发了《儿童免疫接种信息管理系统试点实施方案》。11月17日，中国疾病预防控制中心召开了试点工作的动员、部署和培训会，对6个试点省份疾病预防控制中心的免疫规划和信息管理人员进行了动员和培训，会议介绍了试点实施方案、客户端软件使用和维护、国家免疫规划信息管理系统的网络架构、试点工作要求等。

2005年12月，浙江、河北、湖北、云南、江苏和甘肃6个省分别制定了本省的试点实施方案，并于12月14—31日相继完成了对县级及以上人员的动员和国家开发的接种点客户端软件的培训和部署工作；其中甘肃省和湖北省已经完成对乡级人员的培训和部署。而浙江省早在2005年9月份开始采用自行统一招标的免疫接种信息管理系统软件，在全省20余县开展了免疫接种信息化管理工作。为确保试点工作的顺利实施，中国疾病预防控制中心向6个试点省份的疾病预防控制中心下拨了试点工作补助经费，同时与试点省份的疾病预防控制中心签订了试点工作合同。同时，中国疾病预防控制中心编印了1 500本《中国儿童免疫接种信息管理系统用户使用手册》下发各试点省份，以供试点省份对接种点人员培训和接种点日常运行管理之用。

2006年2月，各试点单位完成了对接种点人员的培训，各乡（接种点）进入安装使用，并开始录入2004年1月1日以后出生儿童的所有历史记录。截至2006年3月31日，江苏、河北、湖北、云南、甘肃五5试点省份388个乡（接种点）儿童免疫接种个案均已上报国家服务器，报告率为100%。国家服务器共收到各试点省份上报的2004年以后出生儿童免疫接种个案数据24万条，占目标人数的99.38%。

6. 儿童预防接种信息管理系统接种点客户端终验 2006年8月6—8日，中国疾病预防控制中心组织了最终验收评审专家组，根据《儿童预防接种信息管理系统接种点客户端软件研发合同》制定了《儿童预防接种信息管理系统接种点客户端软件测试大纲》。按照测试大纲，验收评审专家组对国家儿童预防接种信息管理系统接种点客户端进行了验收测试。

专家组对儿童预防接种信息管理系统接种点客户端的部署流程、软件安装、系统配置、信息资料处理、预约功能、未接种通知、查询评价、报表统计、儿童个案上传、儿童个案下载、技术资料等进行逐项测试，测试结果合格。该软件基本达到了合同规定的需求，系统通过终验。

7.儿童预防接种信息管理系统平台初验　2006年8月6—8日，中国疾病预防控制中心组织了验收评审专家组，根据《儿童预防接种信息管理系统集成项目（以下称管理平台）合同书》制定了《儿童预防接种信息管理系统管理平台测试大纲》。按照测试大纲，验收评审专家组对国家《儿童预防接种信息管理系统管理平台》第一阶段建设进行了测试验收。

专家组对儿童预防接种信息管理系统平台的儿童接种个案信息查询、质量控制、报表统计、统计分析、数据字典管理、查看公告栏、更改用户名密码、操作手册下载等进行逐项测试，测试结果合格。该系统基本达到了合同规定的需求，系统通过初验。

8.推广应用　2006年12月12—16日，在北京举办全国儿童预防接种信息管理系统建设省（区、市）级师资培训班。参加培训人员为各省疾病预防控制中心人员及其他有关人员共92人，培训内容包括儿童预防接种信息管理系统建设试点评估及经验介绍、儿童预防接种信息管理系统接种点客户端软件培训、儿童预防接种信息管理系统国家信息管理平台培训等。

2007年3月，为保障系统正常运行，中国疾病预防控制中心制定了《儿童预防接种信息管理系统国家信息管理平台用户与权限分配管理规定（试行）》，确定了国家信息管理平台的用户与权限管理方式。为加强国家接种点客户端软件技术支持，开通了客户服务中心网站。

2007年4月，为保障儿童预防接种个案报告数据的安全，中国疾病预防控制中心制定了《儿童预防接种信息管理系统数据交换集成标准》和《儿童预防接种信息管理系统认证工作方案》。2008年3月，中国疾病预防控制中心修订了《儿童预防接种信息管理系统数据交换集成标准》。

2007年2—7月，中国疾病预防控制中心分别在山西省、宁夏回族自治区和河南省举办了 3 期儿童预防接种信息管理系统师资培训班，对 11 个省份的省（区、市）级、部分县级专业人员共 346 人进行了培训。

2007 年，中国疾病预防控制中心在国家信息管理平台上开发了 AEFI 监测系统，实现了 AEFI 个案的网络直报管理，并从 2007 年 8 月开始在 5 个省的县级 AEFI 监测点投入运行。

2008 年 1—2 月，中国疾病预防控制中心首次对山东省和浙江省预防信息管理系统客户端软件进行了认证测试，随后分别于 2009 年 8 月、2009 年 10—11 月、2010 年 1 月，对北京市、广东省、江苏省预防信息管理系统客户端软件进行了认证测试。

2008 年 1 月，中国疾病预防控制中心免疫规划中心对省（区、市）级相关管理人员进行了 AEFI 监测系统培训，从 2008 年开始使用网络直报系统上报数据。受"5·12"汶川特大地震影响，AEFI 监测系统和全国疫苗和注射器信息网络管理系统功能一度暂停。2008 年 7 月下旬开通其中的 AEFI 监测信息管理子系统。为落实原卫生部《扩大国家免疫规划实施方案》（卫疾控发〔2007〕305 号）的精神，切实加强国家免疫规划疫苗和注射器的使用管理，实现全国疫苗和注射器信息的网络报告，2008 年 8 月恢复了疫苗和注射器信息网络报告管理系统。为此，中国疾病预防控制中心免疫规划中心下发了《关于实施全国疫苗和注射器信息网络报告的通知》（中疾控免便函〔2008〕43 号）。

2008 年 9 月 22 日至 10 月 25 日，中国疾病预防控制中心免疫规划中心对河北、黑龙江、上海、江苏和广东等 5 个省（区、市）开展免疫规划信息管理系统实施情况进行了督导。每省份选择 1 个市 2 个县，每个县选择 2 个乡，共督导 4 个市，10 个县（市、区）、16 个乡（镇、街道），以进一步了解《儿童预防接种信息报告管理工作规范（试行）》颁布后免疫规划信息化建设工作进展，评价儿童预防接种信息报告管理和报告质量。

9. 系统升级　针对各地使用过程中发现的问题，2009 年 1 月 19 日儿童预防接种信息管理系统国家信息管理平台完成了升级，主要内容包括疫苗与注射器管理、AEFI 管理、用户档案管理和系统维护 4 个方面。

（1）疫苗和注射器管理

◆ 对于第一类疫苗与注射器只有省（区、市）级在首次下发未接受前可以删除与修改。

◆ 对于第二类疫苗与注射器各级首次下发未接受前可以删除与修改。

◆ 第一次系统自动生成的记录在入库待处理里显示。

（2）AEFI 管理

◆ AEFI 中 Excel 表格导出，将个案信息与可疑疫苗信息中的必填项平铺显示导出。

◆ AEFI 个案录入管理中的审核删除按照国家大疫情系统甲类传染病相同处理，省（区、市）级审核前删除为物理删除，审核后删除为逻辑删除。

◆ 个案调查表进行 3 级审核，即县级、市级、省（区、市）级审核，省（区、市）级审核为终审，经县级审核过的卡片即可参与统计。

（3）用户档案管理：用户档案表中接种单位未与个案关联的在终审后国家级可以修改、删除，并且删除为物理删除，但已经与个案关联的用户档案表与接种单位不能删除。

（4）系统维护：在接种单位管理中，增加国家级对接种单位进行批量停用与启用接种单位上传数据的功能。

2008 年 2 月，结合扩大国家免疫规划的实施，中国疾病预防控制中心加快了疫苗和注射器管理系统的建设工作，组织北京市、陕西省和河北省的省（区、市）、市、县级专业骨干对疫苗和注射器管理系统进行测试，征求各级意见和建议，并根据测试意见对系统进行了修改。

为配合国家信息管理平台年度编码维护，儿童预防接种信息管理系统接种点客户端均进行了相应升级。并结合扩大国家免疫规划，对国家接种点客户端软件进行了针对性的升级。2008 年 4 月和 7 月先后发布了国家接种点客户端软件 2.30 版和 2.31 版升级包，国家接种点客户端软件在完成接种单位编码升级、疫苗编码升级 2.30 版的基础上，升级至 2.31 版。同时国家接种点客户端配置工具也升级到 2.30 版，国家客户端配置工具按照扩大免疫规划的新免疫程序要求，包括疫苗名称、免疫方案和联合疫苗等，对医院管理和单位管理等内容进行了升级。

2008 年 5 月，中国疾病预防控制中心印发了《全国疫苗和注射器信息网络报告管理工作方案》（中疾控疫发〔2008〕213 号），明确了各级组织机构人员职责，对疫苗和注射器计划信息和疫苗和注射器出入库信息的登记与报告做了明确要求，同时还对信息管理与利用、培训与督导做了规定。方案要求全国各省（区、市）、市、县自 2008 年 5 月起逐步启动实施疫苗和注射器计划和出入库信息的网络报告；要求 2009 年全国所有省（区、市）、市、县全面实施疫苗和注射器信息的网络报告，实现全国疫苗和注射器信息的网络报告管理，建立疫苗和注射器信息电子档案；动态监测和追踪疫苗和注射器出入库与库存情况，为免疫规划的科学管理和决策提供信息支持。

2008 年 12 月，完成儿童预防接种信息管理系统接种点客户端 2.40 版升级，本次主要针对各地扩大免疫规划实施方案以及各地管理部门和接种人员需求进行了升级，以满足实际工作需要。

2009 年 5 月，中国疾病预防控制中心发布了儿童预防接种信息管理系统接种点客户端 2.41 版，本次升级依据《扩大国家免疫规划实施方案》，对软件中出现的菜单及疫苗名称进行了规范，支持预防接种证全国统一打印，对软件的性能做了进一步优化。

为了加强甲型 H1N1 流感疫苗接种信息报告管理，提高报告质量，评价疫苗上市后的安全性和疫苗免疫效果、确定和调整甲型 H1N1 流感疫苗免疫策略提供基础数据，中国疾病预防控制中心在儿童预防接种信息管理系统平台和儿童预防接种信息管理系统接种点客户端基础上升级改造，建立甲型 H1N1 流感疫苗接种信息管理系统和甲型 H1N1 流感疫苗／注射器信息管理系统。2009 年 7 月初，开始客户端软件相关升级准备工作，8 月 18—22 日完成需求分析及数据交换标准制定，8 月 31 日完成客户端软件升级，9 月上旬在广东省深圳市完成现场测试，9 月 5 日，儿童预防接种信息管理系统接种点客户端升级至 2.42 版，并发布到测试网，实现了数据交换。同时，完成了《甲型 H1N1 流感疫苗接种点客户端软件操作指南》和

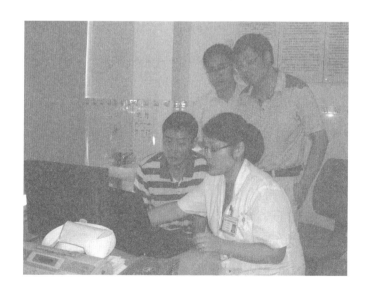

深圳市盐田区梅沙医院接种点测试现场

《甲型 H1N1 流感疫苗接种点客户端软件视频课件剧本》初稿。11 月，儿童预防接种信息管理系统接种点客户端升级至 2.43 版。

2010 年 8 月底，中国疾病预防控制中心发布了儿童预防接种信息管理系统接种点客户端软件 2.44 版升级包。儿童预防接种信息管理系统接种点客户端软件 2.44 版主要针对有关业务报表和地震灾区信息化项目相关内容进行了升级，主要升级内容包括报表统计增加表 6-1 和表 6-2，并导出监测的数据格式（Excel）。地震灾区表 6-1、表 6-2，接种单位儿童运转及接种情况和五苗基础免疫全程接种情况直报国家监测平台。增加了 6 种疫苗及其相应处理。同时儿童预防接种信息管理系统接种点客户端配置工具也升级到 2.44 版，内容包括 2010 年单位编码和新增 3 种疫苗。

2012 年 1 月，儿童预防接种信息管理系统接种点客户端软件升级到 2.47 版，该版本主要针对村级接种模式数据录入、数据备份、查询统计、接种设定以及相关模块的性能优化等内容进行了升级。

2013 年完成了儿童预防接种信息管理系统接种点客户端软件 2.4.9.15 版升级包。接种点客户端软件 2.4.9.15 版主要针对国家免疫规划信息管理平台接种个案报告和客户端报表直报进行了升级，实现了跨地区异地预防接种数据交换和基于个案的客户端软件报表向国家平台的直报。同时儿童预防接种信息管理系统接种点客户端配置工具也升级到 2013 版，主要内容为 2013 年单位编码。2013 年 8 月在国家平台实现了客户端软件自动升级，解决了多年来国家客户端软件升级难问题。

10. 儿童预防接种信息管理系统平台终验　2008 年 12 月 23—26 日，中国疾病预防控制中心在北京召开了儿童预防接种信息管理系统国家信息管理平台终验会，对儿童预防接种信息管理系统平台进行功能测试和验收，完成了《现场－系统验收测试报告》，儿童预防接种信息管理系统平台通过终验。

四、GAVI 项目免疫规划信息管理系统

2010 年 5 月至 2019 年 3 月，我国免疫规划信息化进入第四阶段 GAVI 项目免疫规划信息管理系统的建设时期。这一阶段的发展，与全球疫苗免疫联盟（The Global Alliance for Vaccines and Immunization，GAVI）和免疫规划信息管理系统（immunization program information management system，IPIMS）密不可分。

（一）建设背景

1. GAVI 项目 GAVI 是一个公私合作的全球卫生合作组织，成立于 1999 年，工作宗旨是与政府和非政府组织合作促进全球健康和免疫事业的发展；工作职责是提供技术和财政支持；推广的疫苗有乙肝疫苗、流感疫苗、黄热病疫苗等。参与成员包括发展中国家和捐助国政府、WHO、联合国儿童基金会、世界银行、工业化国家和发展中国家的疫苗产业界、比尔与美琳达·盖茨基金会、非政府组织、科研及卫生技术研究机构。

为加强我国乙肝控制工作，我国政府和 GAVI 在 2002 年 6 月份达成协议，2002 年至 2006 年，GAVI 和中央财政共投入约 6 亿元人民币。其中，GAVI 投入约 3 亿元，中央财政投入约 3 亿元，用于支持我国 12 个西部省份和 10 个中部省份国家级扶贫工作重点县，共 23 517 个接种单位购买乙肝疫苗和注射器。目标是促进项目地区乙肝疫苗纳入儿童免疫规划工作的落实，使项目地区所有新生儿能够接种乙肝疫苗，并推行预防接种安全注射，降低乙肝病毒表面抗原携带率和乙肝发病率，加强项目地区乙肝控制工作。

2. 免疫规划信息管理系统 免疫规划信息管理系统是国家突发公共卫生事件应急反应机制监测信息系统 II 期建设工程的重要组成部分，前期中国疾病预防控制中心依托传染病网络直报系统平台，通过 6 个省份的试点应用，自 2007 年部署以来，全国预防接种单位通过儿童预防接种信息管理系统接种点客户端共收集儿童个案 6 875 万条，取得了良好的应用效果。因此，为及时、有效地掌握预防接种和 AEFI 相关信息，更加科学、规范管理流动儿童，提高预防接种门诊的工作效率、工作质量和管理水平，为评价免疫规划工作及制定免疫策略提供科学的数据依据，构建国家免疫规划信息管理系统势在必行。

（二）建设目标

GAVI 项目免疫规划信息管理系统依托国家医改信息化建设项目（金医 352 工程），构建国家级、省（区、市）级、市级免疫规划数据中心，通过 5 年的建设，建立覆盖全国的预防接种信息系统，收集儿童预防接种个案和 AEFI 信息，与区域卫生一卡通有效连接，建立完善的疫苗可预防传染病监测、冷链设备/注射器监测和疫苗管理系统等预防接种相关信息监测网络。

以总体规划、分步实施为建设原则。GAVI 项目免疫规划信息管理系统在国家

"十二五"时期医改信息化工程公共卫生信息体系建设框架下规划，优先解决总体规划中国家信息管理平台建设等内容。标准统一，资源共享。建立和完善业务逻辑高度统一，物理适度分布的国家免疫规划数据中心和省（区、市）、市级免疫规划数据分中心。规划统一的业务逻辑架构，建立分级管理的信息系统，实现内外部信息共享。分类建设，逐步到位。分类建设国家级数据中心和省（区、市）级数据中心（部分西部地区先期由国家代管），有条件的地区建立市级数据中心。总体上优先完成国家级数据中心信息平台建设。

（三）系统架构

依托"十二五"规划建设的国家、省（区、市）、市级的国家公共卫生疾病预防控制信息系统网络平台，构建 GAVI 项目免疫规划信息管理系统的网络平台。建立物理分布适度和业务逻辑高度统一的国家免疫规划数据中心和省（区、市）级免疫规划数据分中心，建成数据存储与数据灾备相结合的统一数据中心平台。考虑到 GAVI 项目免疫规划信息管理系统业务复杂、数据量大的特点，GAVI 项目免疫规划信息管理系统整体规划采用集中和分布式相结合的部署模式，建立国家、省

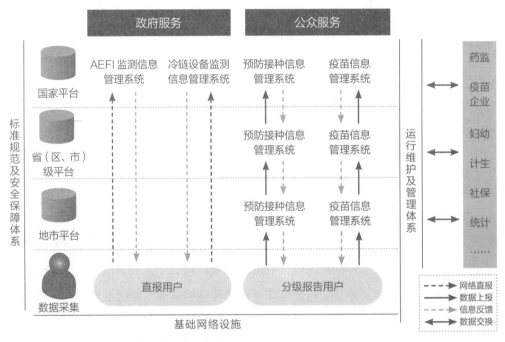

GAVI 项目免疫规划信息管理系统总体架构

（区、市）、市级应用平台和数据中心，各平台间能够进行数据交换。

GAVI 项目免疫规划信息管理系统主要包括 AEFI 监测、预防接种个案管理、疫苗信息管理、冷链 / 注射器管理等内容。国家必须在第一时间掌握的重要数据，如 AEFI 信息等，必须通过网络直报系统统一报告国家数据中心，保障信息报告的时效性。其他的常规免疫监测则分别由省（区、市）、市级平台部署与管理。大量的监测信息保存在区域数据中心，国家级信息平台通过数据交换定期从中抽取常规指标、业务监测指标和管理信息。在满足各级卫生行政部门、疾病预防控制机构信息需求的同时，实现分级管理、协同工作。疫苗信息管理系统实现和食品药品监督管理（药监）部门疫苗电子监管码管理系统的数据共享。

GAVI 项目免疫规划信息管理系统建设以国家级、省（区、市）级免疫规划数据中心为重点，结合市级卫生综合信息平台的建设，形成与三级综合卫生信息平台相配套的免疫规划业务管理及服务的网络体系。以构建国家级免疫规划数据中心为核心，规划建设省（区、市）级、市级分中心，完善数据展现，实现数据共享和服务。建立和完善应用认证体系和标准体系，包括省（区、市）级、市级分中心接入认证体系、预防接种单位接入认证体系；制定标准代码分类与管理标准、数据交换标准、安全管理标准、省（区、市）级和市级平台建设硬件参考标准、系统的运行维护规范。

免疫规划数据中心建设项目与功能

序号	建设项目	功能描述
1	构建国家级免疫规划数据中心	支持跨地区业务协同，支持与国家卫生综合平台信息互联，支持与其他业务领域的数据共享。
2	新建 / 改建省（区、市）级免疫规划数据中心	支持跨市业务协同，是国家级免疫规划数据中心的数据分中心，支持与省（区、市）级卫生信息平台信息互联，支持与其他业务领域的数据共享。
3	新建 / 改建市级免疫规划业务综合应用平台部署（与市卫生信息平台一体化设计）	支持市内业务协同，支持本辖区流动儿童预防接种数据交换与共享，为国家级、省（区、市）级数据中心提供决策管理的个案数据基础，支持日常业务开展。

（四）建设内容

GAVI 项目免疫规划信息管理系统主要包括 AEFI 监测信息管理系统、预防接种信息管理系统、疫苗信息管理系统、冷链设备/注射器信息管理系统等。构建免疫规划信息管理系统，为评价疫苗保护效果、疫苗安全性，调整、完善免疫策略，补充冷链装备，加强免疫规划管理提供数据支持。

系统首页列出了国家公告、主题公告、待办事项、疫苗近效期预警信息、特殊 AEFI 预警信息等内容，用户可以点击图中的链接进入相应的主题。

1. AEFI 监测信息管理系统　实时网络直报 AEFI 信息到国家信息管理平台，及时发现、处理 AEFI 和相关事件，评价疫苗上市后的安全性。医疗机构、预防接种单位、药物不良反应（adverse drug reaction，ADR）监测中心、疫苗生产企业、

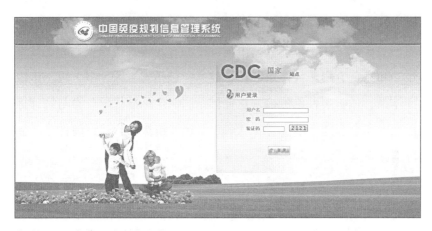

免疫规划信息管理系统登录界面

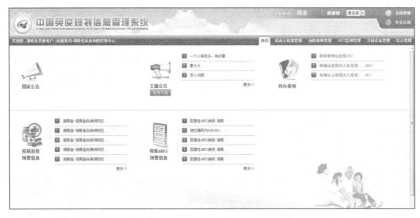

免疫规划信息管理系统主界面

疫苗批发企业发现AEFI后，均应按照监测方案要求，及时向疾病预防控制机构报告，有网络直报条件的单位可直接进行网络直报。实现AEFI多维度分析，与药监部门和疫苗生产企业实现数据共享，实现按生产企业、疫苗批号监测信息的预警、预报以及图表展示。

2. 预防接种信息管理系统　通过收集基于客户端应用系统产生的预防接种相关业务数据，在国家信息管理平台进行统计、分析、汇总，实现国家、省（区、市）、市、县、乡级的预防接种信息管理。预防接种个案采用分级报告的管理模式，市级平台主要作为报告用户的接入平台，承担数据的采集工作。数据采集支持光学字符识别技术（optical character recognition，OCR）、个人数字助理（personal digital assistant，PDA）、短信和Web服务（Web service）技术集成。支持预防接种个案网络直报管理，逐步将医院产科预防接种和狂犬病暴露预防接种门诊预防接种数据纳入网络直报管理，实现与妇幼机构共享接种个案。国家预防接种信息管理平台通过建立全国预防接种个案索引，实现流动儿童预防接种信息查询和交换。建立预防接种单位用户档案和客户端配置系统，实现对客户端数据上传权限控制和客户端的个性化设置。预防接种信息与疫苗电子监管码关联，预防接种信息服务于公众，为民众服务。过渡时期国家信息管理平台除承担常规功能外，需要临时代管部分西部省预防接种个案。另外，对于未实现预防接种信息化地区，采取县级疾病预防控制中心以乡为单位向国家信息管理平台代报常规免疫接种率报表。

3. 疫苗信息管理系统　建立疫苗出入库信息电子档案，改进预防接种单位疫苗信息采集方式，实现全国县级及以上疾病预防控制中心和预防接种单位的疫苗电子化管理。对各级疫苗的领取、分发、使用等进行管理和统计查询，动态监测和追踪疫苗流向。实现药品电子监管网疫苗管理数据与国家免疫规划信息系统平台数据的交换。利用射频识别（radio frequency identification，RFID）技术，逐步实现对疫苗储存和运输过程中温度实时监控。

4. 冷链设备信息管理系统　建立省（区、市）、市、县、乡、预防接种单位免疫规划冷链设备档案，实行个案化管理，相关信息直报国家信息管理平台，实现各级档案信息动态更新。同时，对冷链设备装备及运转情况进行评价。注射器出入库和使用情况直报国家信息管理平台，并对其进行管理和统计查询。

（五）建设历程

随着扩大国家免疫规划工作的实施，为适应新形势下的免疫规划信息化管理工作，明确"十二五"时期免疫规划信息管理系统建设目标、运行方式和整体架构，经原卫生部疾病预防控制局同意，2009 年 11 月 6 日，中国疾病预防控制中心在北京市召开了免疫规划信息管理系统建设专家论证会。经过深入讨论，专家一致建议为缓解目前国家信息管理平台接收预防接种个案的压力，从根本上解决免疫规划信息预防接种管理问题，建设专门的国家级和省（区、市）级免疫规划信息管理平台非常必要。

GAVI 项目免疫规划信息管理系统建设工作正式拉开序幕。为保障建设工作的按期、顺利进行，中国疾病预防控制中心成立了 GAVI 项目免疫规划信息管理系统建设领导小组。2010 年 3—10 月期间，组织了省（区、市）、市、县和基层接种单位不同层次的专业人员和外部专家，召开了七次研讨会。并在卫生信息化"十二五"规划的框架下，编制了《免疫规划信息管理系统建设规划》，根据规划制定了《GAVI 项目免疫规划信息管理系统建设实施方案》。

2010 年 4 月 8—11 日，GAVI 项目全球代表 Mark Kane 博士一行对青海省 GAVI 项目实施情况和免疫规划信息化建设工作进行考察。考察专家组由 GAVI 项目全球代表 Mark Kane 博士、行政秘书 Ranjana Kumar 博士和项目外方经理 Yvan Hutin 博士组成。4 月 8 日，专家组听取了青海省 GAVI 项目办公室对全省 GAVI 项目及免疫规划信息化建设工作进展的汇报，4 月 9—10 日专家组对贵德县和湟中县项目工作进行了评估。

GAVI 项目在我国的实施过程中，由于疫苗和注射器采购价格低于当初项目预算、项目地区出生儿童数减少等原因，该项目完结时仍有经费结余 1.25 亿元。为更好地使用项目结余经费，原卫生部和 GAVI 理事会多次讨论，并征求 WHO 和 UNICEF 等有关方面意见，形成了项目结余经费使用方案。2010 年 5 月 4 日，原卫生部向 GAVI 理事会提出申请，对国家级和项目地区部分接种单位免疫规划信息建设提供 5 355 万元经费，支持免疫规划信息化建设。GAVI 理事会于 2010 年 5 月 28 日核准，原卫生部规财司于 2010 年 8 月 18 日批复，原卫生部副部长尹力 2010 年 9 月 26 日签字。

中国疾病预防控制中心利用 GAVI 项目结余经费建设免疫规划信息管理系统，项目招标采购工作于 2010 年 12 月基本完成，其中，系统应用集成项目和信息技术基础设施采购与集成项目的中标单位均为中国软件与技术服务股份有限公司

（以下简称"中软公司"）。2010年12月31日，中国疾病预防控制中心召开了项目启动会。

2011年1月25日—2月26日，中国疾病预防控制中心免疫规划中心和信息中心会同中软公司技术人员，完成北京市、湖北省和浙江省的业务需求调研。在需求调研的基础上，中软公司完成了需求规格说明书，并于2011年3月15日递交了《需求规格说明书V1.0》。3月22日，根据专家评审意见，中软公司对说明书进一步修改，并形成了《需求规格说明书V2.0》。

2011年4月15日，项目概要设计说明书、数据库设计、系统测试方案、数据交换方案通过了建设方组织的专家评审。4月25日，根据GAVI项目概要设计专家评审会意见，修改测试计划、测试方案、数据库设计说明、数据交换方案和概要设计，并提交电子版V3.0。

GAVI项目免疫规划信息管理系统的开发工作自2011年3月开始。4月15日，总体页面设计基本完成。4月29日至7月21日期间，中软公司进行了3次迭代演示，并听取了用户方意见。

2011年5月10日，原卫生部统计信息中心召开了免疫规划信息管理系统标准及工作规范制定启动会，明确了各工作组的职责分工、工作内容和进度安排。

2011年8月12日，金卫信、沈苏公司启动与国家免疫规划信息系统接口开发工作，实现客户端软件免疫规划信息管理平台的接口功能，并进行了测试联调工作。

2012年6月4—7日，中国疾病预防控制中心免疫规划中心在湖北省进行了GAVI项目免疫规划信息管理系统用户现场测试工作。用户测试专家分成4组，分别对疫苗/注射器系统和冷链设备信息系统、预防接种信息系统、综合信息管理系统、数据接口等5个方面内容进行了测试。测试组在湖北省孝感市、应城市（县级市）、应城市城关镇预防接种门诊、长江埠镇（应城市第二人民医院）预防接种门诊对疫苗出入库、疫苗计划上报流程，冷链设备信息维护、冷链温度记录、常规免疫接种率报表上报、实体单位上报流程进行了现场测试。

2012年7月19—20日，中国疾病预防控制中心免疫规划中心在河北省保定市进行了GAVI项目AEFI监测信息管理系统用户现场测试工作。中国疾病预防控制中心免疫中心，河北省、保定市、保定市新市区的疾病预防控制中心以及新市区所辖乐凯社区服务中心等单位专业人员和中国软件与技术服务股份有限公司参加了本次用户现场测试。

2012 年 8 月 19—24 日，中国疾病预防控制中心在辽宁省召开 GAVI 项目免疫规划信息管理系统第二次用户测试会。测试专家分成预防接种管理、冷链管理、疫苗管理、数据交换和综合权限 5 个组，按照测试大纲、测试方案、测试用例，分别对预防接种信息系统、疫苗 / 注射器系统、冷链设备信息系统、综合管理系统、接口功能等内容，对系统操作合理性、数据交换与算法的正确性、逻辑校验以及系统极端值处理情况进行了全面测试。2012 年 9 月 12—14 日中国疾病预防控制中心在北京市召开 GAVI 项目免疫规划信息管理系统建设项目初验用户测试会。测试专家分成预防接种管理、冷链管理、疫苗管理和综合权限 4 个组，按照测试大纲、测试方案、测试用例，对系统进行了全面测试。

2012 年 10 月 16 日，中国疾病预防控制中心信息中心在北京市组织召开了 GAVI 项目免疫规划信息管理系统分布式部署测试会。测试组由中国疾病预防控制中心信息中心、免疫规划中心有关免疫规划和信息管理专家组成。本次测试内容包括国家、省（区、市）、市级站点分布式部署，分布式业务系统三级平台之间的数据交换。交换的数据包括疫苗 / 注射器管理系统的疫苗计划、疫苗出入库，预防接种管理系统的儿童个案、常规接种率报表、实体单位、群体接种、成人接种业务信息，以及综合管理系统中的用户信息、基本配置信息。

2012 年 11 月 5 日，中国疾病预防控制中心信息中心在北京市组织了中国疾病预防控制中心 GAVI 项目免疫规划信息管理系统应用集成项目初验专家评审会。评审专家组听取了中国疾病预防控制中心、承建单位中国软件与技术服务股份有限公司和监理单位北京赛迪信息工程监理有限公司对项目建设情况的汇报，审阅了相关文件资料，经过质询、讨论，专家组认为承建单位已按合同规定完成了相关工作，通过初验。

2012 年 11 月 24—26 日，中国疾病预防控制中心在湖北省武汉市召开了 GAVI 项目免疫规划信息管理系统试运行工作启动暨培训会。来自湖北省和陕西省疾病预防控制中心和试运行地区的市、县级疾病预防控制中心的代表、科技部重大专项疫苗临床试验评价技术平台等 10 个项目县的疾病预防控制中心有关人员，中国疾病预防控制中心免疫规划中心和中软公司的有关人员对信息系统试运行方案、信息系统的综合管理 / 接口功能、预防接种信息管理、疫苗 / 注射器信息管理、冷链管理和 AEFI 监测 5 个功能模块进行了师资培训。这次在湖北省和陕西省各选择 2 个市级和 4 个县级单位作为试运行地区开展为期 3 个月的系统试运行工作，检验系统各项功能是否达到设计要求，评价系统各项业务功能的科学性、规范性、稳定性、可行性和易用性，以便进一步改进和完善系统，为在全国范围推广应用免疫规划信息管理系统打下坚实基础。

为了解试运行工作进展及试运行工作中遇到的困难和问题，有针对性解决试运行工作中存在的问题，中国疾病预防控制中心分别到湖北省和陕西省试运行地区开展了2轮督导，共督导4个市、8个县、14个乡。为验证预防接种信息管理系统推广应用的可行性，2013年上半年在新疆克拉玛依市及新疆生产建设兵团开展预防接种信息管理系统试运行。为进一步推进免疫规划信息系统建设，完善系统兼容性，以利今后系统推广使用，针对沈苏客户端系统，2013年8月上旬启动山东省荣成市试点运行。

2013年12月下旬，GAVI项目免疫规划信息管理系统在全国范围试运行。2013年底，为方便各级疾病预防控制中心访问GAVI项目免疫规划信息管理系统，国家免疫规划中心网站在前台页面的导航条添加信息平台入口栏目，并在栏目下拉菜单展示3个访问入口，可点击进入信息平台主页面。

2014年1月24日，GAVI项目免疫规划信息管理系统部署暨培训视频会议召开。31个省（区、市）和新疆生产建设兵团疾病预防控制中心免疫规划科（所）长及相关技术人员参加了会议，会议就GAVI项目免疫规划信息管理系统业务部署安排、用户权限和实体单位管理等内容进行了详细介绍。

2014年4月18日，GAVI项目免疫规划信息管理系统与省（区、市）级平台

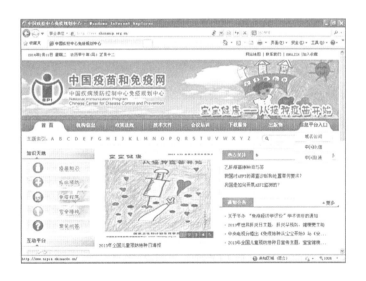

中国疾病预防控制中心免疫规划中心网站信息平台入口显示界面

VPN 全面开通。为进一步加强外网整合后 IPSEC VPN 的管理，针对免疫规划信息管理系统与省（区、市）级平台 VPN 连通性问题，中国疾病预防控制中心信息中心多次组织项目承建方中软公司与原 GAVI 项目、直报系统 VPN 的设备供应商天融信商议，提出了《关于 GAVI 项目免疫规划信息管理系统中 IPSEC VPN 隧道迁移方案》，方案建议继续整合原项目设备与各省间的 IPSEC VPN，免疫规划信息系统与疫情直报系统共享现有 IPSEC VPN 资源，替代原项目独立的 IPSEC VPN，实现线路资源的互联互通和共享。

2014 年 7 月，中国疾病预防控制中心免疫规划中心在黑龙江省哈尔滨市举办全国免疫规划信息管理系统师资培训班。在为期 2 天的系统培训中，中国疾病预防控制中心免疫规划中心分别就免疫规划信息管理系统的综合管理、预防接种管理、接种率监测、疫苗管理、冷链管理等系统功能的实施进展、存在问题及下一步工作建议进行讲解；系统承建方中软公司相关人员针对每个系统功能的具体操作进行了现场培训，每个功能模块的培训均安排了模拟操作、实战练习和现场答问环节。

2014 年 8 月 4—7 日中国疾病预防控制中心在吉林省长春市召开了 2014 年全国 AEFI 监测工作会议。会议对信息管理系统权限管理及操作、近期 AEFI 监测工作和 AEFI 信息管理系统运行工作进行了部署。

2015 年 4 月由于免疫规划信息管理系统出现安全问题，为了避免安全事件影响扩大，2015 年 4 月 22 日紧急关闭免疫规划信息管理系统的公网访问。主要做了以下几个方面工作：一是系统安全升级。用户弱密码拦截，强制要求修改密码；密码有效期最长一年；重置密码功能随机分配密码。修改密码强度校验，密码为 8 位，使用数字、字母、符号混合编制，系统增加审计管理员。二是下发了《关于暂时调整免疫规划信息管理系统信息报告方式的通知》（中疾控免疫函〔2015〕46 号），全国各省（区、市）、市、县开始通过虚拟专用网络（VPN）方式登录国家平台，开展免疫规划相关监测工作网络报告，乡级常规接种报表和 AEFI 由县级疾病预防控制中心通过 VPN 方式登录系统代为报告。三是制定中国免疫规划信息管理系统用户与权限管理规范。2015 年 5 月 12 日召开免疫规划信息管理系统用户与权限管理规范研讨会，参会人员有中国疾病预防控制中心信息中心、免疫规划中心，北京市、天津市、吉林省、湖北省和安徽省疾病预防控制中心专业人员，系统监理方，会议完成了《中国免疫规划信息管理系统用户与权限管理规范》。四是完成国家级用户和省（区、市）级系统管理员清理，建立国家级和省（区、市）级审计管理员。完成国家级用户和省（区、市）级管理员备案工作，所有资料装订成册。

为提高省（区、市）级免疫规划信息系统管理和预防接种服务管理等专业人员的业务技能，加强接种证查验、疫苗及信息管理等工作，中国疾病预防控制中心于2015年8月25—27日在吉林长春举办免疫规划信息管理系统师资培训班。参加培训班的有各省（区、市）级免疫规划信息系统管理人员和常规免疫或免疫服务管理人员。

2015年12月11日中国疾病预防控制中心在中心总部召开了免疫规划信息管理系统用户权限及VPN使用管理培训视频会议。参加会议的有中国疾病预防控制中心免疫规划中心和信息中心相关工作人员，以及各省（区、市）疾病预防控制中心负责免疫规划信息管理系统用户权限和VPN网络管理的相关工作人员。

2016年1月21—23日，中国疾病预防控制中心在广西壮族自治区南宁市举办全国免疫规划信息管理系统编码维护培训班，以保障我国免疫规划信息管理系统正常运行和跨年度数据的正常转换，保证国家免疫规划信息管理系统与各省（区、市）级免疫规划信息管理系统的数据交换。

2016年10月18—21日，中国疾病预防控制中心组织了湖北、陕西2个试点省在湖北省宜昌市进行系统终验测试。对GAVI项目免疫规划信息管理系统中预防接种管理、疫苗管理、AEFI监测管理、冷链设备管理和综合管理5个功能模块的功能点进行测试。本次测试在前期自由测试的基础上，由试点省（区、市）、市、县各级业务人员及部分省（区、市）级疾病预防控制中心专业人员，展开现场跟踪测试工作，以引导测试为主。在引导测试过程中，各测试人员根据系统实际使用过程中存在的问题进行要点再现测试，会议形成了初步系统试运行用户意见。

中国疾病预防控制中心2016年11月上旬下发了《关于做好免疫规划信息管理系统实体单位维护的通知》（中疾控免疫便函〔2016〕1139号），为做好2017年免疫规划信息管理系统单位编码维护工作，2016年11月21—23日中国疾病预防控制中心在云南省昆明市召开了全国免疫规划信息管理系统编码维护培训会，培训内容包括免疫规划信息管理系统编码维护方案介绍、全国网络直报系统编码维护要求、编码维护系统使用说明及操作练习、实体单位填报要求及操作指南。

2016年12月11日，中国疾病预防控制中心在北京市组织了免疫规划信息管理系统应用集成项目终验专家评审会，经质询、讨论，专家组一致同意GAVI项目免疫规划信息管理系统通过终验。

2017年6月9日，为推进AEFI信息管理子系统与预防接种信息管理子系统的链接，实现 AEFI 个案信息与预防接种个案信息的互联互通，中国疾病预防控制中心免疫规划中心组织相关省（区、市）、市、县级疾病预防控制中心和有关接种门诊，会同相关软件公司的专家和技术人员，在北京市召开了 AEFI 信息管理子系统与预防接种信息管理子系统互联互通研讨会。

根据《中国疾病预防控制中心关于印发免疫规划信息管理系统编码维护管理方案的通知》（中疾控免疫便函〔2017〕995 号），为做好 2018 年免疫规划信息管理系统单位编码维护工作，中国疾病预防控制中心于 2017 年 11 月 28—30 日在海南省举办了全国免疫规划信息管理系统编码维护培训班。

2018 年 3 月 9—21 日，中国疾病预防控制中心免疫规划中心下发《中国疾病预防控制中心关于开展免疫规划信息管理系统应用情况调研的函》（中疾控免疫便函〔2018〕182 号），组织 3 个调研组，完成内蒙古自治区、黑龙江省、福建省、广东省、重庆市和甘肃省免疫规划信息管理系统应用情况调研。调研内容包括 GAVI 项目免疫规划信息管理系统各子系统的应用情况，省（区、市）级免疫规划信息管理系统的建设和运行情况，同时收集疾病预防控制机构和接种单位对国家免疫规划信息管理系统的业务需求、问题和建议。采取查阅资料，现场座谈，实地查看等方法，对 6 个省（区、市）级疾病预防控制中心、5 个市级疾病预防控制中心、12 个县级疾病预防控制中心和 12 个乡级接种单位进行调研，为全民健康保障信息化工程疾病预防控制中心信息系统建设打下良好的基础。8 月，GAVI 项目免疫规划信息管理系统与部分省（区、市）级平台对接试运行。

2018 年 10 月 19 日，免疫规划信息系统平台跨地区互联互通演示会在湖北省宜昌市召开。为做好此项工作，中国疾病预防控制中心下发了《关于开展国家免疫规划信息管理平台与部分省（区、市）级平台对接试运行工作的通知》（中疾控免疫便函〔2018〕756 号），2018 年 7 月国家免疫规划信息管理平台与天津市、山东省和湖北等省（区、市）级平台开展对接试运行工作，并于 9 月完成了天津市、湖北省和山东省现场联调测试。

2018 年 11 月 8—10 日，中国疾病预防控制中心在乌鲁木齐组织召开了 2019 年度免疫规划信息管理系统编码维护会。31 个省（区、市）和新疆生产建设兵团以及新疆的 14 个地（州、市）的疾病预防控制中心免疫规划信息管理系统管理员，国家和省（区、市）级免疫规划信息管理系统软件与信息技术公司相关人员共计 75 人参加会议。

2019 年 11 月 11—13 日中国疾病预防控制中心免疫规划中心在湖南省长沙市召开 2020 年度免疫规划信息管理系统编码维护会。参会人员有各省（区、市）级疾病预防控制中心免疫规划信息管理系统管理员，国家和部分省（区、市）级免疫规划信息管理系统软件与信息技术公司相关人员共计 50 人。

五、全民健保免疫规划信息系统

随着信息化技术的进步以及对疫苗和接种信息精细化管理要求的不断提高，免疫规划信息系统需要不断升级改造和更新。《疫苗管理法》明确要求国家实行疫苗全程电子追溯制度。为落实疫苗全程电子追溯制度，依托全民健康保障工程一期疾病预防控制项目，2019 年 4 月至今，中国疾病预防控制中心构建了该项目免疫规划信息子系统（以下简称"全民健保免疫规划信息系统"），我国进入全民健保免疫规划信息系统建设时期，此系统在我国开展全民新冠疫苗接种中发挥了重要的作用。

（一）建设背景

自 2005 年起，我国开始建设免疫规划信息系统，经过十余年的探索和应用，国家已建立了免疫规划信息综合管理系统，实现常规免疫接种报告、AEFI 个案、冷链设备档案等信息从乡级到国家级的逐级审核和上报。全国已有大多数省份建立了免疫规划信息管理系统［省（区、市）级平台］，实现了儿童预防接种个案信息的集中管理和省内流动儿童预防接种数据交换和共享，部分省（区、市）级平台具备了疫苗出入库管理、冷链温度监测以及预防接种证查验等功能，少数省份在免疫规划信息系统中开展了疫苗追溯功能的应用探索。

随着免疫规划工作的推进和信息化技术的发展，原有的免疫规划信息系统面临新的需求和挑战，重点表现在国家和省（区、市）级免疫规划信息系统之间未实现互联互通，无法实现跨地区流动儿童预防接种信息的异地共享，部分接种单位预防接种证填写仍以手工记录为主，未全面实现疫苗电子追溯功能等。为进一步提供更加优质、便捷、可及的预防接种服务，提高工作质量和效率，促进疫苗接种安全，建设功能完善、标准统一、自动高效和管理规范的免疫规划信息系统，建立全民健保免疫规划信息系统势在必行。

（二）建设目标

建立和完善免疫规划信息系统，实现全国预防接种信息共享。实施疫苗流通和使用全过程电子化管理，实现疫苗电子追溯。

（三）系统架构

依据《疫苗管理法》及相关文件，结合实际工作需求，全民健保免疫规划信息系统充分利用全民健康保障信息化工程和疫苗追溯协同服务平台等系统的信息资源，实现各系统信息共享共用以及不同用户和业务分类管理，使全国免疫规划信息化建设工作有序开展，提升免疫规划管理和服务水平。

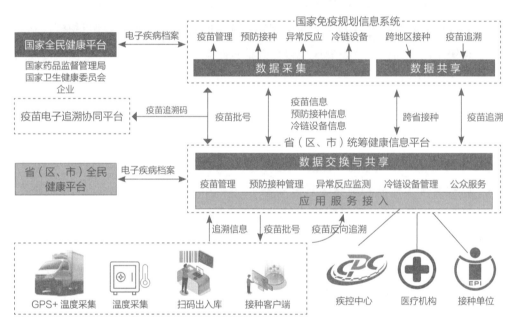

全国免疫规划信息系统总体应用架构图

全民健保免疫规划信息系统采用 JAVA BS 和 Spring-boot+Hibernate+Redis 架构，使用 TiDB 集群数据库。数据库采用 10 台服务器部署，业务系统采用自建云平台虚拟机，其中服务器 CPU 采用 Intel（R）Xeon（R）Gold 5320H CPU@2.40GHz，内存为 1T；虚拟机 CPU 为 16 核，内存 64G。

（四）建设内容

全民健保免疫规划信息系统汇聚受种者接种档案、疫苗管理、AEFI 监测、冷链设备和接种单位等信息，为疫苗计划、采购、供应、配送、使用、追溯和跨地区异地接种提供数据支撑。

1. 系统功能　　根据 2016 年修订的《疫苗流通和预防接种管理条例》，国家负责总体设计，制定统一的疫苗追溯信息标准，省（区、市）统筹建设疫苗和预防接种追溯信息管理系统，重点支撑县级以下疫苗冷链运转和预防接种服务追溯管理，开放系统接口与疫苗生产企业或第三方的县以上追溯信息服务系统，及符合标准的地方自建免疫规划信息管理系统数据集成和应用，实现疫苗全程追溯信息的查验管理。

建立和完善免疫规划信息管理体系，以国家免疫规划监测信息子系统为基础，建立流动儿童预防接种数据交换和共享中心。实现省（区、市）统筹区域平台与国家免疫规划监测信息子系统数据同步交换，以及流动儿童异地预防接种的业务协同与信息共享。以接种对象和疫苗管理为基础，实现疫苗最小包装编码的生产、流通、储存全过程追溯信息监控和预防接种全程监测信息管理，为疫苗全程追溯管理和免疫决策提供数据支持。

免疫规划信息系统包括预防接种管理、疫苗流通管理、冷链设备管理、AEFI监测管理、新冠疫苗接种管理、接种单位和人员管理几部分。

（1）预防接种信息管理：通过数据交换方式采集各省（区、市）的预防接种

预防接种信息管理页面

档案信息，提供档案信息查询、接种率统计、档案数据质量评估等功能。通过国家平台实现跨区域预防接种信息的异地交换。

（2）AEFI 监测管理：通过系统直报方式采集各省 AEFI 监测信息，提供信息查询、统计、预警等功能。

（3）疫苗流通管理：通过数据交换方式采集各省（区、市）的常规疫苗流通数据，提供疫苗采购计划、采购合同、采购订单、出入库、疫苗库存信息的查询、统计

AEFI 监测管理页面

疫苗流通管理页面

分析、正向追溯、库存预警等功能；通过数据交换对接国家药品追溯协同服务平台，采集疫苗生产企业、配送单位、批签发等信息，提供相关信息的查询、统计等功能。

（4）冷链设备管理：通过数据交换方式采集各省（区、市）的冷链设备数据，提供冷链设备信息的查询、统计分析等功能。

（5）接种单位和人员管理：通过直报方式采集接种单位信息、通过数据交换方式采集接种单位人员信息，提供接种单位和人员的查询、统计分析等功能。

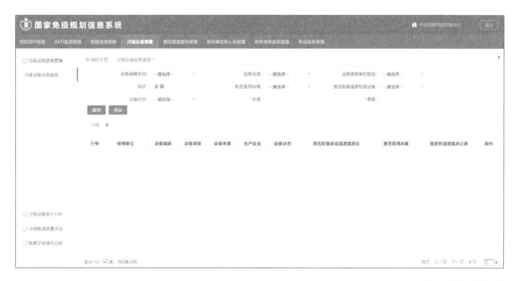

冷链设备管理页面

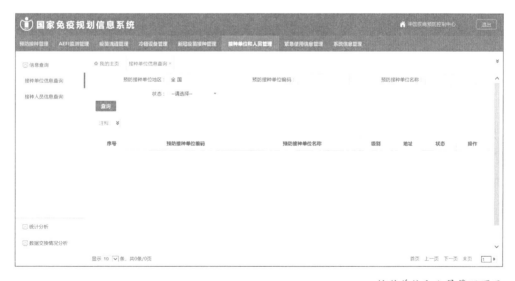

接种单位和人员管理页面

2. 系统功能实现　按照《疾病预防控制业务信息系统建设指导方案》，疾病预防控制网络信息安全体系建设要求搭建基础网络环境，省（区、市）级免疫规划信息系统通过电子政务外网或其他专网与全民健保免疫规划信息系统实现了对接。

通过与省（区、市）级免疫规划信息系统对接，全民健保免疫规划信息系统每日收集全国各地疫苗受种者档案、疫苗管理、预防接种管理、AEFI 监测、冷链设备管理等信息。全民健保免疫规划信息系统每日对收集到的预防接种信息进行解析统计，可查询不同地区、年龄、人群等预防接种信息，实时跟进全国疫苗接种进展；通过收集疫苗和冷链信息，可实现对疫苗采购和供应进行评价、对疫苗库存和有效期进行预警和可对疫苗正反向流向进行查询；通过收集 AEFI 个案信息，分析 AEFI 发生情况，为及时调整相关策略提供重要依据。

疫苗上市后，疫苗上市许可持有人将上市后疫苗的追溯码等信息录入疫苗电子追溯系统，疫苗电子追溯系统与全国疫苗追溯协同服务平台相衔接。省（区、市）级免疫规划信息系统从全国疫苗追溯协同服务平台获取疫苗上市许可持有人、批签发、追溯码等疫苗信息。获取这些疫苗信息后，各级疾病预防控制机构和接种单位可对疫苗进行扫描出入库，最终通过扫码接种实现受种者和疫苗信息对应。接种完成后，通过省（区、市）级免疫规划信息系统将信息反馈到全国疫苗追溯协同服务平台和全民健保免疫规划信息系统，从而实现受种者、预防接种单位、各级疾病预防控制机构、疫苗上市许可持有人的全流程正向和逆向电子化追溯。采集的主要信息包括疫苗品种、上市许可持有人、最小包装单位识别信息、有效期、储运温度以

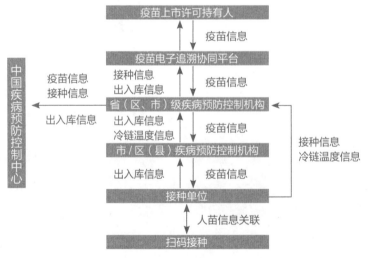

疫苗电子追溯流程

及受种者、接种单位、接种时间、实施接种的医疗卫生人员等。

接种档案的跨地区交换需通过全民健保免疫规划信息系统，涉及接种档案的迁出和迁入省份。跨地区接种档案的互联互通功能，北京市、吉林市、上海市、江苏省、广东省和甘肃省被纳入试点。同时，跨省（区、市）个案查询接口（受种者档案编号查询、父母信息查询和身份证号查询）、跨省（区、市）调取个案接种信息接口和档案迁入迁出推送接口文档标准已制定完成。

3. 数据质量监控　利用全民健保免疫规划信息系统可进行多维度大数据分析，辅助决策和预警。全民健保免疫规划信息系统的业务统计表达到 88 种，协助各省份进行数据交换情况的质量跟踪与评估表达到 48 种，系统可及时发现各省份数据未上传、数据上传错误和上传数据失败原因等情况，并随时记录、跟踪和解决。

4. 系统运行情况　自 2020 年 12 月 15 日至 2022 年 12 月底，通过省（区、市）级免疫规划信息系统报告接种疫苗 43.44 亿剂次，报告率达 99% 以上。2021 年 1 月 1 日至 2022 年 12 月底国家免疫规划信息系统共接收 43.18 亿条接种记录，疫苗追溯码采集率达到 99% 以上。

5. 实施效果　通过全民健保免疫规划信息系统的建设，优化升级了系统部署模式和储存方式，90% 的数据统计报表统计时间＜5 秒，90% 的大数据并行计算技术统计时间＜5 秒，多维度实时查询个案的时间＜1 秒，同时提供了大数据分析和展示功能。

全民健保免疫规划信息系统新旧系统实施效果比较

性能指标	旧系统（2010 年建设）	新系统
系统架构	B/S 架构	B/S 系统
部署模式	集群部署	集群部署＋分布式服务模式，避免单点故障或升级时全平台宕机
数据存储方式	本地，关系型数据库存储（Oracle）	多副本＋分布式存储，保证数据的完整性
业务应用模式	全业务一体化设计	全业务一体化设计，数据融合互通
用户管理	实名制管理，权限管理	统一认证和实名制管理
数据统计报表	80% 统计时间＜5 秒	提供多数据源、多维度统计报表，90% 统计时间＜5 秒
统计运算速度	全国实时个案统计需 30 秒左右	大数据并行计算技术，90% 统计时间＜5 秒；多维度实时查询个案＜1 秒
大数据分析和展示	无	提供大数据分析和展示
系统信息安全	符合信息安全三级等保	符合信息安全三级等保

6.新冠疫苗接种信息管理 截至目前，31个省（区、市）和新疆生产建设兵团均与全民健保免疫规划信息系统的正式环境实现对接，每天上传新冠疫苗接种数据。2020年12月15日以来，全国通过省（区、市）级免疫规划信息系统报告接种新冠疫苗34.78剂次，报告完整率达到100%。

（五）建设历程

2017年7月31日，根据全民健保免疫规划信息系统建设的工作计划，国家卫生和计划生育委员会在北京市召开疾病预防控制业务信息系统建设技术需求编写工作会。会议对全民健保免疫规划信息系统建设技术需求的编写要求进行了介绍。对2014年疾病预防控制业务信息系统建设六大业务子系统的业务指标和最小数据集进行了梳理、审核和完善。根据疾病预防控制业务信息系统6大业务子系统的工作规范和初步设计的内容，安排部署招标技术需求书的编写。

2018年9月20日，中共中央办公厅国务院办公厅下发《关于改革和完善疫苗管理体制的意见》（中办发〔2018〕70号）（下面简称《意见》），《意见》要求改革和完善疫苗管理体制，严格市场准入，强化市场监管，优化流通配送，规范接种，完善相关法律法规，尽快解决疫苗药品违法成本低、处罚力度弱等突出问题。为实现国家对全国各地疫苗全程追溯的管理，中国疾病预防控制中心在发展和改革委员会批复的全民健保一期工程疾病预防控制项目免疫规划子项目的基础上，梳理出新增业务需求，即新增全民健保免疫规划信息系统，内容包括成人接种管理、疫苗招标、采购和供应、AEFI调查分析、预防接种单位和人员信息采集、分析评价指标等6个方面。

2019年4月30日，为推进全民健康保障信息化建设，国家卫生健康委员会规划司召开了新增全民健康信息系统建设方案专家论证会。评审组专家进行了质询、评审，全民健保免疫规划信息系统建设方案通过专家论证。

2019年7月30日，全民健保免疫规划信息系统集成项目需求规格说明书审定会在北京市召开。根据国家卫生健康委员会关于全民健保免疫规划信息系统建设的要求，中国疾病预防控制中心信息中心完成了数据集和统计指标的梳理和分析，并形成全民健保免疫规划信息系统需求规格说明书。

2019年9月4日 全民健保免疫规划信息系统集成项目概要设计专家评审会召开。与会专家对《集成项目概要设计说明书》和《数据库设计说明书》展开了讨论，针对全民健保免疫规划信息系统集成项目概要设计存在的问题提出了修改、完善意见，全民健保免疫规划信息系统数据库说明书等最终通过了专家评审。

2019年11月，国家卫生健康委员会办公厅下发了《关于加快推进免疫规划信息系统建设工作的通知》（国卫办疾控函〔2019〕841号）（以下简称《通知》）。建立和完善全国免疫规划信息系统，实现预防接种信息共享；实施疫苗流通和使用全过程电子化管理，实现疫苗电子追溯。《通知》要求2019年底全民健保免疫规划信息系统实现上线运行，并与试点省（市）免疫规划信息系统对接。试点省份包括北京、天津、内蒙古、上海、江苏、浙江、山东、安徽、湖北、海南、重庆、甘肃等。

2020年1月1日，中国疾病预防控制中心启动全民健保免疫规划信息系统试运行工作，试运行时间为1年。试运行系统包括纳入全民健康保障信息化工程一期项目的疾病预防控制信息系统，包括传染病监测信息系统、免疫规划信息系统、慢性病及危险因素监测信息系统、精神卫生信息系统、健康危害因素监测信息系统以及疾病预防控制中心综合管理信息系统。其中AEFI个案报告卡、调查表等信息的报告涉及监测报告管理和免疫规划2个子系统，新系统启动的同时，关闭了GAVI项目免疫规划信息管理系统AEFI信息管理子系统的新增个案报告功能。

2020年3月，所有省（区、市）级免疫规划信息系统完成升级改造，与全民健保免疫规划信息系统和全国疫苗追溯协同服务平台对接。接种单位信息系统按照本省全民健康保障信息化建设安排，进行功能升级。

2020年6月5日，全民健保免疫规划信息系统完成初验。

2020年8月，全民健保免疫规划信息系统接种单位编码修订和维护研讨会在青海省西宁市召开。会议针对全民健保免疫规划信息系统接种单位编码修订和维护进行了专题讨论，内容包括编码和维护原则、编码和维护内容、编码和修订规则、维护步骤、数据转码清洗、时间安排、职责分工共7个部分，最后形成了《免疫规划信息系统接种单位编码维护工作方案》。

2020年9月23—25日在云南省大理市召开了2021年度全民健保免疫规划信息管理系统编码维护会。参加会议的有各省（区、市）级疾病预防控制中心负责国家免疫规划信息系统接种单位编码业务维护人员和云南省部分地区市、县级疾病预防控制中心人员，国家和部分省（区、市）级免疫规划信息系统承建公司技术人员，以及中国疾病预防控制中心信息中心、免疫规划中心相关人员。

2020 年 9 月 28 日，根据《关于做好新冠病毒疫苗紧急使用期间个案信息登记和异常反应监测工作的通知》（联防联控机制综发〔2020〕234 号）要求，为掌握紧急使用受种者和 AEFI 发生情况，全民健保系统启动收集新冠疫苗紧急使用期间接种信息和 AEFI 信息。

2020 年 12 月 4 日，全民健保免疫规划信息系统完成终验。

2021 年 5 月，新冠疫苗接种信息纳入健康码建设项目，开始向卫生健康委员会健康码系统推送新冠疫苗接种数据。

2021 年 5 月 14 日，全民健保免疫规划信息系统完成补充需求初验。

2021 年 6 月 18 日，全民健保免疫规划信息系统完成补充需求终验。

2021 年 5—7 月，完成试点省份新冠疫苗跨地区接种测试。

2021 年 12 月 6 日，启动新冠疫苗接种、新冠疫苗流通、新冠疫苗 AEFI 的采集和统计创新项目，签订创新项目合同。

2022 年 5 月，启动基于全民健保免疫规划信息系统预防接种个案统计的常规免疫接种率试点工作。

2022 年 9 月 6 日，中国疾病预防控制中心信息化能力与智慧疾控体系项目业务信息系统完成升级改造项目初验。

2022 年 12 月 16 日，中国疾病预防控制中心信息化能力与智慧疾控体系项目业务信息系统完成升级改造项目终验。

2022 年 12 月 20 日，AEFI 监测功能完成升级改造及运维项目初验。

（六）总结与展望

中国免疫规划信息化从 20 世纪 90 年代萌芽到目前逐渐成熟，探索之路艰辛而曲折。在漫长的探索过程中，疾控人始终坚持把信息技术与国家政策、业务实践、公众需求相结合，免疫规划信息系统发展从无到有、从单机版到网络版、从单一功能到综合管理、从信息孤岛到数据互联互通，实现了预防接种、疫苗、冷链、单位和人员档案等免疫规划业务信息采集从手工登记到信息化管理的转变，实现了疫苗全程电子追溯，实现了预防接种服务全流程数智化管理，预防接种服务质量和效率大大提高，公众的获得感、幸福感得到满足，预防接种工作更加安全、有序、规范、高效。

中国免疫规划监测信息管理系统首次由国家主持开发和推广应用，改变了手工填报、邮件发送的接种率监测模式，提高了数据监测质量和报告效率，为国家免疫规划工作有效落实提供有力支撑，该系统的开发和应用也为免疫规划信息化的高速发展奠定了基础。儿童预防接种信息管理系统建设开启了预防接种档案信息化管理的新时代，取代了应用近 30 年的纸质预防接种登记卡、簿，实现了免疫规划历史上具有深远意义的转变。GAVI 项目免疫规划信息管理系统构建了独立的国家免疫规划数据中心，实现儿童预防接种个案、疫苗出入库记录和冷链档案的收集以及疑似预防接种异常反应监测信息的直报，为全国免疫规划信息互联互通做了技术上的储备。

2019 年《疫苗管理法》颁布后，国家实行疫苗全程电子追溯制度，免疫规划信息化工作受到了前所未有的重视。国家启动全民健保免疫规划信息系统建设，进一步完善免疫规划信息系统，实现全国预防接种信息共享；实施疫苗流通和使用全过程电子化管理，实现疫苗全程电子追溯。尤其是在新冠疫情期间，近乎全人群新冠疫苗接种工作启动后，免疫规划信息化在疫苗流通、预防接种、公众查询等方面发挥不可替代的作用。

目前，省（区、市）内预防接种单位间已基本实现信息共享，跨省（区、市）预防接种信息已开始数据交换的前期工作，但路仍然很长。通过国家平台可以实现跨省（区、市）异地预防接种信息数据交换，建设和维持国家免疫规划信息管理平台的正常运行，实现跨省（区、市）预防接种信息的实时交换，可提高预防接种工作的效率。消除信息孤岛数据壁垒，打通数据共享开放大动脉是社会发展的要求。实现预防接种信息共享是疫苗管理法，全民健保信息化工程和新冠疫苗接种信息化管理的需要。相关标准的落地和实施，规范、支撑、保障了预防接种信息系统的建设和升级改造。疫苗全程追溯系统的建设和相关技术应用，从源头上保证了预防接种信息质量。新基建助力大数据中心及云平台建设，云平台及其技术的发展和应用，为信息互享提供了基础保障。相信随着疫苗全程追溯系统的深入应用，相关标准的落地实施，预防接种信息跨地区异地共享的那一天将指日可待。

高质量的预防接种信息互联互通，将为预防接种精准预约、精准告知、线上教育打下了坚实的基础。随着免疫规划信息系统数据质量的提高和预防接种信息的互联互通，预防接种信息系统将提供多元化和精准化的公众服务，并将随着公众需求的变化而更加完善。

（曹玲生　曹　雷　刘大卫　张业武　余文周　李克莉）

第3章

免疫规划信息化专业委员会发展历程

一、免疫规划信息化专业委员会宗旨及工作内容

（一）宗旨

中国疫苗行业协会免疫规划信息化专业委员会（以下简称"免疫规划信息化专业委员会"），在中国疫苗行业协会领导下，组织、团结和协调全国免疫规划信息化专业技术人员、管理人员和相关企事业单位，构建政策、技术、应用、交流的综合平台，整合免疫规划信息化优势资源，聚集优秀人才，服务于健康中国战略，探寻解决免疫规划信息化建设存在问题的新思路、新技术、新方法、新模式，促进预防接种服务的安全优质、规范高效、便捷可及。组织会员单位，动员社会力量，充分发挥非营利性社会中介组织作用，推动我国免疫规划信息化事业的发展，向世界输出免疫规划信息化中国方案，贡献中国智慧。

免疫规划信息化专业委员会标牌

（二）工作内容

　　1.构建政策调研咨询平台

　　（1）为政府部门制定免疫规划信息化建设发展战略、规划、政策等提供咨询和建议，协助主管部门制定免疫规划信息化有关技术服务指南和规范。

　　（2）承担各级政府和有关部门以及企事业单位委托的有关免疫规划信息化工作方面的研究、咨询、评估、评审等工作，推动免疫规划信息标准化、信息资源开发利用等方向的学科发展。

　　2.构建新技术创新应用平台

　　（1）充分利用信息化技术手段，提升预防接种和疫苗追溯管理水平，促进《疫苗管理法》的落地实施。

　　（2）与国内外优秀企事业单位和非政府组织（Non-Governmental Organizations，NGO）合作，开展多种形式的免疫规划信息化领域科学研究和新技术推广、应用活动，开展免疫规划信息化领域科技成果转化工作，促进免疫规划信息化领域的产、学、研结合。

　　3.构建信息技术服务平台　　促进免疫规划信息化相关企业、疾病预防控制机构和接种单位之间的技术和需求交流，实现全国免疫规划信息化工作规范、高效发展；满足《疫苗管理法》《预防接种工作规范》等免疫规划相关法律法规和技术要求，为人民群众提供优质服务。

　　4.构建学术研讨交流平台

　　（1）关注国内免疫规划信息化工作领域进展和前沿动态，加强与香港、澳门和台湾相关机构的联系；建立与相关国际机构的联系，促进境内外合作和开展相关学术交流。

　　（2）组织开展多种形式的专业技能培训和继续教育，帮助会员及广大免疫规划信息化专业技术人员更新知识、开拓思路、提高业务技术水平和工作能力。

　　（3）编辑出版免疫规划信息化专业书籍、信息通信等。

二、免疫规划信息化专业委员会标识及解读

（一）专委会标识

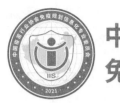 中国疫苗行业协会
免疫规划信息化专业委员会

（二）专委会标识释义

1. 标识主体背景设计为中国地图和带经纬线的地球。中国地图寓意中国免疫规划信息化实现全覆盖。地球经纬线象征全球网络互联、信息互通，寓意免疫规划信息互联互通。

2. 标识核心设计为盾牌内的免疫规划图标及大写 IIS 英文字母，IIS 为免疫规划信息化英文（immunization information system，IIS）首字母缩写，盾牌象征免疫规划对公众健康的保护作用，寓意在信息化技术的赋能下，免疫规划为维护公众健康建立坚实的保障。

3. 标识外围蓝色圆圈显示中国疫苗行业协会免疫规划信息化专业委员会全称，并用星星联结成环状，象征免疫规划信息化的闭环管理。星星元素取自政府常用的五角星形象，多个星星代表免疫规划信息化链条上各参与方和委员，围绕专委会成立的宗旨和目标履行各自的责任和义务。

4. 标识最外围深蓝圆圈，表示专委会各参与方和委员团结一心，通力合作，作为统一的整体，为中国免疫规划信息化事业做出贡献。

5. 标识 2021 代表中国疫苗行业协会免疫规划信息化专业委员会成立于2021 年。

6. 标识主色调使用蓝色，表示数据蓝、信息蓝，彰显科技与严谨的特性。

三、免疫规划信息化专业委员会组织架构

主任委员：曹玲生

副主任委员：曹　雷　蔡　碧　陈　伟　林　琳　张伟燕

秘 书 长：张伟燕

副秘书长：甘　明

秘　　书：李彦坤　刘　怡　刘少楠　宋祎凡　唐险峰

顾　　问：刘大卫　李　璞　张业武

常务委员：阿克忠　曹　明　崔小波　杜进发　高士锐　葛　辉　龚琼宇　巩　燚
　　　　　光　明　郭世成　何胜华　胡　昱　晋灿瑞　康国栋　李　刚　李健思
　　　　　李　黎　刘大鹏　陆志坚　马千里　米莎莎　潘伟毅　唐　宁　田晓灵
　　　　　王　东　王长双　夏　寒　谢　超　杨　威　杨　丽　郑　嵩

委　　员：白云骅　陈　鹏　陈　勇　陈励锋　程　涛　崔　健　杜红忠　段平常
　　　　　范学彬　冯　军　符振旺　高庆峰　耿永忠　古　擘　郭　凯　郭　爽
　　　　　郭自明　韩家伟　洪雅娟　胡永红　黄　芳　黄碧波　贾海梅　贾妮娜
　　　　　凯赛尔·吾斯曼　雷　鸣　李　澄　李　元　李晓军　李言飞　李英铁
　　　　　刘　鹏　刘和兴　刘继增　刘捷宸　鲁　金　栾　琳　罗献伟　马　涛
　　　　　马雅婷　潘　铮　潘修洋　邱鸿春　宋国贤　覃　恒　谭　覃　谭德明
　　　　　汤来红　唐　蓉　陶育晖　万江顺　万永红　王　健　王　军　王海军
　　　　　王立博　王艳艳　王悦伟　吴　静　武润琪　肖飞龙　徐卫华　徐文涛
　　　　　严仕斌　杨　峰　杨永胜　叶家楷　于　洋　余　华　虞　睿　张　超
　　　　　张　晔　张福生　张天伴　张怡盾　赵伟栋　赵玉芹　钟雁鹏　周　洋
　　　　　周晓艳　朱韫捷

（以上排名不分前后，按姓氏拼音排序）

四、免疫规划信息化专业委员会管理办法

（一）分支机构名称

根据《中国疫苗行业协会分支（代表）机构管理办法》，经中国疫苗行业协会

理事会批准，成立中国疫苗行业协会免疫规划信息化专业委员会。

（二）业务范围

1.政策研究　为政府部门制定免疫规划信息化建设发展战略、规划、政策等提供咨询和建议，协助主管部门制定免疫规划信息化有关技术服务指南和规范。

2.咨询评估　承担各级政府和有关部门以及企事业单位或社团组织委托的有关免疫规划信息化工作方面的研究、咨询、评估、评审工作；推动免疫规划信息标准化、信息互联互通、信息共享及开发利用等重点方向的学科发展。

3.技术创新和应用　按照《疫苗管理法》要求，推进疫苗电子化追溯系统全面的建立、技术创新和应用推广。与事业单位和国内、外优秀企业单位及非政府组织合作，开展多种形式的免疫规划信息化领域科学研究和新技术推广、应用活动，开展免疫规划信息化领域科技成果转化工作，促进免疫规划信息化领域的产、学、研融合。

4.技术服务和交流　搭建信息技术服务平台，促进免疫规划信息化相关企业、疾病预防控制机构和接种单位之间的技术和需求交流，实现全国免疫规划信息化工作规范、高效发展，满足《疫苗管理法》《预防接种工作规范》等免疫规划相关法律法规和技术要求，为人民群众提供优质和便捷的服务。

5.业务培训　组织开展多种形式的专业技能培训和继续教育，帮助会员及广大免疫规划信息化专业技术人员更新知识，开拓思路，提高业务技术水平和工作能力。

6.学术交流　关注国内免疫规划信息化工作领域进展和前沿动态，加强与香港、澳门和台湾相关机构的联系；建立与相关国际机构的联系，促进境内、外合作和开展相关学术交流。

7.信息交流　编辑出版免疫规划信息化专业书籍、信息简讯、宣传文稿等，并通过多媒介发布。

（三）组织形式

1.组织机构

（1）主任委员：设主任委员1名，实行主任委员负责制。免疫规划信息化专业委员会主任委员由全体委员民主选举产生。

（2）副主任委员：设副主任委员5~6名，由主任委员提名推荐，经民主选举后任职。

（3）常务委员：常务委员在免疫规划信息化专业委员会委员中产生，年龄一般不超过60岁；常务委员由主任委员推荐，经民主选举后任职；常务委员不超过委员总数的1/3。

（4）委员：由相关单位推荐，也可由专家自愿申请。报名参加专委会的专家经疫苗行业协会资格审查合格后，成为免疫规划信息化专业委员会委员。

（5）秘书组：免疫规划信息化专业委员会设秘书长1名，秘书长须为常务委员，由主任委员和副主任委员协商提名，经中国疫苗行业协会秘书处审批后任职。根据工作需要可设副秘书长和工作秘书，秘书组在主任委员领导下组织实施年度工作计划、负责专委会日常及活动组织管理工作。

（6）任期及换届：免疫规划信息化专业委员会每届任职期限为5年。任期期满后按照《中国疫苗行业协会分支（代表）机构管理办法》规定，经民主选举后产生新一届主任委员、副主任委员和常务委员。

2. 会议制度

（1）全体委员会会议：每年1次，由主任委员召集召开，讨论决定重大事项，包括：选举、审议工作制度和实施计划等。全体委员会会议须有2/3以上委员出席方能召开，其决议须经到会委员2/3以上表决通过方能生效。

（2）常务委员会会议：每年1~2次，在全体委员会休会期间，由主任委员召集副主任委员和常务委员召开，代行全体委员会权力。

（3）主任委员办公会议：根据工作需要随时召开，由主任委员召集副主任委员、秘书长参加，讨论决定分会日常事务。

3. 经费管理

（1）专委会不设财务账户，开展研讨会议、展会、培训、课题研究等各类活动所发生的经费往来，均须纳入中国疫苗行业协会法定账户统一管理。

（2）专委会经费来源由各参与专委会活动的会员单位、企业赞助支持；常务委员所在企业可为专委会的日常运营提供经费支持。

（四）委员的权利和义务

1. 总体要求　免疫规划信息化专业委员会委员应政治立场坚定，热心公益事业；具备一定的学术研究能力和较强的组织协调能力；在主任委员的领导下，积极参与专委会举办的学术交流活动。

2. 具体要求

（1）委员享有选举权、被选举权和表决权；享有对免疫规划信息化专业委员会的建议权和监督权。可优先参加免疫规划信息化专业委员会组织举办的有关活动，优先选派参加有关的学术会议。

（2）委员须遵守免疫规划信息化专业委员会规章制度；能够坚决执行专委会的决议、决定，完成专委会委托的工作任务。积极参加免疫规划信息化专业委员会组织的有关社会公益活动，支持专委会事业的发展，维护专委会的合法权益。

（3）委员退出制度：委员任期内不积极参加活动、不履行委员义务，连续2年无故缺席年度全体委员会议的，经常务委员会审议通过，报协会审批，取消委员资格。

（五）附则

本办法经中国疫苗行业协会免疫规划信息化专业委员会全体委员会会议审议通过并执行。本办法的修改须经免疫规划信息化专业委员会全体委员审议通过。

五、中国疫苗行业协会关于同意成立免疫规划信息化专业委员会的批复

2021年4月22日，主要发起人曹玲生及共同发起人曹雷、蔡碧、林琳、陈伟、张伟燕在前期广泛沟通的基础上，依据按照《中国疫苗行业协会章程》和《中国疫苗行业协会分支（代表）机构管理办法》的有关规定，向中国疫苗行业协会提交分支机构申请表。

2021年5月12日，中国疫苗行业协会下发了《关于同意成立免疫规划信息化专业委员会的批复》（中苗协〔2021〕26号），按照《中国疫苗行业协会章程》和《中国疫苗行业协会分支（代表）机构管理办法》的有关规定，经中国疫苗行业协会第三届第七次理事会审议，同意成立免疫规划信息化专业委员会。要求在1年内完成免疫规划信息化专业委员会的成立工作。专委会成立后，要在理事会批准的宗旨和业务范围内开展工作，积极推动疫苗和相关生物制品行业发展。

中国疫苗行业协会

中苗协〔2021〕26 号

关于同意成立免疫规划信息化专业委员会的批复

曹玲生先生及有关专家：

你们发起成立免疫规划信息化专业委员会的申请材料收悉。按照《中国疫苗行业协会章程》和《中国疫苗行业协会分支（代表）机构管理办法》的有关规定，经我会第三届第七次理事会审议，同意成立免疫规划信息化专业委员会。

希望你们积极组织有关专家，在 1 年内完成免疫规划信息化专业委员会的成立工作。1 年内未成立的，将视为自动放弃资格。

专委会成立后，要在理事会批准的宗旨和业务范围内开展工作，积极推动疫苗和相关生物制品行业发展。

特此批复。

二零二一年五月十二日

中国疫苗行业协会关于同意成立免疫规划信息化专业委员会的批复

六、免疫规划信息化专业委员会成立

2021 年 10 月 23 日，免疫规划信息化专业委员会成立仪式暨免疫规划信息化赋能新冠病毒疫苗接种高峰论坛在青岛成功举办。中国疫苗行业协会副会长付百年、中华预防医学会副会长梁晓峰、中国疾病预防控制中心免疫规划中心主任尹遵栋、中国疾病预防控制中心曹玲生主任医师、山东省疾病预防控制中心副主任康殿民、青岛市疾病预防控制中心副主任李善鹏、全国免疫

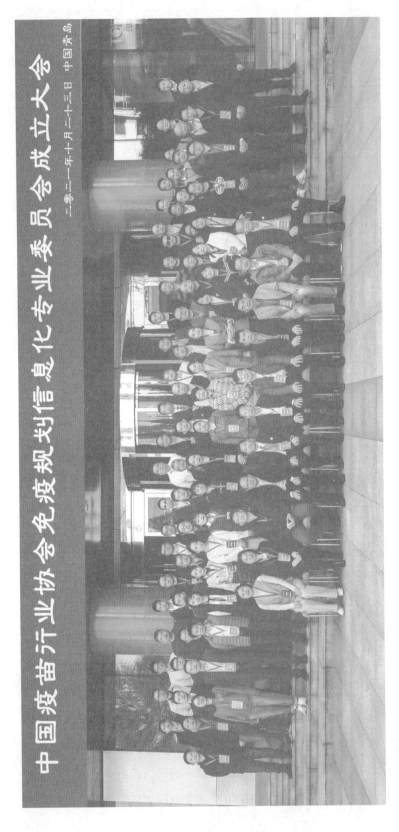

中国疫苗行业协会免疫规划信息化专业委员会成立大会

规划与信息化领域专家及相关专业人员共 170 余人现场出席了本次会议，另有 900 余人参加了线上会议。

专委会成立仪式由中国疾病预防控制中心刘大卫主任医师主持。中国疫苗行业协会副会长付百年、中华预防医学会副会长梁晓峰、中国疾病预防控制中心免疫规划中心主任尹遵栋、山东省疾病预防控制中心副主任康殿民、青岛市疾病预防控制中心副主任李善鹏出席仪式并致辞，并为专委会成员颁发证书和徽章。主任委员曹玲生代表专委会进行主题发言，介绍了专委会发展构想和总体规划。专委会的成立，标志着免疫规划信息化工作的又一个新起点、新征程，将有力推动我们国家免疫规划信息化工作再上新台阶。

七、信息化赋能新冠病毒疫苗接种高峰论坛在青岛成功举办

2021 年 10 月 23 日，信息化赋能新冠病毒疫苗接种高峰论坛在青岛举办，本次论坛是专委会举办的首次公开学术交流活动，12 位知名专家分享了免疫规划信息化技术在新冠病毒疫苗接种中应用的认识和思考及成果和经验。会议期间，与会代表紧紧围绕免疫规划信息化领域面临的主要问题和未来的发展方向进行了密切的交流和深入的探讨。会议还组织了部分委员前往海尔生物医疗参观、学习和交流。

这次会议围绕免疫规划信息化在全民新冠疫苗接种中的应用进行了深入交流和研讨，会议报告涉及 12 个主题，涵盖了从理论到实际应用的内容。参与报告的专家有疾病预防控制中心人员、有企业人员，彰显了专委会的开放和包容。会议内容既切合实际，又鼓舞人心，为免疫规划信息化的发展指出了努力方向和奋斗目标。会议的召开全程采用网络直播、视频讲座等技术，参与者在线评论、实时互动，体现了免疫规划信息化专业委员会组织工作的信息化水平，展现了免疫规划信息化人员的专业风采！

本次会议内容丰富，契合当前实际，收到了与会嘉宾和代表的热烈反响和好评。与会代表受益匪浅，收获颇多，对当前免疫规划信息化的顶层需求、关键技术、领域应用、发展趋势等有了更加清晰的认识和进一步理解。此次会议标志着我国免疫规划信息化工作再上新台阶，必将推动我国免疫规划信息化事业蓬勃发展。

八、中国免疫规划信息化发展史编写启动会在江西于都召开

为介绍免疫规划信息化发展历程，总结免疫规划信息化建设的经验和教训，展示免疫规划信息化建设取得的一系列辉煌成就，免疫规划信息化专业委员会于2022年1月8日在江西省于都县召开了免疫规划信息化发展史编写启动会。免疫规划信息化专业委员会主任委员曹玲生，副主任委员蔡碧、林琳、张伟燕以及部分常委和委员共计20余人参加了本次会议。

开幕式由免疫规划信息化专业委员会副主任委员林琳主持。赣州市疾病预防控制中心副主任李剑华致欢迎辞并介绍了于都的红色历史，于都是中央红军长征集结出发地，长征精神的发源地。主任委员曹玲生发表讲话，回顾了中国免疫规划信息化从20世纪90年代初期采用Fox Pro 2.5数据库系统软件和MASM 5.0宏汇编软件混合编程在接种单位实现预防接种计算机管理，到2019年全民健康保障信息化工程疾病预防控制信息系统免疫规划子系统建设，实现疫苗来源可查、去向可追的全程电子追溯和预防接种个案信息跨地区交换共享的发展历程。会议达成共识，专委会将认真梳理国家和各省（区、市）疾病预防控制机构及相关免疫规划信息化建设企业有关免疫规划信息化发展的历史素材，共同做好免疫规划信息化发展史编写工作。

会上，湖北省疾病预防控制中心蔡碧主任技师和安徽省疾病预防控制中心陆志坚副主任技师结合本省的免疫规划信息化发展历程分享了自己对免疫规划信息化发展史编写的想法和感悟。江西省疾病预防控制中心郭世成主任医师、吉林省疾病预防控制中心林琳主任医师和山东省疾病预防控制中心刘少楠主管医师分别对本省的免疫规划平台建设情况进行了发言。青岛海尔生物医疗股份有限公司李宗雨介绍了《中国免疫规划信息化发展史提纲》，与会代表就提纲的内容逐一发表了自己的意见和建议。

最后，主任委员曹玲生做了会议总结，确定了免疫规划信息化发展史编写的分工，并要求2022年4月30日前完成初稿撰写。此次会议将进一步推动我国免疫规划信息化工作的发展。

九、中国免疫规划信息化发展史企业篇会审会圆满召开

为保证免疫规划信息化发展史企业篇的公正性、准确性和透明性，专委会于

2022 年 12 月 4 日在线上召开了免疫规划信息化发展史企业篇会审会。专委会主任委员曹玲生，副主任委员蔡碧、林琳、张伟燕、陈伟以及相关企业共计 35 人参加了本次会议。

专委会副秘书长甘明主持本次会审会，并介绍了本次会审会的目的及议程。主任委员曹玲生发表讲话，详细回顾了免疫规划信息化专业委员会组织各企业编写《中国免疫规划信息化发展史》的过程，指出在企业篇的编纂过程中，各企业确定专人负责整理相关资料，撰写本企业参与免疫规划信息化工作发展历程，内容上能够展现出各企业的风采，同时也体现了各企业负责人认真、细致的工作态度。主任委员曹玲生还强调了本次会审会的目的：一是希望大家认真审核同行撰写的内容，特别是已开展的工作、相关成果和事件发生的时间等是否存在异议；二是要互相参考学习，防止自身内容不全，根据同行材料对自身材料进行查漏补缺。主任委员曹玲生还就前期《免疫规划信息化发展史》企业篇稿件中出现的 9 个方面问题做了总结与梳理。

会上，16 家企业代表逐一分享了自己对免疫规划信息化发展史编写的想法和感悟，并对其他企业发展史审核情况进行评议。副主任委员蔡碧、林琳、张伟燕、陈伟及中国疫苗行业协会杨梅分别对免疫规划信息化发展史企业篇的总体撰写情况进行了发言并给出了修改建议。

十、中国免疫规划信息化发展史省（区、市）级篇会审会圆满召开

为更好地展示各省免疫规划信息化的发展历程和成就，总结免疫规划信息化工作取得的经验和教训，免疫规划信息化专业委员会于 2022 年 12 月 27 日在线上召开了免疫规划信息化发展史省（区、市）级篇会审会。中国疫苗行业协会免疫规划信息化专业委员会主任委员曹玲生，副主任委员蔡碧、林琳、张伟燕、陈伟以及相关省（区、市）级编委共计 43 人参加了本次会议。

专委会副秘书长甘明主持本次会审会，介绍了本次会审会的目的及议程。主任委员曹玲生发表讲话，详细回顾了专委会组织各省（区、市）编写《中国免疫规划信息化发展史》的过程，指出这本书受到了人民卫生出版社的高度重视。因此在省（区、市）级篇的编纂过程中，要确定专人负责整理相关资料，本着认真负责的工

作态度，实事求是撰写本省（区、市）免疫规划信息化发展历程，内容上能够翔实地展现出各省（区、市）免疫规划信息化发展风采。曹玲生主任委员还强调了本次会审会的目的：一是希望大家认真听取编委们在审稿过程中发现的问题及提出的建议，对照自身内容是否有疏漏，同时参考一下同行材料对自身材料进行完善修改；二是提高认识，发展史编写已经到最后冲刺阶段，各单位要重视并加快完善发展史材料，保质保量如期完成。

会上，编审组各组组长蔡碧、林琳、张伟燕、陈伟和甘明逐一介绍了本组的审稿情况，总结了部分省份好的撰写经验，同时针对发现的问题提出了修改意见和建议。中国疫苗行业协会杨梅对免疫规划信息化发展史省（区、市）级篇的总体撰写情况进行了发言，对各省（区、市）疾病预防控制中心编委在今年新冠疫情防控工作量大的情况下能如期提交材料表示感谢。

十一、《中国疫苗行业协会团体标准立项申报书》完成申报

2022 年 7 月 1 日至 2022 年 12 月 31 日，围绕"三查七对"智能工作台功能要求和技术要求，专委会提交《中国疫苗行业协会团体标准立项申报书》。标准编制组在全面调研不同接种规模、不同受种人群、不同接种台布局的预防接种单位，深入了解和分析实施疫苗接种的工作人员对预防接种台核签设备具体需求基础上，联合各级疾病预防控制机构和智能化设备生产企业的专家，按照科学合理、注重实用的设计原则和适应用户体验、技术适度超前的设计理念，制定出标准统一、实施规范、指导性强、适用度广、技术先进，并具有可操作性的预防接种"三查七对"智能工作台基本功能标准。

十二、《预防接种三查七对数字化基本功能规范》标准通过立项评审

2022 年 10 月 30 日，免疫规划信息化专业委员会在北京召开首次团体标准立项评审会。本次审查采用分组评议的方式，由标准申报单位向专家组汇报立项背景、技术成熟度等相关技术内容，经专家组质询、答辩后，会同标委会工作组讨

论。与会的 18 位专家按照立项评审要求严格把关，经评审，《预防接种三查七对数字化基本功能标准》团体标准通过立项评审。

十三、中国免疫规划信息化发展史国家篇会审会圆满召开

在卫生健康主管部门的大力支持和各级免疫规划人员的不懈努力下，近 30 年来我国免疫规划信息化工作取得了长足的发展。为更好地展示国家免疫规划信息化的发展历程和成就，免疫规划信息化专业委员会于 2023 年 2 月 14 日以线上形式召开了免疫规划信息化发展史国家篇会审会。中国疫苗行业协会免疫规划信息化专业委员会主任委员曹玲生，副主任委员曹雷、蔡碧、林琳、张伟燕、陈伟以及相关省（区、市）级编委共计 14 人参加了本次会议，同时会议特邀中国疾病预防控制中心刘大卫、余文周、李克莉、张业武等专家参与讨论。

专委会副秘书长甘明主持本次会审会，介绍了本次会审会的目的及议程。主任委员曹玲生发表讲话，详细回顾了《中国免疫规划信息化发展史》国家篇材料收集、整理和编写的过程，强调了本次会审会的目的：一是《中国免疫规划信息化发展史》的编写是大家一起努力的结果，现在发展史编写已经到最后阶段，需要组织会审会对国家篇进行审定，以便完善后尽快提交；二是国家篇相关材料信息零碎、整理难度大，经过反复修改完善形成了初稿，希望大家认真审阅并提出更好的完善建议。

会上，中国疾病预防控制中心余文周、刘大卫、曹雷、张业武、李克莉以及各省副主编分别发表了自己的看法，同时一致对《中国免疫规划信息化发展史》的编写情况给予了充分肯定，认为这是一项艰巨的任务，在曹玲生主编的带领下能够很短的时间完成编写且内容丰富，足够令人震撼，同时提出了完善建议。中国疫苗行业协会杨梅对免疫规划信息化发展史国家篇的总体撰写情况进行了发言，对各位领导专家能够在百忙中抽空完成编写任务以及参加会审会表示感谢。

（曹玲生　甘　明）

第**4**章

打造智慧接种，
守护人民健康

一、地震灾区儿童预防接种信息化建设项目

2008 年"5·12"汶川特大地震波及四川、陕西和甘肃省的部分地区，为了全面恢复灾区的免疫规划工作，确保灾区儿童及时得到预防接种，有效控制疫苗针对传染病的暴发和流行，在联合国儿童基金会支持下，原卫生部于 2008—2011 年在四川、陕西、甘肃 3 个省地震灾区实施了预防接种信息化建设项目。

（一）项目介绍

地震灾区儿童预防接种信息化建设项目覆盖四川、陕西和甘肃省的 13 个市、36 个县区、921 个接种单位，总投入经费约 200 万美元，将灾区近 70 万 0~6 岁目标儿童纳入信息系统管理。

项目围绕儿童预防接种信息化建设，由中国疾病预防控制中心组织制订基线调查方案，对项目市、县及乡镇开展基线调查，了解项目实施前的基本情况，主要调查内容包括基本情况、常规免疫管理和服务情况、儿童预防接种信息化实施情况和接种人员儿童接种信息化管理知识调查。项目省份根据项目实施方案和基线调查结果，制定本省的项目实施细则，项目市、县制定本地区具体落实计划和措施。加强对项目实施省、市、县从事免疫规划工作人员和乡级预防接种人员信息化业务培

训，培训内容包括儿童预防接种信息管理系统、疫苗和注射器监测系统、AEFI 监测系统、单病 / 专病监测信息管理系统等系统的知识、操作、管理和维护等，切实提高人员的业务技能。为项目地区装备信息化建设所必需的软、硬件设备，包括计算机、打印机等。在项目地区开展儿童预防接种个案信息管理、疫苗和注射器管理、疑似预防接种异常反应监测和免疫规划单病 / 专病监测等 4 个方面的信息化管理。项目地区在系统开展适龄儿童摸底的基础上，对 2005 年以后出生儿童的历史接种信息进行补录，同时做好数据的审核、订正、补报、查重和质量控制；县级以上疾病预防控制机构对疑似预防接种异常反应和实施扩大国家免疫规划以后的疫苗和注射器领发信息纳入系统报告管理；乡级以上医疗、疾病预防控制机构开展免疫规划单病 / 专病监测。定期开展对项目地区实施的信息化活动进行检查与督导，掌握项目工作进展，加强技术指导，及时解决项目实施中存在的问题。各项目省每年要对项目进行一次评估，在 2010 年底国家对项目进行终期评估。

通过终期评估，项目实施 3 年来，全面提高了地震灾区免疫规划专业人员免疫规划信息化能力。项目活动锻炼了一大批工作人员，摸索了在我国西部地区实施儿童预防接种信息化模式，为国家免疫规划信息管理系统接种单位客户端报表直报探索出有益的经验，对指导我国下一步信息化建设具有其深远意义。项目投入的经费为我国贫困山区实现信息化注入了新的生机，为地震灾区信息化工作打下了坚实基础，为下一步中国免疫规划信息化建设积累了经验，项目实施效果也得到了联合国儿童基金会较高评价。

（二）项目背景

"5·12"汶川特大地震波及四川、陕西和甘肃省的部分地区。由于地震导致灾区房屋倒塌、设备损毁，部分地区的接种单位和儿童家长保存的儿童接种信息丢失，加之灾后儿童流动频繁，严重影响到这些地区的免疫规划工作的正常有序开展。为了尽快恢复和提高灾区的免疫规划服务和管理水平，适应扩大免疫规划以及信息化建设的需要，确保每位灾区儿童得到及时登记和免疫，有效控制疫苗针对传染病的暴发和流行，在联合国儿童基金会支持下，在灾区开展预防接种信息化建设项目。为了解灾区免疫规划信息化人员、设备、管理等工作现状，保证灾区预防接种信息化建设项目的顺利开展，受原卫生部委托，中国疾病预防控制中心决定在项目地区开展信息化建设项目基线调查。

（三）项目进展

1.印发《加强地震灾区儿童预防接种信息化项目实施方案》 为全面恢复灾区的免疫规划工作，确保灾区儿童及时得到接种，有效预防控制疫苗针对传染病的暴发或流行，原卫生部与联合国儿童基金会在四川、陕西、甘肃省地震灾区实施儿童预防接种信息化项目。原卫生部疾病预防控制局印发了《加强地震灾区儿童预防接种信息化项目实施方案》的通知，对项目范围、执行时间、实施目标、实施内容和各级职责都做了明确的要求。通过项目的实施，建立儿童预防接种信息管理系统，提高免疫规划管理水平。

2.召开项目培训教材开发暨基线调查方案制定会议 2009 年 2 月 10—15 日，在浙江省杭州市召开了加强地震灾区儿童预防接种信息化建设项目培训教材开发暨基线调查方案制定会议。参加本次会议的有来自河北、安徽、福建、江西、浙江等省份的疾病预防控制中心和金卫信公司有关专家，联合国儿童基金会项目官员，四川、陕西、甘肃等省份疾病预防控制中心项目技术人员以及中国疾病预防控制中心免疫规划中心相关人员共计 16 人。参会人员本着对地震灾区儿童预防接种信息化高度负责的态度，从方便基层人员阅读的角度出发，认真编写每一章节。通过紧张有序工作，基本完成了地震灾区儿童预防接种信息化建设项目培训教材初稿和地震灾区儿童预防接种信息化建设项目基线调查方案。

3.项目基线调查 中国疾病预防控制中心 2009 年 3 月下发了《关于开展卫生部 / 联合国儿童基金会加强地震灾区儿童预防接种信息化建设项目基线调查的通知》（中疾控疫发〔2009〕69 号），并同时下发了项目基线调查方案。项目基线调查由项目省份疾病预防控制中心负责组织协调、人员培训及技术指导、组织具体的实施、数据质量控制、资料汇总、组织专家讨论、撰写结果报告。项目地区市级疾病预防控制中心负责进行现场督导、数据库录入、质量控制、信息上报、效果评估工作。项目地区县级疾病预防控制中心负责调查县内各相关部门的组织协调、基线调查、数据库录入、协助现场督导、信息上报工作。2009 年 4 月 26—30 日，在陕西省西安市召开了加强地震灾区儿童预防接种信息化建设项目基线调查总结会。会议主要内容包括基线调查数据库清理、汇总分析，撰写基线调查报告。

4.项目硬件配备 项目为地震灾区提供了便携式计算机、台式计算机、投影仪和打印机等设备。按每个市一台便携式计算机，每个县一台台式计算机、一台投影仪，每个乡一台台式计算机、一台打印机标准进行装备，共装备便携式计算机 15

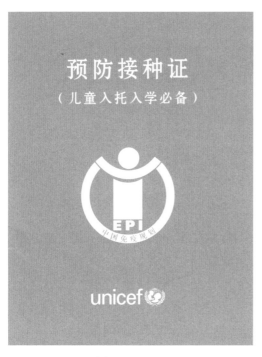

预防接种证印刷样式

台，台式计算机 867 台，打印机 830 台，投影仪 35 台。按照《卫生部 / 联合国儿童基金会加强地震灾区儿童预防接种信息化项目实施方案》，设备分 3 批配发。2008 年底前完成了便携式计算机、投影仪和 1/4 项目县计算机和打印机的配发，2009 年 6 月前完成了 1/2 项目县的设备配发，2010 年初完成了所有设备配发。

5. 预防接种证印制　为支持项目地区预防接种证打印，2009 年 3 月统一印制线装标准预防接种证 83 万册，其中分发四川省 40 万册，陕西省 20 万册，甘肃省 23 万册。

6. 编写培训教材，开发视频课件　为使乡级工作人员更快更好地掌握儿童预防接种信息管理系统接种点客户端软件的使用，中国疾病预防控制中心于 2009 年 2 月，组织专家编写了地震灾区儿童预防接种信息化建设项目培训教材初稿。同年 4 月，《儿童预防接种信息管理系统接种点客户端软件操作指南》正式完成。同时，为了做好此项工作，中国疾病预防控制中心组织专业人员编写了视频课件剧本，自 2010 年 3 月，陆续完成客户端软件安装、客户端软件快速入门、客户端软件数据录入技巧、客户端软件预防接种证打印和客户端软件配置工具等 5 个视频课件的制作。中国疾病预防控制中心免疫规划中心网站软件下载专区向基层人员提供免费下载。该视频课件能提高培训质量，为地震灾区以及全国客户端软件的普及打下了良好基础。

7. 召开加强地震灾区儿童预防接种信息化建设项目启动暨师资培训会　2009 年 3 月 16—20 日，在四川省成都市召开了卫生部 / 联合国儿童基金会加强地震灾区儿童预防接种信息化建设项目启动暨师资培训会。四川、陕西、甘肃省份疾病预防控制中心主管主任、免疫规划科（所）长、免疫规划信息化管理专业人员，项目

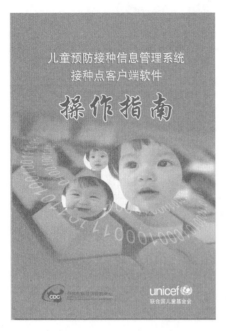
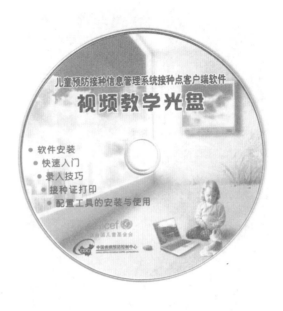

中国疾病预防控制中心组织编写的培训教材和开发的视频课件

市、县疾病预防控制中心负责儿童预防接种信息化管理专业人员共计92人参加了会议。本次培训的主要内容包括儿童预防接种信息化项目实施方案、基线调查实施方案，儿童预防接种信息管理系统功能与实施进展、儿童预防接种信息管理系统国家接种点客户端软件安装和使用、疫苗/注射器信息管理系统、用户档案表管理、接种点客户端软件配置工具、AEFI监测管理系统、流脑和乙脑专病/单病报告管理系统。培训采取边授课边实习的方式，学员通过学习、实习、现场指导，较快的了解了系统的基本功能，普遍掌握了系统的使用。培训结束时组织了考试，严格考核，做到人人达到培训要求。

8. 召开2010年加强地震灾区儿童预防接种信息化建设项目工作会议　中国疾病预防控制中心于2010年5月5—9日在陕西省汉中市召开卫生部/联合国儿童基金会加强地震灾区儿童预防接种信息化建设项目工作会议。来自3个项目省的省、市、县级免疫规划信息管理人员共58人参加了会议。来自项目地区的各级代表就现阶段工作充分交换了意见，并对国家免疫规划信息化建设提出了宝贵建议。

9. 接种单位客户端软件报表直报　为动态监测项目地区接种单位客户端软件运转情况，中国疾病预防控制中心开发了地震灾区儿童预防接种报表直报系统。报告内容包括国家免疫规划疫苗常规接种情况报表、第二类疫苗接种情况报表、接种单位运转情况统计表、接种单位基础全程统计表等 4 个方面。该系统是在国家客户端基础上升级，基于接种个案的报表直报系统。用户只需点击灾区直报按钮就可将以上 4 个报表直传国家服务器。

10. 召开 2011 年加强地震灾区儿童预防接种信息化建设项目工作会议　2011年 4 月 13—17 日，中国疾病预防控制中心在甘肃省天水市召开了卫生部 / 联合国儿童基金会加强地震灾区儿童预防接种信息化建设项目工作会议。来自四川、甘肃、陕西和青海省（区、市）14 个市、36 个县的专业人员共 120 人参加了会议。本次会议就项目实施情况进行了交流，与会人员充分交流了项目工作经验。同时，通过讨论和实际操作，深入理解了评估方案的各项内容，并熟悉了数据录入和督导软件的使用方法。

11. 项目工作督导　2009 年 3 月 17 日，原卫生部疾病预防控制局免疫规划管理处处长崔钢、联合国儿童基金会营养与健康处处长 David Hipgrave、中国疾病预防控制中心副主任杨维中一行在原四川省卫生厅副处长肖玉明和四川省疾病预防控制中心有关人员陪同下考察了都江堰市免疫规划信息化建设工作。考察组认真听取了成都市、都江堰市免疫规划信息化建设和扩大国家免疫规划工作实施情况的汇报，现场考察了都江堰市级管理系统运行情况、观看了预防接种工作人员录入儿童预防接种信息，对灾区免疫规划信息化建设工作实施情况给予充分的肯定。自2010 年 5 月起，分别对陕西省勉县、陇县、太白县的鹦鸽镇和桃川镇、天水市的预防接种报告单位进行工作督导，实地了解并解决基层数据上报时遇到的问题。

12. 项目终期评估工作　2011 年 3 月上旬，中国疾病预防控制中心在北京召开地震灾区儿童预防接种信息化项目终期评估方案研讨会。与会人员就评估方案的框架设计和具体内容进行了深入讨论，并共同完成了评估方案初稿。

2011 年 3 月 30 日至 4 月 2 日，中国疾病预防控制中心免疫规划中心在陕西省太白县开展了预试验。为评价项目实施进展和效果，中国疾病预防控制中心制定了《卫生部 / UNICEF 加强地震灾区儿童预防接种信息化建设项目终期评估方案》，下发了《关于印发卫生部 / UNICEF 加强地震灾区儿童预防接种信息化建设项目终期评估方案的通知》（中疾控疫发〔2011〕206 号），要求项目省份按规定完成终期评估工作。通知中对评估地区、评估调查内容做了明确规定，同时要求收集基层单位实施加强地震灾区儿童预防接种信息化建设项目的典型案例。中国疾病预防控制中心在甘肃省天水市召开的加强地震灾区儿童预防接种信息化建设项目工作会议上，对该方案进行了强化培训。

根据《卫生部/UNICEF加强地震灾区儿童预防接种信息化建设项目终期评估方案》要求，中国疾病预防控制中心免疫规划中心2011年5月23—27日和6月8—11日分别对四川、陕西和甘肃省的4个市、7个县、12个乡采用查看资料、现场督导和数据质量核查等方法开展终期评估工作督导。中国疾病预防控制中心于2011年7月6—9日在四川省雅安市召开项目终期评估报告研讨会，会议就项目终期评估报告撰写框架进行了研讨，完善了国家级项目终期评估报告有关内容的撰写。

（四）项目成果

1. 儿童预防接种信息化工作在灾区实现全覆盖　项目配备的计算机均投入使用，安装了客户端软件，并录入预防接种个案，99%以上地区通过客户端软件将报表直传到了国家临时平台。各级单位严格按照项目管理的要求，制定并下发了项目管理实施方案或管理制度，各项目省还将儿童预防接种信息化工作纳入免疫规划工作年度督导检查内容。部分地区还针对项目设备缺口问题，自筹资金购买计算机、打印机等设备，保证了儿童预防接种信息化工作在灾区实现全覆盖。

2. 争取和落实项目配套经费支持　为保证地震灾区信息化项目的顺利开展，各地积极争取相应配套经费支持。原四川省卫生厅专门向省财政厅申请104.75万元，探索出购买服务维护系统正常运转的管理模式，用于建立地震灾区儿童预防接种信息化项目省级平台和20个项目县乡级接种单位客户端软件日常维护工作，使项目地区实现了儿童预防接种个案信息的上传下载和异地预防接种信息共享。各项目市、县也不同程度投入了设备购置、硬件维护和工作经费共计215.75万元，其中四川省105.29万元、陕西省72.86万元、甘肃省37.6万元。

3. 基层人员操作能力提高　根据项目实施的不同阶段，国家共开展了3期有针对性的信息化培训，同时结合督导工作，对省（区、市）、市、县级疾病预防控制中心专业人员开展了现场培训，提升了基层人员软件操作技能。项目县、乡级接种单位儿童预防接种信息管理系统培训率达100%，项目实施期间3个项目省（区、市）各级共举办培训班277期，累计培训人员达11 329人次。针对乡级信息化人员计算机基础知识薄弱，一方面，省（区、市）、市级疾病预防控制中心直接对乡级开展培训，取消原来逐级培训，减少培训过程中的信息流失；另一方面，县级疾病预防控制中心在冷链运转过程中对乡级开展一对一个性化的培训，解决在项目实施过程中遇到的实际问题，保证通过培训就能独立开展工作。通过多种形式及多次的强化培训，项目单位各级人员，尤其是乡级专业人员的儿童预防接种信息化技能得到大幅提高，基层人员操作能力测试较项目实施前基线调查时提高了25.81%，为项目信息化建设工作的顺利开展提供了技术支持。

4. 甲型H1N1流感疫苗接种信息上传率保持较高水平　项目的实施使得省（区、市）、市、县级项目地区AEFI监测、疫苗管理和单病/专病监测系统得到了应用，提高了免疫规划信息化管理水平。项目实施期间，恰遇甲型H1N1流感的流行，全国开展甲型H1N1流感疫苗接种。根据原卫生部《甲型H1N1流感疫苗接种信息报告管理办法》要求，各地按规定将甲型H1N1流感疫苗接种信息通过计算机网络系统报告到国家信息管理平台。36个地震灾区县共有33个县向国家平台报告了数据，上传率为91.67%。通过信息管理系统报告预防接种个案624 786人，占接种对象的61.06%。甲型H1N1流感疫苗接种个案报告锻炼了队伍，推动了信息化项目的进程。地震灾区信息化工作的开展推动了其他非灾区县信息化工作的发展。通过灾区信息化项目的实施，为全国贫困地区信息化工作的实施摸索经验，为村级接种信息化管理提供了解决方案。通过借鉴项目工作模式提高了流动儿童的管理效率，一些基层接种点的技术人员也充分感受到了信息化工作带来的便利。

5. 实现接种单位客户端报表直报　为动态监测地震灾区接种单位的信息系统运转情况，通过临时部署的平台及时掌握了项目工作实施进展。中国疾病预防控制中心经过业务需求分析、系统升级和现场测试，针对免疫规划管理需要对接种单位客户端软件进行了升级改造，搭建了临时平台环境及开发了平台管理工具，在国内首次构建了儿童预防接种报表直报系统。系统部署以后，通过各级共同努力，地震灾区921个报告单位中，920个单位上报了数据，上报率为99.89%。陕西和甘肃省报告率均达100%，四川省报告率为99.81%。该项工作的意义在于无信息化管理平台地区，亦可实时了解地震灾区信息化项目进展，并为基于客户端软件常规免疫接种率报表直报提供验证模型，为下一步客户端与国家信息管理平台的对接打下了良好的基础。

6. 通过项目督导活动规范客户端软件的使用　省（区、市）、市、县各级对信息化工作开展督导活动，一些县级还结合免疫规划日常工作，如冷链运转，经常性地对乡级信息化工作进行督导。省（区、市）、市、县级利用督导工作，及时了解乡级数据录入和管理情况。通过项目督导活动，进一步促进了地震灾区儿童预防接种信息化工作的开展，提高了数据质量，规范客户端软件的使用，为下一步与国家信息管理平台对接打好了基础。同时通过项目工作督导，针对存在的问题，对省（区、市）、市、县及所到乡专业人员进行了现场培训和指导，现场解决基层客户端软件使用过程中的一些问题，提高了基层人员客户端软件的使用能力。

7.提高效率和接种服务满意率　实施信息化项目后，预防接种单位利用软件可以实现接种对象及时查找和自动预约，应接种对象统计更加及时、准确，避免错种、漏种，减轻了基层人员工作负担，为接种点配备了扫描枪，使基层接种工作人员工作更快捷，提高了工作质量和工作效率。儿童预防接种证实现了计算机统一打印，保证预防接种卡、证相符。短信平台的开通方便通知儿童监护人前来预防接种，使家长更及时地掌握儿童预防接种信息，减少了儿童及其监护人等待时间，儿童家长或监护人支持率和满意率得到提高。

（五）问题与挑战

1.认识不足、人力资源无保障　少数地区相关部门领导对儿童预防接种信息化工作重视不够，对信息化范围、信息化建设的重大意义认识不足。同时，扩大免疫规划实施以来，各地免疫规划工作任务繁重，部分项目地区免疫规划信息工作人员投入不足，工作负荷和收入不成正比，影响了工作人员的积极性和主动性。

2.基础条件差增加了信息化实施工作难度　项目地区大多为山区，接种管理以村级为主（占53.42%）。信息化管理方式以村级接种结束后将预防接种登记卡（簿）交回乡卫生院，接种记录均由乡级集中录入计算机，使得这些地区的数据录入和预防接种证（卡）打印难度增加。同时一些偏远地区由于交通不便，网络不通，制约了信息化发展。

3.信息化维护经费投入不足，缺乏软、硬件维护和工作经费，一定程度上影响了信息化工作的开展　信息化建设所涉及的硬件设备、软件系统都需要资金的保障来补充购置和进行技术维护，这样才能充分发挥系统的信息提供和准确及时报告的作用。然而各级特别是县级普遍存在经费困难，没有设立专项信息化经费，有些地方网络和系统维护都无经费投入，使前期信息化系统的大量硬件投入无法发挥作用，系统正常运转难以为继。

4.从事信息化工作人员数量不足、素质偏低　随着扩大免疫规划工作的开展，基层防疫人员工作量增加、工作任务重、国家要求高，凸显出基层防疫人员数量不足。本次评估发现有 50% 以上的市、县级单位从事信息化工作的人员数量不能满足工作需要。同时，各级从事信息化工作的人员文化程度不高、职称偏低也是制约信息化工作发展的主要因素之一。

5. 数据质量有待进一步提高，数据利用有待进一步加强　数据质量是信息化工作的生命线。少数单位预防接种个案历史信息录入不完整，疫苗批号和生产企业录入率低。数据录入不规范，个案接种信息存在出生日期、接种地点、接种标记等错误，预防接种记录与预防接种卡不符，重复个案等问题需要去解决、去完善。信息利用是信息化建设的重要组成部分，很多基层单位只重视客户端录入个案数据，而忽视个案数据的管理应用，没有利用客户端软件开展接种预约、产生报表、统计未种信息。加之项目省大多未建立省（区、市）级信息化管理平台，接种单位客户端个案数据无法实时上传交换，数据的利用程度也极大地受到限制。

6. 发展不平衡，导致对信息化需求和工作质量的差异　尽管地震灾区儿童预防接种信息化项目的建立和普及程度，在全国卫生信息化系统建设的高质量发展上走在前列，但由于系统建设的投入主要依赖于当地政府和行政主管部门的重视程度。因此，在经济条件较好的项目省份的城镇地区，儿童信息化系统的工作开展整体要好于经济欠发达的偏远山区。在条件较好的地区工作积极性和发挥信息化系统的功能的需求也高。例如在四川省的一些项目市、县，已经开始探讨摒弃手工报告而直接采用信息化数字报告的可行性，并采用扫描枪和短信平台提高录入和通知效率。这些探索在充分发挥信息化系统功能、提高工作效率、减轻工作负担方面为西部地区做出了有益的尝试。有助于国家在规划和部署下一步信息化系统建设时制定相应的策略和措施。

二、原国家卫生和计划生育委员会／联合国儿童基金会村级预防接种信息手机报告研究项目

经过 40 余年的发展，我国在儿童免疫接种方面取得了举世瞩目的巨大成就。但是儿童接种信息报告还存在很多问题，特别是村级接种疫苗信息不能及时上报，需要交由乡级录入客户端软件。对此，原国家卫生和计划生育委员会与联合国儿童基金会启动了 2016—2020 年度提高预防接种服务水平项目。

（一）项目介绍

在项目实施过程中，中国疾病预防控制中心拟引入创新的解决思路，利用当前国家重点发展信息化、互联网、物联网及大数据的有利时机，开发并推广村级预防接种信息手机报告应用子项目。通过移动互联网＋预防接种的创新模式，实施边远地区村级儿童预防接种信息登记报告，力求提高接种信息上报的及时性、完整性和准确性。项目共覆盖云南省、贵州省、新疆维吾尔自治区和西藏自治区的7个县（市）、20个乡（镇）。

为确保项目稳妥有序推进，中国疾病预防控制中心倒排工期，确定时间点、任务图，快速开展接种服务现状基线调查，先后多次调试完成软件开发，先单个省份试点应用后所有项目地区全面推广，及时完成笔记本电脑、平板、手机等硬件设备配置及信息系统客户端与手机等设备信息互联互通的软件应用，组织编印手机APP软件等操作指南，实时动态掌握项目实施进度，先后多次会同联合国儿童基金会项目官员赴项目地区开展现场指导，及时解决实施过程中存在的堵点和难点问题。在各相关方大力支持和配合下，项目如期完成，顺利通过终期评估，印证移动互联网＋预防接种的新思路有效解决了边远地区村级预防接种信息上报最后一公里的难题，显著改善了西部地区免疫服务管理水平，更为免疫规划信息化建设注入了新的活力，提供了具有深远意义的参考价值，项目实施效果获得联合国儿童基金会高度肯定和赞扬。

（二）项目背景

为提高边远贫困地区、少数民族地区、边境地区及牧区的免疫服务和管理水平，解决村级预防接种信息录入报告的问题，缩小与发达地区免疫接种服务差距，促进基层卫生服务的公平性，原国家卫生和计划生育委员会员会与联合国儿童基金会确立了2016—2020年度提高预防接种服务水平项目。中国疾病预防控制中心在项目实施过程中开发并推广村级预防接种信息手机报告应用子项目。该项目初期在西藏完成了村级预防接种信息移动设备（APP）登记报告应用的开发和测试工作，引入了移动互联网＋预防接种的先进理念，实施效果良好。

为进一步提高项目地区儿童预防接种信息化覆盖水平，中国疾病预防控制中心决定在云南省、贵州省、新疆维吾尔自治区和西藏自治区的7个项目县（市）实施村级预防接种信息手机登记报告应用子项目，以解决信息报告最后一公里问题。保证儿童预防接种信息及时录入、上报，进一步推进项目地区预防接种信息化建设。项目周期自 2017 年 8 月至 2018 年 10 月，村级手机 APP 系统由联合国儿童基金会牵头实施，金卫信软件公司定制开发村级手机 APP 软件，并升级了乡级客户端软件，最终通过联合国儿童基金会捐赠，完成搭建省（区、市）级预防接种信息管理平台。

为了解村级预防接种信息手机报告应用情况及用户满意度，评价项目实施后村级预防接种信息手机报告效果，中国疾病预防控制中心下发了《村级预防接种信息手机报告研究项目终期评估方案》，于 2018 年 11 月在项目地区开展终期评估调查。

（三）项目进展

1. 项目调研　为了解项目县免疫规划信息化人员、设备、管理等工作现状，保证项目县村级预防接种信息手机报告项目的顺利开展，2017 年 4—6 月组织对贵州金沙、云南腾冲、新疆和田和特克斯以及西藏仁布 8 个乡、村级接种单位开展了调研，为下一步项目的开展打下了基础。

2. 中国疾病预防控制中心印发《村级预防接种信息手机报告研究项目实施方案》　在调研的基础上，2017 年 6 月中国疾病预防控制中心在腾冲市疾病预防控制中心召开专家研讨会，对项目实施方案和基线调查方案进行了研讨，初步形成了项目实施方案和基线调查方案。中国疾病预防控制中心印发了《国家卫生计生委 / 联合国儿童基金会（UNICEF）村级预防接种信息手机报告研究项目实施方案》，并下发了《关于实施村级预防接种信息手机报告研究项目的通知》（中疾控免疫便函〔2017〕816 号）。项目目标是通过项目实施，提升村级疫苗接种信息上报的完整性、准确性和及时性，提高免疫规划信息化应用水平，提升基层免疫接种服务能力和管理决策水平，促进接种率的提高。项目活动内容包括项目省调研及项目方案制定；开展基线调查；乡、村级人员手机 APP 操作技能培训；项目地区的软硬件装备；实施村医手机 APP 报告；项目督导和项目终期评估等。该项目周期为 1 年，实施时间为 2017 年 6 月至 2018 年 10 月。

3. 召开村级预防接种信息手机报告研究项目启动会　2017 年 8 月 8—9 日，在广东省深圳市召开了村级预防接种信息手机报告研究项目启动会。联合国儿童基金会驻华办公室项目官员，中国疾病预防控制中心免疫规划中心有关领导和专家，云南省、贵州省、新疆维吾尔自治区和西藏自治区等项目地区省（区）、市、县、乡

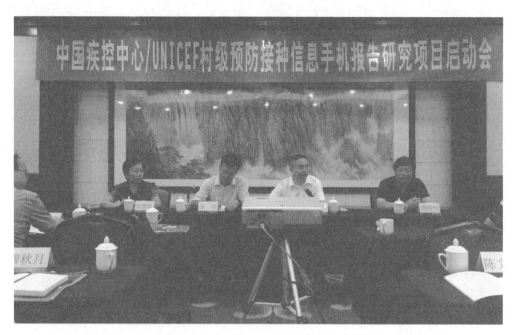

村级预防接种信息手机报告研究项目启动会

（镇）、村级的项目管理人员和广东省、深圳市疾病预防控制中心相关人员等近60人参加了会议。会议对项目实施方案、基线调查方案和基线调查工具的使用进行了培训。村级预防接种手机报告应用软件开发企业技术人员介绍并现场演示了村级预防接种手机报告应用程序及接种点客户端软件的使用。项目省对当地预防接种信息化基本情况和基本条件，以及村级手机预防接种应用软件使用的感受和问题进行了交流。

4. 项目基线调查　为了解项目地区儿童预防接种管理和信息化建设和使用现状，为实施乡村医生手机接种信息 APP 项目提供参考，为项目干预活动效果评估提供基线数据，中国疾病预防控制中心组织开展了村级预防接种信息手机报告研究项目基线调查。调查对象为项目县（市）、乡（镇、街道）卫生院（社区卫生服务中心）及负责预防接种个案信息报告人员；每个县（市）确定 2~5 个项目乡镇和相应个数与研究乡镇基本情况相近的平行对照乡镇。调查采用现场问卷、现场实际操作观察并收集接种点客户端备份文件和儿童预防接种证信息的方法进行。为保质按期完成此项工作，中国疾病预防控制中心下发了《国家卫生计生委/联合国儿童基金会（UNICEF）村级预防接种信息手机报告研究项目基线调查方案》，并下发了《关于开展村级预防接种信息手机报告研究项目基线调查的通知》（中疾控免疫便函〔2017〕822号），本次共调查45个乡、605个村、591个村医和675个适龄儿童。

5.项目硬件配备 联合国儿童基金会共投入31.65万元为项目地区采购了便携式计算机、平板电脑和智能手机等设备。共装备便携式计算机9台，平板电脑17台，智能手机237台。设备分2批配发，第一批设备于2017年11月完成配发，第二批设备于2018年5月完成配发。

6.编写培训教材 为使村级工作人员更快更好地掌握手机APP的使用，组织编写了《村级预防接种信息手机报告APP操作指南》。本指南分2个部分6个章节，第一部分包括预防接种客户端升级、预防接种客户端设置和预防接种客户端日常操作3个章节，主要介绍客户端软件的升级和设置以及日常操作。第二部分为村级预防接种手机APP安装、村级预防接种手机APP日常操作和村级预防接种手机APP常见问题问答等3个章节，主要介绍村级手机APP的基本操作，是村级工作人员必须熟练掌握的内容。《村级预防接种信息手机报告APP操作指南》紧扣儿童预防接种工作流程，理论与实际相结合，图文并茂。

7.项目工作督导 为掌握项目县村级预防接种信息手机报告应用研究项目的工作进展情况，及时解决项目实施过程中存在的问题，2018年7—11月中国疾病预防控制中心对云南腾冲市蒲川乡（清河村、米果村）、团田乡（曼弄村、曼岐村）；西藏仁布县切洼乡、帕当乡（康阿村）；贵州黎平县肇兴镇、大嫁乡和金沙县桂花乡、太平乡；新疆叶城县柯克亚乡（普萨村、牧场村）、和田县拉依喀乡（达木提村、东吾斯坦村）和喀什塔什乡（库克卡伊拉村、吐孜鲁克村）、特克斯县喀拉达拉乡（琼库什台村）和齐勒乌泽克乡（托提库

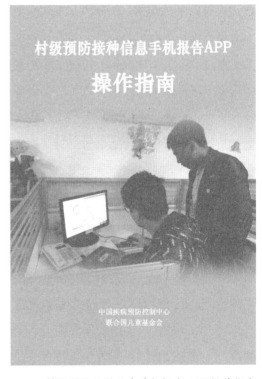

村级预防接种信息手机报告 APP 操作指南

勒村）开展了项目督导工作。督导工作覆盖了所有项目县，涉及 13 个乡和 13 个村。现场查看了接种情况和信息报送情况以及平台、客户端、手机 APP 的运转情况和一致性，对使用过程中存在的问题进行了现场指导。

8. 项目终期评估工作

（1）制定《村级预防接种信息手机报告研究项目终期评估方案》：为评价项目实施后村级预防接种信息手机报告情况，中国疾病预防控制中心制定了《村级预防接种信息手机报告研究项目终期评估方案》，下发了《关于开展村级预防接种信息手机报告研究项目终期评估的通知》（中疾控免疫便函〔2018〕1207 号），要求各项目省要加强领导，按照项目终期评估方案，认真组织实施，保证项目终期评估工作顺利开展。针对 20 个乡、171 个村、171 个村医和 300 个适龄儿童，各级疾病预防控制中心对终期评估质量严格把关，按照项目终期评估方案调查、审核，保证各种调查表格、数据客观准确。

（2）召开项目终期评估报告撰写研讨会：为了解并交流项目实施经验，2018年 12 月 13 日，中国疾病预防控制中心在贵阳召开了村级预防接种信息手机报告研究项目终期评估总结会。参加会议的有云南省、贵州省、新疆维吾尔自治区和西藏自治区项目专业人员、联合国儿童基金会驻华办公室项目官员和中国疾病预防控制中心免疫规划中心相关人员，免疫规划中心副主任肖奇友出席了会议。会上联合国儿童基金会官员朱徐报告了村级预防接种信息手机报告项目要求和展望，免疫规划中心介绍了村级预防接种信息手机报告研究项目工作进展、项目资料收集情况及初步分析结果，项目省份分别做了项目终期评估工作报告，交流了项目实施经验。参会人员针对项目终期评估报告撰写开展了深入讨论。

（四）项目成果

1. 推动项目地区免疫规划信息化工作的发展　项目地区由于交通等自然条件的限制，实施以村级接种为主的服务模式，这种模式虽然一定程度上解决了预防接种服务可及性的问题，但是由于村级硬件差、人员信息化能力低，给免疫规划信息化工作带来了很大的难度。近年来信息化在免疫规划工作中越来越重要，现实条件与工作要求的矛盾在当地越来越凸显。项目的实施，首先给项目地区带来了资金支持，解决了一部分硬件问题；其次是技术上，无论是软件公司，还是各级疾病预防控制中心都对项目地区倾斜，进行了重点帮助，培训、督导力度加强；最后，电脑客户端安装难度大、使用中出现问题较多，运行维护成本高，而手机 APP 几乎不需要维护，操作简单。这些因素都大大地推动了项目地区免疫规划信息化工作的发展。

2. 进一步夯实常规免疫基础工作 由于信息化水平的提高，信息报告问题得到了解决，预防接种信息报告及时率和质量大幅提升，将村医从信息报告难题中解放出来，村医有更多的精力投入免疫规划其他工作中。同时，由于项目工作的带动作用，培训、督导力度加大，项目地区对相关人员开展预防接种客户端操作技能和手机 APP 专项培训，通过现场演示、技术咨询等方式，逐步提高乡、村级项目参与人员的操作技能。项目的实施也促使儿童基本信息完整性得到明显提高，特别是儿童父亲、母亲身份证的录入完整率较项目实施前大幅提高。通过项目的实施，实现了对常规工作精细化管理，免疫规划工作整体质量得到了提高，常规免疫基础工作得到进一步夯实。

3. 为村级信息报告提供了一种简单易行的模式，用户总体满意度达85% 项目实施前，项目地区村级采用的是村医将预防接种信息上报至卫生院，由乡级人员代为录入客户端上报的方式，或者是直接由村医到卫生院使用卫生院的电脑自行录入上报，费时费力且信息报告质量差。另外村医在接种资料交接和信息录入过程中也很容易出现信息丢失、信息录入错误等问题。而使用村级手机 APP 报告接种信息，以智能手机作为录入载体，操作简便。调查显示，村医使用手机 APP 录入一剂次预防接种记录的时间平均仅为 1.3 分钟，这与传统报告方式相比大大减少时间成本。同时，村级手机 APP 上报的信息多数由 APP 自动推送，村医只需选择后上传即可，能很大程度减少其工作量。调查显示村级手机 APP 用户总体满意度达85%，说明村级手机 APP 报告预防接种信息能够优化数据上报流程，减少基层免疫规划工作量，解决了之前由于交通条件极差、村医不会使用电脑、乡级又无法代为录入等原因造成的信息不能及时上报的问题，为村级信息报告提供了一种简单易行的报告模式。

4. 提高了儿童预防接种信息系统信息质量 儿童预防接种信息系统数据的及时性、完整性、准确性是分析和评价免疫规划信息质量的重要指标，也是免疫规划信息管理工作的难点和重点。通过项目的实施，项目地区村级预防接种信息报告及时率由 60.91% 提高到 84.76%，提升 23.85%；接种信息报告完整率、批号录入率、生产企业录入率、接种部位录入率基线调查时分别提高了 34.19%、27.07%、26.39%、27.01%；儿童接种信息报告一致率、剂次一致率分别提高了 36.67%、4.07%。

5. 提高了儿童常规免疫接种率　项目实施后项目地区免疫规划疫苗接种率较项目实施前均有提高，以贵州省和云南省效果最为突出。大年龄组脊髓灰质炎灭活疫苗第 4 剂接种率提高了 19.15%，这与村级手机 APP 能每月向村医自动推送辖区内应种儿童提醒有关。常规免疫接种中，24 月龄以上的大年龄组儿童是疫苗迟种、漏种的主要对象，主要原因是该年龄组儿童疫苗接种间隔长，在没有有效便捷的信息查询和告知方式的前提下基层接种人员很容易忽略。村级手机 APP 能每月自动推送应种对象，及时准确地将辖区内目标儿童的信息传输到村医手机上，让村医可以及时通知联系到应种儿童，让儿童及早接种疫苗。所以，村级手机 APP 的自动推送功能一定程度解决了大年龄组儿童容易迟种、漏种的问题。但西藏自治区和新疆维吾尔自治区却出现部分疫苗接种率大幅下降，一方面可能由于西藏的基线数据为临时补录使得基线接种率可能被高估；另一方面可能是免疫规划工作纳入基本公共卫生服务后，因人员短缺、公共卫生经费管理等原因，免疫规划工作落实不全，从而导致不合格接种和漏种等剂次增多。

（五）问题与挑战

1. 项目地区基层预防接种工作人员能力有待提升　村级手机 APP 是利用移动互联网＋预防接种的新模式，以手机作为载体的一种全新的预防接种信息报告工具，这需要使用者能熟悉手机 APP 的操作才能保证其有效运用。但项目地区均为边远贫困地区；基层预防接种工作人员年龄偏大，本研究项目地区最大年龄 63 岁；文化水平不高，高中及以下学历占 65.5%；这些均影响了基层预防接种工作人员对手机 APP 的应用。

2. 使用者得不到及时有效的技术支持，妨碍推广应用　村级手机 APP 总体满意度为 85%，但仍有部分村医表示不愿意使用手机 APP，其中一个主要原因是遇到问题得不到及时解决。使用中遇到困难和问题如果不能得到及时的技术支持，基层工作人员的用户体验自然不理想，使用的负面情绪会让他们选择中途放弃使用。所以，在人员年龄老化且素质较低的地区，要推广使用村级手机 APP，保证及时有效的技术支持是基础。

3. 村级手机 APP 的升级周期较长，影响了报告研究项目的实施效果　村级接种点手机报告应用研究项目启动以后，初期村级 APP 存在运行不稳定、数据丢失、无法正常推送数据等严重影响项目实施的问题，自 2017 年 10 月起即对村级 APP

进行升级完善，直到 2018 年 5 月第三次升级完善后 APP 才能稳定地投入使用，致使项目实施时间只有 2018 年 5—10 月共 6 个月。6 个月的实施中，村级的工作模式逐步稳定，接种数据的报告趋于完善，部分评价指标没有达到项目预期的要求。

4. 村级手机 APP 依赖客户端的操作模式影响用户体验　村级手机 APP 依赖乡级客户端，操作烦琐复杂，出现问题后查询修改都必须在客户端，如未按规定程序操作，就会产生数据错误，这会影响乡、村两级工作人员积极性，如继续使用这样的模式可能会妨碍村级手机 APP 的推广应用。

5. 村级手机 APP 的使用推广应用须具备一定的基础条件　村级手机 APP 作为一种全新的数据报告工具，虽然操作简单，能切实解决村级预防接种信息报告的难题，但要推广使用的地区和工作人员需要具备一定前提条件。对于使用地区来说，首先必须建有省（区、市）级预防接种信息管理平台，其次使用地区工作人员的智能手机覆盖率为 100%，乡级需要有网络覆盖。对于使用的工作人员，要有智能手机操作基础和安装使用村级手机 APP 的能力。

三、智慧预防接种车——打通疫苗接种的最后一公里

我国在预防接种领域已取得了举世瞩目的成就，但是个别地区和特殊情况下预防接种服务的便利性、可及性、公平性，以及接种和信息报告的及时性还存在诸多问题。为提升偏远贫困地区、少数民族地区、边境和牧区等预防接种的便利性、可及性、公平性，保证信息报告的及时性，并为自然灾害、应急接种、流动人口接种等特殊情况下的预防接种提供解决方案，中国疾病预防控制中心联合青岛海尔生物医疗股份有限公司、深圳金卫信信息技术有限公司、河南省疾病预防控制中心等单位于 2019—2021 年开展了智慧预防接种车研究项目。经过前期的设计与讨论，我国首台智慧预防接种车于 2020 年 5 月研制成功，并于 2020 年 9 月在河南省试运行。经过优化升级，2021 年 4 月正式下线出厂并在全国各地应用于新冠疫苗全民接种工作。截至 2022 年末，已有 600 余辆智慧预防接种车陆续服务全国 29 个省（区、市）、47 个地市、5 000 多家机构的 600 多万群众。人民日报、新华社、中央电视台、人民网、学习强国、国务院官方网站、中纪委官方网站、日本广播协会（NHK）等媒体、机构密集报道该预防接种创新模式，累计追踪报道 30 000 多次。

（一）项目介绍

各单位围绕智慧预防接种车开展设计、研发以及应用评估工作，成果丰硕，不仅获得了实用新型专利，取得的成果达到国际领先水平，而且制定了智慧预防接种车基本功能标准，实现量产和大规模使用。项目实施 3 年来，全面提升了预防接种的便利性、可及性和公平性，保证了信息报告的及时性。项目锻炼了一大批工作人员，摸索预防接种新模式，为国家预防接种服务探索出有益的经验，对指导我国进一步提升预防接种服务质量具有其深远意义。智慧预防接种车为预防接种服务模式注入了新的生机，为疫情等特殊情况下的预防接种工作打下了坚实基础，为中国免疫规划信息化建设积累了经验。

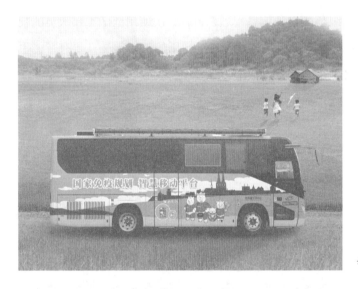

智慧预防接种车外观

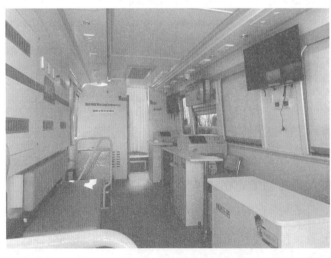

智慧预防接种车内部环境

智慧预防接种车设计结合了互联网＋技术，主要包括可移动疫苗冷藏箱、智能疫苗接种终端、太阳能供电系统等硬件系统和移动智慧预防接种管理信息系统，能够适应相对狭小的环境，具有规范化、模块化、高集成度、易于操作和维护的优点。

为安全配送疫苗，创新了主被动组合式移动疫苗存储系统，以满足间歇能源供应、极端路况等导致的制冷中断情况下的持续低温存储需要。疫苗存储箱在有电力供应条件下，运行 8 小时后即可实现 72 小时的疫苗安全低温保存能力。

针对移动环境下，疫苗冰箱选用了可满足颠簸路况的专用车载制冷压缩机，可满足在倾斜不大于 30° 时的持续安全运行；在制冷系统设计上，采用抗震管路布局工艺，增强管路抗震能力，满足颠簸路况运行需要；在控制上，针对极端倾斜、颠簸路况，增加了倾角及振动保护功能，在极端情况下对压缩机进行停机保护，提高了制冷系统安全保护能力。

利用相变蓄冷技术，满足在缺乏能源供应及极端路况下制冷系统无法运行时的疫苗安全低温存储需要。将制冷系统蒸发器与蓄冷相变箱设计为耦合结构，实现高效蓄冷储能；蓄冷相变箱通过微通道热管与疫苗存储区进行换热，满足较大坡度下的冷量传导。

智慧预防接种车疫苗可靠存储技术创新，主被动式疫苗冷链安全配送系统，满足间歇能源供应、极端路况等导致的制冷中断情况下的持续低温存储需要；车载组合式能源保障技术，满足多种环境下的疫苗安全存储及接种需要，保障疫苗存储及接种工作的顺利进行。

基于物联网技术的空气消毒系统，实现移动接种环境的安全消毒，保障了移动接种的环境安全。

（二）项目背景

预防接种服务是国家基本公共卫生服务中的一项基础内容，是疾病预防控制工作的主要组成部分，是贯彻"预防为主"卫生政策的重要途径。同时，随着社会发展，群众对预防接种的认知程度日益提高，预防接种服务由传统的疫苗需求向服务需求转变。

自然灾害的发生会造成卫生系统基础设施中断，人群生活居住条件恶化，电力设施遭到破坏；偏远贫困地区医疗条件不足，基础设施欠缺，预防接种服务半径大；

流动儿童免疫规划服务率低。自然灾害、偏远贫困地区等特殊情况给规范化预防接种工作带来了很大挑战，接种的及时性和安全性无法得到有效保障，容易造成较长时间的免疫空白期，预防接种服务质量较低。

我国实施免疫规划以来，虽然已经取得了巨大的成绩，但偏远山区、牧区群众对免疫规划预防接种工作了解甚少。据不完全统计，在偏远山区、牧区，不种、漏种和不及时接种现象发生率超过 20%，当地群众成为传染病、多发病和流行病的高危人群。目前，我国偏远山区的疫苗接种通常还是由乡村接种点实现，这些预防接种人员很难得到专业的、定期的培训，导致预防接种整体工作管理实施困难。部分疫苗需要多次接种，但是在偏远山区、牧区，由于群众预防接种科学意识普遍薄弱，家长很难做到按期为儿童接种，丢失《儿童预防接种证》的现象时有发生，很难做到准确接种。

本项目利用国家重点发展信息化、互联网、物联网及大数据应用的有利时机，以"最多跑一次"改革为引领，通过信息化手段对预防接种流程进行优化，建立一站式移动预防接种服务平台，统一整合调配各种资源，让人员少跑路、信息多跑路，探索互联网＋移动预防接种服务新模式，开展移动预防接种平台应用与推广。

（三）项目进展

1. 项目启动　2019 年 5 月 30 日，中国疾病预防控制中心免疫规划中心分别与青岛海尔生物医疗股份有限公司和深圳金卫信信息技术有限公司签订项目合作协议书，标志着移动预防接种平台关键技术应用评估研究项目正式启动。

2. 三次研讨会　作为中国疾病预防控制中心第二批中心科研立项项目，移动预防接种平台搭建及关键技术应用评估研究项目进入全面实施阶段。2019 年 11 月 1—3 日，中国疾病预防控制中心在青岛组织召开了移动预防接种平台应用评估方案研讨会，就移动预防接种平台实施方案进行了研讨。中国疾病预防控制中心免疫规划中心和信息中心相关人员、部分省份免疫规划信息化相关专家、海尔生物医疗有关负责人和技术人员、宇通客车有关人员共计 20 人参加会议，确定了平台配置和流程方案。

2019 年 12 月 26—28 日，中国疾病预防控制中心在河南省郑州市与相关单位研究人员召开研讨会议，讨论和完善移动预防接种平台应用现场评估方案。与会专家参观了宇通新能源厂区、宇通客车生产过程和汽车测试场地,现场观摩了首辆智慧预防接种车,对移动预防接种平台应用现场评估方案进行了充分讨论,对调查问卷做了进一步细化和完善,为下一步现场评估工作打好了基础。

2020年6月4日,中国疾病预防控制中心在深圳市组织召开了研讨会,对智慧移动预防接种平台信息系统集成方案进行充分讨论,并形成智慧移动预防接种平台信息系统集成执行方案。

3. 研制成功 2020年4月,经过近一年的努力,智慧预防接种车的车辆公告申请并下发,车辆的安全性和稳定性等一系列出厂试验已经完成,标志着我国独立自主打造的首台智慧预防接种车研制成功。

4. 现场评估培训 2020年9月7日,在中国疾病预防控制中心指导下智慧预防接种车驶进了河南省,在焦作、济源等地举办了移动预防接种平台应用现场评估培训。培训会主要安排6项内容,包括移动预防接种平台项目介绍、移动预防接种平台项目应用评估、移动预防接种平台免疫规划信息管理系统培训、移动预防接种平台应用接种人员和管理人员调查表填写规范及注意事项、移动预防接种平台现场观摩。

5. 现场评估 2020年9月8—17日,中国疾病预防控制中心联合河南省疾病预防控制中心、焦作市疾病预防控制中心、济源疾病预防控制中心、各乡镇卫生院/社区卫生服务中心以及预防接种信息系统开发单位、接种车生产单位和移动预

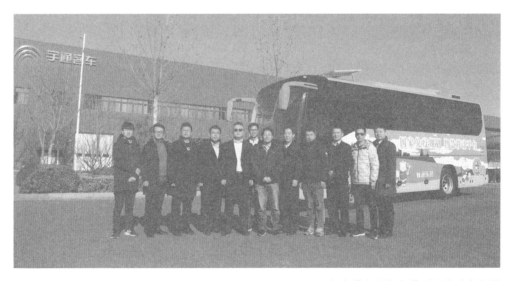

项目组成员与首辆智慧预防接种车合影

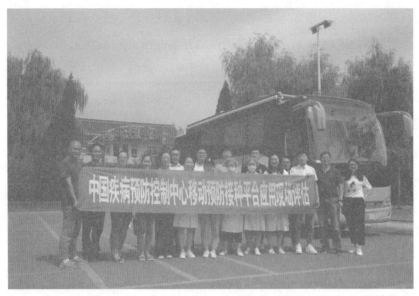

中国疾病控制中心移动接种平台应用在济源市进行现场评估

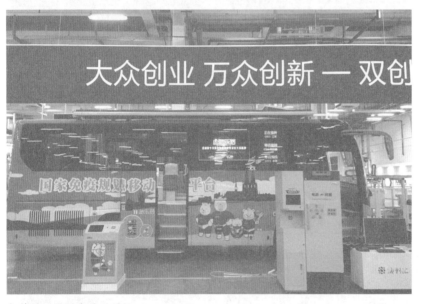

智慧预防接种车展示现场

防接种平台集成单位相关工程师在河南省焦作市和济源市的 8 个乡镇进行现场接种和问卷调查。评估选取河南省焦作市和济源市的 2 个县区、8 个乡所辖的 8 个村进行了移动预防接种平台应用评估，共收集 53 个管理人员、105 个接种人员和 205 个儿童家长的调查问卷。2020 年 9 月 26 日和 11 月 11 日，使用智慧预防接种车在山东省青岛市开展了工作场所工作人员的预防接种服务并进行了问卷调查。

（四）项目成果

1. 李克强总理点赞移动智慧预防接种平台　2020年6月2日，李克强总理在青岛市视察海尔集团期间，参观智慧预防接种车后，肯定道："这个很好！"

2. 物联网疫苗安全移动接种系统获国际领先成果　2021年4月13日，由中国轻工业联合会组织，中国制冷学会常务理事、北京航空航天大学王浚院士任主任委员，中国家用电器协会高级工程师、秘书长王雷，浙江大学药学院院长顾臻等在内的7位专家和用户组成的鉴定委员会，对基于物联网技术的疫苗安全移动接种系统进行了科技成果鉴定。经质询讨论，众位专家一致认为该成果达到国际领先水平，并建议进一步扩大该科技成果的推广应用。

此次全球首创的基于物联网技术的疫苗安全移动接种系统获评国际领先，成为国内预防接种的重要补充形式，极大地推动行业标准落地。

3.《预防接种车基本功能标准》正式发布并实施　2021年2月6日，《预防接种车基本功能标准》工作座谈会在北京市召开。会上，海尔生物医疗介绍了智慧预防接种车的研发背景及应用情况，并期望对智慧预防接种车进行规范管理，建立智慧预防接种车相关标准。与会专家一致认为，鉴于该项工作的重要性及目前新冠疫苗大规模接种的需要，建议按照《中华预防医学会团体标准管理办法》，采用标准快速程序启动紧急立项。

在前期完成的标准初稿基础上，2021年3月3日，标准起草小组在线对《预防接种车基本功能标准》进行研讨，完成了《预防接种车基本功能标准》征求意见稿及其编制说明。2021年3月6—27日，以征询意见函的形式向9个省（区、市）级、5个市级、7个区县级疾病预防控制中心和7个接种单位等28个单位征求意见，共征集、修改意见52条。2021年3月28日，在海南省海口市召开技术工作组会议，会议对标准内容做了进一步完善，完成送审稿，并提交至中华预防医学会。2021年4月19日，中华预防医学会在北京市召开标准会审工作会议，专家组一致同意本标准作为中华预防医学会团体标准报批。

2021年6月，由中国疾病预防控制中心牵头制定的《预防接种车基本功能标准》获中华预防医学会批准发布并正式实施，该标准由湖北、天津、广西、河南、青岛等疾病预防控制中心及青岛海尔生物医疗股份有限公司等多方共同参与编制，不仅给出了智慧预防接种车的定义，还规定了智慧预防接种车的整车要求、功能要求和技术要求，实现了移动接种有标可依。这是中国免疫规划事业公共卫生政策的重大变革，是政产学研以人民为中心，应用科技创新服务群众最后一公里的重大举措。

标准起草组在制定《预防接种车基本功能标准》前做了充分调研，全面分析了突发疫情紧急接种场景、集中接种场景、贫困地区接种场景、特需群体接种等场景下移动接种的具体需求，联合汽车设计生产企业、疫苗冷链物流保障企业、智慧移动预防接种系统开发企业的专家，按照科学设计、合理配置、注重实用、适应用户体验、技术适度超前的理念，融合物联网、5G、低温储存、太阳能节能环保等技术，提出本功能规范，力求所制定的标准指导性强、适用度广、技术先进。

4. 创新应用移动接种服务模式　智慧预防接种车通过物联网、云计算和5G技术的创新应用，创新应用移动接种服务模式，设计移动接种标准化流程，实现了接种全流程安全、规范、高效，满足了《中华人民共和国疫苗管理法》对接种全过程信息化管理及疫苗追溯管理的要求。截至目前，智慧预防接种车申请了14项国家专利，其中，发明专利授权7项，外观专利授权5项，实用新型专利授权2项。

5. 智慧预防接种车打造青岛特色博鳌服务保障模式　2021年6月，在博鳌亚洲论坛和跨国公司领导人青岛峰会召开期间，组委会构建了应急接种保障体系，开创了国际大型会议疫情防控与医疗保障的青岛新模式。作为博鳌亚洲论坛全球健康论坛第二届大会的新冠疫苗接种保障车，开幕当天，这一代表博鳌特色、青岛特色的生物安全领域创新平台，迎来诸多国家政府代表、国际政要、国际组织负责人、健康领域专家学者及健康行业、企业代表等逾千人的参观。

6. 智慧预防接种车助力新冠疫苗接种　2021年12月，国家正式启动全民免费接种新冠疫苗，对接种管理提出集中、快速、高效的要求，采用预防接种车接种模式，避免接种门诊大量人员聚集，安全有序开展全民接种，对特殊地区和特殊人群的新冠疫苗的群体性接种，发挥了重要作用。2021年7月，青岛海尔生物医疗股份有限公司向日喀则市捐赠智慧预防接种车，有效破解了日喀则市新冠疫苗及常规疫苗接种距离远的难题，为边疆地区疫情防控提供强有力的技术保障，为日喀则市群众构筑起坚实的免疫屏障。

7. 登上中央电视台等主流媒体　2020年9月25日，中央电视台《晚间新闻》以《一站式移动预防接种平台服务更便捷》为题报道了移动预防接种平台所带来的社会效益，表示其能改善偏远乡村地区预防接种人员不足、人员专业技术能力不

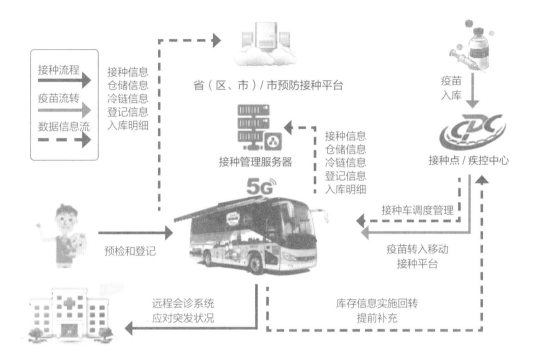

移动接种服务模式

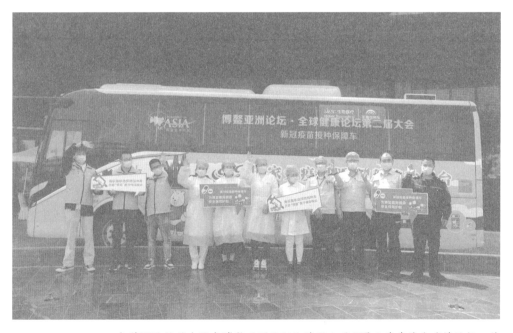

智慧预防接种车服务博鳌亚洲论坛和跨国公司领导人青岛峰会疫情防控工作

足、基础设施薄弱、交通不便等问题，封堵偏远乡村地区儿童疫苗接种的漏洞，让偏远地区儿童也感受到方便和实惠。

（五）问题与挑战

移动预防接种平台是由我国独立自主打造的，经过安全性、稳定性等一系列出厂试验和现场评估，在偏远农村地区具有很好的适用性，能够提升预防接种服务的便利性，提高免疫服务的可及性，强力促进免疫服务的公平性，切实确保预防接种信息报告的及时性。平台内部的接种台、打印机、储存柜、垃圾箱、台阶、电视屏幕高度等设计仍需要优化，以更符合人体功效学。后续需要迭代设计出多样化平台类型，如可增加越野型等以更适合在崎岖狭窄的山地行驶的越野型平台等。

（曹玲生　李宗雨）

第二部分

全国各地免疫规划信息化历史长廊

第5章

北京市免疫规划信息化发展史

一、背景

北京市从 1987 年全市建立了以预防接种门诊为基础的疫苗接种模式。2000年以前，预防接种门诊儿童接种的数据登记、报表统计汇总、监督考核等各项管理工作，仍停留在工作人员手工统计、现场抽查阶段，工作效率低下，容易发生工作差错。

跨入 21 世纪，我国进入了信息化时代，各行各业信息化建设开始蓬勃发展，尤其是计算机网络得到了长足进步，为信息化建设提供了充分的物质基础。随着免疫规划工作的发展，需要更高效的工作方式来满足社会的需求，实行计算机信息化管理将成为提高免疫规划工作水平的必经之路，特别是作为建设数字北京的重大城市发展战略和 2008 年北京奥运会的重要保障手段之一，北京市免疫规划信息化建设刻不容缓。

随着北京市经济快速发展、流动人口急剧增加、公众健康需求提高，更多有效疫苗的引入使免疫规划管理难度越来越大，手工模式严重影响免疫规划工作效率和质量，不能满足免疫预防工作发展的需要，严重影响工作效率的改善。同时大众健康意识也逐步提高，对免疫接种和疾病监测的需求与日俱增，现有的免疫规划管理模式与服务质量已严重滞后于社会与公众的需求，严重影响免疫规划服务质量的提高。

因此免疫规划信息化发展势在必行。在北京市财政和北京市卫生健康委员会（原北京市卫生局，以下简称"市卫生局"）的大力支持下，北京市从 2007 年正式启动免疫规划信息化的建设工作，力求建立一套性能完善、设计科学、管理规范的免疫规划信息综合管理系统，形成覆盖全市疾病预防控制中心和所有预防接种单位的免疫规划信息网络。

二、北京市免疫规划信息化建设历程

（一）信息系统建立前的摸索及实践

1992—1998 年，北京市开始尝试使用基于 DOS 的专用计划免疫程序，对预防接种报告、犬咬伤统计报告、查漏补种报告、脊髓灰质炎报告、计划免疫与冷链报表这五项业务通过软盘传送数据文件。1995—1998 年，使用原市卫生防疫站自行开发的基于 DOS 的常规免疫接种率报告监测系统，用于报告数据统计和评价接种率，可做线图、条图等统计图。由市级、区县级卫生防疫站使用。1999—2003 年，使用市卫生防疫站自行开发的基于 Windows 的计划免疫程序，业务功能包括预防接种报表、查漏补种报表、麻疹监测报表。由区县卫生防疫站报告数据。用电子邮件传送数据文件。

（二）免疫规划信息管理系统一期（以下简称"一期系统"）

2003 年 1 月，北京市疾病预防控制中心在工作计划中正式提出建立北京市免疫规划信息管理系统的目标。因预防接种门诊的规范化建设是信息化建设的基础，北京市先期启动了接种门诊的规范化建设工作，同年 3 月组织在全市开展免疫预防门诊现况调查，以确定接种门诊的布局及建设水平。10 月，市疾病预防控制中心组织部分区县疾病预防控制中心免疫规划工作人员到江苏、浙江、山东、深圳等接种门诊规范化和信息化开展较早的省（市）参观学习，吸取其先进做法及经验教训。

2004 年，市疾病预防控制中心制定了北京市免疫规划信息管理系统的初步设计方案，并测算了大致的建设经费预算。5 月市疾病预防控制中心向市卫生局提交了《北京市免疫预防体系规范化与信息化建设方案》，并成立了信息化建设领导小组。6 月聘请国家疾病预防控制中心、科技大学等免疫规划、信息系统建设方面的专家对北京市信息化建设方案的可行性进行论证，获得一致通过。

在市卫生局的大力支持下，经过 2 年的资金筹措，2006 年 8 月北京市财政局批复了信息系统建设资金 790 万元，并在年底开始对外公开招标采购。2007 年 1 月，北京市政府采购网公布了项目的中标公司为北京方正澳德计算机系统有限公司、深圳市金卫信信息技术有限公司。方正公司主要提供硬件，包括台式计算机和信息系统服务器，金卫信公司负责系统软件的开发。2007 年 3 月，原北京市公共卫生信息中心召开项目启动会，市卫生局副局长邓小虹参加，正式开启北京市免疫规划信息系统的建设。

此次信息系统的建设目标是 2007 年底以前北京市全部预防接种单位完成免疫规划信息管理系统建设，实现接种信息的个案管理。系统的基本构架是由预防接种单位客户端软件和北京市市级免疫规划信息系统两个部分组成。在北京市疾病预防控制中心建立统一的市级免疫规划信息系统，650 多个预防接种单位使用客户端，形成市级疾病预防控制中心、区县疾病预防控制中心、预防接种单位三级免疫规划工作网络。除了预防接种及相关的内容为 CS 模式外，其余均为 BS 模式。预防接种单位利用客户端软件除了收集儿童预防接种个案信息外，还可以收集其他免疫规划相关信息，包括基本资料、疾病监测、疫苗管理、冷链管理、异常反应管理、安全接种、免疫监测、接种率调查、免疫规划网站等信息，通过网络直报至市级免疫规划信息系统和全国免疫规划监测信息管理系统，实现免疫规划信息的个案管理和数据共享。

为了推进信息系统的建设，市卫生局先后下发《北京市免疫规划信息报告工作方案（试行）的通知》（京卫疾控字〔2007〕49 号）、《北京市卫生局关于印发北京市卫生局免疫规划信息管理系统建设方案的通知》（京卫办字〔2007〕65 号）、《北京市卫生局关于加快预防接种门诊信息化建设工作的通知（京卫疾控字〔2008〕14 号）》、《北京市卫生局关于尽快解决预防接种单位互联网接入问题的通知》（京卫办字〔2008〕37 号）和《北京市卫生局关于印发《北京市免疫预防接种门诊信息系统建设与使用情况督导方案》的通知（京卫疾控字〔2008〕33 号）》等文件，为信息系统在全市快速部署铺平了道路。

一期系统的主要功能是实现以个案为基础的接种信息管理和接种数据自动查询、汇总和上报功能，及时掌握辖区内儿童预防接种情况，为决策提供信息服务；

实现全市各免疫接种点之间接种数据的自动交换和流动儿童接种信息的异地共享,加强对流动儿童的预防接种管理;预防接种对象持信息卡完成预防接种服务和信息查询功能,实现预防接种的自动电话语音、短信通知和网上查询功能,方便儿童接受预防接种服务。实现疫苗领发、使用与冷链系统的自动化管理。实现免疫规划针对疾病监测和接种副反应监测的自动化管理。实现免疫预防专业人员培训的自动化管理。实现免疫预防工作的网上考核和评价。实现免疫预防网络信息查询、交流、办公自动化。

一期系统的建设初期硬件配置情况如下:为数据中心2台数据服务器,2台应用服务器,1台Web服务器,一台磁盘阵列、一台磁带机、1台KVM虚拟机、1台短信机。市级财政为每个预防接种单位配置计算机1台,读卡机1台,杀毒软件1个。区县级财政为预防接种单位出资,或预防接种单位自己出资,配置了计算机、存折式打印机、移动硬盘、网络设备等硬件。

一期系统在部署过程中遇到的主要困难是第一次免疫规划信息化实践,各接种门诊计算机和网络环境还很差,很多门诊工作人员计算机操作不熟练甚至不会使用,还习惯于手工报表和操作,必须手把手地指导,因此人员培训的难度很大,几乎每年都要经过多轮次的人员培训,才能推进一些新的功能应用。这种状况随着计算机和网络的迅速普及,以及接种门诊工作人员的新老更替,才逐步得到好转。

到2007年9月一期系统建设通过项目初验,2008年12月完成项目终验。全市19个疾病预防控制中心和586家常规预防接种门诊全部使用该系统。信息系统应用在2009年甲型H1N1流感疫苗接种中优势凸显,在常规预防接种单位报告率居全国第一。截至2014年底,系统总注册工作人员数2 761人,收到预防接种个案7 372 093个,信息系统覆盖率达到100%,上传地区完整率达到100%,上传接种信息完整率达到88.0%,上传接种信息及时率达到91.65%,上传接种信息准确率达到99.2%。

一期系统的初步建成给北京市免疫规划工作带来了如下改变。

(1)改变接种信息录入方式:接种信息摆脱了手工记录,将手工统计的落后工作方式改为用计算机录入预防接种对象的个案数据,自动预约接种,接种数据自动查询、汇总和网络上报,各类功能丰富、实用、人性化,不仅非常简洁、方便,而且工作效率明显提高,信息利用大幅增加,数据更加全面、完善,管理更加科学、规范。

（2）解决异地接种问题：由于流动人口大量增加，异地接种成为预防接种工作中难以解决的问题。信息系统的应用，使这一问题的解决成为现实，各预防接种点之间的接种数据可以自动交换，流动儿童异地接种可以非常轻易地完成，它为方便流动儿童异地接种、提高流动儿童接种率提供了有效手段。

（3）预防接种工作全程网络管理：北京市免疫规划的部分工作，包括疫苗计划和出入库、冷链设备、疫苗注射器的出入库、辖区各种人口、预防接种单位基础信息、预防接种工作人员个案信息和培训情况、预防接种数据的个案、各种查漏补种数据、预防接种率考核和评价、预防接种异常反应、疫苗质量和免疫效果、人群免疫水平、人群发病情况等都实现了信息化管理。

（4）提供接种提醒服务：信息系统可将儿童预防接种的预约信息通过免费手机短信的方式通知儿童家长，不仅极大提高工作人员的工作效率，也使儿童家长无论在何时何地都可以知道自己孩子后续接种的安排，对于提高儿童接种率具有重要的意义。

（5）接种调查、疾病监测、免疫监测、基本资料信息化管理：信息系统改变了过去单机数据管理的模式，改善了数据的系统存储和管理，数据不易丢失，数据利用更加便捷，为免疫规划工作策略措施制定、免疫规划工作评价提供了丰富的资料，为各种数据的管理和利用、预防接种工作的考核和评价提供了强有力的手段，使免疫规划工作走上了网络化管理的轨道。

（6）与其他系统对接：一期系统通过与《国家儿童免疫接种信息管理系统》的接口完成向国家疾病预防控制中心的数据报告。通过与《国家疾病监测信息报告系统》的接口获取传染病报告数据，用于疾病监测。通过与西城德胜社区信息系统、东城社管中心信息系统的接口，交换相关数据。

（三）全国免疫规划监测信息管理系统同步使用

2004 年开始，国家疾病预防控制中心开始建设全国免疫规划监测信息管理系统，在利用市级免疫规划信息系统完成预防接种工作的同时，北京市还需要使用国家级系统完成国家布置的部分免疫规划工作。2004 年起，网络报告急性弛缓性麻痹个案报表、麻疹个案报表、新生儿破伤风个案报表、乙肝个案报表、接种率监测报表、异常反应报表，由区县疾病预防控制中心报告数据，用网络即时传送数据。2007 年起，用单病报告系统报告流脑、乙脑疾病个案调查表。2008 年起，用疑似预防接种异常反应信息管理系统报告疫苗异常反应个案调查表。2009年起，用单病报告系统报告麻疹个案调查表。2010年起，采用新的中国免疫规划信息管理系统报告急性弛缓性麻痹个案报表、新生儿破伤风个案报表、接种率监测报表、冷链设备报表，实现由预防接种单位报告数据。

（四）北京市免疫规划信息管理系统二期（以下简称"二期系统"）

一期系统的成功建设，彻底改变了北京市免疫规划工作落后的信息管理模式，但经过10年的运行，一些设计的不足开始凸显，首先是先前的系统设计理念落后，预防接种个案数据采用CS模式，各个接种单位都有客户端（个案信息数据库），如不及时上传数据存在信息孤岛问题，个案接种记录同步不及时也容易造成接种差错；其次系统以疫苗批号为出入库统计的基础，不能满足后来疫苗全程追溯的需要；接种信息的安全问题已成为系统的核心要求。

从2016年起北京市着手筹备新一代的免疫规划信息系统升级开发。新信息系统在原有功能基础上，主要突出四大功能。其一是依托现在最新的互联网＋云平台信息技术打造更容易使用的信息系统，工作人员可以像浏览网页一样随时随地管理预防接种信息，完成免疫规划工作，无需单独安装任何软硬件。其二是实现疫苗的全程追溯与自动化出入库管理。疫苗使用单位、疫苗生产企业可通过信息系统了解任何一支疫苗从出厂到接种到个体的全过程，一旦出现问题疫苗能快速定位和库存统计，方便后续调查处理工作的开展，同时疫苗数与接种数紧密关联，疫苗接种后系统实现自动出库，能够随时反映最新的疫苗库存情况，既保证了疫苗库存的准确性又提高了疫苗出入库管理的效率。其三是突出新信息系统的移动端服务功能，百姓可通过手机APP随时查询儿童接种信息，预约接种日期和时间，查询接种门诊位置与路线，反馈接种后不良反应、了解疫苗相关知识信息等。其四是实现新信息系统与其他信息系统的共享功能，比如国家药品追溯协同服务平台、区域卫生平台等，实现资源整合与共享。

2017年北京市疾病预防控制中心向市财政申请信息系统升级改造经费1 576万元，同年经费批复后进行了公开招标采购，一共中标了7家公司，分别负责政务云服务的租用、云服务安全运维、应用系统的设计开发、数字认证及配套安全软件购买、软件测评和等保测评服务、信息安全验收测评服务和监理服务等，其中应用系统设计开发中标公司为中科软科技股份有限公司，软件开发费用为648.5万元。此次项目经费中基本不含电脑、服务器等硬件设备购置费，主要是软件和安全维护相关费用。

招标完成后进入系统开发阶段。2017 年 11 月到 2018 年 3 月北京市疾病预防控制中心和中科软公司一起进行系统功能需求调研，共走访北京市卫生健康委员会、7 个区疾病预防控制中心、各类预防接种门诊（14 个常规预防接种门诊、7 个产科门诊、7 个狂犬病疫苗接种门诊）、疫苗生产企业、配送企业 40 多家，赴宁波、深圳等地学习免疫规划信息系统疫苗追溯的先进经验，形成了开发需求规格说明书。2018 年 6 月，北京市疾病预防控制中心召开北京市免疫规划信息管理系统建设项目需求规格说明书专家评审会，充分听取各方面专家对信息系统设计开发的意见。与会专家提出中科软公司应尽快向用户提供针对使用场景的迭代原型，并形成以各级各类用户为中心的功能体系展现；设计阶段重点关注隐私保护方面的设计，管理制度要同步完善；加强与云服务提供商和互联网服务商等相关单位协同，制定满足应用场景的压力测试方案；进一步细化需求说明书业务规则描述部分的内容。

2018 年 3 月到 2018 年 11 月，中科软公司按照专家意见修改细化需求规格说明书的基础上，开始了系统的具体开发工作，主要完成数据库设计、应用模块的开发、安全证书的集成、数据迁移、首都疫苗服务 APP 开发部署等工作。到 2018 年 11 月推出了第一版信息系统 1.0 版本，并在个别预防接种门诊进行了测试和试用。在此期间，市疾病预防控制中心也在完成信息系统上线的配套工作，为系统使用人员办理和下发数字证书、VPN 账号，并下发疫苗扫码用手持 PDA 与扫描枪共计 694 个。

为了稳妥地推进系统的部署工作，北京市决定先在怀柔、通州、大兴 3 个区的 5 个接种门诊进行试点。2018 年 12 月 3 日，北京市疾病预防控制中心召开免疫规划信息管理系统运行启动暨信息系统操作培训会，参会人员为试点区疾病预防控制中心信息化和预防接种门诊主管人员。会上市疾病预防控制中心对信息系统试点工作进行了部署，培训了各功能模块使用和操作方法，并听取了试点接种门诊信息化方面准备情况。随后在 5 个接种门诊进行了短暂的测试和运行后，信息系统的使用范围扩大到怀柔和顺义 2 个区，这 2 个区里所有预防接种门诊，包括产科、狂犬病疫苗接种门诊等也开始使用二期系统。经过一段时间的试运行，二期系统运行比较平稳，常规接种门诊因为有一期系统的基础，操作上手也比较快，这段时间最集中的问题表现在两个系统操作上的差异给工作人员带来的不适应，一期系统经过 10 年的运行，在功能上调整较为完善，操作比较习惯了，改成二期系统后一些功能换地方或取消了，造成了较多的不适感，这段时间对于二期系统的改进意见也激增。同时产科和狂犬病疫苗接种门诊等没使用过一期系统，上系统后需要重新进行人员培训和物资准备，因此这些门诊的系统推进阻力也相对较大。市疾病预防控制中心和中科软公司针对这些问题也积极调整系统功能，多次到产科和狂犬病门诊调研，了解问题所在，并加强系统改进，比如为狂犬病门诊增加了动物致伤模块，方便动物致伤信息的录入，同时加强工作人员培训，由公司技术人员组成培训团队，到每个区轮流培训，并设立咨询电话和技术指导微信群，方便及时解决工作人员在操作过程中遇到的问题。

2019 年 1 月 24 日，北京市疾病预防控制中心组织召开了二期系统的初步验收评审会。与会专家在听取了中科软公司项目建设工作汇报，监理公司的监理意见和用户使用意见，并观看了系统演示，查阅相关文档，经过质询和讨论，提出评审意见是：项目基本完成了合同约定的建设内容，达到了项目初验的要求；项目建设的应用系统各项功能满足用户使用要求，通过了系统功能测试和用户测试，具备上线试运行的条件；建议在试运行期间完成初验遗留工作，持续跟进用户使用情况，优化完善系统功能。

通过初验评审以后，二期系统进入全面的实施，北京市采取各区信息系统上线条件成熟一个上一个的原则，逐步推进全市的整体上线。3 月北京市疾病预防控制中心召开北京市新免疫规划信息管理系统上线工作布置会，市区疾病预防控制中心免疫规划科、信息科、器材科，仓储配送企业和中科软技术人员等 60 人参会。会上试点区介绍了二期系统的整体运行情况，遇到的问题及解决方法；中科软介绍系统开发的进度，为上线所做的准备工作；会上还布置了各区接种门诊上线要求和注意事项。

2019 年 3—5 月期间，陆续有 200 多家接种门诊上线二期系统，整体运行情况良好，为了尽快推进系统上线，实现疫苗的全程追溯。5 月 22 日北京市疾病预防控制中心下发关于北京市新免疫规划信息管理系统上线的通知，要求非试点区以外的区完成信息系统的上线工作，具体做好几项准备工作：上线前做好数据迁移的准备；数字化门诊尽快完成与二期系统的对接；做好信息系统使用操作的二次培训；做好系统试运行期间对群众的解释工作，出现系统故障沉着应对，及时联系公司解决。

截至 2019 年 7 月，约有 300 多家接种门诊开始使用新系统。上线门诊的激增造成了信息系统开始出现频繁的宕机现象，因为采用 BS 布局，一旦系统宕机就造成所有接种门诊不能开展疫苗接种，一时造成了比较多的群众投诉。市疾病预防控制中心紧急召集中科软连夜排查问题，请各方专家讨论解决方案，增加服务器资源，消除访问量的瓶颈，设计了离线接种解决方案，后来随着服务器资源的改善，宕机现象大大减少，离线客户端方案逐步废止。系统故障解决后，剩余的预防接种门诊才恢复上线工作。直至 2019 年底，全市所有预防接种门诊全部转换为二期系统，上线工作基本完成。为了配合学校查验接种证工作，9 月 1 日信息系统配套的首都疫苗服务 APP 正式发布，为市民提供了多样化的查询预约服务，截至 2022 年 8 月 31 日 APP 注册人数达到 2 589 321 人。

因二期系统的使用方涉及疫苗生产企业与仓储配送企业，2018 年 9 月 12 日，北京市疾病预防控制中心组织疫苗生产企业使用北京市免疫规划信息系统培训会，要求所有为北京市提供疫苗的生产企业参与培训，共有 64 人参会，会上培训了系统对电子监管码格式的要求，疫苗出入库模块的操作方法。为了解决疫苗全程追溯中出现的疫苗信息错误、配送信息不全的问题，2019 年北京市疾病预防控制中心召开免疫规划信息系统疫苗信息采集工作研讨会，疫苗生产企业、仓储配送企业和中科软聚在一起厘清出现疫苗相关信息问题的原因及解决办法，并明确疫苗信息采集的工作要求。

从 2019 年 9 月开始，北京市疾病预防控制中心布置全市接种门诊的信息系统集中培训工作。主要由中科软公司组成培训团队，与各区疾病预防控制中心合作，共同完成对工作人员的培训。为了保证培训质量，市疾病预防控制中心对部分区的信息系统培训进行督导，并要求各区认真记录学员培训情况，并上交培训签到表备案。经过一年的磨合，工作人员对信息功能从陌生到熟悉，使用也越来越得心应手，之前未使用过信息系统的产科和狂犬病门诊人员经过培训，也逐步能正常使用信息系统。

2020 年初，突如其来的新冠疫情在全国至全球暴发，疫苗接种作为防控传染病最有效的手段之一。2020 年 12 月，为落实市领导要求，按照市疫苗接种组织协调工作组《北京市重点人群新冠疫苗接种组织工作方案》要求，急需建设北京市新冠疫苗接种管理平台（以下简称"疫苗接种平台"）。在市领导的领导，和市经信局、市卫生健康委员会和市疾病预防控制中心团结协作下，依托原北京市免疫规划信息管理系统，为新冠疫苗接种工作开发了独立的接种功能。平台从最初支持9类重点人群新冠疫苗接种逐步扩展到支持全市满3周岁以上全人群的接种工作。2021年1月疫苗接种平台正式上线运行，实现为全市新冠疫苗接种工作提供信息化支撑和数据保障的核心功能。在组织形式方面既支持有组织的团体接种，又支持个人预约接种；在接种点接种流程方面，支持登记和接种同时完成和分步完成两种模式。疫苗管理方面，疫苗接种平台记录疫苗每一个最小包装识别码从生产企业发货，到市疾病预防控制中心、区疾病预防控制中心、接种点之间的出入库，最终接种到每个受种者的全流程，实现了新冠疫苗流通全周期的管理与追溯。

2022年10月27日，在经过一系列严格的软件功能测试和安全测试以后，北京市疾病预防控制中心组织召开了北京市免疫规划信息管理系统建设项目应用信息系统技术开发服务竣工验收专家评审会。与会专家听取了系统开发公司的建设情况汇报，监理单位的监理意见和用户意见，观看了系统演示，并审阅了相关文档，经质询和讨论，专家组同意项目通过竣工验收。至此，北京市二期系统的建设初步完成。

（五）北京市免疫规划信息管理系统维护和安全保障

二期系统在建立之初就非常重视信息安全工作，从系统设置上就充分考虑安全的要求，首先系统的核心平台数据库都部署在北京市太极政务云，系统的安全保障由政务云提供公司负责。其次登录系统采用双因子认证措施，所有使用人员都必须使用VPN账号和数字证书登录。VPN的申请要求个人实名认证，数字证书的申请要求个人或单位实名认证。最后信息系统应用功能的安全防护由中科软公司负责，在系统构架上充分考虑系统的安全稳定，生产数据库和应用数据库分开，减少外部业务对生产数据库的影响。任何新增的功能或系统构架改变，都需要中科软、监理公司和北京市疾病预防控制中心信息中心充分评估，制定应急回退处置方案，确认对系统稳定性无不良影响后才谨慎上线。

三、免疫规划信息化建设的亮点与创新

（一）信息系统实现了预防接种门诊的全覆盖

相较于一期系统，二期系统最大的进步就是实现了预防接种门诊的全覆盖。因

为一期系统主要是在常规预防接种门诊使用，着眼于儿童和成人的常规接种，而产科门诊、狂犬病疫苗接种门诊等都未使用，实际上是不完全的信息化，卡介苗、狂犬病疫苗以及非免疫规划疫苗的统计还需要手工进行，更不用考虑实现疫苗的全程追溯。而二期系统设计之初就考虑到了所有预防接种门诊使用的问题，因此在需求调研阶段就走访了所有类型的接种门诊，了解各类门诊的需求。从操作上来说，各类门诊在个案的录入接种方面没有太大区别，唯一就是狂犬病疫苗接种门诊增加了动物致伤信息录入模块，为此信息系统单独设计了狂犬病疫苗门诊的功能界面，以满足他们的日常使用。同时，由于产科也使用了信息系统，可以在儿童出生第一时间建档，无需儿童后期到社区建档，既方便了儿童后续的接种也提高了建卡建证率，为促进北京市新生儿两证联办（接种证和出生证明均在出生医院办理）打下了基础。

（二）信息系统实现了疫苗全程追溯

实现疫苗全程追溯是二期系统建设重点目标之一，因此从信息系统项目启动之初就投入了大量的精力解决追溯问题。通过三年的不断磨合和改进，信息系统串联起了生产企业、配送企业到用户方（接种门诊、疾病预防控制中心），实现了疫苗信息的全链条管理。疫苗从生产企业发送到北京市，所有的疫苗信息就进入了信息系统，然后通过物流、接种单位等各个环节的出入库扫码，疫苗的流向一目了然，可以追溯与查询，既方便受种者查询疫苗信息，又助于出现疫苗事故后问题疫苗的追踪和溯源。全程追溯在新冠疫苗的大人群接种中发挥了重要作用，所有疫苗的批次流向清晰准确，能随时了解各个接种点的疫苗库存和使用情况，方便疫苗及时合理分配和快速跨区域调苗，保证各个临时接种点疫苗供应的充足，避免了人组织来了无疫苗的情况，大大降低了不良社会舆情的发生。

（三）信息系统减少了疫苗差错事故

二期系统的使用有一个很大的改变就是疫苗必须扫码才能接种。刚开始部分接种人员对增加扫码环节不理解，感觉操作麻烦。但体会到扫码的好处之后，就欣然接受了。首先，扫码不仅仅是为了疫苗追溯的需要，更是疫苗安全接种的需要，增加扫码环节实际上是增加了一个疫苗核对的环节，能协助接种人员核对受种者和所需接种疫苗的信息，一旦出现信息不对应或疫苗过期等信息，立刻就能报警，从技术上避免了接种错误的发生，特别是在受种者聚集的时候这种核对尤为重要。在一些数字化门诊，已配备了智能冰箱，与信息系统关联，受种者扫码后只打开正确疫苗的抽屉，进一步保证了疫苗使用的安全。其次，在个案登记的环节，由于信息系统的使用，目前普遍都使用刷身份证接种，既方便了信息的登记，同时也容易发现重卡的个案，减少和避免了重卡的出现。

（四）信息系统推出了多样的移动端服务

二期系统在建设过程中同步开发了首都疫苗服务 APP 软件，这也是北京市首次推出了官方的手机端服务软件。其实在此之前，预防接种门诊的使用移动端服务的呼声是很高的，门诊和市民对互联网 + 免疫规划服务的需求也十分迫切的。因此为了改变这种状况，在二期系统开发过程中就突出了对手机端服务的开发。目前 APP 主要提供接种信息、疫苗信息的查询、接种门诊的导航及部分预约服务，同时辅助开展托幼园所、学校的查验工作，提供查验证明。随着 APP 性能的不断优化，还将提供更丰富的非免疫规划疫苗预约服务、信息互动以及免疫知识的宣传栏目。官方 APP 的推出也一定程度上抑制了各种手机疫苗接种预约软件使用的乱象，切实保障了受种者的信息安全和疫苗预约的可靠性和及时性。另外，在移动端服务方面，信息系统与北京市大数据平台对接，为北京健康宝提供新冠疫苗接种记录等数据，方便百姓接种信息的查验，为保障大型体育赛事、各种国内外重要会议、政治活动提供了有力的支持。

（五）信息系统实现了数据的集中管理

得益于现在的良好网络环境和 BS 系统架构，信息系统实现了数据的实时录入，不存在之前 CS 架构时信息不及时上传的问题，这为数据统计与分析打下了基础。在新冠疫苗接种期间，每个时点都能准确统计疫苗的接种量和库存量，即便当日接种了几十万人，也能及时统计，让市领导随时掌握接种的进度，为疫苗策略提供了充分的依据。以前北京市的接种报表多依靠手工填报，有了系统后现在正在尝试通过个案接种信息自动生成接种报表，比较客观地反映真实的接种率，减少人为修改数据的可能性，掌握一个地区真正的接种现状。目前北京的免疫信息系统已实现了与国家免疫规划信息系统和药品监督管理局药品追溯协同服务平台的对接，可每天实时上传疫苗接种信息，随着系统功能的开发和数据利用的深入，信息系统将越来越方便免疫规划的管理与决策。

四、科研成果

"北京市免疫规划信息管理系统项目"获 2009 年"信息北京十大应用成果"评选活动第二名。

五、信息化建设的展望

（一）加强接种数据的利用及统计分析

北京市免疫规划信息系统的发展，虽然基本满足了全市预防接种工作的需要，但存在的共同问题还是对数据的利用不充分。现阶段只是实现了接种信息、疫苗信息的全录入，但统计分析还远远不够。一是系统能力上的制约，因为目前数据库信息量很大，特别是新冠疫苗接种后达到上亿条数据，如果多个点位实时统计会对服务器造成较大压力，甚至直接影响系统的稳定，因此系统目前限制了统计功能，需要设计一个较合理的统计数据解决方案；二是功能上的限制，系统统计分析模块一直没有开发完成，特别是动态统计功能，根据使用者意图随意加入变量进行数据统计，需要进一步明确需求进行后期的开发。信息系统的下一阶段工作重点就在于统计分析模块的开发与完善，加强数据利用的便利性和可靠性，才能为免疫规划工作质量带来质的飞跃。

（二）进一步加强疫苗全程追溯管理的信息化支撑

由于历史原因，北京市的疫苗接种和疫苗采购管理是 2 个不同的信息系统，虽然二期系统在疫苗追溯信息上已经包含了疫苗管理系统的大多数信息，但尚缺一些重要的功能模块，比如疫苗管理系统中已非常成熟的三级疫苗申领和结算流程。2 个系统各自运行已带来了很多工作的掣肘，那么下一步是 2 个系统是数据对接，还是系统合并，这需要北京市卫生健康委员会和北京市疾病预防控制中心共同商讨才能确定，而且还需要一定的资金支持及开发时间。另外，北京市冷链温度监控系统是各区自行开发的，并没有一个全市统一的管理平台，那么冷链监测的数据如何获取也是信息系统下一步开发需要讨论的问题，初步想法就是做一个展示的界面，可在全市信息系统上看到冷链设备的信息，并完成一些常见的统计工作。

（三）信息系统需要增加更多的管理功能

北京市免疫规划信息系统在建设中主要考虑的是疫苗接种相关的功能，比如信息录入、疫苗追溯，但对疾病监测、异常反应监测等功能模块都没有放在首要开发之列。因此在下一阶段，系统完善过程中要逐步完成以上功能模块的开发，特别是疾病监测相关的功能，增加疾病监测方面的管理手段，发挥信息系统数据统计的优势。

（四）增加信息系统的公众服务功能

目前推出的首都疫苗服务 APP 在公众服务的功能上还有很多欠缺的地方，主要在 3 个方面需要改进：一是疫苗预约模块，现有功能局限于儿童预约接种或免疫规划疫苗的预约接种，但非免疫规划疫苗预约有很多可做的工作，而且百姓的需求比较强烈，特别是如人乳头状瘤病毒（HPV）这类疫苗，预约的需求很多，但没有一个正规的途径去满足。二是信息的互动，通过 APP 可主动提醒受种者接种或是接种门诊工作人员给受种者发一些有用的通知，方便接种人员与受种者的及时沟通交流。另外，接种门诊也可通过 APP 进行免疫规划疫苗知识的宣传或开办线上培训。三是下阶段北京市也逐步开展电子疫苗知情同意书和电子接种证的试点工作，进一步提高接种过程的便利性，也切实减轻接种门诊的负担。

（虞　睿　林　琳）

第**6**章

天津市
免疫规划信息化
发展史

一、背景

天津市，简称"津"，别称津沽、津门，是中华人民共和国直辖市、国家中心城市、超大城市，国务院批复确定的中国北方对外开放的门户，中国北方的航运中心、物流中心和现代制造业基地。天津地处太平洋西岸、华北平原东北部、海河流域下游，东临渤海、北依燕山、西靠首都北京，是海河五大支流南运河、子牙河、大清河、永定河、北运河的汇合处和入海口，素有九河下梢、河海要冲之称。截至 2021 年末，全市下辖 16 个区，总面积 11 966.45 平方千米，常住人口 1 373 万人。

免疫规划作为疾病控制的一项基础性工作，在预防控制疫苗针对性疾病工作中发挥着举足轻重的作用。天津市免疫规划工作起步于 20 世纪 70 年代，几十年来在各级政府的重视和支持下，通过全市免疫规划工作者的共同努力，取得了长足进展，近年来免疫规划疫苗接种率始终保持在 95% 以上，自 1993 年以来脊髓灰质炎一直保持零发病状态；1998 年以来无本市白喉病例报告；甲型肝炎、乙型肝炎等传染病发病已连续多年处于全国发病最低水平；麻疹、风疹、百日咳、流脑、乙脑、腮腺炎等疫苗针对传染病得到有效控制，免疫规划的实施有效地保护了广大儿童的健康和生命安全。然而，随着免疫规划工作的深入开展，使用疫苗品种和数量的增加，原有手工登记、报告和统计预防接种信息的方式造成操作烦琐、工作量大、信息失误和滞后等各种弊端日益显现，信息的真实性、准确性和及时性得不到保障。此外经济发展带来的人口流动和迁徙频繁，造成既往的预防接种管理模式已不能满足广大群众日益增长的预防接种服务需求。

为了巩固免疫规划工作成效，为广大群众提供安全、优质的预防接种服务，更好地完成以人民群众健康为中心的工作目标，天津市将信息化建设作为免疫规划工作的重要内容，将其纳入民心工程，作为保障儿童身体健康的一项重要举措。通过10余年的信息化建设，将计算机、互联网、物联网等先进技术手段应用于免疫规划常规工作当中，显著提高了免疫规划工作质量和整体效益，在规范预防接种、提高工作效率、提升服务质量、保障疫苗安全等方面发挥了重要作用，推动免疫规划工作更加标准化、规范化、精细化，更好地满足了群众的疫苗接种需求。

二、建设历程

（一）起步阶段（2010—2012 年）

2010 年底在原天津市卫生局（以下简称"市卫生局"）和市疾病预防控制中心的积极努力下，天津市免疫规划信息系统建设项目正式启动。根据天津市自身工作特点，确定了高起点、高标准、全覆盖的建设目标，力争建立适合本地需求的免疫规划信息系统。

为了保证整个系统的构架合理，技术先进，在项目启动之初，市卫生局和市疾病预防控制中心就派出多批次考察队伍赴北京、深圳等免疫规划信息化工作先进地区进行参观学习，充分吸取各地先进经验。同时对基层接种单位和区县疾病预防控制中心各级用户进行深入调研，收集整理各方需求、建议，并全面征询有关部门专家意见建议，确定《天津市免疫规划信息系统设计框架》，明确了预防接种信息管理、疫苗流通信息管理、疫苗针对疾病监测、强化免疫与查漏补种、入托入学查验以及免疫规划档案管理等主要功能模块。

2011 年 1 月—4 月，市疾病预防控制中心组织各方力量会同软件开发公司，抓紧进行我市免疫规划信息系统试用版软件的需求收集和软件开发工作，并在全市选择 5 个试点单位参与到试用版软件实际工作环境的运行测试，以进一步对系统进行修订。

2011 年 4 月，由天津市财政局、市卫生局联合下发了《天津市免疫规划信息系统建设方案》，就项目建设目标、经费保障、各级职责以及进度安排等关键内容提出明确要求，并制定了因地制宜、合理规划，以区县为单位，以点带面的方式逐步铺开，逐渐实现全市接种门诊的联网运行的指导方针。

各区县卫生局与疾病预防控制中心认真学习建设方案，领会文件精神，积极协调、广泛争取，为项目的顺利实施创造了保障条件。全市区县级经费投入 800 余万元，购买计算机 800 余台、打印机 400 余台、叫号设备 70 余台（套），并为每个接种单位都配备了 U 盘和杀毒软件。

2011 年 9 月，为切实保障系统内儿童接种记录数据质量，使系统能够安全、正常的顺利运行，市卫生局下发《天津市预防接种信息系统接种门诊上线管理办法》，通过基层单位自查结合上级复核的方式，切实保障预防接种信息系统内儿童预防接种资料的数据质量，保障接种安全，完成全市预防接种单位联网目标。

2012 年 11 月，天津市免疫规划信息系统建设项目通过了市疾病预防控制中心组织的终验专家评审并正式投入使用，全市 16 个区县的全部接种门诊均已完成历史数据补录并实现联网运行。

（二）稳定运行阶段（2013—2016 年）

1. 多措并举，严把数据质量　免疫规划信息系统的建立，让大量的接种数据快速进入了一个预防接种信息化阶段，"失之毫厘，谬以千里"，再好的系统功能设计，如果没有坚实可靠的数据质量支撑，也很难得到正确的统计分析和预测结论。为了保障免疫规划信息系统数据质量，实现信息系统为免疫规划决策服务的设计目标，天津市免疫规划信息系统围绕各个工作环节设置了科学、严密的质量控制体系，为实现我市免疫规划工作科学化、精细化的管理目标做出显著贡献。

（1）常抓不懈做好日常监管：开发信息系统数据质量网上考核系统，市、区疾病预防控制中心每月通过网上考核工具对辖区所有接种门诊进行 4 大项、12 个小项的数据质量相关内容的考核和复核，分别记录门诊的工作质量和区县疾病预防控制中心的考核质量，大大提高了日常督导的覆盖面和及时性。此外定期进行信息化系统质量现场考核，与网上考核方式形成有效互补，切实做到日常工作的督导全覆盖。

（2）多种举措保障个案真实：为了保障个案真实性这一信息系统的重中之重，市、区两级疾病预防控制机构每年都要对信息化系统内个案的迁出、转移和禁忌等相关记录的真实性进行上万人次的电话复核。同时，为了尽量减少脱漏儿童对信息系统统计结果造成的误差，全市每年都在流动儿童聚集地进行拉网与拦截相结合的现场调查，评估辖区儿童信息系统建档率。

（3）奖惩兑现，严抓考核：为了更加有效地促进信息化质量考核工作的推广和落实，每月将考核结果进行全市通报，做到问题跟踪和经验共享。将网上考核、现场考核、个案复核结果均纳入年度社区公共卫生考核和绩效考核范围，与接种单位工作成绩和拨付经费直接挂钩，真正做到奖勤罚懒。

（4）严格资格准入加强队伍建设：市疾病预防控制中心编写《免疫规划信息系统操作指南》和《免疫规划信息系统常见问题》等指导手册，方便系统操作人员及时学习、查阅并根据工作进展实时修订相关内容。做好每年信息系统专业技术培训，强调系统操作人员必须每年参加培训取得资质后方能上岗。

2. 加强管理、提高工作水平　在保障数据质量、加强数据利用的基础上，还从以下方面积极探索创新管理技术和思路，努力提高管理水平。

（1）疫苗流通管理模块：依托天津市专业疫苗配送管理模式，整合疫苗流通计划、审核、配送、接收、使用全部流程，通过市级平台统一管理，实现对整个疫苗流通过程的实时监控。

（2）入托入学查验模块：通过客户端软件对入托入学儿童的接种情况自动判断，给出查验结果，更加准确、快捷，并自动生成统计报表，此外还能持续跟踪漏种儿童的补种进度，真正做到了查验与补种过程的全覆盖。

（3）冷链设备动态监测模块：开发接种门诊冷链设备监测系统，利用GPRS网络将各接种门诊的疫苗冷链监测温度记录直接提交到市级冷链设备监测管理平台，实现了各级主管部门对接种门诊冷链冰箱工作状态的全自动、全天候的监测与管理，异常情况及时报警，做到了防患于未然。

（4）疫苗漏种短信告知模块：自动统计，自动汇总，自动发送，实现及时对辖区漏种儿童监护人以手机短信的方式告知漏种情况，提高接种及时性。

（5）接种目标完成率：在国家接种率月报基础上，依托信息化统计工具结合本地工作要求，设置更加细化、时效性更强的指导性指标，并以此为日常考核基础，大大提高了接种门诊免疫规划疫苗接种工作质量。

（三）升级改造阶段（2017年至今）

2017年启动天津市免疫规划信息系统二期工程，建设产科、动物致伤、成人预防接种信息系统，并在2018年实现全市所有类型预防接门诊信息化管理全覆盖，形成了免疫规划信息全人群、全过程的一体化管理模式。同期启动覆盖全市的新一代疫苗冷链自动监测系统建设，实现全市免疫规划门诊的冷链设备全自动监测与异常情况报警，保障了我市预防接种环节疫苗质量安全。在全国率先出台《天津市预防接种单位冷链系统管理指南》，对系统设备配置、更新、使用和维护等环节做出了更加明确、细致的要求，有力保障了冷链监测系统管理的标准化、科学化和制度化。

2019年积极推动预防接种信息系统疫苗追溯功能升级，落实疾病预防控制系统疫苗追溯管理要求和全民健康保障信息化工程免疫规划信息系统国家对接任务，实现接种单位基于疫苗追溯码的精细化管理，在全国率先完成与国家疫苗追溯协同服务平台和国家免疫规划信息系统的数据对接。

2020年为满足大规模新冠疫苗接种需求，对现有免疫规划信息系统进行适应性升级改造，增加相关信息变量和统计报表功能模块，专门开发移动接种客户端用于新冠疫苗移动接种队工作场景，此外还补充2台高性能服务器对系统硬件资源进行升级，充分做好新冠疫苗接种期间远超日常的数据收集和统计压力。

2021年为落实《中华人民共和国疫苗管理法》和《国家卫生健康委办公厅关于加快推进免疫规划信息系统建设工作》（国卫办疾控函〔2019〕841号）工作要求，加强免疫规划信息化管理，尽快落实预防接种全流程信息化管理，实现疫苗全程电子追溯，保障预防接种规范、安全，提高预防接种门诊服务与管理水平。由市卫生健康委员会牵头启动对原有天津市免疫规划信息系统的全面升级改造，将系统原有CS构架改建为BS构架，同时增加疫苗追溯、公众服务和现场督导等功能模块，计划通过新建综合数据管理平台以整合预防接种、疫苗管理、冷链监测和单位人员档案信息，将各系统及功能模块进行深度整合，构建天津市疫苗与预防接种综合管理信息系统，从而实现系统集约化、功能标准化、管理精细化的建设目标。

三、信息化建设的创新点

积极应用智慧化设备，提升预防接种安全性。通过创新物联网技术，实现预防接种最后一公里（接种门诊）的接种安全智慧管控。2018 年以河东区大王庄社区卫生服务中心为试点，打造物联网智慧疫苗接种方案。该技术方案通过将接种台疫苗冰箱分为 8 个独立腔室，分类存储，每次取苗只弹出一个抽屉，确保温度恒定在 2～8℃，提高存储安全。通过扫描儿童接种本，接种台疫苗冰箱自动弹出疫苗，取出疫苗再次扫描电子监管码，确保疫苗准确无误。本方案基于信息化和物联网技术，实现精准取苗零差错、问题疫苗秒冻结、追溯接种全过程，保障接种全流程可视化，有效减轻医务人员工作负担，规避医务人员接种错误，提升疫苗接种监管力度，让群众放心、接种单位省心、政府安心。试点项目建成后，在本市多个区、几十家接种单位进行了复制推广，并先后接待包括国家卫生健康委员会、国家药品监督管理局、国家疾病预防控制中心以及北京、广东、广西、湖北、河南、内蒙古、云南、新疆等几十个部门和地区，上百批次考察团前来参观学习，得到了国家领导和专业同行的一致认可。

四、信息化应用的社会效益

天津市免疫规划信息系统自上线以来，一直被作为全市预防接种工作核心支持体系，经过多年来的实际应用和不断完善，从多个方面为我市免疫规划工作提供了强有力的保障和支撑。

（一）改变了传统预防接种工作模式

免疫规划信息系统的应用，让广大接种医生摆脱了手工记录，手工统计的落后工作方式，改为用计算机录入预防接种对象的个案数据，接种数据自动查询、汇总和网络上报，各类功能丰富、实用、人性化，不仅非常简洁方便，而且工作效率明显提高，信息利用大幅度增加，数据更加全面、完善，管理更加科学、规范。

（二）异地接种方便快捷

由于流动人口大量增加，异地接种成为预防接种工作中难以解决的问题。信息系统的应用使这一问题的解决成为现实，各预防接种点之间的接种数据可以自动交换，流动儿童异地接种可以非常简便地完成，为方便流动儿童异地接种、提高流动儿童接种率提供了有效手段。

（三）提高免疫规划信息利用度

免疫规划信息系统包括预防接种工作的各个方面，改变了过去纸质档案管理的孤立性，数据利用更加便捷，为免疫规划工作策略措施制定、免疫规划工作评价提供了丰富的资料，为各种数据的管理和利用、预防接种工作的考核和评价提供了强有力的手段，使免疫规划工作走上了信息化管理的轨道。

（四）提高接种效率，保障接种安全

数字化门诊、疫苗信息追溯、冷链自动监测、智慧接种管理等先进技术解决方案将预防接种工作的候诊、告知、接种、留观、疫苗流通和储存等全部流程 / 环节覆盖，预防接种的规范性和效率得到明显提高，安全性也得到了有效保障。此外通过多年的数字化门诊建设，使全市预防接种门诊的硬件、软件水平得到了全面提升，建立起适应我市经济发展和人民健康需要免疫规划工作阵地，树立起卫生服务的形象窗口。

（五）多种途径满足群众需求

为了提升对公众的服务水平，满足公众对预防接种服务的要求，建立免疫规划网站，开通了预防接种信息网上查询功能，儿童家长可以方便地查询到自己孩子的预防接种个案信息。还提供了新闻公告、防病提示、预防接种常识、疾病常识、免疫程序、疫苗介绍、接种门诊分布、问题解答、友情链接等功能，供公众阅览，丰富公众免疫规划方面的知识。

（六）有力支撑预防接种领域重大事件

面对前所未有的全人群大规模新冠疫苗接种需求，全市免疫规划专业人员和信息系统技术人员加班加点、不眠不休共同努力完成免疫规划信息系统升级改造，为全市 400 余家新冠疫苗预防接种单位顺利完成接种任务提供了有力支撑，实现 1 300 余万人、3 000 多万剂次新冠疫苗的接种信息登记和查询统计，为全市统筹开展新冠疫苗接种工作提供数据支撑，同时也为查询健康码、提供疫苗接种证明等奠定了基础，实现科技赋能疫情防控。

天津市免疫规划信息系统的建设和应用彻底改变了既往免疫规划工作落后管理模式，极大提高了信息利用的效率，大力拓展了为公众和基层服务的渠道，显著提高了工作质量和服务质量，解决了很多预防接种工作中长期存在的顽疾，实现了全市免疫规划工作的跨越式发展。

五、论文和科研成果的学术产出

（一）科研成果

1."预防接种单位疫苗冷链设备自动监测系统技术规范"获得 2016 年天津市科技成果。

2."基于大数据分析的天津市免疫规划脱漏儿童预警模型构建"获得 2017 年天津市科技成果。

3."一种疫苗接种门诊标准化智能管控系统"获得 2020 年天津市科技成果。

（二）标准研制

DB12/T 542—2014《预防接种单位疫苗冷链设备自动监测系统技术规范》，天津市地方标准。

（三）发明专利

"一种疫苗接种门诊标准化智能管控系统"获 2016 年国家知识产权局发明专利。

（四）论文和著作

2013—2020 年，在国家级科技期刊上发表免疫规划信息化建设相关内容论文 3 篇。

六、未来展望

随着新政策、新技术、新需求的不断出现，需要我们不懈努力，尽快建立一套更加全面、智慧、高效的信息管理与服务系统，满足最新颁布的《疫苗管理法》中的有关规定，做到免疫接种门诊的规范化、标准化、智慧化三位一体，更好地为全市人民群众健康服务。根据工作规划，在未来 3~5 年内将重点通过一个面三条线的建设，在全市免疫规划工作信息化全覆盖的基础上实现预防接种由规范化向智慧化转变。

一个面——建设预防接种综合管理平台：整合原有分散的预防接种信息系统、AEFI 监测报告系统、疫苗物流配送系统、冷链自动监测系统，实现受种者、疫苗与冷链、接种服务信息统一对应、数据实时共享、功能全面覆盖、信息保证安全的整合管理。

三条线——通过建设并推广智慧预防接种门诊、预防接种移动客户端软件、积极创新技术手段，针对预防接种工作流程中仍然存在的薄弱环节，开发更科学、合理、实用的解决方案进一步提升管理水平，为天津市接种服务对象安全接种保驾护航。

当前信息化已经成为免疫规划工作不可或缺的重要组成部分，也是未来免疫规划发展的必然趋势，下一步在国家相关法律法规的基础上，我们要更加勇于创新，以信息化手段为支撑，扎实推进，助力免疫规划深层次、高水平发展，更好地保障人民的权益，为全面践行健康中国战略方针政策贡献力量。

（陈　伟）

第**7**章

河北省
免疫规划信息化
发展史

一、河北省免疫规划信息化发展背景

免疫规划工作是疾病预防控制工作的重要组成部分，河北省自 1974 年开展计划免疫工作以来，在全省计划免疫工作者的共同努力下，计划免疫工作取得了巨大成就。建立和不断完善全省计划免疫服务体系，建立了一支具有较高素质的计划免疫专业队伍，不断提高全省计划免疫的科学化、规范化管理水平；继续保持了常规免疫高接种率水平，如期实现了无脊髓灰质炎目标并继续保持无脊髓灰质炎发病状态，开展了加速麻疹控制、消除新生儿破伤风工作，将乙肝疫苗纳入儿童计划免疫，实施安全注射，加速全省预防接种规范化门诊建设。在工作任务重、条件要求高的情况下，全省免疫规划工作者以艰苦奋斗、敢于争先的精神，使全省计划免疫整体工作在全国处于先进行列。

但是，随着社会和经济的发展，大众对免疫服务的认识不断深入，对免疫服务的要求不断提高，特别是 2005 年国务院出台了《疫苗流通和预防接种管理条例》（下简称《条例》），对计划免疫工作提出了更高和更加严格的要求，而目前由于种种原因，河北省计划免疫工作出现过经费不足、人员管理水平低、局部工作出现滑坡等严峻形势。全省必须深刻认识面临形势的严峻性，认真贯彻落实《条例》，逐步解决目前存在问题，全面规范预防接种工作，使全省计划免疫工作迈上一个新台阶。

二、河北省免疫规划信息化建设历程

（一）积极推广乡镇规范化门诊建设

1997年原河北省卫生厅（以下简称"省卫生厅"）制定了《河北省乡镇预防接种门诊规范》，乡接种门诊率先在唐山等地开展。2004年5月省卫生厅在定州召开了河北省乡镇预防接种门诊建设现场会，2006年制定了《河北省预防接种门诊建设标准和工作规范》。2010年河北省100%的县、100%的乡实施儿童预防接种信息管理系统建设，其后将信息化工作重点及时转移到提高信息管理系统运转质量上，通过不断培训和加强工作管理，结合实际工作不断提高市、县、乡三级工作质量，使基层人员能够熟练使用信息化手段进行儿童管理、接种管理、疫苗和冷链管理，充分利用接种通知和数据统计分析功能提高工作质量。全省初步建成了一批新型的较为规范的智慧预防接种门诊，让人民群众切实体会到社会发展带来的便捷和效率，有效提升了群众获得感和满意度。

（二）建立冷链设备监测管理系统，为冷链设备的更新提供依据

2016年以来省财政资金每年支持1 000万元用于冷链运输、维护等工作，2018年省疾病预防控制中心建设了河北省疾病预防控制中心疫苗冷链储存运输管理系统，借助2020年国债项目和河北省财政资金支持，全省各级疾病预防控制机构、接种单位的冷库、冷藏车、疫苗运输车、医用冰箱、温度监控仪、疫苗条码扫描器（枪）等冷链设备得到了进一步补充、更新及维护，保证了全省各级疾病预防控制机构和接种单位冷链设备满足使用要求及疫苗存储和运输处于全程冷链监控范围，持续推进省、市、县、接种单位一体化的冷链温度监测系统建设。系统全面收集辖区疾病预防控制机构和接种单位冷链设备档案，完善全程疫苗流向和冷链信息监控建设，实现疫苗冷链监测管理信息全程电子化，可采集、监测疾病预防控制机构和接种单位疫苗冷链储存运输环节温度信息，实现疫苗温度全程查询及追溯。

（三）河北省免疫规划信息管理系统改建和升级

为贯彻落实《疫苗管理法》的规定和中共中央办公厅、国务院办公厅《关于改革和完善疫苗管理体制的意见》（中办发〔2018〕70号），加快预防接种信息化建设是推动预防接种事业管理现代化的重要手段，对于加强全行业管理，增强和提高

预防接种服务能力及质量，具有重要意义。河北省疾病预防控制中心于 2020 年 3 月 31 日，建成了河北省预防接种和疫苗使用追溯系统，并实现了河北省免疫规划信息平台与中国免疫规划信息管理系统的互联互通。

三、河北省免疫规划信息管理系统的特点及创新点

（一）河北省免疫规划信息管理系统维护和安全保障

河北省免疫规划信息管理系统目前部署于阿里云，部署系统的服务器不开放互联网访问权限，通过阿里云与省疾病预防控制中心建立的 VPN 专用通道访问系统。并且已完成三级等保测评。目前系统正在迁往河北省政务云，使用用户仅开放至省疾病预防控制中心，用户访问系统应用采用政务云内部网络。不对互联网开放访问权限，保障了系统访问、数据等的信息安全。同时迁移完成后会进行三级等保安全认证。

（二）实现了全省产科新生儿信息化管理，使预防接种管理关口前移

新生儿接种子系统采用 B/S 架构的新生儿产科信息管理，对产科的新生儿采用电子个案化管理，及时、准确、完整记录新生儿的基本信息、预防接种信息（卡介苗、乙肝疫苗第一针），并做到新生儿与户籍接种单位的一一对应关系，

解决了以往由于大量儿童存在迁移、流动等问题，造成的各级管理单位对其辖区儿童底数、儿童状态不能及时掌握，漏种情况时有发生，未种通知、查漏补种等工作存在重复通知或者遗漏等问题。

（三）以信息化手段开展儿童入托入学预防接种证查验工作

传统的接种证查验工作，需要耗费大量的人力和时间成本。在收集预防接种证后，通过人工浏览接种证，逐一对每名入托、入学儿童进行手工造册登记，按照儿童疫苗免疫程序逐项进行核对，筛选出未种疫苗信息，制作未种通知后通知儿童监护人，及时到指定地点进行疫苗补种。

采用信息化手段后，将入托入学的儿童信息，在数据库中进行比对，可以快速完成查验工作，且操作简便，无须对教师进行培训，只需简单学习即可上手，大大

提高了查验接种证工作的效率，让免疫规划信息化的作用非常直观地体现，获得了接种单位、学校、家长的一致好评。

（四）建立全省疫苗流通存储信息化管理系统，对疫苗进行全程监管及可追溯

通过信息载体，建成一套覆盖全省各级疾病预防控制中心和预防接种门诊的生物制品管理系统，对疫苗的全程流通及疫苗存储实现了信息化管理，对疫苗的调配、采购提供了数据支撑，并与接种单位的免疫接种信息管理系统客户端进行对接，实现了疫苗损耗情况的统计分析、过期疫苗和近效期疫苗数量自动显示提醒功能，规范了全省同批号疫苗信息的准确性、一致性，通过疫苗批号信息实现了疫苗到人的溯源。接种单位客户端还有对近效期疫苗提醒、接种禁忌证提醒、预检异常延期接种安排、疫苗信息录入时与正确规范疫苗信息对比等提醒和控制功能。

2020年3月起，此系统功能已经升级为疫苗全程追溯系统，除保留原系统功能外，还增加了利用疫苗监管码实现疫苗全程追溯。疫苗追溯码全部从国家药品追溯协同服务平台获取，目前疫苗全程追溯实施率达到100%。

（五）建成河北省疫苗接种指挥调度平台，全方位协调疫苗接种工作

河北省疫苗接种指挥调度平台于2021年4月建成，可以按省、市、县三级模式调整，通过选取不同的模式，有选择地对重点地区的数据进行查看并及时调整，使得接种能力与单位时间内下发的疫苗数量达到最大的匹配程度。河北省疫苗接种指挥调度平台，从可视化、便捷化、实时化等多个方面提升了展示本次新冠疫苗接种工作成果的能力；结合接种能力，科学调度全省疫苗接种工作，为有力有序推动河北省疫苗接种工作稳步开展提供了强有力的信息支撑。

通过建设一个情报主导、动态调度、联动处置、智能监督的立体化智能指挥调度平台，保证市级、县级高效的业务流转，形成动态灵活、互联互通、整体联动的综合性指挥调度体系，全面提升全省精确处置、综合作战的水平。该指挥调度平台的特色主要可以概括为3个实时。

1. 实时调度疫苗数据　实时掌握全省疫苗到货、在途、入库情况，以及疫苗接种任务完成情况，库存剩余情况，对全省疫苗进行统一调度和分配，通过科学的规划让每一支疫苗，用最短的时间分配到最合适的门诊，真正做到统一指挥、统一调度，统一安排。

2.实时感知接种信息　实时掌握全省接种人数、接种完成度、异常反应发生数，保障安全接种；实时掌握全省疫苗接种点接种及时性和清零情况，及时进行工作督导。

3.实时监测接种能力　实时掌握全省接种门诊数量、人员数量、日均接种量等，通过对接种门诊接种能力分析，可快速实现对全省接种资源的均衡调配，对于能力不足的门诊给予预警，保障以科学的调度促进疫苗接种工作，为全省疫情防控助力。

（六）建立全省免疫规划中心数据库，实现接种信息数据的异地共享和疫苗接种信息系统评价

受种者预防接种档案信息采集、查询和统计，实现省内异地预防接种信息交换，建立以基本信息和预防接种信息等内容为个案的免疫规划中心数据库，解决以往流动人口异地接种信息不能共享的难题。只要数据库中已有的受种者个案，在河北省内任何一家接种单位实施预防接种，都可在免疫规划中心数据库中查找。

（七）加强计划免疫针对疾病监测

1999 年开始河北省启动新的急性弛缓性麻痹（AFP）病例监测、麻疹监测、新生儿破伤风监测和常规免疫接种率监测系统，2003 年启动 15 岁以下儿童新发乙肝病例个案监测，2002 年启动预防接种副反应监测，逐步形成了覆盖全省的计划免疫及针对疾病监测系统。2003 年起开始进行免疫规划监测信息管理网络化建设，2004 年 5 月 1 日，实现了国家－省－市－县计划免疫监测数据的网络化传输。免疫规划监测信息管理系统的建立和不断完善，为免疫规划策略的制定和实施，指导计划免疫工作的深入开展提供了强有力的数据支持。

四、河北省免疫规划信息管理系统应用价值和社会效益

河北省免疫规划信息管理系统建立具有广阔的应用价值和深远的意义，关系到群众健康和幸福。

（一）为全省疾病预防控制中心机构和接种单位服务

1. 实现河北省免疫规划信息平台与中国免疫规划信息管理系统、疫苗追溯协同服务平台及疫苗上市许可持有人或疫苗配送单位等信息系统互联互通。

2. 受种者预防接种档案信息采集、查询和统计，实现省内异地预防接种信息交换。

3. 动态采集疫苗计划、采购、供应、出入库、库存、报废等信息。

4. 收集辖区疾病预防控制中心机构和接种单位冷链设备档案，收集疫苗储运环节温度信息。

5. 确保和各市的预防接种信息平台联通，确保预防接种全过程最小包装单位疫苗可追溯、可核查。

6. 收集疫苗追溯码信息，实现疫苗进入疾病预防控制中心机构、接种单位到受种者流向信息查询（正向追踪）；实现从受种者、接种单位、疾病预防控制中心机构疫苗来源和流通情况查询（反向溯源）。

7. 实时收集 AEFI 个案信息，实现 AEFI 个案与预防接种个案信息关联。

8. 动态收集更新辖区接种单位和人员信息。

9. 提供预防接种知识、受种者接种信息、接种单位信息和疫苗信息查询，接种提醒、接种预约、入托入学查验等。

（二）为教育机构服务

通过预防接种证查验系统，可以做到快速、准确完成儿童入托、入学查验儿童预防接种证工作。对提高漏种疫苗的补种率，防控幼儿园、学校爆发疫苗可预防的传染病也起到了一定的作用。截至 2021 年末，全省 16 433 个幼儿园、15 289 个小学通过免疫规划系统数据中心实现数据共享，利用建立的接种证查验信息系统，为全省近 3 万所幼儿园和学校提供了便利入托、入学预防接种的查验功能。

（三）为公众服务

通过预防接种信息系统客户端的应用为人们预防接种提供了便利，节省了预防接种时间，规范预防接种工作行为，改变传统免疫服务方式，提供了规范和便捷的儿童预防接种服务。进一步提高了免疫规划工作的社会效益，充分满足公众日益增长的对预防接种服务需求，做到了更好地服务社会，促进免疫规划工作持续发展。

提升了受种者对河北省免疫规划工作的认可度，满意度。

五、国家领导的指导

（一）国家疾病预防控制中心领导莅临指导

2013 年 3 月 4 日，原中国疾病预防控制中心副主任杨维中、免疫规划中心副主任王华庆、免疫规划中心免疫服务室副主任曹玲生赴保定市调研河北省免疫规划信息化建设情况。杨维中、王华庆副主任等一行 3 人在保定市疾病预防控制中心听取了免疫规划信息管理系统运行情况汇报并到徐水县 2 个接种点进行了实地考察。

杨主任一行考察免疫规划信息管理系统疫苗接种流程、疫苗电子监管系统使用、疫苗运转流程及儿童预防接种证查验模块的使用。现场考察结束后，杨主任一行与河北省、保定市和徐水县疾病预防控制中心人员就信息化建设等有关问题进行了讨论，对河北省信息化建设工作给予了充分肯定，认为河北省在免疫规划信息化建设方面有创新，走在了全国的前面。他指出保定市正在使用的系统设计周密、实现了儿童信息收集的源头化、接种通知的便捷化、接种实施的质控化、接种记录的真实化、接种证查验的网络化等功能。保定市卫生部门利用社会资金联合开发系统，卫生系统、生产企业、受种者、接种点共同利用系统的模式值得借鉴。对教育部门积极参与接种证查验，督促儿童及时进行补种的积极努力给予了充分肯定，同时提出要与公安、教育、计生等部门合作，共同抓好流动儿童管理，特别指出要做好数据的安全性和稳定性工作，避免信息外泄引起的社会问题。

（二）国家卫生健康委员会领导莅临指导

2016 年 6 月，原国家卫生健康委员会疾控局局长于竞进到河北省疾病预防控制中心督导检查。对河北省免疫规划信息管理系统和疫苗追溯管理系统在疫苗接种、统计、分析、报告，疫苗出库、入库等管理环节发挥的作用给予了充分的肯定。

六、未来展望

（一）继续做好督导和培训

进一步加强督导和培训，开展专项工作督导和分区培训到市级专业人员，提高信息化的覆盖广度和精度，确保在基层人员流动频繁的情况下，做好系统的使用培训及升级。

（二）将数字化预防接种门诊覆盖率指标列入绩效考核工作指标

为确保信息化工作的进一步提升，在必要时将河北各地的数字化预防接种门诊覆盖率纳入考核范围，可以不断强化全省的信息化水平提升，提高信息化门诊的服务水平，扩大服务人群。

（王晶辉　陈　伟）

第**8**章

山西省
免疫规划信息化
发展史

一、背景

随着信息技术的不断发展和应用深入，信息化建设已经成为免疫规划工作的重要组成部分。为贯彻落实《中华人民共和国疫苗管理法》和《预防接种工作规范》有关要求，保障疫苗接种效率和安全，山西省加大工作力度，努力强化硬件设施、完善软件功能，免疫规划冷链及信息化建设有了新进展。

目前已建成涵盖预防接种管理、疫苗管理、冷链管理、AEFI监测、疫苗全程追溯、入托入学查验、疾病预防控制人员考试、公众服务等多项的省级平台系统，建立健全了免疫预防接种信息管理网络和省、市、县、乡镇、社区的五级免疫规划信息网络体系，提高预防接种报告质量和预防接种工作管理水平的同时搭建了一套性能完善、设计科学、管理规范的预防接种信息管理平台，为社会有效提供更优质、高效、安全、便捷的预防接种服务。

二、信息化建设历程

（一）山西省免疫规划预防接种信息系统建设阶段

山西省免疫规划信息化建设起步较晚，经历了4个阶段。

第一阶段：网底建设阶段　2006年

原卫生部印发《儿童预防接种信息报告管理规范（试行）》，要求合理配置系统运转所需设备、人员和维护经费，东、中、西部省份分别于2008年、2009年、2010年达标。山西省属于中部省份，按《规范》要求应于2009年底以前90%以上的县、80%以上的乡完成儿童预防接种信息管理系统建设。但由于经费不足，山西省未能如期解决乡级硬件设备，该项工作指标完成率一度位列全国倒数第二。直到2010年，山西省努力争取到914.98万元的资金，为全省各级疾病预防控制中心、乡级预防接种单位配备了电脑、打印机2 212套，完成了全省免疫规划信息管理系统网底硬件设施建设。

第二阶段：应用系统建设阶段　山西省为做好信息化建设，下发了《山西省儿童免疫规划信息管理系统建设及应用实施方案》，2012年，完成了全省3 699名接种人员的培训和市、县两级疾病预防控制机构业务人员信息化建设的专项培训，随后迅速将信息系统客户端普及到各县（市、区），为实现全省各级接种点数据联网奠定基础。

第三阶段：平台建设阶段　随着全国免疫规划信息化建设的发展，山西省响应国家要求，投入336万元开展省级平台建设工作，通过招标采购，规划设计以及机房改造，2015年正式搭建起了省级平台，实现了预防接种数据共享和管理。同时，还指导、帮助建立了3个市级平台和5个县级平台，实现了小区域接种数据共享和综合管理。

第四阶段：功能完善阶段　为适应新形势、新要求，山西省加快步伐，不断完善系统功能，从2015年起在全省范围建立了冷链温控系统，实时监控冷链设备温度，发现异常立即预警，提升冷链系统安全性，2017年起这项功能将全面覆盖山西省乡级以上接种单位和疾病预防控制机构的所有冷链设备为疫苗质量提供保障。2016年建设并启用了医院产科模块，与妇幼新生儿信息系统对接，将医院产科新生儿两苗接种纳入系统管理，凡在医院出生的新生儿信息、两苗接种信息及时推送到预防接种信息系统，保障了接种信息完整性。2017年，山西省又想方设法筹措资金开发了疫苗流通接种全过程监管和追溯系统、入托入学接种证查验系统、基础信息管理（人员考试）系统，并进一步优化现有系统功能，开展免疫规划综合云平台集成建设，考虑适时引入家长手机APP功能。2017年继续投入485万余元为全省2 205家乡级以上接种单位配备接种证打印机，使山西省预防接种信息化建设工作又向前迈出坚实的一步。

（二）山西省免疫规划预防接种信息系统升级改造阶段

1. 疫苗流通和全程追溯改造　2019 年 12 月，国家卫生健康委员会办公室发布《关于加快推进免疫规划信息系统建设工作的通知》（国卫办疾病预防控制中心函〔2019〕841 号）文件，要求各省（区、市）建立完善免疫规划信息系统，对疫苗流通和预防接种全程实行电子化管理，实现预防接种个案信息跨地区交换共享；落实疫苗全程电子追溯要求，实现疫苗来源可查、去向可追。同时，中国疾病预防控制中心印发的《中国疾病预防控制中心关于印发省级和接种单位免疫规划信息系统基本功能要求的通知》（中疾控免疫便函〔2019〕1309 号）文件，对省（区、市）级免疫规划信息系统以及预防接种客户端软件提出具体的功能要求。

为此，山西省再次对免疫规划预防接种信息系统和预防接种客户端进行升级改造，按照《接种单位信息系统基本功能要求》《省级免疫规划信息系统基本功能要求》对系统功能进行改造，实现全省范围扫码接种，扩充增加疑似预防接种异常反应功能模块。

2020 年 2 月，按照国家药品监督管理局综合司、国家卫生健康委员会办公厅《关于做好疫苗信息化追溯体系建设工作的通知》（药监综〔2019〕103 号）要求，遵循《疫苗追溯基本数据集》《疫苗追溯数据交换基本技术要求》和《协同平台与疾控系统接口协议》等技术标准，完成了山西省免疫规划预防接种信息系统与国家疫苗追溯协同服务平台对接，实现数据交换。

2020 年初，按照国家疾病预防控制中心要求开始着手准备与全面健康信息化疾病预防控制信息系统进行数据交换。同年 4 月完成测试环境对接，跟随国家规范变更持续对山西省免疫规划预防接种信息系统进行改造，并按照国家低于 0.1% 重卡率要求对全省的重卡数据清洗，于 10 月接入国家正式环境，开始自动上传个案信息和疫苗接种记录。

2. 新冠疫苗接种功能改造　2021 年 4 月底，为保障新冠疫苗大规模集中接种工作的顺利开展，根据国家相关政策文件和数据上报要求，结合省卫生健康委员会部署安排，以保障新冠接种工作有序开展为前提，积极开展新冠接种功能改造，紧紧围绕平稳有序完成新冠疫苗大规模接种的工作目标，以提升新冠疫苗接种服务和疫苗调配管理能力为重点，山西省疾病预防控制中心委派省免疫规划信息系统承建公司紧急开发了新冠疫苗驾驶舱展示功能，实时监测掌握新冠疫苗接种量、疫苗供应量、疫苗库存量等信息；同时根据国家功能要求及山西省的监测统计指标完成了省级平台和接种单位客户端软件功能的改造升级、新冠接种单位客户端系统安装和培训应用工作。在系统应用过程中，承受住了日接种近105万多剂次的高峰值压力，为接种单位开展大范围高密度人群接种提供了有力支撑。截至2022年12月，山西省共计接种3 141.8万人，已累计完成新冠疫苗接种8 209.2万剂次。

为积极应对国家疾病预防控制中心提出的18 ~ 59岁、12 ~ 17岁、3 ~ 11岁年龄组的接种要求，结合新冠疫苗接种实际工作中出现的问题，山西省疾病预防控制中心安排省免疫规划信息系统承建公司对免疫规划信息系统进行了适应性改造，新增新型冠状病毒各类统计报表18张；升级改造预防接种管理和疫苗流通管理共计7大功能模块的25个功能点；升级改造预防接种客户端包含登记、预约、重卡判断、免疫程序调整等7大功能项；新增新冠接种数据可视化驾驶舱，提供实时的新冠疫苗接种信息，为应急防疫指挥部的及时部署决策提供有力支持。

（三）山西省免疫规划预防接种信息系统维护和安全保障

随着需求功能的改造，共进行全省客户端升级8次，平台端（包含预防接种系统、疫苗流通系统、集成平台、协同对接系统等）共升级部署405次。

系统改进的同时，为了能够配合山西省各级疾病预防控制机构、预防接种单位及时有效地开展疫苗接种工作，安排专业工程技术服务团队共计30人7×24小时不间断提供运行维护、升级部署、临时接种单位人员操作培训、问题处理等工作，共完成1 062个接种单位（包含临时）系统新增单位编码维护和接种客户端系统安装工作，同步全省接种单位包含临时接种单位多台分机安装注册10 834余套。完成软件升级注册服务17 046余次。根据各级组织开展了21场培训服务，其中省级远程在线培训2场，市县级远程在线培训19场，累计在线、现场培训共计3 196人次。有效保障了全省2 658个疫苗接种单位的接种服务。

三、信息化建设的亮点和创新点

经过上述五期建设，山西省免疫规划信息系统初步成形，包含预防接种信息平台、产院（医院产科接种）管理系统和免疫规划疫苗流通接种管理追溯系统，覆盖各级疾病预防控制机构、接种单位和医疗机构产科，不断完善系统功能，开展了免疫规划综合云平台集成建设，探索接种信息微信公众号查询功能。在推进信息系统建设的同时，加强网络数据安全管理，采用数字证书提高用户身份鉴别能力、用VPN（虚拟专网）技术进行加密传输，对已建成信息系统存储设备进行扩容，对网络关键节点设备采取双路互为备份，切实提高数据安全管理和交换效率，保障了各级疾病预防控制机构、接种单位的接种信息与省（区、市）级平台的互联互通，为提高山西省免疫规划疫苗接种服务质量，提升全省免疫规划规范管理水平，提供了有效支撑。全省免疫规划信息系统体现了以下6个这方面的特点。

（1）承受住了日接种近105万余剂次的高峰值压力，为接种单位开展大范围高密度人群接种提供了有力支撑。

（2）通过高效迭代的方式，积极应对不断地变化的业务需求，通过分年龄组、分人群、分地区、分疫苗、分生产企业等口径为疾病预防控制管理人员提供了多维度的统计手段，为各级领导决策提供了有效的数据支撑。

（3）完善接种数据可视化驾驶舱功能　通过直观的区划地图展示，有助于各级实时精准掌握全省各地疫苗实时接种情况，为精准决策提供了有效支持。

（4）通过升级改造客户端疫苗登记、预约、下载等功能，并支撑与政务云数据交互，可以让群众利用个人手机即可完成个人信息登记和疫苗预约等操作，减少了接种现场排队等待时间，使得公众享受到优质便利的接种服务的同时也有效减轻了工作人员的工作量，节省了大量的现场登记时间。

（5）通过采集各接种单位的疫苗接种信息，形成全省统一的疫苗接种数据库，通过同步方式实时共享给政务云、健康山西系统，使群众可以使用不同渠道软件查询自己的接种信息，为全省便民服务提供有力支撑。

（6）与国家免疫规划系统对接实现了跨地区异地接种服务，杜绝之前跨地区手工处理产生的错种、漏种和重复接种风险，使得公众能放心接种疫苗。

四、信息化应用的社会效益

（一）依法依规开展预防接种

山西省免疫规划预防接种信息系统经过5期建设，具备预防接种信息管理、全过程疫苗追溯、全流程冷链设备和温湿度实时监测信息管理功能，满足《中华人民共和国疫苗管理法》有关规定和国家卫生健康委员会相关文件要求，通过有效信息化手段确保实现疫苗来源可查、去向可追、用途清晰、过程规范，实现预防接种工作规范化、便民化，规避各类实施差错产生，杜绝疫苗相关事件的发生，有效保障疫苗安全，使公众能接种放心疫苗、放心接种疫苗，增强公众的知晓率和安全感。

（二）高效简约落实规范管理

1. 全面提升山西省整体免疫规划工作水平和质量　通过对信息系统的应用，使得接种单位的工作规范性得到进一步提升，实现了疫苗在各级疾病预防控制中心和接种单位之间的全流程监管，包含流转过程和涉及的冷链环境温度，有效保障了疫苗的效价，杜绝因冷链设备原因导致的疫苗报废；信息系统自动化的统计分析方式使得各级管理机构能获取辖区内准确的统计数据，如接种率等指标，为领导决策提供有效的数据支持。

2. 解决信息孤岛，提升服务能力　辅助接种门诊进行流程化管理，建立预防接种档案数据中心，实现全省范围内一地建档、就近接种的服务新模式。

3. 防病效果得到大幅增强　信息系统所涵盖的自动预约机制、接种前的提醒机制能有效促进儿童及时接种疫苗，有效提升了免疫规划疫苗的接种率，尤其是及时接种率，有效降低儿童患病风险，降低传染病发病率。

4. 促进数据资源共享应用　受种者预防接种档案数据面向区域卫生平台的共享应用，为全省的公共卫生服务高效落实提供详细的数据支撑。

（三）便捷贴心提升公众服务

1. 短信提醒　面向公众提供短信接种提醒服务，及时接种；方便家长了解儿童各年龄段相关的预防接种知识、儿童保健知识等。

2. 微信公众号预约接种　提供卓有成效的便民手段，方便公众通过微信公众号进行自助登记、手机预约、手机支付，享受便捷、个性化的预防接种服务。

五、信息化建设的展望

山西省将进一步完善平台功能，加强网络数据安全管理，采用数字证书提高用户身份鉴别能力，利用 VPN 技术进行加密传输，对现有免疫规划信息系统存储设备进行扩容，对网络关键节点设备采取双路互为备份，进一步加强疾病预防控制机构和接种单位与省级平台的互联互通，动态掌握接种单位、人员及预防接种相关信息，提升管理效率。同时山西省还将不断努力，将免疫规划冷链及信息化建设做实做好，采取更加多样化的学习方式向国家和兄弟省份汲取经验，苦练内功，缩小差距，推动全省免疫规划冷链及信息化建设健康、快速发展。

（光　明　陈　伟）

第9章

内蒙古自治区
免疫规划信息化
发展史

一、背景

内蒙古自治区（简称"内蒙古"）是我国成立最早的少数民族自治区，位于我国的北部，全区辖9个市、3个盟，105个旗县（市区）。内蒙古地处蒙古高原，地域辽阔，横跨东北、华北和西北，东西直线距离2 400千米，南北1 700千米，南面从东到西与黑龙江省、吉林省、辽宁省、河北省、山西省、陕西省、甘肃省、宁夏回族自治区相毗邻，北与俄罗斯、蒙古国接壤，全区总面积118.3万平方千米，总人口2 404.9万人，其中，蒙古族人口442.49万人，内蒙古自治区是一个以蒙古族为主体，蒙古族、汉族、回族、满族、达斡尔族、鄂温克族、鄂伦春族等56个民族聚居的地区。

内蒙古自1978年实行儿童计划免疫工作以来，疫苗可预防传染病得到有效控制，适龄儿童国家免疫规划疫苗接种率始终保持在较高水平。随着社会经济的不断发展，自治区党委和政府对免疫规划工作质量的要求地不断提高，人民群众对预防接种工作质量的需求地不断提升，使建设和完善免疫规划信息化成为一项迫在眉睫的工作。

经过十几年的建设和发展，内蒙古自治区已经按照国家的相关要求，结合实际工作情况，建成了覆盖自治区、市、县、接种单位四级机构，集合人工智能、大数据、物联网等技术的免疫规划信息管理生态系统，极大提高免疫规划工作质量和效率，促进疫苗接种的安全，为人民群众提供更加优质、便捷、可及的预防接种服务。

二、信息化建设历程

预防接种是一项长期而艰巨的基本公共卫生服务，信息化系统的应用和拓展，为预防接种工作的实施提供了高效，安全、稳定的保障。内蒙古自治区免疫规划信息化平台的建设大致历经了 3 个阶段。

（一）以预防接种个案管理为基础的免疫规划信息系统建设（2010—2018 年）

2006 年原卫生部下发了《儿童预防接种信息报告管理工作规范（试行）的通知》（卫疾控发〔2006〕512 号）要求西部省份于 2010 年底完成儿童预防接种信息管理系统的建设，实现儿童预防接种信息的个案管理。为加快内蒙古自治区儿童预防接种信息管理系统的建设，自治区卫生厅遵循分级负责、属地管理的原则，于 2008 年制定了《内蒙古自治区儿童预防接种信息报告管理系统建设实施方案》，2010 年开始，自治区卫生厅要求各地区利用客户端软件收集补录 2005 年以后出生儿童的预防接种个案，自此各接种单位逐步使用客户端软件进行儿童预防接种个案的记录，实现了预防接种个案的信息化管理。期间自治区卫生厅利用本级财政资金先后为 12 个盟市、101 个旗县（市区）疾病预防控制中心机构和乡镇级接种单位配备儿童预防接种信息报告用计算机和打印机 814 套。2010 年利用 GAVI 项目结余资金为 10 个旗县所辖的接种单位无偿提供预防接种信息管理系统建设使用的计算机和打印机 110 套。

2012 年 4 月选定鄂尔多斯市准格尔旗作为试点建立自治区首个儿童信息化县级平台，准格尔旗疾病预防控制中心和深圳金卫信信息技术公司经过 7 个月的系统开发，于 2012 年 12 月全旗接种单位全部启用儿童信息化系统平台，实现接种单位接种信息的互联互通。

2014—2015 年包头市、通辽市先后与河北世窗信息技术股份有限公司合作开始建设本市儿童信息化系统建设工作，包头市成为内蒙古首个建成市级免疫规划信息管理平台的地区。2016—2018 年巴彦淖尔市、乌兰察布市、阿拉善盟先后利用盟市基本公共卫生平台，建立预防接种管理系统，其功能只限于预防接种信息的记录和统计；乌海市、呼和浩特市以前期客户端软件使用为基础，建立了盟市级预防接种管理系统，实现了本地区预防接种个案的互联互通，各盟市免疫规划管理系统区域化平台建设情况详见表。截至 2018 年底全区累计购置免疫规划信息系统相关计算机 16 198 台，打印机 9 445 台，U 盘 1 048 个，自治区疾病预防控制中心于 2010、2014、2016、2018 年多次向自治区卫生行政部门申请建设自治区级平台的经费，以实现预防接种个案全区互联互通功能。2018 年自治区卫生健康委员会下拨的专项工作经费（804 万）重点建设自治区免疫规划信息管理系统。

内蒙古自治区免疫规划信息管理系统区域化平台建设历程

年份	地区		旗县覆盖情况			运营方
	自治区级	盟市级 / 旗县级	旗县级 /个	累计覆盖数 /个	累计覆盖率 /%	
2012	无	鄂尔多斯市准格尔旗	1	1	0.9	深圳金卫信
2014	无	包头市	10	11	10.9	河北世窗
2015	无	通辽市	8	19	32.4	河北世窗
	无	呼伦贝尔市	14	33		深圳金卫信
	无	乌海市	3	36		深圳金卫信
2016	无	巴彦淖尔市	8	44	53.9	盟市基本公共卫生服务平台
	无	乌兰察布市	11	55		盟市基本公共卫生服务平台
	无	阿拉善盟	3	58		盟市基本公共卫生服务平台
2018	无	呼和浩特市	9	67	68.6	深圳金卫信
	无	鄂尔多斯市鄂托克旗、杭锦旗、乌审旗、伊金霍洛旗、康巴什区	5	72		河北世窗
2019	有	全区	105	105	100	河北世窗

（二）疫苗和冷链信息管理系统的建设（2014—2018年）

随着预防接种各环节工作质量要求的不断提高，疫苗储运和冷链设备信息的电子化管理成为免疫规划信息系统建设的重要内容。由于内蒙古没有自治区级免疫规划信息管理平台，各盟市信息平台又无法统筹协调，同时在建设经费方面也很难保障大笔资金的投入。2014年国家免疫规划信息管理系统在自治区各级疾病预防控制中心和接种单位推广使用，同时部分地区如包头市、通辽市和鄂尔多斯的部分旗县于2018年开始使用河北世窗公司开发的免疫规划信息管理系统实现人员、疫苗和冷链设备的信息化管理。

随着《疫苗储存和运输管理规范》（2017年版）的出台，对冷链设备的电子监管越来越规范，对免疫规划信息系统要求越来越具体。为了加强疫苗储运温湿度的电子监管，各盟市统一或零散为所有疾病预防控制中心和接种单位的冷链设备配置了电子温湿度记录设备和监控系统，但由于没有自治区级平台、监控系统厂家众多、国家平台不提供相关功能接口，只有包头市、通辽市的疫苗储运温度信息实现了盟市—旗县—接种单位三级共享，疫苗运送环节温度监管还未实现实时监管。

（三）自治区免疫规划信息管理平台的建设（2019年至今）

为了贯彻落实中共中央办公厅、国务院办公厅《关于改革和完善疫苗管理体制的意见》等文件要求，进一步提高内蒙古疫苗流通管理和预防接种管理的水平，利用信息化技术手段以实现区域免疫规划信息互联互通，确保疫苗、冷链全程储运记录信息的可追溯、儿童预防接种信息的互联互通。2018年内蒙古自治区卫生健康委员会下拨的专项建设经费804万元，用于自治区免疫规划信息管理系统的建设。为了进一步保障平台建设质量，自治区综合疾病预防控制中心组织相关业务人员赴上海、江苏等地实地调研，充分考虑到免疫规划在"健康中国"战略中的长期重要地位，决定自治区建立统一的、能涵盖目前所有免疫规划工作内容的信息化系统，以进一步提高免疫规划管理工作，特别是基层预防接种单位的工作质量和工作实效，提升整个预防接种各环节的服务质量，加强群众在进行预防接种中的获得感，提升群众对行业的整体满意程度。

2018年底通过集中招标采购的形式确立由河北世窗信息技术股份有限公司负责承建自治区免疫规划信息管理平台。在建设过程中，结合内蒙古的实际情况，参照国家疾病预防控制中心制定下发的相关标准和先进省（区、市）信息系统建设亮点，确立了以免疫规划信息管理系统和免疫规划大数据决策预警系统为主的自治区免疫规划信息管理平台，其功能涵盖免疫规划工作管理系统、预防接种信息管理系统、疫苗冷链储存运输管理系统、预防接种信息查验系统、AEFI报告管理系统、微信小程序和免疫规划大数据决策预警系统。其间为了实现全区免疫规划信息平台统一部署、管理、改造，已有市级平台的呼和浩特市、乌海市、呼伦贝尔市放弃原有市级信息化平台的使用和升级改造的投入，并会同其他7个盟市陆续将储存在客户端软件和盟市基本公共卫生服务平台的儿童预防接种电子个案对接到内蒙古免疫规划信息管理平台——预防接种信息管理系统中。

2019年8月12日内蒙古自治区卫生健康委员会举行了内蒙古自治区免疫规划信息管理系统上线启动新闻发布会，时任国家卫生健康委员会疾病预防控制局局长常继乐出席，全区多家主流媒体现场播报，自此内蒙古建成了涵盖自治区－盟市－旗县－接种单位四级的免疫规划信息管理平台，为《中华人民共和国疫苗管理法》的实施提供了有力保障。

为落实疫苗管理法的相关要求，内蒙古免疫规划信息管理平台于2019年底与国家药品监督管理局疫苗追溯协同服务平台完成对接，同时在内蒙古免疫规划信息系统招标采购时，按照填平补齐的原则，自治区疾病预防控制中心配套下发了15套冷藏车专用温度自动监测设备，550套冷库、冰箱专用温度自动监测设备，120台温度自动监测设备显示终端，1 220个条码扫描器，9台笔记本电脑。2020年7月28日全区所有接种单位实现扫码接种，实现全区疫苗流通全程追溯管理，确保疫苗接种安全。

为了推动疫苗管理法的落实，自治区卫生健康委员会下拨专项经费建设内蒙古非国家免疫规划类疫苗招采平台，并于2020年4月上线运行，同时将内蒙古非国家免疫规划类疫苗招采和中标信息公布到内蒙古政务服务网（蒙速办APP）。下一步将推动内蒙古非国家免疫规划类疫苗招采平台采购信息和免疫规划信息管理系统中疫苗冷链储存运输管理系统的数据对接，实现非免疫规划疫苗招采合同对接到国家免疫规划信息管理系统，减少旗县疾病预防控制中心采购信息填报的压力。

2020年初新冠疫情暴发后，全民新冠疫苗接种工作的梯次推进成为贯穿免疫规划工作的重点工作，从2020年10月起针对国家对新冠疫苗接种的要求，在内蒙古免疫规划信息管理平台的免疫规划工作管理系统、预防接种信息管理系统、疫苗冷链储存运输管理系统、微信小程序和免疫规划大数据决策预警系统中增设相应的模块功能；同时将新冠疫苗接种的预约小程序对接到内蒙古政务局蒙速办APP，方便群众预约接种；将新冠疫苗接种凭证信息对接到自治区卫生健康委员会蒙健康APP、内蒙古政务局蒙速办APP、呼和浩特市青城码APP；将新冠疫苗流通信息、接种信息、人员和单位信息对接到内蒙古自治区疫情防控平台，同时将新冠疫苗接种相关的所有信息对接到免疫规划大数据决策预警系统，便于各盟市利用系统提供的预警决策信息，指导各地区及时推进新冠疫苗的接种。内蒙古免疫规划信息管理平台的应用在新冠疫情的防控中提供巨大信息支撑。

为了保障内蒙古免疫规划信息管理平台建设的网络安全，从信息平台的设计之初要求承建单位在平台数据存储和传输方面至少达到相关要求，同时在信息平台上线之初，自治区卫生健康委员会下发《内蒙古自治区免疫规划信息管理系统建设实施方案》，自治区综合疾病预防控制下发《内蒙古免疫规划信息管理平台网络与信息安全管理制度（试行）》要求各级各类信息用户务必提高信息安全意识，杜绝信息安全危险行为，每年定期对下级用户实行实名备案管理。从2021年开始每年开展网络安全等级测评工作，每年参加自治区公安厅组织的"北疆HW"网络攻防演习活动，2021年同时参加自治区卫生健康委员会组织的全民健康信息化检测预警和安全服务项目，不断地通过专业网络安全评估机构发现自身平台的漏洞和不足，立行立改或限期整改，不断提高内蒙古免疫规划信息管理系统的安全防护水平和安全系数。2022年为了进一步规范系统用户的登录行为，内蒙古免疫规划信息管理系统用户率先使用动态密码令牌，为客户端的安全增加一项防护手段。

三、信息化应用的社会效益

内蒙古免疫规划信息管理平台自运行上线以后，不仅对免疫规划相关工作起到了巨大的推动作用，同时对其他部门行业的工作也发挥了重要作用。

（一）改变新生儿童预防接种的工作方式

在内蒙古免疫规划信息管理系统中针对产科出生医院设计研发新生儿童信息管理系统，将所有在内蒙古出生的儿童由产科接种单位纳入到信息系统，并对儿童的基本信息进行采集、预防接种和接种证的ID码绑定和发放，同时根据儿童现住址直接推送到相关行政区划下的接种单位，接种单位在儿童接种乙肝第二针时对预防接种证进行 ID 码确认，完成对新生儿童的管理。截至 2021 年自治区 67.6% 的产科接种单位承担发放接种证的职能。2021 年由内蒙古自治区卫生健康委员会、公安厅、人力资源和社会保障厅、民政厅、医疗保障局、政务服务局（行政审批和政务服务）联合下发《高效办成新生儿出生"一件事"业务流程优化再造工作方案》，将预防接种证的发放纳入到新生儿出生"一件事"工作体系中，居民可以在儿童出生整个阶段通过自治区政府服务网和蒙速办 APP 自助申请办理医学出生证明、预防接种证、身份证、医保卡、社保卡等证件，解决新生儿出生后办证多环节、多处跑、多次跑等问题，预计 2023 年实现产科出生医院发放接种证全覆盖。

（二）以人民为中心的预防接种服务质量和水平明显提升

在各级党委和政府的大力支持下，经过 3 年多的投入和打造，自治区预防接种门诊建设水平取得巨大飞跃，按照《内蒙古自治区预防接种单位建设标准（试行）》，全区标准化预防接种门诊达 777 个，覆盖比例达到 50.3%，其中数字化预防接种门诊 301 个，覆盖比例达到 19.5%；动物致伤规范化处置门诊 105 个，覆盖 71.4% 的旗县区。全区标准化预防接种门诊实现了门诊面积达标（80m²），信息化、电子化设备齐全，医用冷链设备全覆盖，预防接种保障能力稳定，专业人员素质过硬。全区各地目前正围绕内蒙古免疫规划信息管理系统，打造环境一流、设备齐全、服务规范的预防接种服务体系，逐步提升预防接种门诊的服务质量水平，使人民群众获得更多的满意感、幸福感。

预约接种微信小程序的应用已成为一种普遍便民方式，尤其是新冠疫情期间，通过开通预防接种预约小程，满足了群众对预防接种时间、地点的个性需求，方便群众就近、就便接种的同时有效地降低了接种单位疫情防控的风险。截至 2022 年自治区除宝贝计划育儿助手、小豆苗等专业的预防接种预约小程外，各地区接种单位还通过单位微信公众号进行常规免疫接种的预约。为了进一步整合、推动疫苗预约微信程序，内蒙古自治区疾病预防控制中心已申请相关经费着力升级改造预约程序，提升微信预约程序在人民群众中应用的体验感和影响力，成为群众接种疫苗的一种常用工具。

免疫规划实施的 40 多年以来，宣传教育一直是提升人群预防接种的意识、保持疫苗较高接种率的有效方法，不管是定期组织的大型主题宣传活动，还是以接种单位为阵地的展示宣传，都已不合适现代社会。特别是年轻的儿童家长，从宝贝计划育儿助手微信小程序上线后，每天定期推送预防接种和育儿的相关知识和信息，方便儿童家长阅读，截至 2021 年该程序累计已绑定用户 27.3 万，以手机微信小程序的形式进行宣传教育，达到了以点带面的广泛效益，符合当下群众的生活阅读习惯。下一步内蒙古免疫规划信息管理平台将着力提升微信小程序的宣传影响力，丰富微信小程序的宣传内容，将其打造成一个有影响、受欢迎，常使用的移动客户端软件，成为一个提升人民群众在预防接种方面的责任意识，获取正规的预防接种政策、科学的预防接种知识的有效途径。

（三）改变了教育机构预防接种证的查验模式

内蒙古免疫规划信息管理平台上线后，大力推动预防接种证查验系统在各地区的部署使用，尤其是通过旗县疾病预防控制中心和接种单位对辖区学校和幼儿园老师进行信息系统的培训，自治区所有旗县的大多数学校和幼儿园可以通过预防接种证查验系统完成预防接种信息的查验，同时为了方便儿童家长 / 监护人在儿童入学之前 / 时完成预防接种证的审核，按照国家相关文件的要求在预防接种证查验系统中和微信小程序设计了查验预防接种情况审核报告单（ID 码），儿童家长 / 监护人可以通过手机微信小程序和去接种单位对儿童接种情况进行审核、补种和打印查验预防接种情况审核报告单，凭此报告单在内蒙古任何一家学校、幼儿园通过扫码，实现入托、入学新生儿童查验，通过系统直观的将查验结果反馈给疾病预防控制中心、学校、幼儿园和接种单位，真正解决学校老师不会查验接种证的难题，提升学校、幼儿园对疫苗可预防传染病防控意识和能力。

同时为了拓展学校、幼儿园接种查验数据信息的应用，下一步在预防接种信息查验系统中增加预警功能，在原有国家免疫规划疫苗的查验基础上增设流感、水痘等常见非免疫规划疫苗的查验分析，进一步提升学校常见传染病的预警防控范围，减少学校目前常见流行病暴发的风险。

（四）打造资源共享的信息平台，为社会各界提供创新性服务

内蒙古免疫规划信息管理平台目前包括内蒙古免疫规划信息管理系统、免疫规划大数据决策预警系统和内蒙古非国家免疫规划类疫苗招采平台，并根据工作的实际需要，加快推进平台之间的数据信息交流和利用，形成功能覆盖完整的自治区级免疫规划信息管理应用平台，并已纳入内蒙古全民健康信息平台建设的范围之内。参照国务院下发了《国务院关于积极推进"互联网+"行动的指导意见》《关

于促进"互联网＋医疗健康"发展的指导意见》的文件要求，内蒙古免疫规划信息管理系统在规划和开发建设阶段就制定了详细的信息化建设及实施方案，顶层设计、统筹规划，开展了大量的IT基础能力建设工作，前置集成的开放平台会提供标准API接口，供其他系统做数据互通共享，在统一采集、交换、存储的支撑下，满足多个基本公共卫生应用系统对数据的需求，减少标准交叉、重复采集。同时为加强个人健康数据和数据交互传输中的安全性，系统采用RSA加密技术对数据进行加解密，以防止数据被截取后破解，同时实现接口网关、访问授权、请求审计的功能，以保证系统之间的数据安全交换，从而保障业务平台的无障碍应用和数据安全。在数据互联互通方面，可以根据不同业务系统提出的接口需求快速建立了与其对接的链接通道，实现数据共享，互联互通。

目前内蒙古免疫规划信息管理系统已与自治区公安厅的信息系统建立数据对接，在人口户籍信息采集、打击违法犯罪等方面提供数据支持，下一步内蒙古免疫规划信息信息管理平台将本着服务人民、服务社会的原则，继续对社会各行业开通数据共享的业务，在科学决策能力和管理，网络化社会管理服务，重大疾病和突发公共卫生事件防控，疾病预防健康服务等方面提供强大数据分析和预警支撑，为全人群的健康发展保驾护航。

四、未来展望

预防接种服务是健康中国、健康内蒙古重要的组成部分，是一项长期而艰巨的工作，只有起点，没有终点。内蒙古免疫规划信息化建设的步伐会紧跟时代要求，脚踏实地，努力建设成为一个功能全面，使用方便，群众满意的应用平台，成为各级疾病预防控制中心、接种单位落实《中华人民共和国疫苗管理法》的有效手段。

同时，随着智慧化数据时代的来临，在现有信息技术的加持下，内蒙古免疫规划信息管理平台将会在疾病的预警预测、健康科普知识的精准教育、物联信息的智慧化管理方面为政府、群众和社会化的监管提供更快捷、方便和智能的支持和服务；在接种健康信息识别，疫苗临床试验信息分析、疑似预防接种不良反应监测和识别等方面为预防接种行业相关人员提供智能服务。

（李 澄 陈 伟）

第10章

辽宁省免疫规划信息化发展史

一、背景

免疫规划工作是传染病综合性防治措施之一，通过接种疫苗使接种对象获得对疫苗所针对传染病的免疫力，是控制乃至消灭传染病的有效手段。辽宁省计划免疫工作起始于1978年，40多年来党和政府十分关怀儿童的身体健康，高度重视免疫规划工作。随着社会的进步，信息化的普及，免疫规划信息化工作得到大力的推进，信息系统的发展更新进一步推动免疫规划工作的进程，辽宁省免疫规划工作更加标准化、规范化、精细化。

辽宁省免疫规划管理主体业务内容包括预防接种管理、疫苗管理、冷链管理和AEFI监测管理4个部分，业务范围涉及省、市、县（市、区）、乡镇四级行政区划，涉及管理的机构包含省、14个市、100余个县（市、区）级疾病预防控制中心和基层预防接种单位（包括预防接种门诊/站、产科接种门诊、狂犬病暴露处置门诊），以上构成完整的免疫规划工作体系。截至2021年，全省共计有免疫规划门诊1 536家、非免疫规划疫苗门诊321家、卡介苗预防接种门诊27家、产科预防接种门诊300家，预防接种工作人员上万余人。各级疾病预防控制机构主要负责辖区免疫规划工作业务技术指导和业务数据管理，各类预防接种单位主要负责预防接种工作具体实施。

目前，辽宁省免疫规划信息管理系统包含辽宁省预防接种管理平台（以下简称"省级平台"）、接种单位客户端软件（以下简称"客户端"），省级平台接收接种单位客户端软件所上传的接种者预防接种档案数据，集中存储，实现受种者预防接种档案数据的质量控制，并基于受种者预防接种档案数据实现预防接种业务相关的统计分析，同时承担省内接种单位客户端软件的跨地区异地交换，接种单位客户端软件部署在预防接种门诊，辅助接种单位医生开展预防接种服务，并采集受种者预防接种档案数据上传到省级平台。此外，多家接种单位在客户端软件基础上建立了数字化预防接种门诊，其以数字化技术为核心，在规范化预防接种门诊的基础上，将计算机、通信、多媒体、互联网、物联网等信息处理技术应用于预防接种的预约取号、健康询问、登记、候种、接种、留观等各环节，并实现全流程综合信息管理。此外，各地市已经建立了自动化的冷链监测报警系统，自动采集辖区各级疾病预防控制中心和接种单位冷链设备温度，并在发生异常时自动报警，降低因冷链设备问题造成的疫苗报废风险。

二、信息化建设历程

（一）开始阶段

辽宁省免疫规划信息化工作开始于 2007 年，根据《卫生部儿童预防接种信息报告管理工作规范（试行）的通知》（卫疾控发〔2006〕512 号）的要求，2007年上半年建立和完善儿童预防接种信息管理系统，2007 年底以前全国 100% 的省（区、市）、2008 年底以前全国 100% 的市建成儿童预防接种信息管理系统。东、中、西部省份分别于 2008 年、2009 年、2010 年底以前 85% 以上的县、80% 以上的乡实施儿童预防接种信息管理系统。为完成此项工作，辽宁省下发一系列文件，各级单位积极配合确保辽宁省免疫规划信息化工作顺利进行。

（二）完善阶段

辽宁省免疫规划信息化工作在近 10 年内取得了较大的发展，从 2011 年开始推进预防接种信息化工作，省级信息化平台建设完成并开始试运行。出台《辽宁省儿童预防接种信息管理试点实施方案》《辽宁省儿童预防接种信息管理实施方案

（2011版）》。辽宁省各级卫生行政部门和疾病预防控制机构结合自身情况，积极开展儿童预防接种信息化工作，各级机构积极配合推进预防接种信息化工作进展。在2011年辽宁省已完成儿童预防接种信息化省级平台初步建设的基础上，2012年继续维持辽宁省省级信息化平台的正常运转，推出移动疫苗接种终端在村级试用。通过移动疫苗接种终端在村级使用可以实现预防接种体系中村级单位的信息化覆盖，完成信息化工作进程的最后一公里，并在村级预防接种现场实施中提供有效的信息化管理手段。

根据《辽宁省信息化发展资金管理办法》（辽财企〔2010〕715号）要求，2013年辽宁省疾病预防控制中心申报了辽宁省免疫规划管理信息中心平台系统项目经费，经辽宁省经济和信息化委员会批复并下达了《2013年辽宁省信息化发展资金项目计划》，拨付专项资金100万元用于辽宁省免疫规划管理信息中心平台系统建设。平台的建设进一步全面推动免疫规划服务管理的信息化进程，充分利用已有的网络环境和信息系统资源，实现乡、村级接种门诊的全面网络化和异常反应报告全民化，本着数据集中、应用分散、信息共享、统一认证登录的原则，建设满足儿童全程免疫规划服务业务需要的面向儿童全程免疫规划服务管理平台系统，使各项有关业务相互关联互通，贯穿免疫规划服务每一名儿童和疾病预防控制全过程。辽宁省疾病预防控制中心高度重视此项工作，及时组织了相关工作人员提出了详细的项目需求，并多次组织单位内部专家和外请专家对该项目进行详细讨论，最终由苏州沈苏自动化技术开发有限公司中标。免疫规划信息化平台的推广对于减轻基层工作人员工作压力，提高工作效率具有较大的意义。不同于以往繁杂的手工记录，基层工作人员通过信息化系统极大地提升工作时效性，同时也减少了因手工记录带来的人工错误，大大地提高接种工作的准确性。通过免疫规划信息系统的建设，在基层接种工作中面对公众时也更加便利，加之近些年各级政府相关部门对免疫规划工作的大力宣传，公众通过媒体宣传、基层工作人员普及等宣传途径极大地推动我省免疫规划工作。同时，免疫规划信息化工作的不断的优化和不断规范的免疫规划管理，各级政府相关部门对免疫规划工作更加重视，进一步提高了各级免疫规划管理绩效，推动了辽宁省免疫规划工作的发展。

2014年逐步实现了全省预防接种客户端与省级平台的对接。2014年辽宁省及时制定了《辽宁省免疫规划信息管理系统实施方案（2014版）》并下发各市，省疾病预防控制中心下达通知开展县级及以上专业人员的相关培训，并对全省各市乡级报告单位进行了预防接种客户端软件的更换与培训。同年向省经济和信息化委员会申请 30 万元用于实现辽宁省儿童全程免疫规划管理信息平台与国家数据平台和辽宁省居民健康档案数据的共享。2014 年在辽宁省已基本完成预防接种信息系统的建设，包括接种单位客户端软件和辽宁省儿童全程免疫规划管理信息平台。接种单位客户端软件部署在社区、乡镇级接种门诊或防保站，辅助接种单位开展日常预防接种工作。2015 年初步完成了辽宁省平台与辽宁省居民健康档案数据的共享。通过客户端采集受种者个案数据上传到省级平台，在省级平台集中存储，省级平台在此基础上实现免疫规划业务的监测和统计分析。

2016 年辽宁省大力推行乡级集中接种工作，全面实施预防接种规范化管理，稳步落实民生保障工程。2016 年为保障数据安全性，辽宁省将全省儿童信息化平台数据服务器全部迁移至辽宁省卫生人口信息中心，并实现了全省近 2 000 个相关单位预防接种信息 VPN 网络报告与查询，确保省预防接种数据的安全，从而加快辽宁省免疫规划信息系统的建设，进一步推动辽宁省扩大国家免疫规划工作的开展。

2017 年辽宁省以全民健康干预服务项目建设为契机，开展预防接种精准化服务项目，在全省所有县（市、区）建立数字化预防接种门诊，提高我省预防接种服务质量。同时，辽宁省疾病预防控制中心官方微信平台的掌上预防接种服务上线试运行，标志着辽宁省的预防接种工作迈进互联网＋时代。广大市民通过关注微信平台，绑定儿童信息，使用数字化接种门诊预约接种服务功能，实现预防接种从预约、登记、候诊、接种、留观全过程信息化，并可随时查询儿童疫苗接种信息。通过信息化一站式服务，合理的预约登记机制，给受种者良好的时间安排，极大地缩短受种者等待时间，确保接种工作的高效性和合理性。2017 年 5 月辽宁省探索构建疫苗溯源信息系统，力争使疫苗从生产、运输到保存、分发、使用全过程处于网络规范监控之下，实现疫苗管理的规范化、程序化、自动化，保证每一支疫苗从出厂到接种完成的全程可追溯。

2018 年辽宁省在国家及省级相关文件要求下，为完善辽宁省预防接种信息系统运行，对辖区内所有单位进行整顿，对本年度辽宁省儿童全省免疫规划信息管理平台中所有单位进行人员、单位编码等信息更新，并将常规免疫疫苗接种率纳入本年度辽宁省政府责任状考核范围，逐级强化预防接种工作。在沈阳、大连开展预防接种知情同意电子核签，通过使用电子核签系统，受种者在接种时可以更加详细、具体、直接地知晓预防接种相关情况，同时基层工作人员较之前减少了过多纸质材料的积攒。预防接种知情同意电子核签极大方便基层工作人员对受种者知情同意相关工作的告知，使基层预防接种工作变得更加便利、有效。预防接种信息化工作的不断优化，基层预防接种信息化的不断深入，促使我省免疫规划信息系统建设加快，进一步推动我省扩大国家免疫规划工作的发展。

（三）发展阶段

2019 年辽宁省继续推行预防接种信息化工作的进程，在对基层业务工作培训的基础上，加强各级疾病预防控制机构管理，省级免疫规划信息系统再次升级更新。为贯彻落实《疫苗管理法》，全面提升辽宁省预防接种信息化水平，加快构建规范高效的预防接种管理体系，实现预防接种信息全程数字化管理，2019 年 7 月省财政拨付 3 199.6 万元用于全省预防接种管理全程追溯信息化建设，包括全程追溯软件建设和硬件建设。省政府下发文件，将预防接种完整率纳入本年度辽宁省政府责任状考核范围，将贫困家庭适龄儿童免费接种水痘、流感疫苗，接种工作纳入信息化管理，逐级强化预防接种工作。预防接种工作纳入政府责任状考核，促使各级政府更加注重预防接种工作，同时明确责任制度，强化领导在该项工作的作用。同时与基层待遇挂钩，更加促进基层工作人员工作积极性，进一步加快我省免疫规划工作的进展。

2020 年辽宁省按照国家最新要求，全面推进全省预防接种信息化建设，实现预防接种信息全程数字化管理。省卫生健康委员会统一招标采购省级免疫规划综合信息平台及预防接种客户端，发放无线扫码枪、有线扫码枪和打印机等硬件设备并将预防接种扫码接种率纳入省政府绩效考核。省疾病预防控制中心对市、县两级进行全省预防接种追溯系统全面培训，保障接种工作的有序进行。为提高我省预防接种门诊建设水平，省卫生健康委员会制定《2020 年省政府重强抓数字化预防接种门诊建设实施方案》，全面推进数字化预防接种门诊建设，进一步改善儿童预防接种环境，提高全省预防接种服务质量。同年 10 月 21 日，辽宁省免疫规划疫苗第三方物流储运项目正式启动，依据《疫苗管理法》最新要求，建成全省免疫规划综合信息平台，实现疫苗从出厂到接种的全过程扫码追溯系统，继续完善省级预防接种信息化平台相关功能。

2021 年为应对新冠疫情相关业务要求，对省级预防接种平台进行升级改造，全方位提升平台业务需求。依据国家提供的接种实施方案以及工作要求，将新冠肺炎疫苗纳入我省预防接种信息系统，同时为保障我省及时准确掌握疫苗接种进程，为全省新冠疫情提供相关数据保障，在省政府、省卫生健康委员会的支持下，全面更新改造我省免疫规划信息系统，确保基层使用方便快捷，为疫情处置相关工作提供免疫规划业务支持。

三、信息化建设的亮点和创新点

（一）大力推进数字化门诊建设

2020 年辽宁省印发《2020 年省政府重强抓数字化预防接种门诊建设实施方案》，全面推进数字化预防接种门诊建设，进一步改善儿童预防接种环境，提高全省预防接种服务质量。将预防接种门诊从预检、登记、接种、留观等一系列设置相关标准，数字化、信息化的接种环境，极大地改善了受种者接种体验感，同时也方便了基层工作人员的工作流程。截至 2021 年 12 月，全省现有数字化预防接种门诊 1 096 家，覆盖全省 14 个市、104 个县区，切实做到全覆盖、深入基层、方便群众的最终目标。

（二）政府多部门互相协调，强化政府责任

自 2007 年辽宁省信息化工作启动，各级卫生行政部门和疾病预防控制机构对免疫规划信息化工作高度重视。近几年更是将免疫规划工作纳入辽宁省政府责任状中，2019 年下发《2019 年辽宁省贫困家庭适龄儿童免费流感疫苗接种工作实施方案》《2019 年辽宁省贫困家庭适龄儿童免费水痘疫苗接种工作实施方案》，同财政局、扶贫办共同将脱贫助贫工作融入免疫规划工作中，通过信息化、数字化的工作体系更加明确到人，全年共计接种约 20 000 人，切实做好人民群众服务工作。

（三）实现免疫规划疫苗第三方配送

2020 年 10 月 21 日，辽宁省免疫规划疫苗第三方物流储运项目正式启动，本次全省免疫规划疫苗储存运输方式的改革是辽宁省疫苗管理方式的创新之一，改变

了自 1978 年国家实施免疫规划疫苗以来的配送方式。配送方式的改革是按照《疫苗管理法》中重新定义的疫苗流通方式，压缩流通环节，保证了全省疫苗储存、运输程序化，标准化，规范化。打破疫苗辽宁省原来逐级配送的传统方式，提高疫苗流通集约化水平，提高流通效率，降低疫苗供应链整体成本，将疫苗流通推向了新的发展阶段。

四、信息化应用的社会效益

（一）改变传统预防接种工作方式

免疫规划信息化的推广使用，改变了传统手工记录落后的工作方式，使用电脑录入预防接种个案，实现数据自动传输、报表自动生成，大大缩短了日常工作时长，使工作变得更加方便、快捷。

（二）方便异地接种工作

随着社会化的不断进步，人口流动大量增加，异地接种工作变得异常重要。免疫规划信息化的深入，流动人群利用网络进行异地接种操作，将原有接种个案信息通过异地迁入的方式来录入现有接种信息，从而极大地提高了流动人群的接种率。

（三）提高接种安全性

数字化预防接种门诊、疫苗全程追溯系统的使用，确保疫苗从出厂到运送直至接种的全流程覆盖，受种者从预约、登记、接种、留观更是全方位记录。信息化的应用，更加全面、系统地规范了预防接种的要求，使预防接种工作更加规范化、安全化、细节化。

五、信息化相关学术产出

2017—2019 年，在国家级科技期刊上发表免疫规划信息化建设相关内容论文 2 篇。

六、展望

　　随着社会不断进步，群众预防接种意识的不断强化，需要建立更加全面、高效、便捷的管理服务系统。辽宁省免疫规划信息系统一直致力于不断更新与完善，不断优化和升级以满足我省各级预防接种工作的需求，同时要更加规范工作流程，信息化工作的不断推进，促使免疫规划工作更加规范化、标准化、全面化。通过信息化技术的不断提升，希望早日实现免疫规划服务更加全面的全国数据共享，同各行业如教育系统、医院临床系统等更加高效地结合在一起，为全民健康提供数据支撑。

（丛　博　陈　伟）

第**11**章

吉林省
免疫规划信息化
发展史

一、背景

　　免疫规划工作是疾病预防控制工作的重要组成部分，吉林省自 1978 年实行儿童计划免疫工作以来，疫苗针对传染病的控制工作取得了显著成绩。但是随着经济的发展、免疫规划工作的深入开展，免疫规划服务和管理工作仍停留在简单、落后的手工登记、统计分析的时代，其报告的真实性、准确性和及时性得不到保障。随着我国使用疫苗品种和数量增加，传统落后的免疫规划管理方式已难以适应免疫规划实际工作的需要。此外，随着外出务工、房屋拆迁等多种因素的出现，人口流动性加剧，以及群众预防接种的意识增强，针对流动人口的免疫规划管理出现了掣肘。因此，如何动态监测相关信息，提供科学严谨、及时准确的统计、分析各类免疫规划相关数据，解决异地接种、实现数据共享，为管理部门决策提供依据，更好地为社会服务，成为免疫规划工作新的难题和工作重点。为此实现全省免疫规划信息化管理势在必行，这不仅可以提高预防接种单位的工作效率、工作质量和管理水平，减少工作人员的工作量，而且可以对流动儿童进行更科学、规范的管理，充分满足社会对免疫规划工作服务水平日益增长的需求，为实现高质量的免疫服务提供保障，也是免疫规划工作标准化、规范化、科学化管理的发展方向。此外，吉林省免疫规划工作管理也一直同步使用国家各种系统在进行相关信息报告，同时，随着工作需求也开启了吉林省免疫规划信息系统的建设工作。

二、吉林省免疫规划信息化建设历程

（一）使用儿童预防接种信息管理系统国家接种点客户端软件

吉林省免疫规划信息化工作始于 2007 年，根据《卫生部儿童预防接种信息报告管理工作规范（试行）的通知》（卫疾控发〔2006〕512 号）的要求，2007 年起在全国范围内开始儿童预防接种信息管理系统建设，中部省份于 2009 年底以前 90% 以上的县、80% 以上的乡完成儿童预防接种信息管理系统建设，实现接种信息的个案管理。为完成此项工作，原吉林省卫生厅（以下简称"省卫生厅"）下发了《关于印发吉林省儿童预防接种信息报告管理工作方案的通知》（吉卫函〔2007〕106 号），对吉林省儿童预防接种信息管理系统建设，以及全省儿童预防接种信息规范管理工作提出了明确的实施计划和具体要求。

为了全面掌握吉林省乡级防保组织与接种单位信息化现况，吉林省疾病预防控制中心于 2007 年 4 月 3 日下发了《关于开展乡级防保组织与接种单位儿童预防接种信息化现况调查的通知》（吉疾控免发〔2007〕6 号），对乡级防保组织与接种单位的人员、设备等情况进行了详细的调查，吉林省疾病预防控制中心对上报的调查数据进行了统计、分析，掌握了吉林省乡级防保组织与接种单位信息化现况，确定全省开展此项工作的 6 个试点县为长春市朝阳区、绿园区、农安县，吉林市龙潭区、永吉县、磐石市。同时向卫生厅提交了吉林省儿童预防接种信息化建设所需经费的报告，报告中请示经费为 1 773.43 万元，其中，省级平台建设费为 450 万元，乡级防保组织与接种单位计算机、打印机等设备购置费 1 323.43 万元。

2007 年 5 月 17—20 日吉林省疾病预防控制中心在长春市举办吉林省儿童预防接种信息管理系统建设师资培训班，参加培训班的有 9 个市（州）、6 个试点县（市、区）疾病预防控制中心免疫规划科科长、负责免疫信息管理、网络管理专业人员、省疾病预防控制中心免疫规划所专业人员、长春市各区免疫规划科科长和部分专业人员共计 58 人。为了提高培训班的培训质量，邀请了中国疾病预防控制中心免疫规划中心免疫服务指导与评价室刘大卫主任、曹玲生主任医师亲自授课。培训内容包括儿童预防接种信息管理系统建设有关的技术文件、接种点客户端软件配置工具、接种点客户端软件操作和信息管理平台用户操作等。培训班在长春理工大学计算机网络教室进行，采用边授课边操作的方式，确保了参训人员掌握信息化建设的要求和软件的操作要领。本次培训班既为吉林省信息化建设培训师资力量，也是我省正式启动信息化建设的一次启动会，为吉林省开展预防接种信息管理系统建设在技术上奠定了基础。截至 2007 年底，全省 6 个试点县有 92 个接种单位通过国家级终审。上传国家免疫规划信息系统 51 807 名儿童预防接种个案信息。

2008 年在总结试点县经验的基础上，在全省范围内开展儿童预防接种信息管理系统建设。于 2008 年 4 月 15—18 日，省疾病预防控制中心在长春市举办了师资培训班，对 9 个市（州）、60 个县（市、区）疾病预防控制中心主管主任、免疫规划科科长、免疫规划专业人员各 1 人、省疾病预防控制中心免疫规划所专业人员进行了培训，参加培训共计 210 人。培训班也在计算机网络教室进行，采用边授课边操作的方式，培训时间 2 天，确保了参训人员掌握信息化建设的要求和软件的操作要领。本次培训班为我省信息化建设培养了大量师资。截至 2008 年底，全省开展儿童预防接种信息管理系统建设的市（州）有 5 个，占市（州）的 55.56%；县（市、区）有 20 个，占县（市、区）的 31.25%；乡（镇）接种单位有 305，占乡（镇）接种单位的 25.94%。

2009 年由于甲型 H1N1 流感疫苗接种数据必须推送到国家免疫规划信息管理系统的需要，加速推动了吉林省儿童预防接种信息管理系统建设工作。截至 2009 年底，全省 9 个地区儿童预防接种信息管理系统建设工作全面铺开，64 个县儿童预防接种系统建设开展率为 100%，乡级儿童预防接种信息管理实施率为 91.09%，乡级接种单位儿童预防接种客户端安装、使用率为 94.74%，达到了中部省份于 2009 年底以前 90% 以上的县、80% 以上的乡完成儿童预防接种信息管理系统建设的要求。

2010 年在完成国家要求的基础上，吉林省继续推进此项工作，截至 2010 年末，全省 9 个市（州）的 64 个县（市、区）均开展了儿童预防接种信息管理系统建设工作，县级开展率为 100%。834 个乡镇使用儿童预防接种信息管理系统客户端软件管理适龄儿童预防接种覆盖率为 100%。1 071 个乡级接种单位儿童预防接种客户端安装、使用率为 100%。各接种单位基本完成了 2005 年 1 月 1 日以后出生儿童预防接种信息数据录入工作。

在推进使用儿童预防接种信息管理系统国家接种点客户端软件过程中，省疾病预防控制中心多次组织专业人员到试点县督导此项工作开展落实情况，到接种单位督导计算机、人员配备情况，以及对接种单位录入的数据进行了审核。省疾病预防控制中心每年还组织召开1~2次的培训会，如2011年9月17—21日，吉林省疾病预防控制中心在长春举办了基层社区预防接种技术师资培训班，邀请中国疾病预防控制中心免疫规划中心免疫服务指导与评价室曹玲生副主任和扶余县疾病预防控制中心免疫科刘洪波副科长分别做了预防接种信息系统建设与应用和接种点客户端软件使用体会的讲座和经验介绍，参加培训人员240余人。此外，还召开现场会进行交流学习，如2011年4月6—9日在长春市的宽城区、松原市的扶余县举办了吉林省免疫规划工作会议的现场会，全省市、县级疾病预防控制中心主任、主管主任、免疫规划科科长、信息化管理人员等260余人，分别参观了城市社区和乡镇预防接种门诊，推广了儿童预防接种信息化管理系统的先进经验。通过督导和培训工作促进了儿童预防接种信息管理系统国家接种点客户端软件在吉林省接种单位的全面使用。2011年底，吉林省对2005年以后出生的儿童预防接种信息全部建立预防接种档案纳入客户端软件系统管理，大部分接种单位开始利用客户端软件程序下发未种通知单，用打印机打处方、打预约单、打卡、打证，基本上结束了手工下通知单，上卡、上证的历史。儿童预防接种信息管理系统的建设提高了预防接种工作的效率，减轻了工作人员繁重的工作压力，使免疫规划管理工作适应了社会发展的需要。

在实施儿童预防接种信息化管理过程中，吉林省各级政府和卫生行政部门高度重视，认真组织，切实加强对儿童预防接种信息化建设的领导，从财政方面给予大力支持。2009年，吉林省财政厅下发了《关于下达乡镇卫生院专项补助资金的通知》（吉财社指〔2009〕1108号），此文件通知按各地行政区划乡镇数量和每个乡镇卫生院1万元补助标准下达卫生院专项资金，用于按规划设置的乡镇卫生院免疫规划预防接种信息管理工作（购置电脑、存折式打印机等设备），共计下拨621万元。同时，儿童预防接种信息化覆盖率的指标列入各级卫生行政部门年度绩效考核的指标，相关部门定期考核，抓好落实，确保儿童预防接种信息化工作的落实。此外，市县乡领导也高度重视此项工作，积极从本级财政中筹措资金落实辖区儿童预防接种信息化建设所需经费。

（二）建设吉林省免疫规划信息管理系统

吉林省免疫规划信息管理系统（以下简称"省平台"）计划建设工作开始于2007年，吉林省疾病预防控制中心于2007年向省卫生厅提交经费申请报告，省卫生厅为争取省免疫规划信息管理平台建设经费，多次给省财政厅打报告，疾控处处长多次去财政厅相关处室沟通、协调，申请平台建设经费，为吉林省免疫规划信息管理的建设做出了巨大的贡献。省财政于2010年给省卫生厅拨付了430万元（服务器硬件250万元、服务器软件35万元、平台管理软件142.85万元）省平台建设经费，省平台建设经费得到了落实。同年，省卫生厅将省平台招标采购的计划报省财政厅进行审批。省疾病预防控制中心在开展广泛的需求调研、分析后，于2010年12月8日向卫生厅上报了《吉林省免疫规划信息系统建设方案》，吉林省免疫规划信息系统管理平台筹建工作正式开始。

2011年由于省卫生厅对疾病预防控制系统信息化建设有新的打算，故吉林省免疫规划信息管理系统建设工作没能按计划推进，此工作处于暂停阶段。2012年9月份才又重新启动省平台建设工作，为了广泛了解各级疾病预防控制部门和接种单位对免疫规划信息管理系统的业务需求，2012年9月7日，省疾病预防控制中心组织召开吉林省免疫规划信息管理系统平台建设研讨会，参加人员有省、市、县三级疾病预防控制中心、接种门诊等专家20余人，针对免疫规划信息管理系统所包含的业务内容提出了具体的要求。2012年10月29日，省卫生厅主管厅长亲自组织召开吉林省免疫规划信息系统建设协调会，参加协调会领导有省卫生厅主管疾病预防控制的副厅级巡视员、疾控处处长、规财处处长、信息中心主任，省疾病预防控制中心主任、主管主任、免疫规划所所长，参加会议的还有省卫生厅疾控处、规财处、信息中心，省疾病预防控制中心免疫规划所、信息所有关业务人员。2012年12月24日，省疾病预防控制中心向卫生厅上报了关于吉林省免疫规划信息系统招标要求的函。随后吉林省免疫规划信息管理系统建设项目在吉林省政府采购中心网站上正式进入招标采购流程，并于2013年1月16日在吉林省政府采购中心组织下通过公开竞标方式完成了招标工作，软件开发由深圳金卫信信息技术有限公司中标，中标价为177.85万元。

系统的基本构架由吉林省免疫规划信息管理系统和吉林省儿童预防接种信息系统客户端软件两部分组成。在系统开发过程中，为了保证系统功能能够满足吉林省免疫规划工作的需求，2013年5月15日，省疾病预防控制中心组织召开吉林省免疫规划信息管理系统功能需求调研讨论会，此次研讨会有省、市、县三级疾病预防控制中心、接种门诊人员和深圳金卫信公司项目负责团队成员共同参加，通过此次会议进一步明确了吉林省免疫规划信息管理系统和吉林省儿童预防接种信息系统客户端软件功能。2013年10月25日，省疾病预防控制中心组织召开了"吉林省免疫规划信息管理系统试运行前初测研讨会"，参加测试会的是省、市、县三级疾病预防控制中心、接种门诊信息化业务人员。2013年10月28—30日，在长春市二道区、农安县、吉林市船营区、松原市扶余县分别进行吉林省免疫规划信息管理系统试运行培训，参与试运行的74家乡级接种单位的信息化工作人员参加了培训。2013年12月18日，省疾病预防控制中心组织专业人员对松原市及扶余县进行了吉林省免疫规划信息管理系统平台运行情况现场调研。

通过近半年的试运行应用和总结经验，对吉林省免疫规划信息管理系统和吉林省儿童预防接种信息系统客户端软件功能又做了进一步完善和修改，2014年3月11—12日，省疾病预防控制中心召开吉林省免疫规划信息管理系统第二次用户测试研讨会，全面测试吉林省免疫规划信息管理系统的各项业务功能，本次参加测试专家19人，专家由省、市、县三级疾病预防控制中心和接种单位免疫规划信息化专业人员组成。为了做好吉林省免疫规划信息管理系统在全省的推广应用准备工作，2014年4月14—16日，在梅河口、柳河县进行了吉林省免疫规划信息管理系统试运行培训，培训人员100余人。2014年5月8日由原省卫生和计划生育委员会组织在柳河县举办的吉林省预防接种门诊规范化建设现场会启动仪式会议上，省疾病预防控制中心主任医师林琳就吉林省免疫规划信息管理系统建设情况及功能模块进行了培训，原省卫生和计划生育委员会副巡视员、疾控处处长、副处长、省疾病预防控制中心主任、副主任、各地区卫生局副局长、疾病预防控制中心主任等186人参加了培训。2014年6月8—12日吉林省疾病预防控制中心举办了吉林省免疫规划信息管理系统终验侧和验收评估会，中国疾病预防控制中心专家、外省（区、市）同行业专家、全省各级免疫规划专家、金卫信公司法人、项目组成员等30余人参加终测和验收评估会，专家们一致认为，吉林省免疫规划信息管理系统已达到建设方案要求的相关标准，可以推广应用。原省卫生和计划生育委员会疾控处处长、省疾病预防控制中心主任和主管主任出席了终测和验收评估会议，并做了重要指示。2014年10月起吉林省免疫规划信息管理系统在全省预防接种单位和疾病预防控制机构全面启用，吉林省免疫规划信息管理系统的使用，对促进吉林省免疫规划工作具有重要的意义，也是免疫规划工作的一个里程碑。

为了推广和应用吉林省免疫规划信息管理系统，为全省疾病预防控制机构、各级各类接种单位提供服务，2014年9月28日，原吉林省卫生和计划生育委员会下发了《关于全面启用吉林省免疫规划信息管理系统的通知》（吉卫疾控函〔2014〕36号），要求在全省各级疾病预防控制中心、乡级报告单位、乡级接种单位、医疗机构产科，使用该系统进行儿童的预防接种管理。省疾病预防控制中心于2014年10月9—12和13—16分别举办了2期吉林省免疫规划信息管理系统师资培训班，两期培训班共计培训市、县两级师资190余人。为吉林省免疫规划信息管理系统在全省范围的推广使用做好了充分的准备工作。为了推进吉林省免疫规划信息建设进程，提高系统数据质量及上传的及时性，2015年1月20—22日在吉林市举办吉林省免疫规划信息管理系统应用现场经验交流会，会上总结了前期吉林省免疫规划信息管理系统使用情况和数据质量，吉林市、吉林市船营区、松原市扶余县介绍了信息化实施经验，与会人员还参观了吉林市的青岛街社区卫生服务中心、松九社区卫生服务中心、大绥河乡卫生院、大岗乡卫生院，通过现场教学、讨论和交流的方式，起到了试点先行和示范引领的作用，加快了吉林省免疫规划信息管理系统应用的步伐，为确保吉林省免疫规划信息管理系统规范、有序、顺利运转奠定了良好的基础。省疾病预防控制中心副主任主持会议，中心主任亲临会议并做了重要指示，吉林市疾病预防控制中心主任和副主任亲自陪同参观。截至2020年12月，全省71家疾病预防控制中心、901个乡镇（街道）的1 078个城市卫生社区和乡镇接种单位，使用吉林省免疫规划信息管理系统进行免疫规划管理工作，全省各级疾病预防控制中心、接种单位预防接种信息化管理实施率均达100%。

吉林省免疫规划信息管理系统对预防接种人群的管理是从新生儿出生医院开始，采集新生儿和家长的基本信息，并将新生儿在出生医院接种的乙肝疫苗第一剂次和卡介苗接种信息记录在系统上。从2015年1月1日—7月31日，选择在原试点县（市、区）医疗机构产科接种室，开展吉林省免疫规划信息管理系统新生儿接种子系统的试应用。在总结试点单位应用经验的基础上，于2015年8月开始，在全省各级医疗机构产科接种室全面普及应用吉林省免疫规划信息管理系统新生儿接种子系统。2015年8月28日，原省卫生和计划生育委员会下发了《关于在全省医疗机构产科接种室启用免疫规划信息管理系统的通知》（吉卫疾控中心发〔2015〕25号）文件，明确要求全省医疗机构产科接种室启用免疫规划信息管理系统，并规定及时、准确和完整采集新生儿接种信息。截至 2020 年 12 月，使用该系统进行新生儿卡介苗、乙肝疫苗第一剂次接种管理的产科接种室 274 家，医疗机构产科实现新生儿预防接种信息化管理实施率达到 100%。

为了帮助全省学校和幼儿园准确、方便地开展入学入托查验预防接种证工作，吉林省免疫规划信息管理系统新增了查验预防接种证子系统。2015 年 1 月 1 日—8 月 31 日，在试点县（市、区）小学及幼儿园，开展了吉林省免疫规划信息系统预防接种证查验信息化子系统的应用。2015 年 9 月 1 日，原吉林省卫生和计划生育委员会和吉林省教育厅联合下发《关于在全省小学及托幼机构启用免疫规划信息管理系统的通知》（吉卫联发〔2015〕50 号），文件要求自 2015 年 9 月 1 日开始，在全省范围内，所有小学和托幼机构全面启用吉林省免疫规划信息系统预防接种证查验信息管理子系统，为入学入托，转学转托的儿童开展预防接种证查验工作。为了更好运用系统开展预防接种证查验工作，2016 年省疾病预防控制中心下发了《关于印发"吉林省入托入学预防接种证查验和疫苗补种工作实施技术方案（试行）"的通知》，方案明确规定了预防接种证查验对象、方法和频次。截至 2020 年 12 月，全省 6 215 个幼儿园、2 474 个小学使用吉林省免疫规划信息管理系统进行入托、入学儿童预防接种证查验管理工作，幼儿园及小学实现接种证查验信息化管理实施率 ≥ 95%，县级覆盖率达 100%。

在吉林省免疫规划信息化建设的同期，吉林省从 2013 年末开始启动预防接种门诊规范化建设工作。2014 年，吉林省卫生和计划生育委员会下发了关于印发《吉林省 2014 年预防接种门诊规范化建设方案》的通知（吉卫疾控发〔2014〕6 号），2015 年，吉林省卫生和计划生育委员会又下发了关于印发《吉林省 2015 年预防接种门诊规范化建设方案》的通知（吉卫疾控发〔2015〕11 号），方案对乡级接种单位的信息化建设提出了具体的工作指标。2013 年省财政下拨了 400 万元经费给乡级预防接种单位用于规范化门诊建设，2014 年和 2015 年，省财政分 2 次下拨 1 亿元（2014 年省财政下拨 5 500 万元，2015 年省财政下拨 4 500 万元）用于乡级预防接种单位规范化门诊建设的经费，预防接种单位根据自身的需求，将其中的一部分经费投入到了儿童预防接种信息化建设项目。吉林省政府将预防接种门诊规范化建设列为民生实事工程，省政府将该项工作纳入对原省卫生和计划生育委员会年度考核重点工作，省政府和省发展和改革委员会每月了解工作的进展情况。2015 年 8 月 13—24 日原省卫生和计划生育委员会组织对 4 个县（市、区）的预防接种单位进行了规范化门诊建设的中期督导；2015 年 12 月 15 日至 2016 年 1 月 6 日原省卫生和计划生育委员会又分 2 组，组织开展了此项工作终期考核工作，考核了全省所有县（市、区）的 120 余家接种单位信息化工作，检查结果为各县区均完成了儿童预防接种信息化管理系统指标要求。

原省卫生和计划生育委员会将儿童预防接种信息化管理系统建设覆盖率纳入卫生行政部门每年的绩效考核和公共卫生均等化考核指标中，每年在卫生和计划生育委员会组织的公共卫生均等化现场考核时对指标完成情况进行考核。如 2018 年 11—12 月在 2018 年度基本公共卫生服务项目全省范围内现场技术指导及考核时，就将使用吉林省免疫规划信息管理系统查验儿童入托、入学预防接种证情况作为重点考核内容。此外，吉林省卫生健康委员会多次组织吉林省免疫规划信息管理系统的督导和调研工作。如 2019 年 2 月 20 日—3 月 5 日开展了全省接种单位省级抽查工作，对免疫规划信息管理系统预防接种信息管理、疫苗管理、冷链设备管理，以及接种单位应用预防接种信息系统等内容进行了督查，省卫生健康委员会疾控处相关人员、省疾病预防控制中心分管主任亲自带队，对 12 个县疾病预防控制中心和 85 家预防接种单位进行了督查。2019 年 3 月 18 日，吉林省卫生健康委员会副巡视员范明、疾控处处长王驰一行到吉林省疾病预防控制中心调研疾病预防控制中心信息化建设工作。范明副巡视员对近年来省疾病预防控制中心不断加大信息化建设投入，信息化工作业务覆盖面不断拓宽，疾病预防控制疫情信息系统建设工作取得较快进展给予肯定。并强调中心要高度重视疾病预防控制中心信息化建设工作，充分认识到疾病预防控制中心信息化建设是深入贯彻健康吉林的重要举措，是加快推进数字吉林建设发展的重要抓手。

吉林省免疫规划信息系统从启用后，每年省疾病预防控制中心组织省、市、县三级疾病预防控制中心和接种单位信息化专业专家，召开一次系统功能需求研讨会，一次系统改造和新增功能测试验收会，按照免疫规划工作的需求不断进行完善和升级吉林省免疫规划信息系统。如 2018 年 1 月 15—18 日举办吉林省免疫规划信息管理系统部分功能升级改造研讨会，经过专家讨论对吉林省免疫规划信息管理系统 7 个子模块提出了 39 项升级改造和新建功能。5 月 30 日举办了吉林省免疫规划信息管理系统疫苗免疫方案专家研讨会，对吉林省免疫规划信息管理系统和客户端疫苗免疫方案进行统一调整和修改。12 月 4—6 日举办吉林省免疫规划信息管理系统部分功能升级改造测试验收会，由专家和系统开发公司项目负责人等共同完成了 2018 年 1 月提出的吉林省免疫规划信息管理系统 7 个子模块的 39 项升级改造和新建功能的测试和验收工作。同时，为了提高系统数据质量，除接种单位要随时清理个案，保证客户端无重卡外，县、市两级疾病预防控制中心定期清理辖区内的个案重卡，省级疾病预防控制中心每年组织 1～2 次的清理重卡工作，保证了系统数据的可利用性、分析指标的准确性，预警预测结果的可参考性，为行政部门做出防控疾病决策提供依据。省疾病预防控制中心在每年的免疫规划工作的专题计划中对全省儿童预防接种信息化建设提出了明确要求，在每次组织的免疫规划工作督导考核时信息化建设都是考核的主要内容之一。如 2016 年 5 月结合吉林省预防接种规范管理专项活动对 9 市（州）18 县（市、区）的 36 家接种单位信息化管理工作进行了督导。另外，每年在省疾病预防控制中心组织的各种免疫规划工作培训班上，如吉林省免疫规划工作培训会、吉林省免疫规划师资培训班、吉林省免疫规划精细化管理工作研讨会等培训班和研讨会，信息化的内容必不可少。如 2018 年 3 月 28—30 日吉林省疾病预防控制中心在长春市举办 2018 年吉林省免疫规划工作培训会，9 月 27—30 日在吉林市召开 2018 年吉林省免疫规划师资培训班，12 月 3—5 日在长春市召开吉林省免疫规划精细化管理工作研讨会，培训班和研讨会上就免疫规划信息管理系统需要加强和改进的工作、吉林省免疫规划信息化管理工作情况及平台运转现况分析、免疫规划信息化应用进展、免疫规划信息管理系统编码及实体单位维护、吉林省免疫规划信息管理系统生物制品、接种率调查等系统功能如何使用等内容进行了培训。

为进一步加强我省免疫规划信息管理系统的管理和数据利用，确保系统正常运转和系统数据安全，提高数据质量，明确工作职责，为免疫规划工作的管理和决策提供及时、准确的信息提供重要技术保障。原省卫生和计划生育委员会印发了《关于印发吉林省免疫规划信息管理系统工作指南（2018 版）的通知》（吉卫疾控发〔2018〕2 号），对乡级接种单位、产科接种单位应用吉林省免疫规划信息管理系统实施儿童预防接种工作规定了具体的工作指标。对小学及托幼机构使用吉林省免疫规划信息管理系统查验接种证要达到的覆盖率提出了指标要求，这样就为各级各类用户更好地规范应用信息系统，以及各级管理单位考核系统使用情况提供了参考依据。

随着吉林省免疫规划信息系统建设工作的不断推进，从 2018 年 2 月 1 日开始，全省启用吉林省免疫规划信息系统生物制品管理子系统。省疾病预防控制中心下发了《关于在全省范围内启用吉林省免疫规划信息管理系统生物制品模块的通知》（吉疾控免疫发〔2018〕3号）文件，使吉林省预防接种从疫苗源头管理，做到吉林省各级疾病预防控制中心采购和接种单位使用的疫苗全部纳入系统管理，保证了全省儿童预防接种疫苗按照疫苗批号可溯源。2019年1月16—18日，省疾病预防控制中心召开二类疫苗（非免疫规划疫苗）接种单位使用吉林省免疫规划信息管理系统培训班，参加培训全省独立的非免疫规划疫苗接种单位49家，参加培训人员为二类疫苗接种单位负责人和信息管理人员，共计培训97人，为在全省二类疫苗接种单位全面启用吉林省免疫规划信息管理系统做好了充分准备。2019年2月开始，全省范围内独立的二类疫苗接种单位使用吉林省免疫规划信息系统客户端软件对成人预防接种实施信息化管理。至此，吉林省全人群预防接种信息全部纳入吉林省免疫规划信息管理系统。

（三）吉林省免疫规划信息管理系统按国家标准改建和升级

2019年12月5—6日，根据国家卫生健康委员会办公室《关于加快推进免疫规划信息系统建设工作的通知》（国卫办疾控函〔2019〕841号）文件要求：建立完善免疫规划信息系统，对疫苗流通和预防接种全程实行电子化管理，实现预防接种个案信息跨地区交换共享；落实疫苗全程电子追溯要求，实现疫苗来源可查、去向可追。吉林省疾病预防控制中心召开了吉林省免疫规划信息基本功能需求研讨会，组织参加会议专家按照中国疾病预防控制中心印发的《中国疾病预防控制中心关于印发省级和接种单位免疫规划信息系统基本功能要求的通知》（中疾控免疫便函〔2019〕1309号）文件要求与吉林省免疫规划信息管理系统和吉林省预防接种客户端软件功能进行一一对照后，形成了吉林省免疫规划信息系统平台建设项目方案（升级改造）。2020年3月10—16日在吉林省政府采购中心网站上正式进入招标采购，2020年3月30日，经吉林省人民政府政务大厅招标服务中心专家库通过随机方式抽取组成评委会的评定，确认深圳金卫信信息技术有限公司中标吉林省免疫规划信息管理系统平台建设项目（升级改造）。中标价为138万元。

吉林省免疫规划信息管理系统平台建设项目，落实了《中华人民共和国疫苗管理法》疫苗要实现生产、流通和预防接种全过程最小包装单位疫苗可追溯、可核查的要求，建设了吉林省疫苗全程追溯系统，系统开发完成后首先在吉林市疾病预防控制中心、吉林市昌邑区疾病预防控制中心、延边州疾病预防控制中心、延吉市疾病预防控制中心、昌邑区辖区接种单位、延吉市辖区接种单位进行系统试点应用，在试点应用的过程中不断完善系统功能。省财政为系统建设下拨了364.50万元专项资金，利用专项资金交付了吉林省免疫规划信息管理系统平台建设项目（升级改造）软件开发费用138万元，为疾病预防控制机构和常规接种单位及产科接种单位采购掌上电脑（PDA）和扫码枪等硬件设备费用为226.50万元。省疾病预防控制中心下发了《关于做好吉林省免疫规划信息管理系统（及疫苗全程追溯系统）建设工作的通知》（吉疾控免疫发〔2020〕6号），文件对信息化建设提出了明确要求和具体做法，并要求各级疾病预防控制中心和各类预防接种单位配备满足预防接种信息化管理和疫苗全程追溯工作的电脑、打印机等设备。2020年3月27日省疾病预防控制中心召开了吉林省疫苗全程追溯系统视频培训会，参加培训人员为各级疾病预防控制中心免疫规划工作分管主任、科（所）长、疫苗管理人员，全省预防接种单位负责人和疫苗管理人员。从2020年4月份开始，吉林省疫苗全程追溯系统正式上线，替代吉林省免疫规划信息管理系统中的生物制品模块，经过2个月部署，2020年6月30日吉林省疫苗追溯管理系统在预防接种单位和疾病预防控制机构全面正式启用。2020年7月3日吉林省疫苗全程追溯系统完成与国家药品追溯协同服务平台的对接工作，吉林省疫苗全程追溯平台按照国家要求从国家药品追溯协同服务平台获取疫苗药品追溯码信息，吉林省实现了疫苗全程电子追溯目标。2020年11月7日完成了省免疫规划信息管理系统与国家全民健保系统项目免疫规划信息管理系统正式网联调对接工作，吉林省是全国第7个完成对接的省份（前6个为试点省份），实现吉林省预防接种档案能上传国家系统的目标，为新冠疫苗紧急接种个案数据上传提供了保障。为满足新冠疫苗接种大型临时接种点多人同时登记、同时接种的需要，以及避免同一人在不同接种单位接种新冠疫苗重复建档的问题，2021年5月在不影响日常儿童预防接种和新冠疫苗接种任务的情况下，完成了接种单位预防接种系统由C/S架构转换为B/S架构的工作，实现了疫苗接种信息实时录入实时上传，保证全省新冠疫苗接种数据统计分析的及时性和准确性。升级改造后的系统满足国家对预防接种、疫苗管理、冷链监测、接种单位以及人员管理要求，实现了各功能信息由省级平台采集并向国家信息系统进行数据推送和交换。2021年为保障吉林省全人群新冠疫苗的接种，省财政下拨专项资金100余万元用于购买服务器及增加网络带宽，用于保障新冠疫苗接种工作的开展。

作为新冠疫苗跨地区接种信息共享交换测试工作的试点省，依据国家对跨地区数据交换方案的要求，2021年6月份对吉林省免疫规划信息系统进行了部署及调试，2021年7月7日按照国家新冠疫苗接种信息跨地区异地接种视频演练方案的所有程序步骤进行了测试，吉林省免疫规划信息管理系统达到了新冠疫苗接种信息的跨地区交换功能要求。

按照吉林省免疫规划信息管理系统平台建设项目（升级改造）招标合同规定，金卫信公司完成了系统软件开发工作，并在系统验收前按照吉林省免疫规划业务工作需要不断更新吉林省免疫规划信息管理系统。2021年8月24—26日，吉林省疾病预防控制中心召开吉林省免疫规划信息管理系统升级改造功能测试及验收会，参加本次会议的有中国疾病预防控制中心免疫规划中心曹玲生主任医师、湖北省疾病预防控制中心蔡碧主任技师，吉林省各级疾病预防控制中心免疫中心和预防接种单位信息化专家，参会专家对招标建设项目免疫规划信息管理系统和接种单位信息系统中的预防接种信息管理、疫苗信息管理、冷链设备和温度监测信息管理、AEFI监测信息管理等模块的115条功能逐一进行了测试，专家认为系统研发的软件基本上达到了招标方案中对功能设计的要求，所有功能全部通过了项目验收，并对需要继续完善的功能与金卫信公司签订了后续承诺书。至此，按照中国疾病预防控制中心印发省（区、市）和接种单位免疫规划信息系统基本功能要求，而对吉林省免疫规划信息管理系统平台建设项目（升级改造）完成。吉林省免疫规划信息管理系统始终按照国家预防接种管理要求的变化，而不断进行升级改造和完善，保障了预防接种管理工作的质量，减少了基层工作人员的工作量，实现了业务资料电子化、监测统计自动化、接种服务便民化，使免疫规划管理工作适应了社会发展的需要。

（四）吉林省免疫规划信息管理系统维护和安全保障

吉林省免疫规划信息管理系统平台服务器位置在省疾病预防控制中心机房，系统的安全保障工作由省疾病预防控制中心的信息所负责，系统的使用和业务需求由免疫规划所负责。2014年10月至2016年底吉林省免疫规划信息管理系统，按招标时签订的协议属于免收系统运行技术服务费期，从2017年起每年金卫信公根据与省疾病预防控制中心司签订供用双方技术服务合同，提供技术服务和对系统新增和升级功能的研发，省疾病预防控制中心根据工作需求量，在合同中签订省疾病预防控制中心应付公司的省平台需求功能研发费，费用按年支付。其他系统维护费用还包括省平台的网络费用、系统等级保护认证费等，均由省疾病预防控制中心从免疫规划工作经费中支出。

吉林省乡级预防接种单位使用的吉林省预防接种信息管理系统客户端的维护经费，每年由县级财政或接种单位自付。2014年10月至2016年底吉林省免疫规划信息管理系统，按招标时签订的协议属于免收系统运行技术服务费期，从2017年起根据供用双方签订的技术服务合同，每个乡级接种单位每年按1 500元的标准给系统开发公司交付信息系统技术服务费。

三、吉林省免疫规划信息管理系统的特点及创新点

（一）实现了全省产科新生儿信息化管理，使预防接种管理关口前移

新生儿接种子系统采用B/S架构的新生儿产科信息管理，对产科的新生儿采用电子个案化管理，并及时、准确、完整记录新生儿的基本信息、预防接种信息（卡介苗、乙肝疫苗第一针），并做到新生儿与户籍接种单位的一一对应关系，无缝连接，实现了儿童从出生就纳入我省免疫规划信息化管理，无论儿童在省内任何一家产科出生，均可以做到全程跟踪，数据共享。通过县（市、区）级管理部门审核后，平台将新生儿档案自动推送到户籍管理接种单位，接种单位预防接种系统客户端自动下载相关信息，实现平台和客户端之间数据的动态更新，做到了医院出生儿童的建卡率为100%。

解决了以往由于大量儿童存在迁移、流动等问题，造成的各级管理单位对其辖区儿童底数、儿童状态不能及时掌握，漏种情况时有发生，未种通知、查漏补种等工作存在重复通知或者遗漏等问题。

（二）创建儿童入托入学预防接种证查验信息化管理系统，为教育部门查验预防接种证服务

传统的接种证查验工作，需要耗费大量的人力和时间成本，收集预防接种证后，通过人工浏览接种证，逐一对每名入托、入学儿童进行手工造册登记，按照儿童疫苗免疫程序逐项进行核对，筛选出未种疫苗信息，制作未种通知后通知儿童监护人，及时到指定地点进行疫苗补种。

建立接种证查验子系统后，只需要将儿童花名册特征信息（姓名、性别、出生

日期）导入系统或者扫接种证上条码的方式，系统可以自动匹配并完成接种证查验工作，自动生成漏种名单、漏种疫苗剂次，园医或校医只需将工作放在未匹配成功儿童查验和后续的督促疫苗补种工作上，大大简化了查验工作的复杂度，降低了人工查验的差错率，提高了工作效率和工作质量，并可以通过动静结合的新型查验手段，实现了对未到国家免疫规划疫苗接种截至年龄儿童的持续查验。在省平台建立预防接种查验子系统供全省教育系统对入托入学儿童进行接种证查验的方案，吉林省免疫规划信息管理系统是首创。

（三）建立入户调查与系统数据库比对的接种率调查系统，方便调查后汇总统计

通过信息化的手段，建成一套全省各级疾病预防控制中心之间接种率调查协同工作系统，系统可由省、市、区三级疾病预防控制中心自主发起接种率调查事件，发起单位及下级单位都可以参与到该项工作中进行入户接种率调查。系统提供便捷的调查儿童特征信息（姓名、性别、出生日期）导入方式，自动匹配儿童档案，调出历史接种信息进行调查儿童接种信息的快速生成，当遇到卡（信息系统）、证接种信息不符的情况可对信息进行修改，修改并不影响系统原有接种档案，并对调查结果提供多样的统计分析功能。

（四）建立急性弛缓性麻痹（AFP）病例监测信息管理系统，为疾病预防控制机构节省支出成本

通过信息系统方式实现各级各类医院和疾病预防控制机构对 AFP 病例监测情况的数据汇总及上报，实现了由原来的纸质报告 AFP 病例旬监测情况向信息化的转变，节省邮寄 AFP 监测报表的费用，提高工作效率和报告及时性统计的准确性。以往旬报报告的及时性以邮件的邮戳为准，既不科学，统计也耗时。

（五）实现免疫规划工作基础资料的信息化采集和统计，替代原始的手工年报表

通过接种单位使用的吉林省预防接种信息系统客户端和吉林省免疫规划信息管理系统，采集全省各类接种单位和疾病预防控制机构从事免疫规划工作人员和单位基本信息，以及辖区总人口数、小于 15 岁各年龄组儿童数、小于 6 岁各年龄组流动儿童数等电子档案资料，分级别统计生成免疫规划工作各种基础年报表，用电子信息化技术替代了以往手工汇总统计，结束了逐级上报纸质免疫规划工作基础年报

表的历史。吉林省是在国家要求将接种单位和接种人员纳入免疫规划信息管理系统前就已经将这部分内容涵盖在省平台管理的省份。

四、吉林省免疫规划信息管理系统应用成效

吉林省免疫规划信息管理系统建立具有广阔的应用价值和深远的意义，关系到每个家庭和每个儿童健康和幸福。如果很好的应用该信息系统，就能及时发现并消除免疫空白儿童，建立有效的免疫屏障，动态监测疫苗可预防传染病，最大限度地降低其危害。同时，本系统以电脑记录代替纸质记录儿童接种信息，以计算机信息化管理替代人手工管理，以持续的、互动的网络宣传模式替代了间断的、固化的宣传手段，提高了免疫规划管理的效率、效果，可产生巨大的社会效益。吉林省免疫规划信息系统建设和应用填补了吉林省免疫规划信息化管理的空白。其主要社会价值如下。

（一）为全省疾病预防控制中心机构和接种单位服务

1. 建立吉林省儿童预防接种信息处理和数据交换中心，全面实现以儿童预防接种个案为基础的信息管理　实现数据的动态更新、全省资源共享，流动儿童跨区域接种，从根本上解决了儿童底数不清、存在重卡、流动儿童异地接种数据不能共享、接种率计算不准确等之前无信息管理系统而无法解决的难题，全面提高预防接种监测信息报告质量、报告的及时性。利用数据交换中心也为成人预防接种信息存储、统计和交换提供了方便。截至 2020 年末，1 个省级，10 个市（州）级，60 县（市、区）级疾病预防控制中心利用系统对免疫规划工作进行管理，数据分析利用，监测预警，为领导提供决策的依据。全省 1 078 个接种点，利用 C/S 架构的客户端软件，完成数据采集、处理和管理等功能操作。2021 年 5 月份接种单位预防接种系统由 C/S 架构转换为 B/S 架构。

2. 通过产科新生儿信息化管理，使预防接种管理关口前移　全省所有医疗机构的产科接种单位通过系统从新生儿出生就进行管理，新生儿基本信息和接种信息采集工作从以往出生 1 个月后到辖区接种单位采集环节前移至新生儿出生医院，管理儿童数从出生源头采集，避免了儿童流失。截至 2020 年末，274 个医疗机构产科

使用 B/S 架构的系统对新生儿接种管理，完成新生儿卡介苗、乙肝第一针预防接种管理和新生儿基本个案信息的采集。

3. 通过开发疫苗全程追溯系统，对疫苗的流通及使用实现信息化管理。系统能对疫苗的采购、调配提供数据支持，对疫苗采购、分发、储存、使用全过程进行监管，各级疾病预防控制中心和接种单位可以随时查看疫苗库存、疫苗有效期，做到合理使用分配疫苗，减少了疫苗的浪费。疫苗追溯码全部从国家药品追溯协同服务平台获取，并通过疫苗追溯码实现疫苗到接种者的追溯，落实《中华人民共和国疫苗管理法》疫苗从生产、流通和预防接种实行疫苗全程电子追溯制度。

4. 建立冷链管理系统掌握冷链状况，并为冷链配备提供需求依据。通过建立冷链设备监测管理系统，对全省用于免疫规划的所有冷链设备来源、类型、数量、生产企业、启用时间、使用年限、运转状态等信息了如指掌，根据不同的需求想法对冷链设备进行分辖区、分类型的统计分析，方便了对冷链设备的管理，还可按照冷链设备使用年限、已报废数量等信息计划购买、配备新的冷链设备，用于保障疫苗存储、运输的需要。

5. 用信息化手段代替重复的人工工作。通过应用吉林省免疫规划信息管理系统，免疫规划的工作人员从烦琐的手工登记、汇总统计各种免疫规划工作报表数据中解放出来，减轻工作强度、减少工作量，节省了工作时间，提高工作效率。

（二）为教育机构服务

通过吉林省预防接种证查验系统，可以做到快速、准确完成儿童入托、入学查验儿童预防接种证工作，解决了幼儿园园医和学校校医由于对儿童免疫程序不熟悉，手工不能准确查验儿童预防接种证和发现儿童漏种疫苗的问题。对提高漏种疫苗的补种率，防控幼儿园、学校暴发疫苗可预防的传染病也起到了一定的作用。截至 2020 年末，全省 6 215 个幼儿园、2 474 个小学通过免疫规划系统数据中心实现数据共享，利用建立的接种证查验信息系统，为吉林省近 9 000 所幼儿园和学校提供了便利入托、入学预防接种的查验功能，避免了错查和误查，实现了追踪查验。

（三）为公众服务

通过预防接种信息系统客户端的应用为人们预防接种提供了便利，节省了预防接种时间，规范预防接种工作行为，改变传统免疫服务方式，提供了规范和便捷的儿童预防接种服务。进一步提高了免疫规划工作的社会效益,充分满足公众日益增长的对预防接种服务需求,做到了更好地服务社会,促进免疫规划工作持续发展。提升了受种者对吉林省免疫规划工作的认可度、满意度。

五、科研成果和学术产出

(一)科研成果

"吉林省免疫规划信息管理系统(及疫苗全程追溯系统)建设与应用"获 2021 年度吉林省科学技术进步奖三等奖。

(二)论文

2009—2019 年,在国家级科技期刊上发表免疫规划信息化建设相关内容论文 8 篇。

六、国家领导的指导和培训

(一)国家疾病预防控制中心和卫生健康委员会领导莅临指导吉林省免疫规划信息化工作

1. 2015 年 3 月 25—26 日中国疾病预防控制中心免疫规划中心肖奇友副主任和免疫服务指导与评价室曹玲生副主任专程到吉林省检查吉林省免疫规划信息化建设工作。到省疾病预防控制中心听取了吉林省免疫规划信息化建设工作汇报;到省疾病预防控制中心机房了解了服务器配置,以及信息系统安全保障工作;到长春市二道区八里堡卫生服务中心、吉林市永吉县口前镇卫生院、双河镇卫生院现场考察了系统使用情况,对吉林省免疫规划信息管理系统建设给予了高度评价。省疾病预防控制中心主管主任、长春市疾病预防控制中心和吉林市疾病预防控制中心主管主任陪同检查。

2. 2019 年 8 月 7 日,国家疾病预防控制中心免疫规划中心尹遵栋主任在参加中国疾病预防控制中心在吉林省召开的免疫规划信息化研讨会议期间,到延边州延吉市进学社区卫生服务中心、北山社区卫生服务中心参观了数字化预防接种门诊，尹主任详细听取了门诊负责人对数字化预防接种门诊建设的介绍，参观了每个预防接种环节和区域，并对儿童预防接种信息化管理做了专业性的指导。省疾病预防控制中心主管主任、延边州和延吉市卫生健康局和疾病预防控制中心的领导陪同参观。

3. 2021年6月12日，国家驻吉林省新冠疫苗接种工作指导组组长、国家卫生健康委员会疾控局副局长雷正龙到省疾病预防控制中心检查新冠疫苗储存和接种工作开展情况。对我省免疫规划信息管理系统和疫苗追溯管理系统在新冠疫苗接种、统计、分析、报告，疫苗出库、入库等管理环节发挥的作用给予了充分的肯定。省卫生健康委员会副主任张艳陪同检查，共同观看了系统操作。

（二）国家疾病预防控制中心领导参与吉林省免疫规划信息化培训工作

1. 2007年5月17—20日，吉林省疾病预防控制中心在长春市举办吉林省儿童预防接种信息管理系统建设师资培训班，中国疾病预防控制中心免疫规划中心免疫服务指导与评价室刘大卫主任、曹玲生主任医师应邀亲自参与授课。

2. 2011年9月17—21日，吉林省疾病预防控制中心在长春举办基层社区预防接种技术师资培训班，中国疾病预防控制中心免疫规划中心免疫服务指导与评价室曹玲生副主任应邀做了预防接种信息系统建设与应用的专题培训。

3. 2021年6月24日和10月28—30日，吉林省疾病预防控制中心在长春举办2021年吉林省免疫规划工作培训会议和吉林省免疫规划工作人员能力提升培训班，中国疾病预防控制中心免疫规划中心免疫服务指导与评价室曹玲生主任医师应邀做了信息化助力新冠疫苗和常规免疫接种的专题培训。

七、展望

吉林省免疫规划信息化建设虽然已经取得一定的成绩，但是还有一些信息化功能需要提升和完善。未来将整合现有的吉林省免疫规划信息管理系统和疫苗追溯系统，为各级用户提供一个保障信息安全、业务功能全面、统计分析精准、使用方便智能的免疫规划信息综合管理系统。加大数字（智）化预防接种门诊的建设，让受种者获得更优质、安全、高效、便捷的疫苗接种服务。在全省范围使用吉林省预防接种微信公众号，提供更方便的疫苗预约、接种提醒、电子接种证和宣教指导等服务，让信息与百姓需求精准共享。建立标准规范的吉林省冷链自动监测系统，做到冷链自动测温覆盖疫苗运输、储存、接种全过程。

吉林省在免疫规划信息系统建设上将继续遵照执行《中华人民共和国疫苗管理法》等法律法规，不断探索用新技术、新方案、新方法提升免疫规划工作信息化管理水平。秉承让百姓少跑路、数据多跑路的宗旨打造优质的预防接种信息管理系统，为健康中国、健康吉林助力，为保障人民的健康贡献智慧和力量。

（林　琳）

第12章

黑龙江省
免疫规划信息化
发展史

一、背景

随着时代的进步，工业社会逐步迈向信息化社会，网络科技日新月异的高速发展是进入信息时代的一个显著标志。在黑龙江省全面振兴、全方位振兴新局面的关键时期，各行各业共同推进工业强省和数字龙江建设，免疫规划工作也乘势而为，加快发展。黑龙江省委、省政府提出加快推进数字龙江建设，作为推进质量变革、效率变革、动力变革实现高质量发展的重要路径，这是指导黑龙江省未来信息化发展的规划图和施工图。

人类的发展史也是与疾病的斗争史。人类同疾病抗衡的过程中，最初的主要方式是通过防御和医治的方式为主。直到近代，随着化学、微生物学、免疫学等学科的不断发展，人类对防病的方法有了全新的认知和掌握。此外，对人类疾病预防特别是预防接种起到至关重要作用的就是信息化技术的诞生，这一重大革命，彻底改变了人类在疾病预防方面的格局，具有重要的历史意义。

随着公众对疾病预防意识的逐年提高，免疫规划工作的重要价值也在逐年得到全社会的认可。免疫规划的工作核心是预防接种，预防接种也被称为20世纪最伟大的公共卫生成就。我国的预防接种工作整体上经历了突击接种时期、计划免疫时期、免疫规划时期和扩大国家免疫规划时期。在预防接种的整个发展阶段，计划免疫时期为原始的信息统计和报告方式向信息化时代过渡的分水岭，计划免疫后期开始，特别是我国进入 20 世纪 90 年代后，随着计算机和互联网的不断普及和迭代升级，信息化也逐步融入免疫规划工作的管理当中，并且随着全国疾病预防控制系统应用，对信息化的认识和重视程度逐年提高，免疫规划信息化的发展也进入了一个全新、快速、精准的时期。

二、信息化发展历程

（一）从无到有，信息化初始阶段

黑龙江省作为我国东北老工业基地的重要组成部分，是我国近代进入工业化比较早的地区之一，近代工业化建设历程丰富，成果显著，为我国工业化的迅速发展奠定了基础。党的十八大报告中提出的"推动信息化和工业化深度融合"体现了我国对信息化与工业化关系的认识不断深化，强调信息化带动传统产业的发展，也是从支持生产力到支持生产方式的升级。

黑龙江省自 1982 年开始实施免疫规划工作。20 世纪 80 年代，传统的免疫规划工作在信息录入、统计、储存等方面采用的是传统手工、纸质的方式进行，在信息的准确性和传递的速度上均难以产生跨越式的提升。

1995 年，原黑龙江省卫生防疫站为计划免疫所装备第一台计算机（286），计划免疫工作开始进入信息化时代。虽然当时的计算机运行速度慢，内存和储存空间小，但是计算机的应用对计划免疫的数据录入和统计工作产生了翻天覆地的变化。在信息化管理的初期，接种信息的填报、AFP 监测、麻疹监测以及计划免疫常规一些统计工作，均可以通过计算机完成。

在计划免疫信息化工作初期，属于传统的管理模式向信息化管理模式的转变阶段，相互结合，逐渐过渡，大量的数据需要从村级和乡级开始进行手工统计，然后县和市逐级汇总后，上报至省。省通过计算机对数据汇总、审核、分析，提高了数据计算、审核、统计的及时性和准确性。

（二）邮件的诞生，加快了信息传递速度

从 80 年代中期开始，电子邮件被广泛使用。我国发出的第一封电子邮件在

1987 年，是由北京计算机应用技术研究所发送到德国的。1998 年起，电子邮件逐渐在我国开始普及使用。各级免疫规划工作人员，陆续开始通过电子邮件发布通知和上报数据，预防接种信息的传递方式从邮寄的形式逐渐转换为 E-mail 传递的形式，从此提高了预防接种等数据的报送速度，也提供了数据在邮箱中进行备份的功能，便于在日后进行既往数据查询。计算机的使用解决了免疫规划信息化有没有的问题，而 E-mail 的出现，解决了免疫规划信息化能否快速传递的问题。

（三）信息系统建立，全国统一标准阶段

随着我国经济的高速增长，我国信息化有了显著的发展和进步，缩小了与发达国家的距离。随着人工智能、云计算、互联网、物联网等新一代的技术出现，重新引发了人们对现代通信技术、对信息化的思考，也让众多处于时代变革之际的人们选择了通过信息化技术实现转型升级的道路，推动了各行各业与互联网结合的进一步发展。

2003 年，中国疾病预防控制中心设计研发了中国免疫规划监测信息管理系统软件，同年在全国省（区、市）、市、县级疾病预防控制中心部署使用。黑龙江省疾病预防控制中心作为全国试点省份，率先在全国开始启用系统使用工作，并对测试过程中遇到的系统问题和需要补充内容进行收集和报告。随着中国免疫规划监测信息管理系统软件的部署和使用，全省预防接种数据从此可以通过专业的软件录入、报告、汇总、审核，再一次对免疫规划信息化工作起到了加速器的作用。与此同时，随着光盘储存的诞生和逐步普及，用于免疫规划信息化资料的储存方式也随之发生巨大改变。以往纸质版信息存储的方式存在占用空间大，保存时间短，容易受损等风险。使用光盘作为储存介质后，优点是存储信息量大，易于保存，存放时间久，易于传递，保密性好。

（四）接种单位客户端诞生，开启接种信息电子化管理时代

2005 年，中国疾病预防控制中心开始部署中国儿童预防接种信息管理系统接种点客户端软件，接种单位通过客户端软件，建立儿童个人基本信息电子档案，在接种疫苗后录入儿童预防接种信息，通过网络向国家疾病预防控制中心进行数据上报。黑龙江省为全国预防接种信息系统的升级改造提供了信息支持，并在全国提前实现了市级、县级和乡级接种单位客户端软件 100% 覆盖的目标。后期国家提出

各省（区、市）建立各自免疫规划信息系统，本省（区、市）接种单位通过 CS 或 BS 构架，将接种个案信息上传至省（区、市）平台，省（区、市）平台为省（区、市）、市、县三级疾病预防控制机构提供统计分析功能。黑龙江省也积极响应国家的号召，开始快速筹备省级信息系统的搭建和部署工作，并积极吸纳已建成省份的先进经验。2018 年底，黑龙江省所有产院启用黑龙江省产院新生儿管理平台，为新生儿提供乙肝疫苗首针接种和卡介苗接种服务后，直接建立新生儿电子档案，录入接种信息并打印接种证，提高了建证的及时率，也为后期接种单位建立儿童接种档案提前完成了基础信息的录入和共享。

（五）省级平台的诞生，步入接种数据共享阶段

为尽快推进黑龙江省免疫规划信息管理系统建设，按照国家要求早日实现本省平台搭建工作，实现省域内儿童预防接种个案异地查询、异地管理，黑龙江省疾病预防控制中心积极与沈苏科技（苏州）股份有限公司沟通、协调，于 2018 年 1 月 1 日起，以沈苏公司托管的形式，建设完成了黑龙江省免疫规划信息管理系统平台，并投入使用。平台模块包括：预防接种信息系统、疫苗出入库管理系统、自动温度监测系统。平台的启用，实现了黑龙江省儿童预防接种信息实时上传的同时，也实现了儿童预防接种信息跨区域管理。同时，疫苗的出入库在省级、市级、县级疾病预防控制机构实现了信息化管理，疫苗冷链实现了自动温度监测和报警功能。2021 年国家免疫规划信息系统建设完成，省级免疫规划信息系统与国家免疫规划信息系统实现对接，每日上传新冠疫苗数据，定时向疫苗追溯协同服务平台上传疫苗接种数据。2022 年 1 月，黑龙江省免疫规划信息管理系统开通省外新冠疫苗接种档案查询功能，实现全国新冠疫苗接种记录同步共享。同年 8 月，省级平台定时向国家平台上传所有疫苗接种数据，身份信息录入完整并上传成功的儿童个案数据均可查询，初步实现疫苗接种信息共享功能。

（六）电子监管实施，疫苗全程可追溯时代到来

为了加强疫苗管理，保证疫苗质量和供应，规范预防接种，促进疫苗行业发展，保障公众健康，维护公共卫生安全，《中华人民共和国疫苗管理法》于 2019 年 12 月 1 日起施行。按照第十条"国家实行疫苗全程电子追溯制度"要求，疾病预防控制机构、接种单位应当依法如实记录疫苗流通、预防接种等情况，并按照规定

向全国疫苗追溯协同服务平台提供追溯信息。黑龙江省疾病预防控制中心严格按照疫苗管理法要求，迅速对省级平台进行升级改造，加入了疫苗全程可追溯系统模块，并通过测试和验收。2020年在全国启动新冠疫苗接种后，黑龙江省按照国家要求，快速实现了新冠疫苗的全程可追溯管理工作，疫苗全程追溯覆盖率达到99%以上。

（七）接种服务对象的扩展，全人群预防接种信息化管理时代

随着信息系统硬件和软件相关技术的逐步成熟，特别是公众对预防接种认可度和满意度的逐年提升，全人群的预防接种信息化管理时代到来。首先是预防接种单位客户端软件提供了成人预防接种信息录入的支持。其次是国家统一全国预防接种证格式与参数，作为全人群预防接种纸质版凭证。借助新冠疫苗接种过程中个人基本信息的录入和存档，为今后全人群预防接种信息的管理提供了基础数据。此外，疫苗管理法要求预防接种必须实现疫苗全程可追溯。多种综合因素的形成，最终推动了成人预防接种信息管理的实现。

（八）系统平台本地迁移，进入政务云管理时代

2018年，黑龙江省免疫规划信息管理系统启用后，因省级不具备硬件条件，系统一直由第三方进行托管。2021年起，经过与黑龙江省营商环境建设监督局积极沟通协调，最终于2022年9月12日将省级平台正式从第三方向黑龙江省政务云平台进行迁移。平台迁移完成后，为提高数据保护的安全等级，全省预防接种单位和疾病预防控制机构启用数字证书进行系统登录。随着移动互联网、云计算、物联网等技术的飞速发展，构建可信网络空间的需求也日益迫切。电子认证，包括身份标识、身份凭据、身份鉴别、授权管理，作为网络信任体系的核心内容，是确保网络安全的基石。数字证书采用以数字加密技术为核心的数字证书认证技术，通过数字证书，电子认证中心可以对互联网上所传输的各种信息进行加密、解密、数字签名与签名认证等各种处理，同时也能保障在数字传输的过程中不被不法分子所侵入，或者即使受到侵入也无法查看其中的内容，能够保证免疫规划信息系统安全性。此外，黑龙江省免疫规划信息管理系统，是运行在黑龙江疾病预防控制中心网络的核心系统之一，目前已经完成业务系统上云迁移，云平台与省疾病预防控制中心网络采用VPN隧道进行安全连接，并向全省提供信息系统服务。

（九）接种门诊发展的跨越，数字化、智慧化预防接种门诊时代

2010 年黑龙江省第一家数字化预防接种门诊成立，实现了登记、告知、接种、留观全流程数字化管理，有效规范了预防接种工作程序，提高了预防接种效率，提升了儿童家长对预防接种服务的满意度，是未来预防接种门诊的发展方向。部分单位开通了预防接种手机应用功能，利用手机应用进行宣传教育、接种提醒，有效减轻工作人员负担，提高疫苗接种率。2019 年在数字化门诊建设的基础上，黑龙江省于 4 月份迎来了智慧化门诊时代，进入了由人工智能协助开展预防接种管理的新阶段。通过智慧化信息平台，受种者可自助在接种门诊完成预约、登记、接种、留观的全流程服务。智慧冷藏冰箱自动化精准取苗，具备疫苗出入库智能管理、信息二次核对、减少温度波动等优势，确保接种全流程可视化、保证儿童信息、接种信息一一对应，而智慧接种系统则将预约、取号、预检、登记、接种、留观等全流程互联上云，在提高接种效率的同时，有效保障疫苗接种的准确性和便捷性。

三、科研成果

"一体化管理系统在免疫规划管理工作中的应用"获 2021 年黑龙江省卫生健康委员会新技术应用一等奖（推荐）。

四、国家领导的指导和培训

（一）国家疾病预防控制中心领导亲临指导

2021 年 7 月 25 日，中国疾病预防控制中心免疫规划中心免疫服务指导与评价室曹玲生主任医师等一行，前往黑龙江省佳木斯市开展免疫规划信息化工作调研。

2020 年 7 月 28 日，中国疾病预防控制中心免疫规划中心免疫服务指导与评价室曹玲生主任医师等一行，前往黑龙江省大兴安岭地区开展国家版预防接种证使用测试工作的调研。

（二）国家疾病预防控制中心领导参与培训

为落实好黑龙江省新冠疫苗预防接种工作，指导各地开展好新冠疫苗预防接种信息化管理，黑龙江省疾病预防控制中心于 2021 年 5 月 23—25 日举办了全省新冠疫苗预防接种信息化管理培训班，参加人员包括各市（地）和县（区）疾病预防控制中心具体负责预防接种信息化的工作人员，中国疾病预防控制中心免疫规划中心免疫服务指导与评价室余文周主任亲自参与线上培训工作。

五、信息化建设的展望

党的十八大以来，习近平总书记一直关注黑龙江发展建设，始终牵挂黑土地，两次赴黑龙江考察调研。黑龙江省的信息化发展以习近平新时代中国特色社会主义思想为指导，深入贯彻党中央、国务院关于促进黑龙江全面振兴、全方位振兴的决策部署，抓住共建"一带一路"及东北亚区域合作的机遇，加快信息基础设施建设，大力推进信息产业与千行百业深度融合，拓展数字经济发展新领域，强化数字化治理服务能力，提高网络安全保障水平，为建设美丽富饶文明和谐新龙江做出了应有的贡献。

（高士锐　林　琳）

第 **13** 章

上海市
免疫规划信息化
发展史

一、背景

免疫规划是疾病预防控制中最重要的基础性工作之一。随着免疫规划工作的深入开展，原始的手工管理模式的弊端早已显现，已经远远不能满足现代社会对预防接种高效便捷的需求，也不能满足管理部门对信息及时准确的要求。

20 世纪末，上海市各区县已经开始对免疫规划信息化进行了初步的尝试。积极探索符合上海特色免疫规划信息化道路。总结探索经验，上海市免疫规划信息化核心的标准版 CS 架构预防接种系统 2009 完成招标采购开发和部署，试运行 1 年后，于 2011 年正式运行。2016 年按大卫生统一要求，纳入区域健康档案平台统筹改建，实现接入政务网环境并建立市－区－接种单位三级平台。2019 年为进一步实现了五码联动的疫苗全过程可追溯和智慧接种为品牌的公众网约服务，并整合历年建设内容，建成了上海市疫苗综合管理和预防接种服务信息系统（以下简称"上海疫苗综管系统"）。2021 年针对新冠疫苗大规模人群"接种一件事"的要求进一步增加掌上电脑（PDA）登记和个人自助建档功能，通过一人一码一档，实现前端一体申请登记、后台并联处理、信息集成共享的方式，建立了多级系统联动协同共享机制。

上海市疫苗综合管理和预防接种服务

信息系统基本上涵盖了免疫规划工作的方方面面，建设过程离不开十几年间整体免疫规划和信息化方面领导、专家和相关业务人员不断地付出心血。本文将努力全面总结上海市免疫规划信息化的建设经验，并提炼相关业务功能上的特色精华，供同行及读者参考了解。

二、上海市免疫规划信息化建设历程

（一）基层自建阶段（2000—2009 年）

在 2009 年前，全上海市没有指定统一的预防接种客户端软件，亦无全市层面的信息平台，而自 2000 年起上海市各区县开始自行开发或选用不同的客户端软件。当时全市共使用了 9 个公司的客户端软件，覆盖了约 300 个接种单位中的 30%。这些软件基本均是单机版，在功能和操作设计上大多只能满足基本的业务需求，亦未实现辖区内的接种数据共享（就近接种）功能。不过已有部分服务人口较多的大型社区卫生服务中心，根据其接种门诊现场秩序管理的需求进行了网约系统的初步试水，功能有基于医疗机构门急诊预约系统开设号源，有拓展改造预防接种登记软件实现与第三方 APP 对接等模式。

2008 年 12 月，市疾病预防控制中心为了进一步了解目前各区自行开发的各种预防接种软件的功能和使用情况，完善需求分析，对本市 9 家社区卫生服务中心所使用的预防接种软件进行了调研，并采用了不同的软件开发企业及疾病预防控制中心自行开发。各家软件公司百花齐放，存在明显的优劣势，但都急需优化相关功能以提升系统质量。比如由于当时预防接种软件的使用范围较小，多未考虑联网和数据共享的问题，系统设置功能较局限，也没有自动升级功能等。在互联网预约接种服务方面，部分服务人口较多的大型社区卫生服务中心，根据其接种门诊现场秩序管理的需求进行了网约系统的初步探索，有基于医疗机构门急诊预约系统开设号源，还有拓展改造预防接种登记软件实现与第三方 APP 对接等模式。通过试点验证，网约服务的价值得到受种者、医疗机构和卫生主管部门的一致认可，为后期服务平台的整合和优化打下了坚实的基础。

（二）全市初建阶段（2010—2015 年）

2009 年根据自建阶段调研存在问题和需求内容，为了满足市民对优质便捷的就近接种服务需求、提高全市免疫规划管理和决策水平，原上海市卫生局（以下简称"市卫生局"）和市疾病预防控制中心提出了上海市免疫规划信息系统（Shanghai immunization program information system，SIPIS）信息化建设项目。

该建设项目于 2009 年 2 月完成系统软件招标和签订合同，并开始进行开发。2009 年 10 月，完成硬件集成招标和签订合同；2010 年 2 月完成硬件集成的部署。2010 年 4 月，市卫生局下发试点通知，在全市 8 个区的 8 个接种门诊试点使用 SIPIS 客户端。2010 年 6—12 月，在试点接种门诊安装和使用 SIPIS 客户端，并不断总结需求与漏洞，对客户端进行升级。截至 12 月底，共在 7 个区的 18 个接种门诊使用客户端。2011 年 3 月上旬，上海市疾病预防控制中心向上海市卫生局提出《关于全面运行上海市免疫规划信息系统的请示》。2011 年 3 月下旬，市卫生局疾控和妇幼处相关领导带队视察了信息化的上线进展，参观了普陀甘泉和闵行莘庄的接种门诊，对 SIPIS 给予高度评价，认为应尽快推广。2011 年 4 月，上海市疾病预防控制中心举办了系统试点总结会议。会议上总结了系统试点以来的经验和存在问题，再次对系统的特点进行了详细介绍，并辅以现场参观，使各试点区的专业人员进一步认识到系统的优越性，为之后的大规模上线奠定了良好的基础。截至 7 月底，全市有 12 个区县的 99 个接种单位上线。2011 年 7 月下旬，市卫生局下发《全面运行本市免疫规划信息系统的通知》，对上线的时间节点以及要求做了明确规定。之后，全市客户端上线步伐再次提速。2011 年 12 月下旬，上海市疾病预防控制中心下发《上海市免疫规划信息系统操作和业务衔接指南》，及时对信息化之后的新旧业务衔接问题的各个环节做了明确规定。

截至 2012 年底，全市有 15 个区县共计 209 个接种单位正在使用 SIPIS 客户端，占全市应上线接种单位总数的 65%（有 3 个区县的 78 个接种单位依旧使用自己研发的客户端软件，直至 2016 年除闵行区使用自建客户端外其他均使用标准版客户端，而在 2017—2021 年，多个区在保证全市数据规范且互通的基础上，重新自建了区平台和 BS 版接种客户端），并且顺利实现了全市范围内的异地接种迁入迁出。标准版客户端平均每天处理市民的预防接种记录从 5 000 余条陆续提升到 30 000 条左右，并能够满足市民就近接种的需求（市民持预防接种证可以到全市任何一处接种门诊进行接种，无需办理任何迁转手续）。

在满足市民预防接种需求的同时，SIPIS客户端还提高了接种过程的效率和质量，减轻了医生的手工书写、统计与资料整理的工作量。根据试点报告和部分区的自我评估，使用客户端后可以减少2/3的接种登记时间。预防接种客户端软件已经成为上海市预防接种工作不可或缺的助手。除了处理全市受种者的档案，截至2012年底，平台还收集了全市储存疫苗的冷链设备档案（2 199台）以及全市接种单位工作人员的档案（4 388名），并可以进行简单的统计。

截至2015年底，全市层面社区卫生服务中心、卡介苗接种门诊和特需接种门诊302家均覆盖了标准版客户端或区级自建客户端，支持全市预防接种数据归集汇总并跨区互联。

（三）适配改造阶段（2016—2018年）

随着疾病预防控制数据的不断积累、疾病预防控制业务管理模式的不断完善和计算机技术的不断发展，独立的业务管理信息系统建设和实施也暴露出很大的问题。为了更好地实现疾病预防控制业务数据一站式采集、快速传递和多点共享通用，并与健康档案联动的健康管理信息系统，实现条块结合、以块为主的应用逻辑，由原上海市卫生和计划生育委员会信息中心统筹于2014年初步建立第一期数据交换以及跨区域、跨业务的交互共享与业务协同机制支持慢性疾病、结核病和死亡条线的系统改造。在2016年启动第二期建设，包括改造的免疫规划信息系统、传染病控制应急防疫管理、伤害监测管理及疾病预防控制中心学生健康管理系统等。基于市民电子健康档案的卫生信息化工程适配性改造具体工作如下。

1. 在区域卫生信息平台中建立区级免疫规划信息系统。实现了数据区级落地并支持个性化分析利用，如自建预约平台，区级数字化门诊监控平台等，并实现与其他系统实现数据共享。

2. 形成了上海市免疫规划信息系统功能规范，规定了市－区－接种单位（学校卫生）等各级系统的功能要求、数据标准、对接规范和字典表等，并保持持续更新，如2016年底发布1.2版本更新了动物致伤暴露门诊采集标准，2018年发布1.3版本更新了出生信息对接内容等。

3. 整体迁入政务外网环境进行部署和数据传输，保障了网络安全性。

4. 进一步扩展居民健康档案的业务及人群覆盖面，促进居民健康档案的可持续发展。

（四）整合完善阶段（2019—2022年）

为进一步满足疫苗全过程可追溯和公众网约服务的需求，依据填平补齐的原则，充分利用2019年已有的信息化建设成果，为了实现上海境域内全疫苗全生命周期的数据可追溯，同时提升直达公众的预防接种的网约服务能力和服务水平；开放查询和反馈功能，增加市民获得感和对预防接种的信任度；提升AEFI的监测和预警能力，提高对本市免疫效果的评价能力。于2019年申报、招标并启动上海市疫苗综合管理和预防接种服务信息系统建设，在完成试运行、软测安测等工作后，于2020年3月正式上线。

该系统部署于上海市政务云平台，保障了相关服务器资源和网络安全性。截至2022年12月上海市免疫规划信息化建设概况如下。

1. 接种单位登记端（客户端）　辅助接种医生在实现预防接种服务的同时，协助受种者预防接种档案的增、改、查和跨市跨地区信息同步，并自动将数据上传到健康档案区市两级平台，以CS架构为主，BS架构为辅的。

（1）常规预防接种的接种登记客户端：分为标准版和自建版，标准是由市疾控中心组织开发运维和升级的基于firebird数据库的一套预防接种客户端软件，各接种单位可直接获取规范使用，也支持闵行、奉贤、青浦等区为代表自建系统通过对接形式与市级预防接种档案归集库进行数据交换，自建系统存在CS和BS等架构交融。2013年就已经实现了全市范围内的跨门诊查询迁档的功能，常规接种单位（社区卫生服务中心和特需接种门诊）的全覆盖使用。

（2）动物致伤客户端：它是通过沈苏标准版客户端进行改造，支持动物致伤暴露信息登记，配药/接种扫码等相对简易的登记流程。其中为了满足医疗机构个性化需求，闵行区中心医院是上海33家动物致伤门诊中唯一通过医院信息系统（HIS）自建模块进行疫苗接种登记数据上传的医疗机构，受种者编码规则、扫码接种和暴露信息采集准确性和规范性均通过市区疾病预防控制中心2019年组织的联调验证。

（3）产科接种登记端：上海市疾病预防控制中心于2020年8月11日下发了《关于开展上海市疫苗综合管理和预防接种服务信息系统产科接种登记子系统使用工作的通知》（沪疾控免规〔2020〕30号），要求根据出生"一件事"整体要求推进相关工作要求，实现了疫苗综管系统与市妇幼孕保系统对接，自动获取围产儿信息，2020年9月底前全市89家助产机构完成了新旧系统的切换，直接通过纯BS

版出生"一件事"产科接种登记系统进行扫描接种登记。目前在上海市范围内出生的新生儿预防接种档案建档率达到100%，且同步了较为全面的出生医学信息，可以在漏种跟踪、接种率评估、免疫效果和安全性评价等方面进行有效利用。

（4）群体性接种登记系统：于2020年12月正式上线，主要用于新冠疫苗等大规模非固定点的接种，包括新冠疫苗、大学生麻腮风疫苗补种、水痘应急接种等，还同步使用了移动PDA终端，创新性地实现了一人一档一码的快捷登记模式。

2. 市区两级健康档案平台免疫规划信息系统　接收接种单位客户端所上传的受种者预防接种档案数据，集中存储，并实现各级所需必要的免疫规划相关的统计分析。自上线至今已采集3 205万受种者预防接种档案信息及2.27亿条接种服务记录。

3. 疫苗供应链管理子系统　该系统聚焦于疫苗进销存管理，部署于互联网端（其他系统均在政务外网环境下），便于疾病预防控制中心和接种单位通过该系统填报疫苗采购、配送、退货、报损和损耗等业务单据（关联人员质控过程信息，配送在途轨迹和温度记录等），对批次库存进行管理，并统一维护所有供沪疫苗的生产企业和疫苗产品资质文件，批号相关文件等供电子版下载。

4. 疫苗追溯子系统　打通了第三方储运企业供应链系统和预防接种相关信息系统，实现了疫苗从企业出厂、验收入库、集中储存、物流配送、门诊验收和使用等的全流程数据统一和业务协同。通过疫苗追溯体系能够实现疫苗追溯码、疫苗产品编码、冷链设备编码、接种儿童代码、接种医生代码的五码联动管理，做到每一支疫苗最小包装的全过程可追溯，并进行可视化展示。

5. 公众服务子系统　该系统依托健康云和随申办等官方手机应用软件（application，APP）作为用户服务前端，公众服务子系统（接种医生进行排号、可预约疫苗、可预约数、登记排队管理等）作为管理后端，实现了全市社区卫生服务中心的综合性预防接种网约服务。

6. 疑似预防接种异常反应（AEFI）预警子系统　通过从国家平台下载AEFI监测直报个案信息，结合本地预防接种数据库来实现AEFI监测分析和预警功能。具体包括建立了疫苗安全监测自动预警预测模型、疫苗不良反应专家知识库和报表报告功能等。

7. 免疫效果监测子系统　完成免疫成功率监测、人群免疫水平监测的信息化，并与实验室检测结果进行对接。

8. 数据对接平台　该系统建立了同一数据交换平台，与上海市健康档案疾病预防控制平台、上海市疾病预防控制中心应用平台（包括短信系统和数据异地备份库等）、全民健康保健免疫规划信息系统、国家疫苗追溯协同服务平台、疫苗配送企业物流管理系统、多个疫苗生产企业追溯系统、各区冷链温度健康平台、自建区疫苗和预防接种信息系统等多个信息系统互联互通的接口开发。

三、上海市免疫规划信息化特点及创新点

（一）标准先行规范实施信息系统建设项目

上海市疫苗综合管理和预防接种服务信息系统是基于疾病预防控制信息标准体系框架，依托业务规范，先行研制疫苗冷链物流数据标准，再配套研制指导系统开发的系统功能规范和数据交换标准，并在此基础上开发的标准化软件产品。随着信息系统的铺开应用和迭代升级，不断完善相关标准体系，建立健全标准化疫苗全程追溯管理模式和服务规范。由此，通过业务标准、数据标准、技术文档和标准化软件的一揽子解决方案，全面快速实现基于区域卫生信息平台、多机构协同和数据共享的疫苗全程追溯信息化应用推广模式，建立了一套完整的标准化试点和应用范式。

以疫苗冷链运作为例，将规范疫苗流通使用过程中各阶段、各环节所产生的业务数据内容，依托疫苗冷链物流业务规范，研制疫苗冷链物流数据标准，在数据标准基础上，以市、区两级卫生信息平台为核心架构，整合现有的健康档案、预防接种、物流配送等多个系统，配套研制指导疫苗全程追溯信息系统开发的功能规范和数据交互标准，形成疫苗全程追溯的信息化标准体系，在此基础上进一步研发标准化软件产品进行推广应用。在全市试点区域开展对标准化应用软件的安装部署和试点应用，并对试点情况进行评估，及时总结试点经验和服务效果，进一步完善和优化标准化应用软件，并在此基础上建立健全标准化疫苗全程追溯管理模式和服务规范，为全市乃至全国的推广应用提供借鉴。

（二）以五码联动理念，进行疫苗追溯体系的探索与实践

上海于 2018 年 3 月启动了疫苗追溯平台的试点运行，根据疫苗管理法和相关配套法规标准进行持续迭代，于 2020 年 3 月正式整合进入上海市疫苗综合管理和预防接种服务信息系统全覆盖运行。该平台通过建立安全高效的疫苗追溯数据服务

中心，打通第三方储运企业供应链管理系统、疾病预防控制中心和医疗机构各个业务系统的网络和系统障碍。在原上海市卫生和计划生育委员会、原食品药品监督管理局及经济和信息化委员会支持推进下，利用现有软硬件资源，对接市民电子健康档案项目免疫规划信息系统、疫苗供应链管理信息系统和冷链监测系统等进行有机整合，实现从疫苗厂家到疾病预防控制中心和接种单位的协同运作，覆盖所有疫苗的全环节、全过程可追溯综合管理。在接种时扫码除了将人码和苗码绑定外，还能校验出接种差错或物流异常情况，确保安全接种。在扫码并确认接种的同时实现最终的五码联动管理，即疫苗追溯码、疫苗产品编码、冷链设备编码、接种儿童代码和接种医生代码的一一关联对应，做到每一支疫苗最小包装的全过程可追溯。

追溯系统的建立对于疫苗管理和预防接种工作在以下几个方面带来了显著提升。

1. 管理运作规范化，专业工作社会化　通过深度融合第三方储运企业的供应链系统，不仅协助疾病预防控制中心完成了疫苗储运工作，且从本质上提升了疫苗管理水平。将复杂的追溯操作通过专业的企业、设备和人员实现，不仅总结出最优服务半径及最佳冷库建设容积和密度，和以往相比实施速度也更快，同时使疾病预防控制中心人员和接种医生可以将工作和精力更多投入到优质的预防接种服务和防病效果的监测上。

2. 疫苗采购安全化　市对区、区对接种单位，通过管理平台对中标疫苗进行授权管理，有效控制了疫苗的合法经营，避免了非目录疫苗流入接种单位。

3. 供应链执行透明化　实现疾病预防控制中心疫苗业务电子化和流程化管理的同时，可以降低疫苗采购成本并缩短采购周期，提升了疾病预防控制中心业务效率和规范性，还实现了疾病预防控制中心实时跟踪订单执行和即时响应订单作业异常的需求。

4. 追溯信息共享化　通过市疾病预防控制中心牵头建立疫苗追溯中心，打通供应链系统和接种单位客户端软件，实现运单信息自动推送功能，大大提升了疫苗入库效率，同时提供多种接种扫码复核的功能，在保证质量的前提下可进一步避免接种差错的发生，整体成本更加可控。

5. 信息掌握实时化　系统全面推广使用后，通过一站式查询功能即可实时查询全市疾病预防控制中心和接种单位各种疫苗产品实时库存和所有历史流通等情况。

6. 温度全程即时化　运用最新物联网技术，能够实时查看在途和在库全部疫苗的当前温度，确保疫苗安全。

7.质量资料共享化　厂商资料、疫苗材料的电子化实时共享，以最低成本满足了质量资料从疾病预防控制中心到接种单位的传递。

8.单支疫苗可追溯并实现五码同步显示　疫苗追溯码贯穿到终端医院的收货和个人接种环节中，实现了疫苗从生产企业、配送单位、疾病预防控制中心到接种点，直至个人接种的全程可视化追溯。

（三）预防接种网上预约接种服务精雕细琢，深入人心

预防接种网上预约接种服务（以下简称"网约服务"）是指通过对传统门诊的改造，将预防接种信息与互联网互联互通，依托 APP 实现受种者自助查询预防接种记录、预约接种时间和疫苗等，接种门诊自助取号机可自动判断受种者是否已预约并给予预约对象优先接种的号码，通过门诊自助叫号进行受种者登记，涉及自费疫苗时可通手机快速支付疫苗费用，接种及留观结束后支持智能提醒等。上海市疾病预防控制中心与上海健康云平台共同打造了以智慧接种为品牌的网约服务，并整合至上海随申办 APP 和一网通办的综合市民政务服务体系。

经过多年不同阶段的努力，上海市网约服务功能逐步优化、服务覆盖范围逐渐扩大。智慧接种是上海市民使用最多的服务入口，注册用户超过 2 400 万人。除此以外共存有疾病预防控制中心 U 健康、闵行捷医 APP、健康静安微信公众号、健康嘉定微信公众号、金山健康微信公众号、健康松江 APP、奉贤卫生微信公众号等多个区级服务入口。2021 年全市实现各级各类预防接种门诊网约订单量超过 1 000 万人次。上海市网约服务体系需兼顾疫苗接种前后、线上和线下及受种方和门诊医生等多方面的需求，提供了多渠道入口、多服务功能和安全稳定的预约服务体验。

（四）出生"一件事"实现妇幼和疾病预防控制中心业务协同

上海市政府于 2020 年提出出生"一件事"概念，围绕孕产妇围产期及婴儿需办理的 10 件涉及 6 个经办单位的政府服务办理事项，打造了出生"一件事"联办模式。将与婴儿出生相关的 7 件事［"出生医学证明"签发、"预防接种证"发放及信息关联、出生登记（含报户）、社会保障卡申领、城乡居民基本医疗保险参保登记、"门急诊就医记录册"申领和居民医保缴费］和孕产妇相关的 3 件事［"生育医学证明"（生产专用）出具、享受生育保险待遇计划生育情况审核和生育保险待遇

申领〕进行联办，符合办事条件的对象实现了一事一次告知、使用一表申请、事项一网受理和享受一站服务。

出生"一件事"不仅减少了办事对象的申请材料数量、缩短了办事对象的办事时间，也极大方便了预防接种工作人员，实现了信息多跑动、人员少录入。在信息协同前，孕产妇的分娩信息、新生儿的出生信息和预防接种信息需要在上海市妇幼系统和产科接种单位登记使用的产科接种客户端（CS 版本）分别人工填报，并且存在 2 个系统出生数不统一、升级维护复杂和录入信息不一致等数据质量问题。2020 年 8 月基于出生"一件事"改造后，产科接种客户端升级改造为上海市疫苗综管系统中的产科接种登记系统（BS 版本）且实现了妇幼信息和产科接种系统信息的互联互通。产科接种登记系统可自动从妇幼系统接口实时获取产妇分娩和围产儿出生信息，产科预防接种工作人员无需人工录入产妇分娩和新生儿出生等基本信息即可建立预防接种档案，较以往节省一半以上的工作时间。在线办理好"出生医学证明"并获得身份证号码后，接种系统自动进行关联预防接种信息和身份证号等证件信息，产妇及其家人即可实现线上查询婴儿电子预防接种记录和预约后续社区卫生服务中心接种门诊服务。

（五）建立上海市疫苗不良反应趋势预测和预警分析模型

1. 2022 年 3 月，按照第五轮上海市公共卫生三年行动计划项目的计划，上海市试点建立了 AEFI 监测预警子系统。基于 2005 年至今的 AEFI 信息数据、预防接种数据集特定疫苗临床试验数据等尝试搭建了 AEFI 趋势预测和预警分析模型并取得了一定的应用成果，在现有的 AEFI 系统的基础上进行扩建和改造，实现了 AEFI 个案数据的标准化，预留数据接口在未来将实现和国家 AEFI 系统的实时同步。项目数据扩展为多源流，支持包括国家全民健康保障免疫规划信息系统数据、上海市 2005 年至今的本地 AEFI 信息数据和特定疫苗临床试验数据等。数据集中储存在上海市疾病预防控制中心，按客户需求提供查询统计、数据验证、多条件对比和导入导出功能。更新数据通过国家系统和上海市系统进行 AEFI 个案的数据导入和实时同步，并对 AEFI 所有年份个案数据进行标准化处理。该系统可根据不同层级的人员设置不同的信息服务访问权限进行疫苗、剂次、年份、地区、AEFI 类型和年龄段等条件的信息分析，包括多条件的自由组合查询及可视化展示，同时根据客户需要提供数据导出功能。

2.通过机器学习算法，依托疫苗异常反应专家知识库，根据 AEFI 历史数据，计算出所选算法的最优算法参数和预警阈值。此外，邀请相关专家对预警阈值的设定提出合理建议以兼顾准确性和全面性。存在异常信号值的情况可通过疫苗异常反应信号界面进行查询展示。针对某个疫苗异常反应，可将其一段时间内的信号值变化图进行可视化展示。还利用时间序列和机器学习模型进行某段时间的疫苗异常反应的趋势预测，维度具体到全部和某种疫苗、免疫规划和非免疫规划、生产企业及 AEFI 反应分类等。要求提供以下趋势预测模型，其中均应该包括整体趋势线和 AEFI 各分类线。

（六）基于电子预防接种档案的批量查验证模块支撑

2016 年，上海市下发《上海市入托入学儿童接种记录查验技术方案（2016 年版）》，调整规范了入托、入学儿童预防接种证查验的技术流程和管理，对疾病预防控制中心、接种单位、幼托机构和学校均提出了较以往更加规范和细致的工作要求。查验方式由以往的手工查验，改为通过信息系统开展查验，更准确、高效，不仅能够满足国家方案对查验结果的统计要求，并且通过信息化手段实现学生接种记录的批量自动查验和通知。托幼机构和学校只需提供学生的个人信息和向学生发放查验结果通知单，接种单位只需负责补种和数据统计。2017 年，本市在完成免疫规划信息系统客户端和市级平台更新升级的基础上，进一步完善了接种证查验模块功能，解决了不同疫苗替代、接种间隔、禁忌和重档匹配等方面的技术难题。

四、研究成果和学术产出

（一）科研成果

"疾病预防控制数据标准体系研究与成果应用"获 2018 年上海市科学技术进步奖二等奖。

（二）标准研制

1. DB31-T 1197—2019《疫苗产品编码规则》，上海市地方标准。

2. DB31-T 1207—2020《疫苗冷链物流基本数据集》，上海市地方标准。

3. DB31-T 1206—2020《疫苗冷链物流运作规范》，上海市地方标准。

（三）发明专利

"一种人用疫苗信息追溯方法及系统、存储介质及平台"获 2021 年国家知识产权局发明专利。

（四）论文和著作

2006—2022 年，在国家级科技期刊上发表免疫规划信息化建设相关内容论文 23 篇。

（五）获奖和荣誉

1. 2017 年 8 月，中国疾病预防控制中心授予上海疾病预防控制中心"在国家统一部署虚拟专网建设工作成绩突出"的荣誉证书。

2. "疫苗全程追溯机制和探索和实践"2018 年获中华预防医学会疾病预防控制中心机构疫苗流通与预防接种最佳实践案例征集优秀案例。

3. "建立五码联动的疫苗追溯信息平台"获 2019 年上海市总工会、科委和经济和信息化委员会颁布的职工合理化建议优秀成果荣誉。

4. "基于五码联动的疫苗冷链全程追溯技术"获 2019 年第九期上海市医务职工科技创新"星光计划"二等奖。

5. "基于公众服务需求的免疫规划信息化建设与跨区域信息互通"获 2020 年长三角健康研究院、上海交通大学第二届长三角卫生健康治理最佳实践案例评选卓越案例奖。

五、国家领导的指导

1. 2014 年 7 月，中国疾病预防控制中心梁东明书记、王健副书记一行来沪调研了上海市疾病预防控制中心信息化建设情况。调研组分别听取了上海市、闸北区疾病预防控制中心关于基于市民电子健康档案的疾病预防控制中心业务信息系统建设和应用、三级平台互联互通等工作情况的汇报。

2. 2018 年 12 月，中国疾病预防控制中心信息中心苏雪梅主任和张业武主任等人协同江苏、浙江、安徽等省市专家来中心调研疾病预防信息化工作。

3. 2019 年 1 月中旬，国家药品监督管理局信息中心陈锋副主任、上海市药品监督管理局药品医疗器械流通处李青云副处长一行 10 人来中心调研疫苗信息化追溯体系建设。

4. 2019 年 1 月下旬，中国疾病预防控制中心王健副书记、中国疾病预防控制中心信息中心马家奇主任等一行 4 人来我中心调研指导疫苗追溯信息化工作。

5. 2019 年 2 月，国家卫生健康委员会疾病预防控制局副局长贺青华、免疫处处长金同玲等一行 6 人对上海市长宁、嘉定、浦东 3 区 12 个接种单位，通过座谈、查阅资料和现场查看等方式进行了抽查。上海市疫苗追溯体系建设和疫苗流通的创新模式得到了调研组专家的认可和好评。

6. 2019 年 4 月，国家卫生健康委员会李斌副主任带队来沪调研本市疾病预防控制体系工作，在徐汇区虹梅街道社区卫生服务中心开展免疫规划和信息化建设现场调研。

7. 2019 年 10 月，财政部社会保障司卫生健康处副处长桂雄、国家卫生健康委员会疾病预防控制局免疫处主任科员杨书剑等一行四人来沪调研上海市免疫规划信息化工作，了解预防接种规范化管理与信息系统建设情况，并就加强财政经费支持，推进疫苗追溯和预防接种信息化建设等工作召开座谈会。

六、展望

为推动国家和上海市"十四五"规划、健康中国以及城市数字化转型目标的落实，同时为满足国务院对新冠疫情联防联控机制的要求，在上海市疾病预防控制中心现有信息化建设成果基础上，要以城市关键基础设施的标准，继续做好上海市疫苗综合管理和预防接种服务信息系统的改扩建，通过相关系统的新建及升级，继续完善国家疫苗监管平台的对接及跨区域疫苗接种信息的互联互通，提升疫苗全程监管追溯能力，开展疫苗有效性安全性相关评价系统建设，并扩大互联网＋便民服务范围，提升便民服务能级，让疫苗最大程度惠及群众，助力构筑全民免疫屏障及推进疫情的常态化防控，助力 2025 年上海成为全球公共卫生最安全城市之一的目标实现，将使得公众能享受到更安全、更便捷、更温馨、更优质的预防接种服务。

（刘捷宸　林　琳）

第 **14** 章

江苏省
免疫规划信息化
发展史

一、背景

预防接种是指接种单位按照国家免疫规划程序和地方预防接种工作计划定期为适龄人群提供疫苗接种服务，是降低疫苗针对传染病发病率和控制传染病传播的重要手段。免疫规划信息管理系统是疾病预防控制信息系统的重要组成部分，对提高免疫规划工作水平和预防接种工作质量具有十分重要的意义。实施免疫规划信息化给预防接种的实施和评价带来了巨大帮助，信息化管理在及时发现免疫空白人群、巩固高水平接种率、提供精准化预防接种服务等方面发挥了重要作用。

为提高预防接种单位的服务效率、能力和水平，满足公众疫苗接种服务的需要，江苏省逐步将信息化技术运用到免疫规划管理和预防接种工作中。江苏省免疫规划信息化工作始终以中国免疫规划信息管理系统为导向，以居民健康信息系统为抓手，逐步改善预防接种服务流程和质量。积极探索研究实施全省免疫规划信息网络管理体系，逐步覆盖预防接种相关工作领域，并持续升级系统的功能和性能，加强系统应用广度和深度。

二、江苏省免疫规划信息化建设历程

（一）探索起步阶段

20 世纪 90 年代，江苏省的苏州市、无锡市、镇江市部分县区相继自行开展单机版的预防接种信息系统，应用于儿童预防接种点的疫苗接种服务工作。通过在预防接种门诊安装使用电子计算机，逐步取代手工纸质报表管理模式。进入 2000 年以后，基础网络版的预防接种管理软件在省内各个地市均有不同程度应用，计算机在疫苗接种和管理工作中的作用日益显现。此阶段过程中，各地市根据自身管理要求开发和使用本地区免疫规划信息化系统，但各地所使用软件版本、技术要求、管理模式均未做统一要求。

（二）系统建设期

2005 年 8 月，江苏省作为首批试点省份参加原卫生部牵头的儿童免疫接种信息管理系统建设试点工作，部分市、县参加国家计划在全国推广的儿童预防接种信息化试点工作。根据试点工作实施情况，原卫生部印发了《儿童预防接种信息报告管理工作规范（试行）的通知》（卫疾控发〔2006〕512 号），要求从 2007 年起在全国范围内开始儿童预防接种信息管理系统建设，加强对儿童预防接种信息管理系统建设工作的组织领导，合理配置系统运转所需设备、人员和维持经费，确保东、中、西部省份分别于 2008 年、2009 年、2010 年底以前 90% 以上的县、80% 以上的乡完成儿童预防接种信息管理系统建设，实现接种信息的个案管理，同时建设系统应用管理平台。

为实现儿童预防接种信息管理系统建设目标，2007 年，原江苏省卫生厅（以下简称"省卫生厅"）发布《关于开展儿童预防接种信息化管理系统建设的通知》（苏卫疾控〔2007〕8 号），要求建设省、市（或者县级）儿童预防接种信息管理平台，预防接种单位使用中国疾病预防控制中心免费提供且经国家论证的儿童预防接种信息系统（深圳金卫信和沈苏公司），并在 2007 年底前全面实施。2007 年江苏省建成了省级预防接种信息管理平台，100% 覆盖全省的预防接种信息网络系统，联网覆盖所有乡级预防接种单位，同时建成省级预防接种个案信息管理平台，支持客户端的个案数据实时上传。全省近 2 000 家预防接种单位使用儿童预防接种信息系统并开展预防接种服务。2008 年各市也相继建成了市级预防接种信息管理平台，全省儿童实现了一地建卡、全省接种的建设目标。项目建设经费共 586.1 万元，经费来源省财政专项（其中服务器硬件 460.8 万元、服务器软件 70 万元、平台管理软件 55.3 万元）。

2007 年，根据省卫生厅下发的《省卫生厅办公室关于确认儿童预防接种信息管理系统软件维护服务单位的通知》（苏卫办疾控〔2007〕18 号），本着各地级市自主选择的原则，江苏省的扬州市、盐城市、泰州市、镇江市、苏州市部分县区使用沈苏公司开发的儿童预防接种信息管理系统客户端软件；其他市和苏州其他县区使用的是深圳金卫信公司开发的儿童预防接种信息管理系统客户端软件。

此后，全省各级卫生行政部门、疾病预防控制机构和接种门诊不断加大投入，2008 年底，全省 13 个地市均建设完成预防接种个案信息管理系统的市平台。2009 年，江苏省免疫规划信息系统建设开始逐步进入到信息管理的精细化、个性化阶段。2010 年，为满足两家运维单位儿童接种门诊客户端软件字段统一，实现全省儿童预防接种信息异地交换，减少儿童异地重复建卡，江苏省疾病预防控制中心下发了《江苏省预防接种信息系统管理功能及疫苗预约要求的通知》（苏疾控免便〔2010〕6 号），明确了系统中儿童居住属性、建档、异地接种要求，流入、迁入管理要求，数据上传和下载时限要求等内容。同时，每年定期或不定期召开信息化系统优化、研讨工作会议。至此，江苏省基本实现了全省范围内儿童预防接种信息管理系统数据的统一标准和异地交换，省、市平台的数据收集、统计和分析功能也逐步完善，信息管理系统运转日益正常，系统运行质量大幅提高。

（三）功能完善期

为贯彻落实《疫苗流通和预防接种管理条例》，江苏省陆续开发和投入使用了疫苗管理、冷链管理等多个信息系统。2011 年 7 月，江苏省疾病预防控制中心下发《关于江苏省疫苗出入库信息实时网络报告系统试运行的通知》（苏疾控〔2011〕206 号），将各级疾病预防控制机构、接种单位疫苗分发、出入库、效期和报废疫苗等纳入疫苗管理系统管理。2011 年 10 月，江苏省疾病预防控制中心下发《关于安装运行全省疫苗冷藏冷运实时温度监控网络系统的通知》（苏疾控〔2011〕349 号），要求全省组织安装疫苗冷藏冷运实时温度监控网络系统，统一管理全省各级疾病预防控制中心疫苗冷链系统，相关工作纳入年度考核内容。冷链温度监测系统实现各级疾病预防控制机构疫苗运输时和在冷库存储时温度监测功能。各接种单位疫苗存储温度监测由各单位自购自动温度采集设备，在接种单位内部开展监测并具备温度自动报警功能。

同时，为保障江苏省儿童预防接种信息管理系统正常运转，提高日常运行质量，根据《江苏省儿童预防接种信息管理系统运行质量监测报告工作实施方案》要求，各地级市从2011年4月起实行儿童预防接种信息管理系统运行质量监测报告制度，按月填写、上报儿童预防接种信息系统运行质量监测报表，包括预防接种单位数据上传基本情况月统计报表和免疫规划疫苗应种未种人数月统计报表。

国家推广使用的儿童预防接种信息管理系统基础系统的主要功能是实现预防接种服务时的儿童预约通知、接种登记（包括儿童基本信息和疫苗接种信息）和信息上报等功能。在此基础上通过系统不断升级，江苏省在全国范围内率先提出了数字化预防接种门诊概念，数字化预防接种门诊通过进门取号，依次预检登记，语音叫号和大屏提示信息实现接种门诊内有序等候、排队和接种，系统记录儿童留观时间等功能；同时增加了疫苗接种的批号管理、效期管理和过期提醒等功能。此后，各地数字化接种门诊数量逐年增加，为加快数字化门诊建设工作，2013年江苏省政府将数字化预防接种门诊建设纳入新一轮农村实事工程。2014年原省卫生和计划生育委员会《关于进一步提高预防接种服务水平的通知》明确数字化预防接种门诊建设标准。截至当年年底，江苏省建成数字化预防接种门诊989家，占当年一般预防接种单位55.53%。

2014年，中国疾病预防控制中心《关于印发预防接种信息管理系统数据交换指南（试行）》的通知（中疾控免疫发〔2014〕127号）要求，根据该通知要求为加快江苏省免疫规划信息系统平台优化，保证江苏省免疫规划信息系统及时、完整、准确，并实现与国家平台互联互通。省疾病预防控制中心招标购置服务器，改善硬件条件。在此基础上，省疾病预防控制中心免疫规划所、公共卫生信息所、信息系统运维单位多次研讨系统运行情况及主要存在的问题，汇总意见和建议，共同确定解决方案。系统维护单位按照各级单位所提要求不断增加、完善江苏省免疫规划信息系统省平台（以下简称"省平台"）和客户端软件模块功能，优化信息系统，提高系统运行质量。

此次优化主要针对省平台功能升级，充分利用建设资源，进行集成整合。包括集成数据交换共享、统一用户管理、统一认证管理、统一编码管理等，为江苏省免疫规划信息系统进一步扩展提供了统一标准基础。优化后的省平台于2014年11月底上线运行，有效解决省级免疫规划信息平台存在的各种难题。

同年，为加快数字化门诊建设工作，原江苏省卫生和计划生育委员会发布《关于进一步提高预防接种服务水平的通知》（苏卫疾控〔2014〕11号），对数字化预防接种单位建设标准提出了明确要求。数字化预防接种门诊在规范化接种门诊的基础上，进一步扩展儿童预防接种信息管理系统的功能，改善门诊环境，强化质量管理，提高预防接种服务水平。在稳定运行的儿童预防接种信息管理系统基础上，实现功能扩展和软件升级，构建数字化预防接种门诊全流程信息网络管理，提升科学化、规范化管理水平。

为统一规范全省儿童预防接种信息管理系统建设与实践，强化管理全省儿童预防信息管理系统省平台和客户端软件，提高全省免疫规划管理人员业务水平，2015年4月7—10日江苏省疾病预防控制中心召开全省儿童预防接种信息管理系统实践工作会议。分2期对省辖市疾病预防控制中心免疫规划科科长、预防接种信息系统管理人员，以及全省各县（市、区）疾病预防控制中心分管主任和免疫规划专业人员开展培训。培训会主要向与会人员详细介绍了全省预防接种个案信息管理系统（省平台与客户端）优化后各项功能与和管理要求。

同年，省疾病预防控制中心统一下发《关于统一规范全省预防接种个案信息管理系统（含数字化预防接种门诊系统工作的通知》（苏疾控〔2015〕145号），更进一步明确了用户与系统维护公司的责任和管理要求。为加强全省预防接种个案信息管理系统建设工作，评估预防接种个案信息管理系统客户端软件（含数字化预防接种门诊系统软件）功能与运行维护服务水平，从2015年第三季度开始，省疾病预防控制中心下发《关于开展全省预防接种个案信息管理系统客户端软件（含数字化预防接种门诊系统软件）维护服务质量评估考核工作的通知》（苏疾控〔2015〕282号），依据《江苏省儿童预防接种个案信息管理系统基层预防接种单位客户端软件（含数字化预防接种门诊系统软件）招投标功能需求与技术要求》，制定"江苏省预防接种单位客户端软件（含数字化预防接种门诊系统软件）维护服务评估考核表"，由各级疾病预防控制中心相关工作人员与基层儿童预防接种单位工作人员根据客户端软件日常实际使用情况及中标公司维护服务情况进行评估考核。

（四）全面拓展期

经过一段时间的建设与发展，江苏省先后建成并投入使用了基本可以满足免疫规划管理与预防接种服务要求的基础性信息系统。这些系统对提高江苏省预防接种工作质量和预防接种门诊建设起到了重要作用。近些年来，随着免疫规划精细化管理工作要求的不断提高，公众对疫苗安全接种、有效接种的关注度与日俱增。预防接种服务模式由传统的疫苗需求向疫苗与服务双向需求转变。

由于缺乏统一标准，系统安全等级较低，各业务系统独立运行，原省级预防接种信息系统无法实现预防接种全业务流程的数据采集、综合分析和疫苗全程追溯等功能。例如：原信息系统无法与区域卫生平台、国家免疫规划管理平台互联互通，实现数据共享；大量数据沉积于现有预防接种单位与省平台，信息加工处理、统计分析功能薄弱，无法将免疫规划信息化数据成果充分转化利用；原儿童预防接种信息管理系统采用 CS 架构，存在数据上传下载延时现象，常出现各级检索、导出和调用数据不一致的现象。预防接种日常业务工作形式单一、缺乏信息化手段，无法利用信息化方式开展调查、督导与评估。此外，原信息系统缺乏有效的用户权限分级管理制度与数据安全保障机制，存在较大安全风险。

特别是近年来，全国出现多起预防接种工作安全事件引发全社会关注。在处置相关事件的过程中，也逐渐认识到信息化在预防接种工作中的重要作用，加之原有的信息化系统在设计之初对系统信息共享、互联互通等方面考虑不够，导致原预防接种相关信息系统多个系统是独立的，系统信息无法汇集和互通。为利用现代信息技术提高预防接种管理水平，彻底堵塞目前使用的预防接种信息系统漏洞，切实保障疫苗接种安全，江苏省卫生健康委员会决定加快推进江苏省预防接种综合服务管理信息系统的建设步伐。

为此，江苏省疾病预防控制中心从 2016 年下半年开始全面研究构建基于互联网 + 预防接种，集免疫规划服务、管理和评价为一体，以预防接种数据中心，以免疫规划综合服务管理平台、公众服务平台、现场调查评估平台为架构，全新的免疫规划信息系统，实现功能拓展、整合融合、互联互通、综合利用的目标。

经组织专家研讨、项目论证，新系统整个项目分两期完成，项目第一期重点完成预防接种数据中心和儿童预防接种服务、成人预防接种服务、疫苗管理、冷链监测、疫苗全程追溯等 5 个子系统；二期项目内容包括狂犬病暴露预防接种信息系统、医院产科预防接种信息系统、入托入学接种证查验系统、在线教育培训系统和预防接种综合评估系统 5 个子系统。

2017 年 7 月，江苏省疾病预防控制中心对江苏省预防接种数据管理中心建设项目（一期）进行了公开招标。招标采购完成后，中标承建单位组织进行了系统开发，对原有预防接种相关信息系统进行整合融合，建设集服务、管理、评价于一体的预防接种综合管理信息系统，并满足不同信息系统之间数据采集、交换、集成、管理、统计、分析和不同层级用户的使用需要。新系统命名为"江苏省预防接种综合服务管理信息系统"，并发布了江苏省预防接种业务数据集标准。随后，承建单位开始组织各子系统的开发与升级改造。

新系统在体系架构、技术应用、系统建设等方面以满足预防接种综合服务管理全业务数据采集、全流程质量管理以及系统全面拓展与融合为目的。系统开发、建设与业务流程符合国家预防接种业务规范，能满足预防接种门诊服务、疾病预防控制机构分析评价和监管机构监督管理的需要。同时满足各子系统模块融通、数据综合利用、上下级数据实时共享以及与其他信息平台进行数据交换的需要。

2018 年 8 月，根据《省卫生计生委办公室关于做好江苏省预防接种数据管理中心客户端改造现场工作的通知》（苏卫办疾控〔2018〕16 号）的要求，新系统进入现场试点、安装调试、逐步启用阶段。省疾病预防控制中心组织预防接种信息管理系统开发、运维单位制定现场工作实施方案，并做好省预防接种数据中心的硬件准备、系统安装和部署。2018 年 9—10 月，确定南京、无锡、盐城 3 个设区市为试点地区，在全市范围内完成分布式数据管理中心、疫苗溯源信息系统、儿童预防接种服务子系统的试点安装调试工作。2018 年 11—12 月，在试点地区以外的其他 10 个市范围内完成分布式数据管理中心、疫苗溯源信息系统、儿童预防接种服务子系统的安装调试和上线运行工作，推动建立覆盖全省的疫苗采购供应、储存运输、冷链管理、温度监测为一体的、与预防接种信息相衔接的疫苗全过程追溯管理体系。与此同时，省疾病预防控制中心发布冷链自动监测设备统一对接技术标准，省内各级疾病预防控制中心及各类预防接种单位完成冷链自动监测设备的改造，使温度采集系统与省数据管理中心直接对接，实现全省疫苗冷链自动监测与预警的标准化管理。2018 年 11 月，成人预防接种子系统上线运行。

2019 年 2 月，根据江苏省委省政府和省纪委监委的要求，全省各地加快了江苏省预防接种综合服务管理信息系统的建设进度，省卫生健康委员会办公室发布《关于成立江苏省预防接种综合服务管理信息系统推进部署工作组和专家组的通知》（苏卫办疾控〔2019〕3号），明确工作组负责推进新系统部署的组织协调、资源保障、工作跟进、督促检查，专家组负责提供专家咨询意见、开展技术指导。2019年3月，疫苗管理子系统和冷链监测子系统上线运行；2019年7月，儿童预防接种服务子系统和疫苗全程追溯子系统在全省部署完成并正常运，2020年4月，根据省卫生健康委员会《关于推进江苏省"狂犬病暴露预防接种信息系统"和"医院产科预防接种信息系统"部署运行的通知》（苏卫办疾控〔2020〕8号）的要求，狂犬病暴露预防接种信息系统和医院产科预防接种信息系统在全省上线运行，标志着新系统正式建成并投入使用。

新系统实现了以下几方面主要功能。

（1）通过新系统预防接种全流程数据的实时采集和综合评价功能，各级卫生健康行政部门、监管部门和疾病预防控制机构扩大了获取信息的内容、缩短了获取预防接种信息的时间。相关机构可以随时全面了解辖区预防接种门诊工作运行质量，克服了通过现场督导获取数据困难、评价指标单一，信息反馈滞后的缺陷。在疫苗流通、接种使用全过程中通过大数据实时监控做到管理可视化，有利于监管部门进行分级、分类管理。

（2）在全省疫苗流通与使用管理过程中，通过疫苗信息与各类冷链设备温湿度监测信息互相绑定，系统实现对近效期疫苗、临近效期疫苗、报废疫苗，冷链设备超温做出自动识别预警提示，取代了以往人工管理的落后模式，杜绝过期疫苗或不合格疫苗进入流通和使用环节。

（3）在各类预防接种门诊实施疫苗接种过程中，通过扫码识别接种对象、扫码接种疫苗和接种后扫码留观，有效防止出现接种差错。疫苗全程溯源实现了对疫苗的生产、运输、存储、接种等整个环节的记录，严格保证了疫苗按照规范进行储存运输和安全使用。该系统实现了预防接种全系统整合、全流程服务信息化、全数据采集、全环节管理、全过程追溯和全方位监控功能，进一步保障和提升了服务质量、综合分析、管理效率和安全接种水平。

（4）利用大数据和云计算技术实现海量数据的秒级实时计算功能，已上线运行预防接种门诊信息管理、办公管理、疫苗管理、冷链管理、疫苗接种信息管理（覆盖儿童、成人、产科、狂犬病暴露处置等各类门诊）、疫苗全程溯源等6大模块93项辅助分析功能，各类工作报表可以提供自定义条件进行组合查询，并具备了静态报表定期推送与动态数据秒级运算功能。

（5）根据设定的阈值，当预警内容低于或高于阈值时，系统自动触发预警提示，提醒工作人员采取相应的处置措施。系统已实现疫苗接种预警、接种率预警、各类数据质量预警、疫苗管理预警、冷链温度预警等功能。

（6）大数据实时监控管理，在平台所采集的各类预防接种全业务数据基础上，对接种率、疫苗逾期未种、疫苗分发和使用、接种人员工作效率、冷链设备运转情况、人力资源配置、预防接种门诊运行等业务指标进行实时集成和分析，通过图表、地图等可视化方式展示到用户界面。

（7）用户管理和系统安全，系统建成后的用户为各级卫生健康行政部门、监督管理机构、各级疾病预防控制机构、各类预防接种门诊的相关人员。根据国家标准GB/T 22240—2008《信息安全技术信息系统安全等级保护定级指南》要求，系统安全和部署环境须达到三级等保要求，用户必须实名制登录。

三、江苏省免疫规划信息系统成效

经过多年探索与不断实践，江苏省免疫规划信息系统从无到有、从单一到集成、从局部到整体，不断为提高免疫规划管理水平和预防接种服务质量发挥作用。目前，全省免疫规划信息系统实现了预防接种门诊从预约、取号、叫号、登记、健康询问、知情告知、扫码接种、接种证打印、差错提醒、验证告知、接种后留观等功能全流程服务信息化。实现了预防接种系统整合、互联互通、监控预警、全程溯源、实时评价等目标。实现了疫苗管理子系统计划、采购、分配、使用实时监控、扫码出入库、效期管理、预警报警、过期报废疫苗上报、隔离、转运、销毁等功能；冷链温度监测子系统实现了疫苗存储、在途运输温度和全过程实时监测、预警、报警等功能；疫苗全程追溯子系统通过各系统的联通和人员、设备、疫苗的全流程关联绑定，实现了通过疫苗追溯码、疫苗批号和疫苗受种者信息3种路径5个维度信息化全程追溯功能。各级卫生健康行政部门、卫生监督、市场监管和疾病预防控制机构等部门在线实时监管功能。信息系统实现了预防接种全系统整合、全流程服务信息化、全数据采集、全环节管理、全过程追溯和全方位监控功能，进一步保障和提升了全省预防接种服务质量、信息综合分析、管理工作效率和安全接种水平。

在此基础上，江苏省率先在全国完成了与国家疫苗追溯电子协同服务平台的对接和数据交换，保证了每剂疫苗的来源可查、去向可追，实现了疫苗全程质量监控；率先完成与国家免疫规划数据交换平台的对接和数据交换；在江苏省内完成了与全民健康信息平台的对接和数据交换，实现了部门间和系统间信息共享。

2020年底，为巩固新冠疫情防控成果，全国启动了新冠疫苗接种工作。为确保全省新冠疫苗接种和信息登记工作有序规范进行，提升预防接种服务质量、保障疫苗质量和接种安全，该系统进一步升级和功能优化，保证新冠疫苗受种者得到及时、有效、安全的预防接种服务。江苏省新冠疫苗接种数据质量位居全国前列。

为提升新冠疫苗接种服务质量，系统进一步进行升级和优化，优化电子健康询问、知情同意、电子核签和扫码接种等功能，实现疫苗接种全流程信息化、无纸化管理，以及预约信息和接种凭证实时打印。健康询问中增加了受种者的近期行程询问申报功能，成人预防接种信息系统增加双面屏核签设备以保证知情告知工作落实到位。

新冠疫苗接种过程中，疫苗扫码出入库、扫码接种，疫苗流通信息均在信息系统内完成。依托信息系统江苏省新冠疫苗从订购、企业发货、配送、出入库、冷链监测至接种门诊实施接种的全过程实施多维度、精细化、全封闭的在线管理，实现了来源可查，去向可追。

全省各级卫生健康部门和疾病预防控制机构依托新冠疫苗接种智能评估中心进行大数据分析和实时监控功能，随时掌握辖区内疫苗接种工作进展。江苏省预防接种综合服务管理信息系统数据中心按照新冠疫苗数据上报要求进行升级，保证新冠疫苗接种信息实时、完整上传国家免疫规划数据交换平台。

四、江苏省免疫规划信息系统应用成效

截至2020年底，江苏省免疫规划信息系统已覆盖全省各级卫生健康行政部门114家、各级疾病预防控制机构125家、各级卫生监督机构109家、各级市场监管部门113家，儿童预防接种门诊1 675家、成人预防接种门诊1 759家、产科预防接种728家、狂犬病暴露预防处置门诊1 340家、集体预防接种单位10家，各类工作人员5万余名。对接疫苗上市许可持有人（疫苗生产企业）51家、冷链仪器

供应商 14 家、物流配送企业 1 家；管理各类冷链设备 21 913 台。

系统建立了覆盖全省全人群受种者全生命周期预防接种服务档案，管理各类受种者档案 2 400 多万人、接种记录超过 5 亿条、疫苗流通记录 700 多万条、疫苗电子追溯码约 3.2 亿条、冷链温度监测数据 20 多亿条，建立疫苗全程溯源实时索引数据量约 40 亿条。系统响应速度、业务应用模式、客户端连接、系统安全级别等主要指标达到了设计要求。

五、科研成果和学术产出

（一）科研成果

1."基于云平台的江苏省预防接种综合服务管理信息系统建设与应用"获 2020 年度江苏省卫生健康委员会医学引进新技术评估一等奖。

2."基于云平台的江苏省预防接种综合服务管理信息系统建设与应用"获 2021 年江苏省预防医学科技进步奖二等奖。

（二）标准研制

T/JPMA 018—2022《预防接种综合服务管理信息系统用户管理规范》，江苏省预防医学会团体标准。

（三）软件著作权

1."预防接种综合服务管理信息系统（云平台）"2020 年向中华人民共和国知识版权局登记计算机软件著作权。

2."疫苗全程追溯系统"2020 年向中华人民共和国知识版权局登记计算机软件著作权。

3."儿童预防接种信息管理系统"2020 年向中华人民共和国知识版权局登记计算机软件著作权。

4."成人预防接种综合服务信息管理系统"2020 年向中华人民共和国知识版权局登记计算机软件著作权。

5."产科预防接种信息管理系统"2020 年向中华人民共和国知识版权局登记计

算机软件著作权。

6."狂犬病暴露预防接种信息管理系统"2020年向中华人民共和国知识版权局登记计算机软件著作权。

7."冷链监测预警管理系统"2020年向中华人民共和国知识版权局登记计算机软件著作权。

8."疫苗管理信息系统"2020年向中华人民共和国知识版权局登记计算机软件著作权。

（四）论文和著作

2018—2022年，在VACCINE、HUMAN VACCINES & IMMUNOTHERAPEUTICS、现代预防医学、中国疫苗和免疫、江苏预防医学等期刊上发表免疫规划信息化建设与应用相关论文6篇。

2019年，江苏省疾病预防控制中心组织编写的包括"信息系统与资料管理利用"内容的《预防接种操作手册》，该书中由江苏凤凰科学技术出版社出版。

六、未来展望

免疫规划信息化是伴随着预防接种服务和管理的需要不断深化而持续发展的。经过多年的不断探索和实践，江苏省免疫规划信息化工作取得了一定的进展和成绩，提升了免疫规划服务能力和服务质量，但信息化工作仍然需要不断加强和改进。

在完成免疫规划信息化省平台建设与各类接种单位信息化覆盖的基础上，江苏省将进一步拓展免疫规划信息化应用的领域，入托入学接种证查验子系统即将投入使用，通过全省入托、入学儿童接种证查验与疫苗查漏补种信息化管理，实现儿童的动态管理、疫苗补种和接种证查验工作的精准管理，以及查验工作儿童免疫状况登记表、疫苗补种信息表、疫苗补种通知书、报表自动生成与汇总。同时，为满足各级、各类预防接种工作人员培训与考核的需要，将部署在线教育培训子系统，实现全省范围内免疫规划题库统一管理，建立电子教材信息、视频课件信息。用户实现在线自助学习，并可根据业务要求在信息系统中定期组织日常业务考核、职业测评考核等。

此外，为进一步提升各类预防接种服务质量控制和管理水平，满足预防接种服务与疫苗受种者的双向交互功能，实现接种通知、在线疫苗精准预约、在线健康询问、知情同意签署、费用支付、预防接种服务评价、在线宣传与咨询、接种查询与评估，以及构建智慧化门诊等功能。使江苏省免疫规划信息化系统真正发挥规范预防接种服务，构建综合评价体系、提升公众预防接种体验的作用。经江苏省卫生健康委员会论证，由省疾病预防控制中心组织开发江苏预防接种综合服务管理系统公众服务 APP 子系统。该 APP 子系统围绕预防接种、通过关联受种对象，连接家长、接种医生、预防接种门诊，填补预防接种信息化系统中受种者（或监护人）角色的空白领域，APP 子系统投入使用后将形成预防接种全流程信息化服务全流程闭环管理。

江苏省免疫规划信息化工作在各级政府领导和卫生健康主管部门的支持下，经过全省免疫规划工作者的共同努力，起到了规范预防接种服务、构建综合评价体系、提升公众预防接种体验的作用。未来江苏省将继续努力创新，力争在全国免疫规划信息化领域起到示范和引领作用。

（康国栋　林　琳）

第**15**章

浙江省
免疫规划信息化
发展史

一、背景

免疫规划作为疾病控制的一项基础性工作，在预防控制疫苗针对疾病工作中发挥着举足轻重的作用，浙江省于1978年开始实施计划免疫，几十年来在各级政府的重视和支持下，各地逐步建立以乡（街道）级接种单位为主的预防接种服务的完善体系，疫苗接种率逐年提高，脊髓灰质炎、麻疹等疾病发病率也逐年降低并得到有效控制。然而，随着扩大国家免疫规划工作的开展，使用疫苗品种和出生人口的增加、人口流动性增强，原有手工登记账册，手工接种率统计报告等方式带来的操作烦琐、工作量大、信息失误和滞后等各种弊端日益显现，信息的真实性、准确性和及时性始终存在争议，以手工为主的预防接种信息管理方式显然已不能满足免疫规划事业发展需要。

为了巩固免疫规划工作成效，为广大群众提供安全、优质的预防接种服务，更好地完成以人民群众健康为中心的工作目标，浙江省从2004年开始将免疫规划信息化建设作为推动免疫规划发展的一项重要抓手。通过10余年的信息化建设，将计算机、互联网、物联网等先进技术手段应用于免疫规划信息系统中，显著提升了管理效率和服务形象，在规范预防接种、提高工作效率、提升服务质量、保障疫苗安全等方面发挥了重要作用，使预防接种服务更加标准化、规范化、精细化，同时满足了服务供需双方的需求。

二、信息化工作发展历程

（一）起步阶段

2004 年浙江省疾病预防控制中心（以下简称"省疾控中心"）邀请全省免疫预防专家和有关信息、计算机软件专家，对国内已开发免疫预防信息化软件的三家企业产品进行综合评审，在充分论证的基础上，原浙江省卫生厅（以下简称"省卫生厅"）决定选用苏州沈苏自动化技术开发有限公司负责开发的，采用混合 B/S 体系结构的浙江省儿童计划免疫信息管理系统软件，由政府出资购置后免费下发供各地使用。2004 年 12 月，浙江省卫生厅下发《关于建设浙江省儿童计划免疫信息化管理系统的通知》（浙卫办疾控〔2004〕39 号），在全省范围内推广建设浙江省儿童计划免疫信息化管理系统。2005 年 6 月各市完成试点单位的推荐报送工作，确定 9 个试点县。2005 年 7 月，组织召开了由各市和各试点县（市、区）分管主任和免疫规划管理科所长参加的信息化管理工作启动会，对全省的免疫规划信息化工作进行布置，并进一步完善了《浙江省儿童免疫规划信息管理系统建设实施方案》，正式启动了免疫规划信息化建设。

2005 年 8 月，省卫生厅下发了《关于开展浙江省儿童免疫规划信息管理系统建设的通知》和《浙江省儿童免疫规划信息管理系统建设实施方案》等文件，要求全省按照方案组织实施。2005 年 4 月根据省级中央数据库建设配置方案要求，开始筹备中央数据库设备采购。10 月进行数据中心硬件采购招标。11 月中旬省级中央数据库建成，正常运行。自 2005 年 8 月开始，全省各地区都开始进行信息化建设所需设备的准备和人员培训。2006 年，按照原卫生部和中国疾病预防控制中心的要求，浙江省参加了国家免疫规划信息管理系统建设试点工作，试点地区最终实现与国家数据平台的信息交换，交换数据准确。

（二）第一次升级

2007 年省疾控中心认真梳理基层接种单位提出的软件中存在的问题以及功能优化的建议，整理成软件修改意见书提交给承建公司。承建公司于 2007 年 5 月正式交付新版软件和监测平台，省疾控中心组织省级专业人员进行了初步验收，功能基本满足需求，并在省内确定几个接种单位开始试用。

为了加强儿童预防接种信息报告管理，为免疫规划工作管理和决策提供及时、准确的信息，浙江省卫生厅下发《浙江省儿童预防接种信息报告管理工作规范》（以下简称《规范》）。要求各级疾病预防控制部门严格按照《规范》要求，建立健全儿童预防接种信息报告管理制度，明确职责，重点加强对乡镇预防接种单位人员的培训和业务督导，做好数据质量控制和分析利用，同时保证数据安全。预防接种单位按照《规范》要求做好儿童个案的收集上报，同时对于工作中出现的问题，及时向当地卫生行政部门和疾病预防控制部门反映。

（三）第二次升级

在浙江省免疫规划信息系统运行数年后，系统承压能力达到极限，出现了大面积瘫痪的情况，2014年省疾控中心决定重新升级原有系统。2014年4月，在招标流程结束的基础上省疾控中心立即组成了专门工作小组开始研究全省免疫规划信息系统改造项目中有关10个功能模块的需求设计。在前期准备工作中，一方面对国内已有的功能模块我们采取借鉴国家或其他省份的经验；另一方面对国内尚未开发应用的模块（如数据清洗），加强基层调研和顶层合理化建议，拿出自己的设计思路和配套实施管理办法。5月开展需求调研和开发需求书的编制，共制订包括入托入学查验证、产院接种数据管理、数据清洗等11项开发需求。6月召开专家论证会确定本次升级改造的内容范围和详细的业务流程，会后交付软件公司进入开发阶段。10月，省疾控中心召集省内部分免疫规划业务人员对软件公司先期交付的数据清洗模块进行功能测试，提出20条具体的修改建议。12月2日和22日分2轮组织召开各市疾控中心和部分预防接种门诊的业务骨干对承建公司交付的剩余9项功能模块进行测试。

2015年3月份省中心召集软件开发企业商讨免疫规划信息管理系统Hadoop性能优化问题，商定在新版系统中选取若干个能反映系统性能的场景进行优化试验。2015年4月和5月，省疾控中心组织了多次场景测试，认为优化效果良好，并要求承建公司在3个月内完成新版系统所有业务功能的优化。8月下旬，升级项目通过验收并在台州市、温岭市和椒江区进行为期2个月的试点运行。12月中旬下发关于启用升级版浙江省免疫规划信息管理系统的通知，并组织开展了全省视频培训，要求各地在年底前完成新版系统的升级和数据重传，正式启用升级后的免疫规划信息系统。

（四）第三次升级

根据《中华人民共和国疫苗管理法》和省卫生健康委员会《2019年医疗卫生服务领域"最多跑一次"改革十大项目工作细则》要求，省疾控中心配合省卫生健康委员会开展疫苗和预防接种综合监管系统建设，即浙江省免疫规划信息系统的第三次升级。2019年上半年赴省内、外开展需求调研和学习，制定了涉及疫苗管理、预防接种管理、便民服务系统、综合管理平台和数据平台建设外展性功能5大方面的《浙江省疫苗与预防接种综合管理信息系统建设业务需求报告》，提交至省卫生健康委员会作为制订项目建设方案的依据。2019年6月，为提前推进系统建设进程，省卫生健康委员会、省疾控中心、承建公司三方就项目相关合作事宜达成共识，签订合作备忘录，明确工作职责。2019年5—7月建立疫苗监管码标准库，完成全流程扫码出入库软件开发。确定杭州市西湖区和绍兴市越城区各两家预防接种门诊作为一期工程试点，实现疫苗出入库扫码、预防接种门诊扫码接种和接种后打印等功能。2019年8月，4家试点单位启动了一期工程试点工作，实现扫码接种。8—9月，组织省内地市级专家根据《中华人民共和国疫苗管理法》等现行的法律法规要求，结合本省实际进一步细化开发需求，编制了包括疫苗管理、预防接种、冷链监管、疑似预防接种异常反应报告、便民服务等功能在内的共12项《浙江省疫苗与预防接种综合管理信息系统需求规格说明书》正式提交省卫生健康委员会。10月，制定了浙江省疫苗与预防接种综合管理信息系统配套使用的硬件设备种类和技术参数同时提交省卫生健康委员会和省疾控中心后勤处，启动全省招标工作。11月2日，浙江省疫苗与预防接种综合管理信息系统中儿童预防接种管理模块［软件运营服务（SaaS）化儿童预防接种模块］开发完成并在海宁黄湾卫生院启用，通过连续参与其6次预防接种日的测试运行，发现问题共50多条提交系统承建企业政采云修改。在黄湾卫生院测试初步成功后，在各市（宁波、湖州除外）选择了98家非数字化接种单位作为第一批试用单位以及在各县（市、区）至少选择1家接种单位作为第二批试点单位。11月下旬，针对数字化门诊的SaaS化儿童预防接种模块也开发完成并在海宁斜桥社区卫生服务中心和杭州蒋村社区卫生服务中心开展试运行。便民服务APP也已完成除健康教育外的其他所有功能的开发，即将在浙里办上线运行。

2020年，持续接力参与"最多跑一次"改革和共享水平工作，推进疫苗接种更透明信息系统建设：完成全省1 310家儿童预防接种门诊的数据转换和SaaS系统升级任务，全年运转基本正常；完成成人预防接种模块（含新冠疫苗紧急接种模块和省民生实事流感疫苗接种模块）开发、测试并在近 1 500 家预防接种门诊完成部署（含 186 家医疗机构中新设置的接种门诊），保障两项疫苗接种工作顺利开展；完成便民服务 APP 开发、测试和培训，全省已有 700 多家预防接种门诊开始使用，群众通过受种者编码绑定可以在线查询接种记录、查验脱漏疫苗、网络预约接种时间、自主预约疫苗接种；完成与国家药品追溯协同服务平台和国家疾病预防控制中心全民健康平台的数据对接，按要求同步上传预防接种门诊基本信息、疫苗流通信息和预防接种个案数据，基本实现了疫苗电子全程可追溯。

2021 年，积极融入全省数字化改革工作，不断升级完善疫苗和预防接种综合管理信息系统。全力做好新冠疫苗大规模接种信息化支撑保障工作，针对不断增加的新冠疫苗品类、包装规格，不断拓展的接种对象年龄范围，不断优化调整的免疫接种程序，及时升级完善信息系统功能，保障系统运转稳定性，全省单日接种量屡创历史新高。完成新冠疫苗报表系统的开发、测试并在全省 1 830 家新冠疫苗接种点和各级疾病预防控制机构部署，多次升级报表系统脱漏率算法，保障统计工作精准可靠。优化新冠疫苗接种个案数据上传完成国家免疫规划信息系统机制，完成与国家系统下载接口开发，实现新冠疫苗跨地区接种记录下载，减少补录信息的工作量，提高信息的准确性。完成中国疾病预防控制中心下发的新冠疫苗疑似异常接种个案信息核查工作。升级儿童、成人模块的系统，完成产科、动物致伤、AEFI、培训系统等功能模块开发。其中产科和动物致伤门诊等多个模块已正式上线，并开展线上培训。累计为全省 350 余家产科门诊制作全省产科模块 SaaS 账号及相关联的疫苗管理账号并下发。完成宁波地区儿童预防接种门诊的数据转换和 SaaS 系统升级任务。完成便民服务 APP 升级工作，群众可以通过"浙里办"实现浙江省紧俏疫苗的预约摇号功能〔如人乳头状瘤病毒（HPV）疫苗〕、查询接种记录、自主在线预约流感疫苗等。部署上线冷链系统，推进全省冷链监测数据对接工作。

三、信息化建设的亮点和创新点

浙江省免疫规划信息系统自上线以来，一直被作为全省预防接种工作核心支持体系，打造面向社会公众和业务管理人员的服务端和治理端的综合集成应用。历经四次升级后，免疫规划信息系统已按照《疫苗管理法》及浙江省数字化改革工作的部署要求，完成疫苗计划需求上报、采购结算、出入库管理、儿童及成人预防接种全流程模块开发上线运行，实现业务流、数据流、信息流的三流合一。

1. 完善移动信息平台在线预约机制　利用 SaaS 系统和互联网＋技术，在浙里办建立移动端预约接种平台，方便群众自助建档，实现预约接种，大大提高信息录入的准确性，减少门诊排队等候时间，让信息多跑路、群众少跑路；同时，该项服务有利于接种单位按照预约需求提早做好接种人员力量的调配和疫苗需求计划安排，做到人－苗精准衔接。

2. 完善人－苗信息化精准衔接机制　利用信息平台实现疫苗库存、服务能力和接种需求精密协同，确保疫苗接种工作有序快速推进。通过发挥信息系统准确高效的优势，对各级疾病预防控制机构、各接种单位的疫苗动态库存、接种服务能力和疫苗需求进行实时监测，缩短配送周期，加快周转，提高疫苗分配使用的效率。完善疫苗全流程可追溯机制，按疫苗最小包装唯一识别码可追溯，实现接种信息登记核对的智能化，保疫苗来源可查、去向可追，做到全程可追溯。

3. 提高免疫规划信息利用度　过去手工管理档案孤立，利用过程非常烦琐，通过信息化管理可以在短时间内完成数据统计分析，为免疫规划措施制定、工作评价提供了强有力的支撑。

4. 提高工作效率，守住安全底线　数字化门诊、疫苗信息追溯、冷链自动监测、智慧接种管理等先进技术解决方案将预防接种工作的候种、告知、接种、留观、疫苗流通和储存等全部流程／环节覆盖，预防接种的规范性和效率得到明显提高，安全性也得到了有效保障。

5. 利用预约平台强化科普宣传和便民服务工作　在移动端预约平台上传新冠疫苗接种常见问题，供公众查询，群众在线预约的同时，可提前掌握接种疫苗的注意事项和有关科普知识，消除群众接种顾虑，提高公众接种意愿。

浙江省免疫规划信息系统的建设和应用彻底改变了既往免疫规划工作落后管理模式，极大提高了信息利用的效率，大力拓展了为公众和基层服务的渠道，显著提高了工作质量和服务质量，解决了很多预防接种工作中长期存在的顽疾，实现了全省免疫规划工作的跨越式发展。

四、宁波市免疫规划信息化建设历程

（一）免疫规划信息化发展历程简介

宁波市从 2004 年开始建设免疫信息系统，经过多年的努力，于 2005 年建成了免疫规划信息管理系统，2007 年建成了生物制品管理信息系统，2011 年实现了基于二次叫号的数字化门诊信息系统，2012 年搭建了线上疫苗追溯平台，2013 年上线了入学、入托预防接种证查验系统平台，2015 年 7 月上线面向群众的金苗宝 APP，2017 年 9 月上线移动支付平台，2020 年建成冷链机器人系统，2021 年宁波市全面切换浙江省统建 SaaS 云金苗管理系统。

（二）部分信息系统的特点与创新点

1. 金苗宝 APP 公众服务平台　宁波市基于预防接种信息系统基础上开发了金苗宝 APP，主要承载自助建卡、接种记录查询、接种时段预约、接种告知书签阅、入学入托接种证查验、费用手机支付、成人疫苗预约接种、消息提醒、电子接种证、接种指引、副反应上报、接种评价等功能。自 2015 年 7 月上线以来，受到了儿童家长以及门诊的普遍欢迎和关注，使用量不断增加；截至切换省级系统期间（2021 年 9 月），已有 1 151 484 人注册使用，绑定受种者数 643 063 名。2018 年度共有 1 385 830 人次的使用（其中儿童 1 329 648 人次，成人 56 182 人次）。2019 年以来共有 4 342 402 人次的使用（其中儿童 4 022 279 人次，成人 320 123 人次）。同时基于金苗宝 APP 的成人疫苗预约接种——成人疫苗接种"最多跑一次"于 2019 年 3 月被浙江省卫生健康委员会评选为"浙江省医疗卫生服务领域'最多跑一次'改革十佳案例"。按照《浙江省卫生健康委关于印发 2019 年医疗卫生服务领域"最多跑一次"改革十大项目工作细则的通知》（浙卫发〔2019〕22 号）文件要求，为公众提供了更加便捷、透明的网上预约接种服务；向公众提供更多的预约接种及个人相关数据查询，让宁波的老百姓对预防接种工作更加满意，更加积极参与预防接种工作，让接种率得到了提升，建立了更广的免疫屏障，降低传染病发生的风险，老百姓对预防接种的参与感、幸福感、满意度得到了很大的提升。

2. 儿童入托、入学查验信息系统　宁波市建成了基于信息化的入托入学儿童查验预防接种证工作模式，即学校/幼托机构老师在入托、入学时，向儿童家长收取预防接种证查验证明，并提供学生/幼儿名单（基本信息电子版）给当地卫生院

（社区卫生服务中心），卫生院（社区卫生服务中心）将儿童／幼儿基本信息与接种证条码关联后导入入托入学儿童查验接种证信息系统（该系统的介绍详见后文），系统自动核对儿童疫苗接种完成情况，自动生成补种学生（幼儿）情况一览表，并将其反馈给学校／托幼机构，由学校／托幼机构完成催种工作。详细流程如下：托幼机构／学校通知家长或者监护人在入托、入学新生报名时提供《宁波市幼儿／儿童预防接种证查验证明》，家长或其监护人可以通过以下2种方式完成儿童预防接种证查验，取得该查验证明：①家长或监护人通过手机免疫信息系统（APP）自助查询儿童预防接种完成情况，通过导出、截图等方式打印《宁波市幼儿／儿童预防接种证查验证明》；②家长或监护人携带接种证前往辖区预防接种门诊，由门诊接种医生出具《宁波市幼儿／儿童预防接种证查验证明》。接种门诊医生可通过宁波市查验接种证信息系统查验，并打印《宁波市幼儿／儿童预防接种证查验证明》。在办理入托、入学手续时，学校（幼托机构）须收齐每一位学生（幼儿）的查验证明文件。幼托机构和学校完成学生（幼儿）录取和分班工作后，将班级花名册信息以电子档形式交学校（幼托机构）所在地预防接种门诊，接种将学生（幼儿）基本信息关联预防接种证查验证明条码，并导入宁波市预防接种证查验信息系统，自动生成催种一览表和查验接种证工作所需报表。接种门诊至少每月一次向学校／幼托机构反馈应补种学生（幼儿）情况一览表，学校／幼托机构催促儿童前往接种单位完成疫苗接种。最后，入托入学儿童查验接种证信息系统自动生成相关报表，上报卫生行政部门和疾病预防控制中心，并反馈教育部门。

3. 生物制品管理信息系统　宁波市建成了基于市－县－乡三级网络的生物制品管理信息系统。该系统解决了疫苗等生物制品从计划、采购、审批、入库、库存管理、出库、款项管理、发票等全流程的系统。并且宁波市预防接种信息系统与生物制品管理信息系统通过 Web service 数据交换的形式进行了生物制品管理数据的互联互通，为基层生物制品规范便捷管理提供了技术保证，也为疾病预防控制机构全面掌握疫苗进销存情况，更好的储备、管理疫苗带来了很大的帮助。

在生物制品管理信息系统基础上，宁波市还研发了全程冷链自动疫苗发药系统。该系统由疫苗入库管理系统、发苗平台管理系统、冷库管理系统及冷库系统组成，能从根本上改变现有的接种医生工作模式，从一键疫苗入库－智能匹配接种者疫苗－自动传送接种者疫苗（一支多人份／一盒多支单人份，接种后自动回传冷库）－优先使用近效期批号疫苗－库存自动盘点－智能计算下月用量－对接云平台实时温度监测，全流程实现自动化、智能化、可追溯化。

五、信息化相关学术产出

2005 年至今，在国家级科技期刊上发表免疫规划信息化建设相关内容论文 1 篇；在 *HUMAN VACCINES & IMMUNOTHERAPEUTICS* 等期刊上发表免疫规划信息化建设相关论文 5 篇。

六、未来展望

随着全生命周期预防接种概念的提出以及国家《疫苗管理法》对预防接种工作要求的法治化、精细化，需要依托信息管理手段来建立一个安全、高效、智慧的预防接种信息化系统，更好地满足群众日益增长的疫苗接种需求。浙江省在未来的发展过程中，将重点围绕建立统一的省级疫苗管理和预防接种综合信息管理平台，整合疫苗采购、物流、经费结算、冷链监测、预防接种、不良反应监测、疫苗可预防疾病监测等功能，不断升级数据利用、数据预测预警方面的功能，使得接种单位能依此来调整优化其服务模式，提高工作效率。

当前，免疫规划信息化管理已经融入免疫规划管理和预防接种管理的各个领域，成为免疫规划工作不可或缺的重要组成部分，也是未来免疫规划发展的必然趋势，下一步在国家相关法律法规的基础上，浙江省将以信息化理念为指导，以信息化技术手段为支撑，扎实推进，助力免疫规划深层次、高水平发展，更好地满足群众疫苗接种权益，为全面践行健康中国建设贡献力量。

（胡　昱　林　琳）

一、背景

安徽省免疫规划信息化始于 1997 年，当年以常规免疫接种率报告为主，下发了"预防接种门诊为单位进行常规免疫接种率监测报告"的文件，次年增加了麻疹病例监测等，直至 2008 年建立起以预防接种为基础的安徽省免疫规划信息管理系统（以下简称"省平台"）。2015 年开始以省平台考核各级接种率等一系列特色工作，有力推动了安徽省免疫规划管理水平的发展。安徽省作为国家免疫规划信息管理的试点之一，为中国疾病预防控制中心多项免疫规划信息化管理项目的开发，提供了有益的信息。

二、安徽省免疫规划信息化历程

（一）举办常规免疫接种管理程序培训班

为了提高各地从事免疫规划人员使用计算机的能力，使各地的计算机在数据管理、文字处理以及加强计划免疫工作规范化、科学化管理，1997 年 7 月 3 日原安徽省卫生防疫站举办常规免疫接种管理程序培训班，培训内容主要为 EPI Info 6.03 疾病数据管理软件、常规免疫接种管理程序、Windows 3.2 中文版操作系统、Word 6.0 中文字处理软件的使用。

（二）建立计划免疫常规接种率报告计算机网络通信系统

为加强计划免疫工作的现代化管理，省防疫站编制了计划免疫常规接种报告计算机软件，并在 1997 年 7 月初举办了培训班。为了发挥其更大的效益，达到快速、准确的目的，下发了《关于建立计划免疫常规接种率报告计算机网络通讯的通知》（卫防计字〔1997〕第 083 号）文件，要求各地、市从计划免疫补偿基金或计划免疫专项经费中，为计划免疫配备专用计算机（586）和调制解调器（14.4 kbps 以上），通信内容为原卫生部下发的《基础免疫接种统计表》，各地市计划免疫工作人员每月以乡为单位将表中的所有数据录入计算机。实现常规免疫接种率报告与省防疫站进行计算机联网。使计划免疫工作纳入计算机、网络化管理。1998 年使用电子邮箱进行数据传输，并添加麻疹个案调查表，该工作为 1999 年获得原卫生部和世界卫生组织麻疹监测项目提供了支撑。2001 年国家疾病预防控制中心在无锡召开全国计划免疫监测会议安徽省在会上进行了经验交流，发表论文 2 篇。由于有乡级为单位的接种率报表，提出了常规免疫接种率报告及时性、完整性、准确性指标从而获得原卫生部与世界卫生组织的常规免疫报告质量干预项目。

（三）中国免疫规划信息管理系统的使用

中国免疫规划监测信息管理系统（以下简称"监测系统"）2004 年 2 月开始在六安、合肥对监测软件安装测试，3 月 19—24 日分 2 批对全省各市县免疫规划专业人员进行培训直至 5 月完成全省各市监测系统安装测试。

（四）安徽省免疫规划信息管理系统的建立

根据原卫生部关于印发《儿童预防接种信息报告管理工作规范（试行）》的通知（卫疾控发〔2006〕512 号）文件要求，安徽省的目标是 2009 年底以前 90% 以上的县、80% 以上的乡完成儿童预防接种信息管理系统建设，实现接种信息的个案管理。但是，由于 2008 年"5·12"汶川特大地震后，国家级儿童预防接种信息数据管理平台收集的数据过大，信息系统难以正常运行，对此中国疾病预防控制中心暂停了儿童预防接种信息管理系统国家级平台，因而全国各地（包括我省）的预防接种数据上传、疑似预防接种异常反应管理、疫苗注射器管理和用户档案表审核等功能暂停使用。为确保全省预防接种有关数据收集、管理和使用，安徽省于 2008 年底搭建了安徽省免疫规划信息管理系统（以下简称"省平台"），其建设经费从 2006、2007 年度省财政计划免疫疫苗专项经费节余的 135.7 万元中列支。成为全国第五个建立省平台的省份。《安徽省免疫规划信息化建设简报》（简称《简报》）于 2008 年 8 月创刊，每月 15 日前发刊，连续 4 期的《简报》极大地促进了全省儿童预防接种信息化进程，到 2008 年 11 月 30 日，全省达到 100% 实施率的有 11 个市。全省 93 个县（市、区）实施了预防接种信息化工作，占全省 105 个县级的 88.6%，近 90% 县完成系统建设的目标。1 515 个预防接种门诊安装客户端软件，占全省预防接种门诊的 69.5%，距离 80% 乡完成系统建设的目标仍有距离，达到 100% 的有合肥市和铜陵市，达到 90% 以上的有蚌埠市、淮南市、马鞍山市、淮北市、宿州市。全省录入儿童数达 78 万条记录。到 2009 年 11 月 30 日，全省 105 个县（市、区）全面实施或启动了预防接种信息化工作。2 264 个预防接种门诊安装了客户端软件，占全省预防接种门诊的 99.9%。全省预防接种门诊客户端录入儿童数达 192 万余条记录，有 256 万余名儿童预防接种信息上报到省平台，占 2005 年 1 月—2009 年 10 月出生儿童数 375 万的 68.1%。

（五）建立预防接种门诊的地理信息系统（GIS）并实现网上查询功能

2015 年 2 月 27 日参与国家卫生和计划生育委员会研讨地图标注事宜。2015 年 3 月 4 日下发《关于开展全省预防接种单位相关信息采集的通知》文件。3 月 2 日，省疾病预防控制中心下发了数据采集工具教程，3 月 4—16 日全省县级疾病预防控制中心按要求采集并上报了辖区预防接种单位数据，全省共采集上报了 2 002 个预防接种门诊，狂犬病暴露预防处置门诊 1 622 个。所有数据上报百度地图进行评估，百度地图公司 3 月 17—19 日对数据进行评估并反馈，对存在的问题提交给县级疾病预防控制中心进一步核实和修订。3 月 31 日修订后的数据再次提交百度地图，4 月 13 日，预防接种门诊和狂犬病暴露预防处置门诊百度地图正式上线，实现在线地图预防接种单位的查询和展示功能。预防接种对象或监护人可以通过电脑百度地图和手机百度地图 APP 查询预防接种单位，实现预防接种门诊和狂犬病暴露预防处置门诊的实时查询、展示和导航等功能。

预防接种单位在百度地图上线之后，全省对上线后的预防接种单位进行再次核实。县级登录手机或电脑版百度地图，查找辖区内每一个预防接种单位逐一核对，主要核对预防接种单位在地图上的位置、名称、开诊时间、联系电话是否正确。预防接种单位相关信息有错误或者有更新的，由县级统一核对和收集，将错误或更新的预防接种单位相关信息汇总提交到市级，市级汇总后提交给省级，省级单位应用百度地图专门设置的 VIP 账户进行在线数据维护、更新，为以后预防接种的相关信息实时更新提供了便利。

2015 年 4 月 24 日原国家卫生和计划生育委员会在安徽省召开了互联网与预防接种服务研讨会，原国家卫生和计划生育委员会疾病预防控制局、国家疾病预防控制中心和安徽省、北京市、天津市、吉林省、上海市、浙江省、湖北省、湖南省、广东省、宁夏回族自治区等 10 个省（区、市）人员参加了会议，原国家卫生和计划生育委员会向参会省份推荐了安徽的做法。

（六）预防接种信息化管理工作纳入当地政府年度工作考核

免疫规划信息管理系统作为人口健康信息化管理内容之一。经过多年的不断建设和完善，各地免疫规划信息化管理得到了加强，为及时有效提供预防接种服务发挥了重要作用。为进一步加强儿童预防接种信息化管理，提高接种服务效率，实时监管各项接种服务，各级卫生计生部门高度重视免疫规划信息管理工作，结合安徽省组织开展的新一轮规范化门诊建设以及规范管理年活动，把预防接种信息化管理作为规范化内涵建设的重要内容，并将儿童预防接种信息化管理工作纳入当地卫生计生年度工作考核，逐步实现预防接种服务行为记录在信息系统中全部可查询的目标。根据开展规范管理年活动安排，安徽省卫生和计划生育委员会制定了《安徽省儿童预防接种服务信息化管理考核评估方案》，分别在 2015 年 10 月和次年 1 月以市为单位，对各地儿童预防接种服务信息化管理工作进行考核，考核结果纳入到分市卫生计生工作考核和民生工程考核中。2016 年下发《关于印发安徽省 2016 年度计划生育目标管理责任制考评方案的通知》（皖人口组〔2016〕4 号）纳入省政府考核目标。从此，安徽省免疫规划信息化管理水平，上了一个新台阶。

（七）原省卫生和计划生育委员会便民平台预约预防接种

随着生育政策的放开，给预防接种工作也带来了很大压力，很多家长在带孩子接种疫苗时，集中在某一个时间段，这就造成了不可避免的排队现象。为了解决这一问题，安徽省开展了预防接种网上预约服务，可以有效缓解以前家长抱着孩子在接种点排队等候的情况。

为深入推进互联网＋医疗健康，原安徽省卫生和计划生育委员会主导建设了全省统一的集约式医疗便民服务平台（www.ah12320.com），平台以预约挂号为切入点，集成智能导诊、检验检查结果查询、健康档案等多种应用于一体，并增设有预防接种单位的网上预约功能，将解决安徽全省各预防接种点人满为患的现状。

2018年4月25日（儿童预防接种宣传日），安徽全省近2 000家预防接种点已全面启动网上预约，安徽省的儿童家长可以通过安徽医疗便民平台，登录网站、手机APP、微信端享受预防接种等在线预约及接种提醒信息。并可以通过平台查阅孩子以往的接种记录及疫苗详细信息，根据自身情况灵活地选择疫苗接种时间，可以有效缓解既往家长抱着新生儿在接种点排队等候的情况。

预约关联儿童后，还是一份独家的接种健康档案，会根据孩子的年龄、出生日期和上次接种历史，计算出孩子下次接种的时间、接种的疫苗。同时，会提前7天自动提醒家长孩子下次接种的时间、接种疫苗名称等。

（八）疫苗追溯系统的建立

按中共中央办公厅国务院办公厅印发的《关于改革和完善疫苗管理体制的意见》的通知要求，以及2019年12月1日实施的《中华人民共和国疫苗管理法》规定。国家实行疫苗全程电子追溯制度，国务院药品监督管理部门会同国务院卫生健康主管部门制定统一的疫苗追溯标准和规范，建立全国疫苗追溯协同服务平台，整合疫苗生产、流通和预防接种全过程追溯信息，实现疫苗可追溯。安徽省建设疫苗及预防接种全程可追溯信息系统，实现从疫苗出厂到接种个体（受种者）全流程的疫苗种类、疫苗效期、疫苗数量、运输温度、存储设备的监控与追溯管理。安徽省于2019年10月完成招标采购，金额6万元，于2020年3月搭建完成，并与国家疫苗追溯协同服务平台和全民健保免疫规划信息系统完成对接。

（九）网络安全和数据迁移

按照中国疾病预防控制中心工作部署，我省的VPN专网已于2016年12月建设完成，保障预防接种工作的安全运行。为了贯彻落实《中华人民共和国网络安全法》和《人口健康信息管理办法（试行）》的精神，确保安徽省免疫规划信息管理系统达到《卫生行业信息安全等级保护工作的指导意见》要求的安全保护等级第三级，安徽省免疫规划信息管理系统2017年9月15日由省疾病预防控制中心机房迁移至原省卫生和计划生育委员会信息中心机房。

2018 年 12 月完成安徽省免疫规划信息管理系统信息安全等级保护测评报告，满足安全保护等级第三级要求。后续每年都完成安全保护等级第三级测评工作。为保障新冠疫苗的接种，确保全人群接种的安全、有序、高效的工作，经省卫生健康委员会协调，2020 年 5 月迁移到安徽省大数据局。

三、信息化建设的亮点和创新点

（一）预防接种信息化管理工作纳入当地政府年度工作考核

原安徽省卫生和计划生育委员会制定了《安徽省儿童预防接种服务信息化管理考核评估方案》，分别在 2015 年 10 月和 2016 年 1 月以市为单位，对各地儿童预防接种服务信息化管理工作进行考核，考核结果纳入到分市卫生计生工作考核和民生工程考核中。2016 年下发《关于印发安徽省 2016 年度计划生育目标管理责任制考评方案的通知》（皖人口组〔2016〕4 号）纳入省政府考核目标。从此，安徽省免疫规划信息化管理水平上了一个新台阶。

（二）原省卫生和计划生育委员会便民平台预约预防接种

为深入推进互联网＋医疗健康，原安徽省卫生和计划生育委员会主导建设了全省统一的集约式医疗便民服务平台（www.ah12320.com），平台以预约挂号为切入点，集成智能导诊、检验检查结果查询、健康档案等多种应用于一体，并增设有预防接种单位的网上预约功能，将解决安徽全省各预防接种点人满为患的现状。

2018 年 4 月 25 日（儿童预防接种宣传日），安徽全省近 2 000 家预防接种点已全面启动网上预约，安徽省的儿童家长可以通过安徽医疗便民平台，登录网站、手机 APP、微信端享受预防接种等在线预约及接种提醒信息。并可以通过平台查阅孩子以往的接种记录及疫苗详细信息，根据自身情况灵活地选择疫苗接种时间，可以有效缓解既往家长抱着新生儿在接种点排队等候的情况。

（三）建立预防接种门诊的地理信息系统（GIS）并实现网上查询功能

从 2015 年 2 月 27 日原国家卫生和计划生育委员会研讨地图标注事宜，4 月 13 日，预防接种门诊和狂犬病暴露预防处置门诊百度地图正式上线，实现在线地图预防接种单位的查询和展示功能。预防接种对象或监护人可以通过电脑百度地图和手机百度地图 APP 查询预防接种单位，实现预防接种门诊和狂犬病暴露预防处置门诊的实时查询、展示和导航等功能。

2015 年 4 月 24 日原国家卫生和计划生育委员会在安徽省召开了互联网与预防接种服务研讨会，原国家卫生和计划生育委员会疾控局、国家疾病预防控制中心和安徽省、北京市、天津市、吉林省、上海市、浙江省、湖北省、湖南省、广东省、宁夏回族自治区等 10 个省（区、市）人员参加了会议，原国家卫生和计划生育委员会向参会省份推荐了安徽的做法。

四、信息化建设的展望

（一）加强公共服务功能

在安徽省政府主导的皖事通手机客户端中，移植便民平台的预约接种功能，增加入托入学查验功能，最大化方便群众预防接种服务。推动长三角区域出生"一件事"信息关联工作，婴儿出生后在所出生的助产机构领取"预防接种证"。在办理好"出生医学证明"并获得身份证号码后，长三角一网通办平台将相关信息推送给皖事通政务服务平台，再由皖事通政务服务平台推送给长三角区域卫生健康部门进行信息关联，婴儿家长即可实现线上查询婴儿电子预防接种记录。

（二）优化省平台功能

由于历史原因，安徽省免疫规划信息系统与疫苗追溯系统分割为 2 个系统，虽然底层数据相同，但用户管理和使用界面割裂，严重影响工作效率。根据工作规划逐步将 2 个平台的系统功能完成整合，突破原有数据上传下载非实时的困境，实现疫苗汇总统计、追溯上报等信息智能填报代替手工操作，并实时上传至各级数据平台，提升信息系统利用率。用一个平台实现全省免疫规划信息统计与疫苗全程信息化追溯管理，确保预防接种数据规范透明，有效降低预防接种安全风险，同时增强省平台提供预防接种安全风险的态势感知，对疫苗批号错误，效期过期等潜在风险提供预警，整体提高安徽省疫苗安全接种水平。

（三）加强数据应用质量

一体化整合安徽省免疫规划信息系统资源，搭建多级别监测与业务管理数据库，融入长三角区域公共卫生大数据共享平台。省平台的建立，基本满足现阶段预防接种工作需要，但由于新冠疫苗的接种，涵盖了全省人口数据，而日常预防接种工作主要针对 0~7 岁儿童，导致部分数据重复统计，在后续工作中要持续优化统计模块，提高数据利用率与准确率。推动安徽省免疫规划信息系统与国家疾病预防控制中心全民健保信息系统无缝对接，助力实现公卫数据互联互通，更好地为国家常规免疫接种工作与新冠疫苗接种计划继续提供有力支持，是今后发展的重点。

（四）推进智慧接种的推广

在互联网＋时代，研发智能化的惠民、便民的应用项目是对现阶段传统预防接种工作的有益补充。互联网＋预防接种是疾病控制工作在常规领域中的新思维，新突破。通过让每一位家长连接基本预防接种服务，从而享受行云流水般的儿童预防接种及保健服务，顺应并助力国家大政方针。围绕互联网＋预防接种全流程，通过家长手机端、医生客户端与硬件设备互联，提高儿童家长的接种体验以及医生工作效率。

通过智慧预防接种系统，接种儿童的家长可通过微信公众号在线建卡、预约、提前查告知书并签字、付费；在建卡、预约、排队、接种及留观后，均收到即时信息推送，享受全流程智慧信息服务，有效避免了接种高峰排队等候、接种现场混乱、留观难以保证等问题。

在到达门诊后，可直接到一体机处扫描接种证取号，实现自动调取儿童信息和当日应种疫苗。取号后自动排队等待叫号，信息与接种台软件同步。门诊引入电子化手写签字功能，接种信息确认后，家长可通过智能电子手写板签字确认，系统原笔迹实时保存，全程无纸化办公，保证接种过程安全有序的同时，也节省了大量人力和时间成本。

（陆志坚　林　琳）

第**17**章

福建省
免疫规划信息化
发展史

一、背景

免疫规划（原称计划免疫）实施40年多年来，福建省不断探索引进新方法、新技术，利用信息化技术改进免疫服务手段为儿童健康服务。从最初采用纸质卡（簿）用于儿童接种信息记录，到单机版管理软件，到福建省免疫规划平台（客户端+BS平台模式），进而实现免疫规划信息系统向BS版本的转变，接种信息管理不断得到提升。

2011年在原福建省卫生和计划生育委员会的统一部署下，福建省免疫规划信息系统省级平台建设纳入区域卫生信息平台居民健康信息管理系统建设，开发福建省居民健康信息系统免疫规划管理子系统。2011年12月，基本建立了省级数据中心、完善了接种点客户端软件，各地陆续上传了2005年以来儿童个案。随后又进一步完善了平台相关功能实现了全省可发送短信预约免疫规划疫苗接种，开发了产科新生儿接种信息模块，并逐步在有产科医疗单位推广。

随着社会经济的不断发展，党和政府对保障预防接种工作安全高度重视，群众对预防接种需求不断提高，原有系统功能上的局限性和设计及管理上的缺陷逐渐显现出来。2018年由福建省卫生健康委员会牵头，开始对预防接种信息向全流程应用。利用互联网＋医疗健康发展机遇，

2021年福建省免疫规划信息系统完成了向纯 BS 版改造，并融入全民健康系统，在闽政通等平台实现便民化应用。

二、信息化发展历程

福建省信息化建设从最初的单机版到现在的全程电子追溯建设，成就显著，从福建省预防接种信息系统建设发展的过程回顾，预防接种信息化发展的过程就是管理者对预防接种思路的体现，是随着时代发展，随着计算机技术、移动互联网技术和人工智能技术的发展再造工作流程的体现，并需要得到卫生行政部门、相关技术部门的支持才能实现。10 多年的建设过程，总结起来主要经历了以下几个阶段。

（一）单机版管理软件应用（2007—2010 年）

福建省从 2007 年开始使用中国疾病预防控制中心统一下发的儿童预防接种信息管理系统客户端软件，开展采取信息化手段对适龄儿童预防接种进行管理，包含登记、接种、预约、接种率统计分析等功能。原福建省卫生厅（以下简称"省卫生厅"）分别在 2007—2009 年，3 年福建省下拨每个乡级 2 万元的预防接种规范化门诊建设经费（共 1 450 万元）及公共卫生网络报告系统计算机专项经费，保证每个乡级接种单位有一台计算机。2008 年拨专款 100 万元为每个接种单位购置杀毒软件一张、备份用的 80G 移动硬盘一个。

福建省多次开展免疫规划信息化专题培训，2007 年共举办 21 期省级培训班，分片对全省的市县乡共 1 331 名从事预防接种信息管理的业务骨干进行培训。截至2010 年底，全省各接种单位通过客户端软件共管理 2005 年以来出生儿童预防接种档案信息 386 万人。

（二）省级免疫规划平台（客户端 +BS 平台模式）应用（2011—2018 年）

由于客户端软件数据存储在接种单位，各接种单位间无法进行信息共享和交换，异地接种登记难以实现。为推进系统建设，省卫生厅信息化负责同志多次召集省卫生厅疾控处、信息中心、省疾病预防控制中心相关人员会议，讨论免疫规划信息系统建设的模式和需求，组织专业人员到莆田市等地的县、乡接种点开展现场调研，探讨免疫规划信息系统与居民健康信息系统共享信息方式。福建省疾病预防控制中心也多次组织召开需求研讨会，邀请国家、外省（区、市）、省内各级专家参与讨论，商定福建省免疫规划信息化建设的业务需求。2011年开始新一轮建设的时候，省卫生厅领导高度重视免疫规划信息化建设工作，把其放在改善便民服务的重要位置，将其纳入福建省居民健康信息管理系统，下拨专项经费，解决省级平台建设问题，多次召集省卫生厅信息中心、妇幼卫生处、疾病预防控制中心等相关处室，省疾病预防控制中心、有关开发商等人员会议，听取项目进展汇报，研究解决系统建设实施出现的问题。2011年省卫生厅3次下发文件，部署系统建设工作，专门组织各地卫生局、疾病预防控制中心人员参加福建省免疫规划信息系统建设工作会议，促进各地进一步落实。

2011年5月在省卫生厅疾控处、信息中心支持下，福建省儿童预防接种信息管理系统纳入区域卫生信息平台居民健康信息管理系统建设，在原有儿童预防接种信息管理系统的基础上，建设省级数据管理平台（供管理部门使用）、客户端软件（接种单位使用），并与居民健康信息系统对接、与妇幼模块对接，5—9月完成了系统功能的研发、测试和试点工作。省卫生厅统一策划，召集信息中心、妇幼处、省属医院、疾控等部门多次协商，解决与居民健康信息系统对接方案，解决各大医院产科出生儿童接种登记等的工作部署。实现免疫规划信息与居民健康信息共享，产科新生儿接种数据与免疫规划信息对接等功能，进一步促进免疫规划工作。

为规范预防接种系统管理，推进系统建设、落实各方责任，福建省卫生厅2011年8月下发了《福建省居民健康信息管理系统免疫规划管理子系统实施方案》，由省卫生厅统一部署，要求省疾病预防控制中心负责具体实施，制定系统运行的管理机制，各设区市、县（市、区）卫生行政部门负责系统部署实施及后期维护的组织协调工作，提供必要的资源。设区市、县区级疾病预防控制机构负责软件应用的技术指导和管理工作，各接种点要指定专人负责客户端软件应用。做好接种信息的收集、登记、录入、备份和上传等工作。全省使用统一的客户端软件和数据中心平台管理软件。在建设初期，软件研发完成后，福建省组织了测试工作，省、市、县、乡相关专业人员参加了测试会，为软件的完善提供依据。软件初步完善后，选择了鼓楼区的10家接种单位开展试点工作，研发人员、技术人员到达接种单位现场，进行培训和现场使用交流，经过2个多月的试点工作，收集汇总使用意见和建议，进一步完善了软件系统。在此后软件更新和需求增加的过程也一直采用这种方式，征求基层意见，不断完善系统。

为保障信息系统顺利部署，2011年10月福建省卫生厅投入60万元，由福建省疾病预防控制中心组织开展13期培训班，每期培训班100人，对全省市、县、乡免疫规划信息专业人员约1 300人次开展信息系统使用培训工作。培训班统一培训，统一师资和教材。2012年8月，省卫生厅组织全省免疫规划疫苗短信预约技术视频培训，全省的省、市、县级卫生行政领导、疾病预防控制中心主任、科长、业务骨干，乡级院长、股长等，有250多人参加了培训会。此外，省里每年还有2～3次面向市、县的免疫规划工作培训，信息化均列入培训内容，在培训会上对各地建设进度进行通报。市、县每年也开展辖区人员逐级培训工作。大规模、多层次的乡级接种单位的人员培训，为福建省免疫规划信息化工作奠定了扎实的基础。

福建省采取多种方式帮助接种单位解决在系统使用过程中出现的各种问题，一方面承建系统公司，通过建立QQ交流群、论坛、电话联系等方式，对基层提出的各种问题给予解答，帮助基层进行数据合并和拆分问题，及时分析各区县客户端软件数据上报进展情况并汇总使用过程中存在的问题，通过改造系统软件功能，逐步满足各接种单位工作需求；另一方面省级疾病预防控制中心通过电话、QQ、微信等方式对基层的疑问给予解答，收集存在问题，反馈给公司，并定期对数据质量进行通报。

2011年，在全省基层医疗机构信息系统建设项目中，计算机、打印机、读卡器设备按基层岗位配备到位，福建省卫生厅要求乡镇卫生院、卫生服务中心和妇幼保健机构落实，确保使用。县级以上医疗卫生机构产科新生儿接种信息上传所需的信息设备，由单位自行配置。2011年底，福建省预防接种信息系统实现了三大功能：一是全省范围内实行一地建卡、异地接种，接种信息集中管理与信息共享；二是短信免疫规划疫苗预约接种，提高及时接种率；三是医院产科接种建卡登记共享，卫生系统多部门多系统数据共享，提高数据利用率。规范了预防接种日常信息管理，提高免疫规划工作质量。截至2018年12月31日平台保存儿童个案数约980万。

（三）预防接种信息系统全流程应用建设（2019—2022年）

随着互联网＋医疗健康建设的发展，福建省预防接种信息建设也迎来了新机遇。一方面，福建省紧跟国家免疫规划步伐，更新现有系统。2016年原国家卫生和计划生育委员会发布了新版《国家免疫规划疫苗儿童免疫程序及说明》和《预防接种工作规范》，对接种率报表、免疫程序、疫苗接种时间间隔规定进行了调整。同时二价口服脊髓灰质炎减毒活疫苗、脊髓灰质炎灭活疫苗、新型肠道病毒 71 型疫苗、二价和四价人乳头状瘤病毒（HPV）疫苗等新药先后上市。为了保证预防接种信息系统与其相适应，在原福建省卫生和计划生育委员会的支持下，2018 年 11 月对现有免疫规划信息系统平台和客户端软件进行了升级，满足现有免疫程序、疫苗管理、接种信息查询评价的需要；另一方面，融入全民健康系统建设。2018 年底，福建省全民健康信息系统整合及应用拓展项目开展，福建省预防接种信息系统也开始新一轮建设，抓住互联网＋医疗健康发展机遇，向纯 BS 版转化并融入全民健康系统，与其他医疗服务信息互通共享。

随着《疫苗管理法》的出台，为适应对疫苗管理提出的"四个最严"标准，满足对疫苗全过程全链条监管要求。2019 年 5 月福建省卫生健康委员会统一招标免疫规划拓展整合项目，对福建省免疫规划信息系统及客户端进行了升级改造，预防接种信息系统迁移至政务云，增加云平台资源，建设疫苗全程追溯系统。2020 年 3 月实现溯源系统与国家疫苗追溯协同服务平台对接，并实现与国家免疫规划系统对接调试，预防接种信息与国家平台进行了网络测试对接工作，并测试成功。2020 年拨专款 2 000 万元用于接种单位预防接种告知电子核签设备、数字化门诊建设，2021 年又拨专款 2 625 万元用于市、县区疾病预防控制中心和接种单位支撑信息系统的运行维护和硬件的配备。为推进福建省使用全程扫码模式，福建省卫生健康委员会下发了《福建省卫生健康委员会关于加快推进免疫规划信息系统建设工作的通知》，2020 年底全省疾病预防控制机构、所有接种单位疫苗出入库扫码覆盖率均达 100%。2020 年福建省卫生健康委员会下发了《关于加快推进免疫规划信息系统建设工作的通知》（闽卫疾控发明电〔2020〕392 号），对全省免疫规划系统建设进行再部署，并提出了基本软件、硬件要求，2021 年全省（除厦门）预防接种信息系统统一切换至网页版系统。2021 年实现了全省各接种单位从 CS 客户端到网页版的切换，截至 2022 年 8 月 31 日平台保存预防接种档案数约 4 790 万。

为了解各地使用进度及存在问题，在建设过程中，省、市、县级卫生行政部门组织现场调研，各级疾病预防控制中心组织各种形式的专项督导工作。新冠疫情发生之前每年均组织了专项督导，制定统一的督导方案，分组赴全省及部分市、县、乡开展督导，调查走访疾病预防控制中心、综合医院、接种单位，了解基层的困难及问题，协调解决信息系统运行过程中出现的问题，并将督导情况以发文方式向各地通报，督导过程中发现的问题也可为制定下一步的实施策略提供依据。

三、信息化建设的亮点和创新点

（一）实现全省范围内实行一地建卡、异地接种，接种信息集中管理与信息共享

福建省免疫规划信息系统经过多次升级建设后，现在全省各接种门诊的儿童接种信息全部集中安全存储，实现了预防接种信息的个案化管理，并通过刷取社会保障卡，以社保卡作为信息索引，接种点实现了在全省范围内一地建卡、异地接种的功能，异地接种信息共享，儿童在省内接种单位建立预防接种卡后，可到省内任何一家接种单位继续下一剂次疫苗的接种。原接种单位能够通过系统的回传功能对外出儿童到异地的接种信息进行追踪，便于对辖区儿童全程接种的管理，解决流动儿童的预防接种管理问题，也方便了群众。

（二）实现医院产科接种建卡登记共享

2009 年福建省居民健康信息系统在医院产科建立了新生儿接种登记模块，方便产科医生为新生儿进行卡介苗、乙肝疫苗接种登记，接种信息推送到省免疫规划信息平台服务器。各接种单位可从服务器下载辖区新生儿接种信息，导入接种单位客户端软件，2020 年后改为网页版系统后可直接在省平台下载出生接种信息，完成儿童的后续接种。截至 2022 年 8 月 31 日，全省共 186 家医院产科上传了 4 525 787 名新生儿接种数据。

（三）实现了全省短信免疫规划疫苗预约接种，提高及时接种率

为了提高免疫服务可及性和方便群众，2012 年建立省级短信服务器，开发了与儿童免疫接种信息管理系统客户端软件数据库相关联的短信软件，全省各接种单位根据既定免疫程序、当地接种门诊的开诊时间等条件，使用短信软件自动为接种对象编辑发送下次接种通知的短信内容，并上传到省短信服务器，并通过 12320 平台在接种时间到达前发送短信给儿童家长，提醒家长及时携带儿童到接种单位接种疫苗，对逾期未接种疫苗的儿童将再次发送短信提醒。短信费用每条 3.5 分，每年由福建省卫生健康委员会免疫规划专项经费支出。

（四）实现多部门多系统数据共享，提高数据利用率

免疫规划信息管理系统数据提供给区域卫生信息平台的公共卫生、医疗、妇幼等系统共享，通过系统服务器与服务器的后台自动建立连接提取数据实现调阅儿童预防接种信息，便于临床医生为诊疗提供参考。2021 年开始预防接种数据先后汇聚至福建省公共数据汇聚共享平台、省卫生健康委员会疫情防控平台、实名制对接闽政通 APP 公众服务等，为疫情防控决策和公众查询提供支持。

（五）预防接种门诊数字化建设逐步推进，规范接种行为

2016 年开始，各设区市根据辖区情况，积极向当地财政争取资金，在人口集中乡镇开展预防接种门诊建设，省里分别于 2020 年投入 2 000 万元、2021 年投入 2 625 万元对接种单位预防接种信息化建设提供部分资金支持，漳州、莆田、泉州、南平、龙岩等地先后开始建设。截至 2022 年，全省共有 1 167 家接种单位，已有 422 家建成数字化门诊。

（六）积极开展冷链温控系统建设，完善疫苗温度监控

2015 年底原福建省卫生和计划生育委员会联合免疫规划规范管理年活动，共下拨 1 760 万给各设区市进行冷链设备与温控系统建设。2020 年省财政又投入 760 万，建设全省统一的冷链平台，对全省未配备冷链温度实时监测系统的接种单位进行装备，目前所有接种单位都具有冷链实时监测设备。

新一轮福建省预防接种信息系统建设正在开展，借鉴前期经验，在国家、省卫生健康委员会的支持下，福建省预防接种信息系统一定能够建设成为互联网 + 卫生健康服务新标杆，提高预防接种工作质量和效率，让预防接种工作更加安全，为公众提供更加优质、便捷、可及的接种服务，让人民群众更加有获得感。

四、学术产出

（一）科研成果

"基于物联网技术结合国家疫苗电子监管码建立疫苗安全流通溯源系统的研究"立项福建省科技厅社会发展引导性（重点）项目课题，项目编号：2015 Y 0049。

（二）论文和论著

2009—2022 年，在国家级科技期刊和省级期刊上发表免疫规划信息化建设相关论文 8 篇。

五、国家领导的指导或培训

2014 年 6 月 3—6 日，中国疾病预防控制中心免疫规划中心曹玲生、李言飞来福建省调研信息建设情况，了解国家免疫规划信息管理系统各子系统应用情况、福建省免疫规划信息管理系统建设和运行情况，并对福建省免疫规划信息系统下一步建设提出建议。

2018 年 3 月 15—18 日，中国疾病预防控制中心免疫规划中心副主任肖奇友、免疫规划中心免疫服务指导与评价室曹雷副研究员到福建省调研免疫规划信息管理系统应用情况。调研组赴泉州市疾病预防控制中心、南安市疾病预防控制中心、石狮市疾病预防控制中心、南安市仑苍卫生院、石狮市湖滨街道社区卫生服务中心现场查看国家免疫规划信息管理系统各子系统应用情况、福建省免疫规划信息管理系统建设和运行情况，并了解基层疾病预防控制机构和接种单位对国家免疫规划信息管理系统的业务需求、问题和建议。

2016—2022 年中国疾病预防控制中心免疫规划中心曹玲生主任医师多次参与福建省免疫规划信息系统培训项目授课，指导福建省免疫规划信息化工作开展。

六、展望

根据国家开展基于免疫规划信息系统接种个案数据统计常规免疫接种率监测的要求和公众服务的需要，新一轮福建省预防接种信息系统建设正在开展，借鉴前期经验，在国家、省卫生健康委员会的支持下，福建省预防接种信息系统一定能够建设成为互联网＋卫生健康服务新标杆，提高预防接种工作质量和效率，让预防接种工作更加安全，为公众提供更加优质、便捷、可及的接种服务，让人民群众更加有获得感。

（潘伟毅　张伟燕）

第**18**章

江西省
免疫规划信息化
发展史

一、背景

江西省自 1978 年实行儿童计划免疫工作以来，疫苗针对传染病的控制工作取得了显著成绩。20 世纪 90 年代，全省依托国家免疫规划疫苗针对性疾病的网络监测平台，疾病监测工作开始进行信息化的管理。1993 年开始将全省急性弛缓性麻痹（AFP）病例的个案录入到监测平台，后续又将麻疹、新生儿破伤风、乙型病毒性肝炎病例个案纳入监测平台。2004 年国家传染病网络直报系统平台建成，全省疾病监测工作进入信息化时代。截至 2006 年全省免疫规划服务和管理工作仍是依靠手工登记和人工统计分析，预防接种数据报告的真实性、准确性和及时性不够。2008 年江西省扩大免疫规划实施，全省使用的疫苗品种和数量增加，传统的免疫规划管理方式已难以适应免疫规划实际工作的需要。此外，江西省为劳务输出大省，人口流动性大，群众主动预防接种的意识不强，免疫规划接种管理问题凸显，对群众的预防接种情况动态监测和催种工作难度加大。科学、及时、准确的统计和分析各类预防接种相关数据，为群众提供更优质的预防接种服务，解决全省异地接种、实现数据共享尤为重要。实现全省预防接种数据信息化管理，可提高预防接种单位工作效率、减少工作人员的工作量，可对流动人口提供高效的预防接种服务、为卫生主管部门制定免疫规划政策提供依据，满足群众对免疫规划服务日益增长的需求，也是实现高质量的免疫服务的保障。

二、信息化发展历程

（一）统一使用儿童预防接种信息管理系统国家接种点客户端软件

1.江西省预防接种单位全面使用儿童预防接种信息管理系统国家接种点客户端软件　原卫生部根据《儿童预防接种信息报告管理工作规范（试行）》（卫疾控发〔2006〕512号）文件精神，2007年起在全国范围内开始儿童预防接种信息管理系统建设，东、中、西部省份分别于2008年、2009年、2010年底以前90%以上的县、80%以上的乡完成儿童预防接种信息管理系统建设，实现接种信息的个案管理。为确保江西省儿童预防接种信息系统建设工作顺利开展，省疾病预防控制中心于2007年下发《关于印发江西省儿童预防接种信息管理系统建设方案的通知》，全省信息系统建设采取分步实施、稳步推进的原则，在硬件和软件条件成熟的乡级接种单位率先开展，以点带面逐步铺开，确保开通的接种单位均能完成儿童预防接种信息系统的个案录入、数据上传和资料分析等工作。2007—2009年全省完成以乡为单位儿童预防接种信息系统建设分别达到30%、60%和100%的预定目标，并将此工作列入各设区市年终考核指标。2010年全省儿童预防接种信息化管理系统完成所有设区市100%县级、96%乡级系统建设，1 790个乡级接种点使用儿童预防接种信息系统客户端完成2005年以后出生儿童530.9万条预防接种信息电子档案录入，全省利用先进的计算机管理网络技术，建立省、市、县、乡预防接种网络体系。截至2019年12月31日，全省107个县（市、区）共1 835个乡级接种单位全部开展儿童预防接种信息化建设工作，建设率达到100%，省级服务器平台共收集2005年以后出生儿童个案1 171.94万条，其中2014年1月1日以后出生儿童个案有389.85万条。

2.江西省全面开展儿童预防接种信息系统培训工作　2007年，省疾病预防控制中心根据《江西省儿童预防接种信息系统建设方案》分别在抚州市、萍乡市、景德镇市和新余市举办了4期儿童预防接种信息系统建设师资培训班，全省各设区市、县区级儿童预防接种信息管理师资共296人完成培训，师资对辖区内所有乡级接种单位工作人员进行点对点培训，为全省儿童预防接种信息系统的建设打下坚实基础。2008—2020年，采用省级对设区市级和县区级工作人员进行培训，县区级师资对辖区内乡级接种单位工作人员进行点对点培训的模式，截至2020年全省共计开展3410期149 861人次培训工作。2015年7月，省疾病预防控制中心下发《江西省儿童预防接种信息管理系统接种点客户端操作指导意见》，以提高基层接种单位使用客户端系统操作水平。

（二）江西省全面开展免疫规划信息化建设

1.江西省免疫规划信息管理系统建设和运用　为实现全省儿童预防接种信息的共享与管理，建立全省冷链自动温度监控系统，2008年4月召开江西省儿童预防接种信息系统平台建设硬件需求专家论证会，论证会邀请中国疾病预防控制中心免疫规划中心曹玲生主任医师和原江西省卫生厅（以下简称"省卫生厅"）信息中心张鹏主任参加，形成论证报告上报省卫生厅以申请专项建设经费。2009年省级平台建设项目列入专项经费预算，并争取到经费264万元，省疾病预防控制中心组织专家制定《江西省免疫规划信息管理系统（江西省冷链温控系统和儿童免疫数据管理平台）建设项目方案》，2009年7月邀请中国疾病预防控制中心专家对方案进行论证，认为建设方案合理、技术可行、可操作性强，在结合全省实际情况的基础上，充分考虑了国内先进的儿童预防接种管理经验和计算机技术，可用于省级平台建设。2010年8月，省卫生厅下发《关于做好2010年度自动温度记录系统安装和接收工作的通知》，对全省冷链温度监测系统的硬件安装、使用和管理做出明确要求。2010年12月江西省冷链温度自动控制系统和免疫规划管理平台基本建成，可实现全省各县区冷库温度自动监测并上传至省级服务器、儿童预防接种信息上传省级服务器、省内儿童异地接种个案信息下载，全省儿童预防接种信息化建设工作更上一个新台阶。2011年2月全省开通冷链温度自动控制系统和省级免疫规划管理平台，实现全省预防接种数据信息共享。全省县区级以上疾病预防控制机构冷库温度实现自动监测并上传至省级服务器，省、市、县三级用户可从省级平台上实现辖区内冷库温度监测和自动预警，所有接种单位客户端儿童预防接种数据均能上传至省级服务器，实现儿童异地接种和信息下载。2014年，为更新全省县级及以上单位已损坏的冷链温度自动监控系统硬件设备，并对冷链温度自动监控系统进行升级，确保对疫苗存储温度进行自动监控，在省财政支持下对全省冷链温度自动监控系统进行改造升级。2015 年，完成对免疫规划管理平台和冷链温控系统进行升级改造，优化系统功能，强化信息利用管理。2016 年，省疾病预防控制中心下发《关于启用江西省冷链信息管理系统的通知》，正式启用江西省冷链信息管理系统，进一步加强各级冷链设备信息化管理，保证全程对所有储存疫苗的冷库、冰箱、疫苗冷藏车等冷链设备温度进行实时监控，全省完成冷链温度监控系统的升级改造。

2. 江西省儿童预防接种信息系统个性化需求建设　为加快全省儿童预防接种信息系统建设进程，2011 年省财政下拨专项资金 1 752.4 万元用于全省乡级接种单位配备台式电脑和存折式打印机，省卫生厅下发《关于填报 2011 年免疫规划项目专项资金项目采购进度报表的通知》，确保在年底前完成硬件的招标采购。2012 年全省各级预防接种单位实现预防接种证打印，保证接种信息规范录入和登记。2013 年全省针对预防接种证版式与打印机不符、预防接种证供应不足的情况，调整预防接种证的版式并增加预防接种证的采购量。

3. 江西省数字化预防接种门诊建设试点和预防接种星级门诊评定工作开展　为提高儿童预防接种服务质量，优化服务环境，提升门诊工作效率，2012 年 9 月，省疾病预防控制中心下发《江西省数字化预防接种门诊建设试点方案》，在 11 个预防接种单位开展数字化预防接种门诊建设试点工作，在新余市召开启动会议后组织建设试点单位的专业人员赴江苏省数字化预防接种门诊进行参观学习。2012 年 10 月，省疾病预防控制中心下发《关于要求进一步加强全省儿童免疫规划信息化管理工作的通知》，要求全省进一步加强信息化管理工作，保证数据安全的同时，对于条件成熟地区取消纸质卡册管理。2013 年江西省完成首批 11 个数字化门诊试点建设，并开始第二批 20 个数字化门诊的建设。2013 年 8 月，在乐平市召开首批 11 个和第二批 20 个开建接种单位数字化预防接种门诊建设现场会议，首批建成的单位对数字化门诊的建设进行总结和经验介绍。2014 年江西省完成第二批 20 个数字化门诊试点的建设，全省信息化建设工作更上了一个新台阶。原省卫生和计划生育委员会于 2014 年 4 月和 5 月在上饶市、鹰潭市、上高县和东湖区进行预防接种门诊调研，提出在稳步提高预防接种服务质量的同时合理引导数字化预防接种门诊的建设。2014 年 4 月，省疾病预防控制中心下发《江西省预防接种单位规范建设发展规划（2014—2016 年）》和《江西省预防接种单位考核验收实施方案》，开始预防接种星级门诊的评定工作，2015 年江西省完成第一批 25 个五星级和 68 个四星级门诊评定工作，2016 年江西省完成第二批 24 个五星级和 114 个四星级门诊评定工作，2017 江西省完成第三批 37 个五星级和 67 个四星级门诊评定工作，累计完成 87 个五星级和 249 个四星级门诊评定工作。

4. 江西省儿童预防接种信息化建设专家库成立　2013 年 9 月，省疾病预防控制中心下发《关于建立江西省儿童预防接种信息化建设专家库的通知》，成立江西省儿童预防接种信息化建设专家库，专家库人员由 44 名省、市、县、乡各级儿童预防接种信息化专业人员组成。专家库的成立为全省免疫规划信息化建设、运行、管理提供技术指导和技术咨询，对全省各地信息化建设的技术指导和考核评价，对信息化软件提出需求或建议、起草相关文件，以及免疫规划应用软件的测试等相关工作起到积极的作用。

5. 支援原中央苏区儿童预防接种信息化建设工作开展　2012 年省疾病预防控制中心根据《国务院关于支持赣南等原中央苏区振兴发展的若干意见》和《国务院办公厅关于赣南等原中央苏区振兴发展重点工作部门分工方案的通知》等文件精神，结合赣南苏区卫生事业发展振兴的新使命，抢抓赣南苏区卫生事业发展振兴的新机遇，开展支援原中央苏区儿童预防接种信息化建设工作调研，针对调研情况制订支援赣州等原中央苏区信息化建设项目建议书，结合各地实际情况向卫生主管部门和上级业务部门申请专项支持，促进赣南原中央苏区信息化建设工作开展。

6. 江西省启用国家免疫规划信息管理系统和对系统用户进行权限管理　2013 年 12 月，省疾病预防控制中心下发《关于转发〈中国疾病预防控制中心关于启用国家免疫规划信息管理系统的通知〉的通知》，按要求开始在国家免疫规划信息管理系统进行权限的分配与信息录入。2014 年 8 月，省疾病预防控制中心下发《关于举办 2014 年全省"中国免疫规划信息管理系统"操作技能培训班的通知》，保障免疫规划信息管理的业务人员能正确使用国家免疫规划信息管理系统中各功能模块。2016 年 10 月省疾病预防控制中心下发《关于开展 2016 年度中国免疫规划信息管理系统各级用户备案工作的通知》，要求各级对 2016 年度中国免疫规划信息管理系统各级用户开展备案清理工作，加强信息报告管理系统用户的安全管理，保障免疫规划信息管理系统的安全运行。2017—2020 年，根据《中国免疫规划信息管理系统用户与权限管理规范》的要求，省级开展审计管理，省级审计管理员对省本级和设区市级的系统权限、用户和日志等进行了审计。

7. 江西省加强儿童预防接种信息安全工作　2015 年，全省陆续接到群众投诉，接种完后即收到诈骗电话及短信，事件涉及全省 11 个设区市的近 60% 的县区。

2015 年 5 月，省疾病预防控制中心下发《关于加强儿童预防接种信息安全的紧急通知》，要求各地加强规范管理，避免接种档案信息外泄，确保信息安全，并对省免疫规划管理系统服务器进行自查且未发现异常，邀请软件开发公司对到省级服务器进行排查，沟通应对机制。2015 年 8 月对江西省免疫规划信息管理系统的安全性进行升级，并考虑使用 VPN 登录系统以提高信息安全性。2016 年，省疾病预防控制中心下发《关于进一步加强儿童预防接种信息安全管理的通知》，为确保儿童预防接种信息安全，对各级管理责任进行了细化。2017 年，省疾病预防控制中心下发《关于进一步加强儿童预防接种信息安全的通知》，进一步加强信息安全工作，明确管理职责，信息安全分级管理、逐级负责，实行"谁主管，谁负责；谁使用，谁负责；谁运维，谁负责"的工作制度。

8. 江西省免疫规划信息化建设经费支持情况　从 2007 年江西省开展免疫规划信息化建设起，2009 年江西省将省级平台的建设项目顺利列入专项经费预算，并争取到经费 264 万元；2010 年省财政投入 291.62 万元专门用于省级管理平台的建设；2011 年省财政下拨专项资金 1 752.4 万元用于全省乡级接种单位配备台式电脑和存折式打印机硬件设备采购，171.8 万元用于全省儿童预防接种信息系统维护；2017 年省财政共投入 798.1 万元，其中冷链温度监控 287.5 万元，预防接种门诊信息化装备 510.6 万元。2018 年全省各级共投入 1 154.8 万元，其中市级 44.7 万元，县级 534.5 万元，乡级 575.6 万元，主要用于全省五星级预防接种门诊数字化门诊建设、全省预防接种门诊电脑与打印机装备、各级温度监测设备装备，以及预防接种门诊利用短信、微信等方式催种的服务费等，维持全省信息化工作正常运转。2019 年全省各级共投入 1 076.38 万元，其中省级 588.00 万元，市级 17.40 万元，县级 169.46 万元，乡级 301.52 万元，主要用于全省预防接种门诊电脑与打印机装备、各级温度监测设备装备维持，以及预防接种门诊利用短信、微信等方式催种的服务费等，维持我省信息化工作正常运转。2020 年，安排 588 万元用于预防接种信息系统进行疫苗追溯功能的建设，安排 109 万元，用于冷链温度监控维持。2009—2020 年，全省累计投入专项经费 1.28 亿元用于信息系统硬件设备采购，2 759.65 万元用于信息系统维护，其中配备计算机 26 421 台，存折式打印机 10 663 台，操作系统软件 5 848 套，杀毒软件 4 415 套。

9. 江西省免疫规划信息化建设工作督导情况　2010 年，全省免疫规划综合督导中增加儿童预防接种信息化建设的内容。2011 年，将儿童预防接种信息化建设工作的内容作为考核评判的重要指标之一。2014 年，将儿童预防接种证和接种卡打印纳入专项督导考核，以提高全省预防接种证和接种卡的打印率。2016 年，将信息系统的安全使用纳入重要督导内容。2017 年和 2018 年，将信息系统的安全、国家平台用户审计以及客户端使用纳入重点督导内容。2019 年和 2020 年，将免疫规划信息化建设纳入重点工作。2009—2020 年，全省对各级疾病预防控制机构和接种单位累计 43 661 家开展现场督导 13 150 次，对 34 909 家开展网络督导 39 299 次。

（三）江西省免疫规划信息管理系统按国家标准改建和升级

2019 年，省卫生健康委员会、省信息中心、省疾病预防控制中心组织专业人员分别赴海南省和甘肃省开展了免疫规划信息化建设的学习交流，并根据实际情况，起草了江西省免疫规划信息系统实施计划和江西省免疫规划信息系统业务需求，为下一步免疫规划信息化建设提供了依据。省卫生健康委员会下发《转发落实关于加快推进预防接种规范化管理工作方案的通知》，要求升级完善预防接种信息系统，完善疫苗追溯系统功能，逐步推进疫苗接收、调拨、接种、报损等疫苗管理、使用全流程追溯，确保信息系统运行高效、安全、稳定，杜绝出现系统性信息存储、数据统计错误风险和安全隐患。

2019 年 12 月《中华人民共和国疫苗管理法》的出台和实施，要求完善接种信息系统的全流程应用体系，促进疫苗从生产、流通到使用实行全程电子追溯制度。为适应《中华人民共和国疫苗管理法》的要求和卫生健康平台建设需要，根据国家和省卫生健康委员会统一规划，2019 年对江西省免疫规划信息管理系统进行重新建设，在前期在学习其他省份的基础上，根据全省的实际情况，省卫生健康委员会起草江西省免疫规划信息系统实施计划和江西省免疫规划信息系统业务需求，于 2020 年 3 月完成招标后，开始平台一期建设，并于 5 月开始测试运行，10 月开始逐步切换至新系统使用。

省疾病预防控制中心根据系统建设的进展情况，定期编写《江西省免疫规划信息管理系统建设工作进展简报》，2020 年完成编写 92 期，使各级了解系统开发的进展，有效促进系统开发的进度。为进一步加强信息安全工作，省疾病预防控制中心下发了《关于开展 2020 年度江西省免疫规划信息系统用户备案工作的通知》，要求全省各级使用江西省免疫规划信息系统的用户需按文件要求做好备案工作。根据

《中国免疫规划信息管理系统用户与权限管理规范》的要求，省级对相应的管理员和普通用户开展了备案工作和审计管理，省级审计管理员对省本级和设区市级的系统权限、用户和日志等进行了审计。

2020年为做好新冠疫苗接种后预防接种的信息化管理工作，省疾病预防控制中心下发了《关于做好新型冠状病毒疫苗上市预防接种信息化管理准备工作的通知》，要求各级疾病预防控制机构要加强对医疗机构新冠疫苗接种点的技术培训和指导，各医疗机构新冠疫苗接种点提前配备好疫苗追溯管理相关硬件设备，以确保能达到新冠疫苗接种全程追溯管理的要求。省卫生健康委员会下发《关于印发2020年中央财政重大传染病防控补助艾滋病防治、慢性非传染性疾病、结核病防治和扩大国家免疫规划项目资金分配使用方案的通知》（赣卫疾控字〔2020〕15号），安排300万元用于全省预防接种信息系统升级改造2期项目实施，安排2085万元用于全省免疫规划疫苗预防接种门诊采购电脑及打印厚度6mm并带自动纠偏功能针式打印机等设施设备。

（四）江西省免疫规划信息管理系统维护和安全保障

2007—2019年，江西省免疫规划信息管理系统平台服务器设置在省疾病预防控制中心机房，系统的安全保障工作由省疾病预防控制中心信息科负责，系统的使用和业务需求由省疾病预防控制中心免疫规划所负责。其他系统维护费用还包括省平台的网络费用、系统等级保护认证费等，均由省疾病预防控制中心从免疫规划工作经费中支出。2019年按照《中华人民共和国疫苗管理法》建设新的免疫规划信息系统后，系统服务器设置在省政府信息中心，依托江西省政务云搭建系统，并完成了三级等级保护备案，进一步提升系统及数据安全。

三、信息化建设的亮点和创新点

江西省免疫规划信息管理系统建立具有广阔的应用价值和深远的意义，关系到每个家庭和每个儿童健康和幸福。应用信息系统，能及时发现并消除免疫空白儿童，建立有效的免疫屏障，动态监测疫苗接种情况，最大限度地降低疫苗针对性疾病的发病率。以电脑记录代替纸质记录儿童接种信息，以计算机信息化管理替代人手工管理，提高了免疫规划管理的效率、效果，产生巨大的社会效益。江西省免疫规划信息系统建设和应用填补了江西省免疫规划信息化管理的空白。

（一）建立全省疫苗流通存储信息化管理系统，对疫苗进行全程监管及可追溯

通过信息载体，建成一套覆盖全省各级疾病预防控制中心和预防接种单位的疫苗管理系统，对疫苗的全程流通及疫苗存储实现了信息化管理，对疫苗的调配、采购提供了数据支撑，并与预防接种单位的预防接种信息同步，实现了疫苗损耗情况的统计分析、过期疫苗和近效期疫苗数量自动预警功能。预防接种单位对近效期疫苗提醒、接种禁忌证提醒，预检异常延期接种安排、疫苗信息录入时与正确规范疫苗信息对比等提醒和控制功能。2020年4月起，系统功能已经升级为疫苗全程追溯系统，除保留原系统功能外，利用疫苗监管码实现疫苗全程追溯。疫苗追溯码全部从国家药品追溯协同服务平台获取，目前疫苗全程追溯实施率达到100%。

（二）建立冷链设备监测管理系统，为冷链设备的更新提供依据

依托信息化的方法，搭建一套覆盖全省疾病预防控制机构和接种单位的冷链设备监测管理系统，全面掌握冷链设备的来源、类型、数量、生产企业、启用时间、使用年限、运转状态等信息，并按冷链设备类型、运转状态，使用年限等分单位、分级别进行统计分析，实现按照冷链设备使用年限、已报废数量等信息计划购买、配备新的冷链设备，用于保障疫苗存储、运输的需要。系统设计了冷链设备温度监测系统，方便查找冷链设备任何时间段内的温度测量记录。

（三）为全省疾病预防控制机构和接种单位提供服务

1.通过建立预防接种档案管理模块，全面实现以预防接种个案为基础的信息管理。实现数据的动态更新、全省资源共享，流动人口跨区域接种，全面提高预防接种监测信息报告质量和及时性。

2.落实《中华人民共和国疫苗管理法》疫苗从生产、流通和预防接种实行疫苗全程电子追溯制度，对疫苗全程追溯及疫苗存储实现了信息化管理，对疫苗的调配、采购提供数据支持，对疫苗采购、分发、储存、使用全过程进行监管，各级疾病预防控制中心和接种单位可以随时查看疫苗库存、疫苗有效期，做到合理使用分

配疫苗，减少了疫苗的浪费，并通过疫苗追溯码实现疫苗到接种者的追溯。

3.通过建立冷链设备监测管理模块，对全省用于免疫规划的所有冷链设备类型、数量、状态进行监测，对冷链设备进行分辖区、分类型的统计分析，规范冷链设备的管理，可按照冷链设备使用年限、已报废数量等信息计划购买、配备更新冷链设备，用于保障疫苗存储、运输的需要。

4.通过应用江西省免疫规划信息管理系统，免疫规划的工作人员可减轻工作强度，提高工作效率。

（四）为公众提供规范服务

通过江西省免疫规划信息管理系统使用，规范预防接种工作，提供快捷的预防接种服务，满足公众对预防接种服务需求，提升了公众对全省免疫规划工作的满意度。

四、信息系统应用产出的经济价值

（一）建立全省免疫规划数据平台，实现接种信息数据的异地共享和疫苗接种信息系统评价

建立以基本信息和预防接种信息等内容为个案的免疫规划中心数据库，解决流动人口异地接种信息共享。在省内任何一家接种单位实施预防接种，通过免疫规划数据平台，采用临时迁入接种，异地转入等方式，接种单位获取该受种者历史接种记录，实现数据共享，疫苗接种信息自动统计、分析和评价等。

（二）实现免疫规划工作基础资料的信息化采集和统计，替代原始的手工报表

江西省免疫规划信息管理系统可采集全省各类接种单位和疾病预防控制机构从事免疫规划工作人员和单位基本信息、辖区总人口数、小于18岁各年龄组儿童数、小于6岁各年龄组流动儿童数等电子档案资料，分级别统计生成免疫规划工作各种基础报表代替手工报表。

五、学术产出

2011－2022 年，在国家级科技期刊上发表免疫规划信息化建设相关论文 2 篇。

六、国家领导的指导或培训

2008 年 4 月召开了江西省儿童预防接种信息系统平台建设硬件需求专家论证会，论证会邀请中国疾病预防控制中心免疫规划中心曹玲生主任医师和省卫生厅信息中心张鹏主任参加，专家论证会后形成的论证报告上报给省卫生厅申请专项建设经费。

2009 年 7 月邀请中国疾病预防控制中心专家就《江西省免疫规划信息管理系统中心（江西省冷链温控系统和儿童免疫数据管理平台）建设项目方案》进行论证，专家认为系统方案充分考虑了国内先进的儿童预防接种管理经验和先进的计算机技术，同时又结合全省的实际情况，方案合理、技术可行、可操作性强。

（郭世成　张伟燕）

第19章

山东省
免疫规划信息化
发展史

一、背景

随着国家免疫规划的持续推进、新疫苗的不断上市以及公众对健康需求的提升，预防接种工作量日益增加。计划生育政策调整前，山东省每年出生儿童约120万人，接种疫苗约3 600万剂次。接种量如此巨大，加之政府和公众对预防接种规范化管理的要求越来越高，传统手工建档和接种率报告的弊端日益显现，借助计算机和互联网技术进行接种信息的高效、准确、精细管理成为必然。20世纪初，包括山东省在内的部分省份开始探索利用信息系统进行儿童个案管理。

山东省的免疫规划信息化建设正式开始于2001年。2006年以前主要为探索阶段，根据免疫预防工作发展需要，首先研发了单机版客户端。但初期因国家和省级均无明确政策支持，信息化工作进展缓慢。2006年底原卫生部下发文件对儿童预防接种信息管理工作提出明确要求后，原山东省卫生厅（以下简称"省卫生厅"）分别于2007年和2012年下发预防接种门诊和产科接种室信息化建设方案，对各地信息化工作提出部署和推进要求。2007年在全国较早建立省级平台，解决了单机版客户端流动儿童信息无法共享的问题，客户端应用率达到100%，儿童个案基本实现全覆盖。

2013年以后，山东省信息化建设重

点逐步转变为完善系统功能，提高数据质量，加强数据利用。信息系统由单一的预防接种信息管理功能拓展到包含预防接种、冷链监测、疫苗管理、疫苗追溯、疑似预防接种异常反应（AEFI）监测、综合业务管理、数据可视化、公众服务等八大功能。依托信息系统，建立了基于出生队列的接种情况监测体系和预防接种信息质量控制体系，开展了数字化门诊建设和智慧门诊建设，并实现与中国免疫规划信息管理系统、国家疫苗追溯协同服务平台、省全民健康信息平台等外部平台的数据交换共享。

经过 20 年的发展，山东省免疫规划信息系统建设初具规模，实现了全单位、全人群、全剂次的预防接种信息管理，覆盖了预防接种、疫苗管理、冷链管理三大免疫规划核心业务，在提高预防接种服务质量和效率，保障疫苗储运和使用安全，提高适龄儿童国家免疫规划疫苗接种率等方面发挥着越来越重要的作用。

二、信息化发展历程

（一）探索阶段（2000—2006 年）

为提高免疫规划工作管理水平，山东省在实施预防门诊规范化建设的同时，即着手开展儿童预防接种信息管理系统建设工作。2000 年，省卫生厅组织专家对山东省开展儿童预防接种信息化管理工作的必要性和可行性进行了论证，并组织人员赴江苏省苏州市对预防接种信息化工作情况进行现场学习和考察，最终确定启动山东省计划免疫信息管理系统建设工作。2001 年，山东省在淄博市开展儿童计划免疫网络管理系统建设试点。2001 年 7 月，省疾病预防控制中心举办了首届全省计算机应用技术培训班，培训对象为 17 市和 4 大企业计划免疫科负责信息资料管理的人员，为期 13 天，共计 50 人参加；培训班主要传授了 Microsoft Office 2000、Fox Pro for Windows、计算机网络技术及应用、EPI Info 6.0 应用等计算机基础知识，同时对山东省有关计划免疫信息管理软件进行展示及讨论。

2002 年 4 月，省卫生厅下发了《关于建立全省儿童计划免疫信息网络管理系统的通知》（鲁卫疾控发〔2002〕9 号），决定在全省范围内启动信息化建设工作，提出了儿童计划免疫网络管理系统建设的基本要求，确定采用 C/S 架构，儿童计划免疫信息系统纳入国家卫生信息网统一管理，实现省市县联通；乡镇设计算机终端，用户持专用 IC 卡实现网络服务功能，全省统一规划、统一标准、使用统一的软件。

2002 年 6 月原山东省防疫站印发了《山东省儿童计划免疫信息管理系统建设实施方案》（鲁防免〔2002〕8 号），提出儿童计划免疫信息管理系统建设遵循统筹规划、统一标准、分类指导、联合建设、互联互通、资源共享、服务社会的原则，计划利用 4 年左右的时间，建成一个快捷、灵敏、准确、全面的覆盖省市县（市、区）和乡镇的计划免疫信息管理系统。同时提出分级、分区域的信息系统建设目标，其中省市级应于 2002 年底建设完成；县级在济南、青岛、淄博、烟台、潍坊、威海、泰安、日照、莱芜 9 市及 4 大企业于 2003 年 6 月底前完成，东营、济宁、德州、枣庄、滨州、聊城、临沂、菏泽 8 市于 2003 年底前完成；乡镇级预防接种单位在济南、青岛、淄博、烟台、潍坊、威海 6 市及 4 大企业于 2002 年底完成 40%、2003 年底完成 80%、2004 年底全部完成，东营、济宁、泰安、日照、莱芜、德州 6 市于 2002 年底完成 30%、2003 年底完成 60%、2004 年底完成 80%、2005 年 6 月底全部完成，枣庄、滨州、聊城、临沂、菏泽 5 市于 2002 年底完成 20%、2003 年底完成 40%、2004 年底完成 70%、2005 年底全部完成。建设内容包括建设全省儿童计划免疫计算机网络，完成相关应用软件的确定、升级、改造，做好各级软件使用人员的培训工作。

为规范管理和方便维护，在省卫生厅充分论证的基础上，山东省选定苏州沈苏自动化技术开发有限公司（曾用名深圳欣世康计算机系统有限公司）的金苗卡系统和北京金万尔斯科技发展有限公司两家公司研制的计划免疫管理应用软件供全省统一使用，各级一律不允许以任何理由组织开发和使用其他计划免疫管理软件，原已使用其他管理软件的预防接种门诊必须于 2002 年 12 月底前用省卫生厅选定的新软件替换旧软件。其中沈苏公司负责济南、德州、烟台、威海、潍坊、淄博、东营、滨州 8 市和济南铁路局、胜利油田、齐鲁石化总公司区域，北京金万尔斯负责青岛、枣庄、济宁、泰安、日照、莱芜、临沂、聊城、菏泽 9 市和莱芜钢铁总厂区域。2003 年北京金万尔斯退出山东，全省 17 市和 4 大企业的信息化工作均由沈苏公司接管。

2003 年 8 月，为解决系统建设初期各级经费匮乏问题，原山东省防疫站下发了《山东省儿童免疫预防档案微机化管理技术服务工作方案》（〔2002〕8 号），根据山东省物价局、山东省财政厅、山东省民政厅、山东省地方税务局联合下发的《关于事业单位和社会团体有关收费管理等问题的补充通知》（鲁价发〔2001〕298

号），采用各级提供儿童免疫预防档案微机化管理技术服务，收取技术服务费的方式，解决各级信息化建设初级经费短缺的问题。收费标准为每名儿童35元，自愿自费参加；35元技术服务费按照省疾病预防控制中心15元（含服务成本及税）、市疾病预防控制机构3元、县（市、区）疾病预防控制机构6元、各预防接种门诊11元的标准进行分配。

通过上述一系列政策和措施的推动，山东省儿童预防接种信息化建设工作逐渐展开，至2005年底，全省140个县（市、区）中有40个县（市、区）使用了客户端软件，极大地提高了儿童预防接种工作的效率和质量。但是由于国家层面儿童预防接种信息化建设工作政策未明，省级平台尚未建成，各级也存在专业技术人员缺乏、经费筹措中面临物价部门干预等问题，前期建设工作总体进展缓慢，没有达到预期目标。

（二）普及阶段（2007—2012年）

为落实《疫苗流通和预防接种管理条例》和《预防接种工作规范》，规范全国预防接种信息管理工作，2006年12月30日，原卫生部下发《儿童预防接种信息报告管理工作规范（试行）》（卫疾控发〔2006〕512号，以下简称《规范》）。根据《规范》要求和进度安排，山东省作为东部省份，应于2008年底前90%以上的县、80%以上的乡完成儿童预防接种信息管理系统建设，实现接种信息的个案管理。

为加速山东省免疫规划工作信息管理系统建设及应用工作进程，实现以儿童预防接种个案为基础的信息管理，提高预防接种报告质量和免疫规划工作管理水平，满足各级疾病预防控制机构对辖区内儿童预防接种信息实行动态管理的需求，2007年5月14日省卫生厅制定下发《山东省儿童免疫规划工作信息管理系统建设及应用工作实施方案》（鲁卫疾控发〔2007〕18号），提出到2008年底基本实现全省适龄儿童预防接种信息化个案管理的总体目标，并对各级平台建设、客户端应用、管理儿童覆盖率等提出了具体目标，要求至2007年底完成省级平台建设，2007—2009年完成市级平台建设；2007—2008年所有预防接种单位完成独立的儿童预防接种信息管理系统计算机客户端的建设和应用，实现儿童预防接种信息个案电子化管理和省、市、县、乡四级联网；2007—2009年6月底，完成2001年1月1日以后出生儿童预防接种信息的录入、补录及其报告工作，以县为单位，目标儿童管理覆盖率要达到100%。方案还明确了各级信息化系统建设的基本条件、信息系统基本功能、工作要求、职责分工和评价指标等。为保证各级数据通过网络及时上报并进行汇总，达到异地接种和统计汇总的目的，实现数据资源共享，应用系统的数据库结构统一、规范，全省范围内统一使用省卫生厅与苏州沈苏自动化有限公司联合开发的客户端软件，原已使用其他管理软件的预防接种门诊要于 2007 年 10 月底前完成替换。

2007 年 7 月，省卫生厅在济宁市召开全省疾病预防控制信息化报告管理工作现场会，各市卫生局分管局长、疾控科科长、疾病预防控制中心主任 / 分管主任等人员参加，会上对全省儿童免疫规划工作信息管理系统建设及应用工作进行全面部署，确保全省儿童预防接种信息化建设工作的顺利推进。

2007 年 12 月，山东省疾病预防控制中心利用自筹经费 150 万元，建立起山东省免疫规划信息平台，实现了流动儿童跨区域信息的交换共享和预防接种信息的汇总统计，为推动预防接种门诊客户端覆盖、提高各级免疫规划人员信息化应用积极性提供了有利条件。

2008 年省财政按照每个市 20 万元，17 市共计拨付 340 万元经费专门用于市级免疫规划信息平台建设，至 2009 年底，全省 17 市的市级免疫规划信息平台全部建成并投入使用。

由于山东省使用的免疫规划信息系统客户端软件为沈苏公司开发，非国家统一招标采购的客户端软件，需要提交国家进行系统认证。根据 2007 年 4 月《中国疾病预防控制中心关于印发〈儿童预防接种信息管理系统数据交换集成标准〉和〈儿童预防接种信息管理系统认证工作方案〉的通知》（中疾控信发〔2007〕154 号）要求，山东省完成了信息系统客户端的适应性升级改造。2007 年 9 月，省级组织专家对改造后的系统进行了全面审核，审核结果报山东省卫生厅批准同意后，10 月 10 日向中国疾病预防控制中心提出软件系统的国家认证申请。2008 年 1 月，山东省信息系统客户端软件通过中国疾病预防控制中心认证。

2010 年以前，山东省主要通过向儿童发放 IC 卡，收取技术服务费后分级分配的方式筹集资金，用于支付软件公司的信息管理系统维护、各级硬件设备（服务器、计算机、打印机等）购置，以及网络费用等，虽能解决一部分经费问题，但由于发放 IC 卡需要儿童家长知情自愿，加之部分地区物价部门的干预，经费来源不稳定，不利于信息化工作的可持续性发展。2010 年以后，经省卫生厅与省财政多次进行沟通协调，省财政加大了对山东省免疫规划信息系统的投入，除增加了原有硬件建设的经费投入外，每年拨付一定数额的经费专项用于信息系统运行维护，保证了信息化工作的顺利推进和持续发展。2007—2012 年山东省在免疫规划信息系统建设上共计投入硬件经费 1 151 万元，软件维护经费 863 万元（2010 年 397 万元、2011 年 297 万元、2012 年 169 万元）；前期软件开发以沈苏公司与山东省疾病预防控制中心合作开发形式完成，未投入专项软件开发经费。

在大力推进预防接种门诊信息化建设与应用工作的同时，为进一步完善和规范全省儿童预防接种信息报告管理工作，确保医疗机构产科接种室新生儿接种信息采集的及时、准确和完整，全面实现与预防接种门诊接种数据对接，2010 年山东省开始着手产科预防接种室客户端的开发，2011 年在威海市开展了医疗机构产科预防接种室免疫规划信息管理系统应用试点，效果良好。2012 年 6 月，省卫生厅下发了《山东省医疗机构产科预防接种室免疫规划信息管理系统建设和应用工作实施方案》（鲁卫疾控字〔2012〕32 号），决定在全省范围内开展医疗保健机构产科接种室新生儿免疫规划信息管理系统建设及应用工作。

至 2012 年底，全省承担儿童预防接种工作的 2 500 余处预防接种门诊和 1 200 余处医疗机构产科接种室信息系统客户端覆盖率达到 100%。2001 年 1 月 1 日至 2004 年 12 月 31 日出生儿童 80% 在信息系统中建立预防接种电子档案；2005 年 1 月 1 日以来出生儿童 100% 在信息系统中建立预防接种电子档案；2012 年 6 月 1 日以后出生新生儿 100% 在信息系统中建立预防接种电子档案。省级预防接种信息管理平台包含预防接种门诊信息平台和产科接种室信息平台两个模块，预防接种门诊客户端实现与产科信息平台的互联互通，新生儿到预防接种门诊建档可直接下载新生儿基本信息、卡介苗和首针乙肝疫苗接种信息，大大提高了信息采集的完整性和准确性。

依托预防接种信息管理系统，山东省自 2010 年开始实施数字化预防门诊建设，阳谷县侨润街道办事处卫生院预防接种门诊成为全省首家数字化预防接种门诊。截至 2012 年底，全省数字化预防接种门诊建设数量达到 177 家（2010 年 5 家、2011 年 13 家、2012 年 159 家）。数字化预防接种门诊改变了以往传统门诊杂乱无序的接种方式，大大提升了预防接种门诊的形象，解决了儿童家长排队难的问题，减少了漏种、错种等情况的发生，提高了预防接种的服务质量和效率。

(三) 拓展阶段（2013—2018 年）

2010 年开始，中国疾病预防控制中心实施 GAVI 项目免疫规划信息管理系统建设项目，构建免疫规划综合信息系统，功能涵盖预防接种服务、接种率监测、疫苗管理、冷链管理和异常反应监测等功能。2013 年 2 月，中国疾病预防控制中心开展省（区、市）级免疫规划信息管理平台建设情况调查，详细调研了各省（区、市）级平台的硬件和环境配备、系统架构、业务功能、开发情况、经费情况、运维情况等。为测试和评价新建中国免疫规划信息管理系统对不同客户端的兼容性，2013年中国疾病预防控制中心将山东省威海市荣成市纳入试点地区，于8月7—10日在荣成市举办了免疫规划信息管理系统山东省试点地区培训会议，对省市县乡四级信息化工作人员进行了新的国家免疫规划信息管理系统的培训和试点部署。作为非国家客户端省份，山东省根据国家接口标准对平台和客户端软件进行了升级改造，并与国家平台进行了数据对接测试，能够满足国家的数据交换要求。2013年12月26日，中国疾病预防控制中心下发《关于启用国家免疫规划信息管理系统的通知》（中疾控办便函〔2013〕760号），正式启用GAVI项目国家免疫规划信息管理系统（以下简称"国家信息平台"）。2014年3月，中国疾病预防控制中心下发《关于加速乡级单位入网和完善常规免疫接种数据报告工作的通知》（中疾控办便函〔2014〕128号），启动乡级单位在国家信息平台直接填报常规免疫接种数据的工作。2014年10月，中国疾病预防控制中心下发《关于启用中国免疫规划信息管理系统疑似预防接种异常反应信息管理功能模块的通知》（中疾控免疫发〔2014〕396号），自11月1日启用中国免疫规划信息系统AEFI信息管理功能模块进行AEFI监测相关信息的录入、审核和上报。

根据国家信息平台的建设要求和山东省免疫规划工作的实际需要，山东省在持续完善原有预防接种信息系统的基础上，开始着手冷链温（湿）度监测系统和疫苗流通管理系统建设和应用工作。2015年，为实现对全省冷链设备有效、持续、不间断的温（湿）度监测，保证疫苗处于稳定的规定温度范围内，原省卫生和计划生育委员会和省财政厅高度重视，将全省冷链温（湿）度监测系统建设纳入中央转移支付免疫规划项目管理，确定分2期（年）投入，建立覆盖省、市、县和预防接种单位四级的疫苗冷链温（湿）度监测系统。省疾病预防控制中心组织专家经充分论证，制订了全省冷链温（湿）度监测系统建设招标技术方案，江苏哲勤科技有限公司中标。2015年12月，省疾病预防控制中心下发《关于印发〈山东省冷链温（湿）度监测系统建设及应用工作实施方案〉的通知》（鲁疾控免发〔2015〕14号），提出全省冷链温（湿）度监测系统的建设目标、技术要求和工作要求。2015、2016年2期共投入经费725万元，项目内容主要包括建立省级冷链监测平台（B/S架构）；为省市县级配备定点温度监测仪（冷库和低温冰柜用）590台（Ⅰ期）、定点温湿度监测仪探头 1 511 个（Ⅰ期），配备动点温度监测仪（冷藏车用）166 台（Ⅰ期）、动点温度监测仪探头 332 个（Ⅰ期）；为常规预防接种门诊和产科接种室配备冰箱网络型温度监测仪 4 896 台（Ⅰ期 3 348 台、RJ45 上传，Ⅱ期 1 548 台、GPRS 上传）；为各级疾病预防控制机构和接种单位温度监测终端安装无线温度（RFID）26 326 只（Ⅰ期 14 202 只，Ⅱ期 12 124 只）。

2016 年，新修订的《疫苗流通和预防接种管理条例》出台，为进一步提高疫苗流通安全，山东省依托免疫规划信息系统维保经费，建立山东省疫苗信息管理系统（原名为"山东省生物制品管理信息系统"）。系统采用 B/S 和 C/S 混合架构，各级疾病预防控制机构安装疫苗信息管理客户端，预防接种单位依托原预防接种客户端疫苗管理模块，实现疫苗出入库和库存管理；疫苗的领用和配送计划填报、批签发资料管理、统计分析等功能通过平台实现。山东省疫苗信息管理系统建立，实现了疫苗按批号的流向追踪，在 2016 年山东济南非法经营疫苗系列案件和 2018 年长春长生不合格百白破疫苗事件中发挥了重要作用。

2016 年 10 月，山东省疾病预防控制中心下发《关于加强全省预防接种信息管理系统建设和应用管理工作的通知》（鲁疾控免发〔2016〕18 号），对于预防接种、冷链温（湿）度监测和疫苗流通管理 3 个业务系统的用户及权限管理、数据安全管理、系统编码维护、信息采集与应用等方面提出了具体要求，进一步规范了山东省免疫规划信息系统建设和应用工作，推动了信息化工作的深入发展。

2018 年，依托免疫规划信息系统维保经费，山东省又建立免疫规划综合信息管理系统，实现各级疾病预防控制机构和预防接种单位的单位信息、人员信息、人口信息等免疫规划相关综合信息的平台填报，取消了免疫规划年报表的手工填报。

2017 年，预防接种信息系统客户端的应用拓展到独立设置的狂犬病暴露处置门诊，1 200 余处狂犬病门诊实现客户端全覆盖，与常规预防接种单位使用统一的客户端和信息平台，实现信息的无障碍交换。至 2018 年底，山东省免疫规划信息系统实现了对全部预防接种单位（常规预防接种门诊、独立设置的狂犬病暴露处置门诊、产科接种室）、全部受种者（儿童、成人）、全部疫苗剂次（免疫规划疫苗、非免疫规划疫苗）的信息化管理。

2018 年，在数字化预防接种门诊先行试点和广泛征求各地意见的基础上，原省卫生和计划生育委员会印发了《山东省智慧预防接种门诊建设标准（2018 年版）》（鲁卫疾控字〔2018〕21 号），开始推进智慧预防接种门诊建设工作。建设标准要求智慧预防接种门诊在满足常规预防接种门诊建设标准的基础上，具备多功能综合取号机、综合信息显示屏、窗口信息显示设备、服务器机、PC 机、平推式打印机、双液晶屏问询客户端机、电子核签平板机、留观查询机、自助服务一体机、冷链温（湿）度监控设备、摄像头、疫苗入库用 PDA、扫描平台等硬件设备，以及取号排队控制系统、询问诊系统、电子核签系统、接种登记系统、接种台扫码 / 录入接种系统、自助留观系统、自助查询系统、留观门禁系统、语音播放系统、在线 / 现场支付和收费管理系统、冷链温（湿）度监控系统、疫苗出入库及追溯管理系统、视频监控系统、数据管理系统、手机移动终端软件等软件系统，具有排队控制、自助取号、自助询问诊预检、知情同意书电子核签、智慧支付、接种登记、接种台扫码接种、留观提醒和门禁控制、自助服务、屏幕显示、语音播放、视频监控、手机移动终端服务等功能。烟台市高新区第二预防接种门诊成为全省首家智慧化预防接种门诊。至 2018 年底，全省共建成智慧化预防接种门诊 15 处。

（四）提升阶段（2019 年至今）

根据中共中央办公厅 国务院办公厅《关于改革和完善疫苗管理体制的意见》（中办发〔2018〕70 号）、《中华人民共和国疫苗管理法》、国家卫生健康委员会办公厅下发《关于加快推进免疫规划信息系统建设工作的通知》（国卫办疾控函〔2019〕841 号）等国家一系列法律法规和文件要求，山东省立即着手疫苗信息化追溯体系建设和免疫规划信息系统升级改造工作。2019 年 11 月，山东省卫生健康委员会、山东省财政厅下发《关于做好疾病预防控制机构和接种单位疫苗使用信息追溯系统建设相关准备工作的通知》，对山东省免疫规划信息系统升级改造以及疾病预防控制机构和接种单位的硬件配备提出要求。2020 年 1 月底，省疾病预防控制中心完成对山东省免疫规划信息系统和客户端的改造，增加疫苗最小包装单位信息追溯功能，完成与全国疫苗追溯协同服务平台的对接，完成手持无线数据采集终端（PDA）应用软件的开发和安装调试等工作。2 月底，各级疾病预防控制机构和接种单位完成疫苗信息追溯硬件设备的配备和网络环境的准备工作。3 月底，疾病预防控制机构和接种单位全部实现疫苗出入库和接种扫码，按要求向全国疫苗追溯协同服务平台提供疫苗最小包装单位的追溯信息。

与此同时，山东省启动对原有免疫规划信息系统的全面升级改造工作。2019 年 10 月底完成山东省免疫规划信息系统升级改造项目方案的撰写和申请材料的填报，12 月 18 日省卫生健康委员会组织召开了项目专家论证会，2020 年 4 月完成招标文件拟定，2020 年 11 月完成招标采购，项目预算 934.4 万元，中标金额 889.75 万元，其中硬件设备 42.33 万元（山东旭正信息科技有限公司）、软件开发与部署 848.6 万元（苏州沈苏自动化技术开发有限公司）、项目监理 16.7 万元（山东正中信息技术股份有限公司）、软件测评 17 万元（山东道普测评技术有限公司）、等保服务 8 万元（山东维平信息安全测评技术有限公司）。升级改造项目内容主要包括：①升级疫苗信息管理平台，增加疫苗追溯功能，实现各级疾病预防控制机构和接种单位疫苗最小包装单位的电子信息追溯；②按照国家和省（区、市）级相关信息系统标准规范进行软件和接口开发，实现与国家疫苗追溯协同服务平台、国家疾病预防信息系统免疫规划信息平台和山东省全民健康信息平台的数据交换和共享，依托省全民健康信息平台支撑优势实现与相关业务系统的业务协同；③升级预防接种信息管理、冷链监测信息管理和综合信息管理平台，实现受种者信息、疫苗追溯信息、冷链监测信息和接种单位（含接种人员）信息的整合；④建立 AEFI 监测平台，实现基于预防接种单位信息采集端的疑似预防接种异常反应（AEFI）监测和报告；⑤建立预防接种全方位全流程服务平台，实现面向公众的移动端预防接种服务；⑥建立全省预防接种数据综合分析展示平台，实现多条件、多维度、多形式的数据分析和图表展示。目前平台和客户端软件开发工作已基本完成，下一步待软件测评完毕，省移动云平台硬件和环境准备就绪后，完成向云平台的迁移部署工作。

2019 年 12 月，全国范围内新冠疫苗接种工作启动。根据疫苗接种工作需要，山东省对预防接种管理系统功能进一步完善，门诊客户端增加新冠疫苗接种信息采集功能，省平台增加新冠疫苗接种信息查询统计功能，主要包括分年龄组 / 分企业接种信息汇总、按人群分类接种信息汇总、分地区接种信息汇总、到期未种统计、全程接种统计、分地区 / 分年龄加强免疫完成情况统计、健康码数据查询、省外接种信息查询、质控信息查询等。截至 2022 年 9 月 30 日，山东省免疫规划信息系统累计采集新冠疫苗接种信息 25 509.15 万剂次，覆盖 9 489.03 万人，日最高接种量达到 267 万剂次。

2020 年，根据山东省免疫规划信息系统整体设计，对山东省疫苗冷链监测系统进行升级改造，投入经费 135.6 万元，增加冷链设备档案采集、数据可视化、服务可视化等功能，实现疫苗冷链监测系统与免疫规划信息系统、第三方系统的互联互通等业务功能。自 2020 年开始，省财政每年拨付专项经费用于冷链监测系统运转维护，2020 年拨付 123.6 万元，2021 年、2022 年分别拨付 248.8 万元。2022 年，基于 5G 信息技术的快速发展，山东省决定将原有基于 RJ45 互联网传输和 2G 网络传输的冷链温度监测仪全部升级为 5G 智能网关，彻底解决 2015 年建设的冷链监测系统传输速度慢、抗干扰能力差、穿透力不强、报警不及时等问题，同时增加疫苗冷链可视化智能监控子系统、疫苗冷链运输监管子系统、疫苗冷链智能预警子系统、疫苗冷链 GIS 决策指挥子系统，进一步提升山东省冷链监测系统的智能化管理水平。2022 年 6 月完成招标采购，苏州伏泰信息科技股份有限公司中标，中标金额为 766.8 万元。该项目计划于 2022 年 11 月底全部完成。

2021 年，山东省开始着手公众服务系统的开发完善和应用工作。公众服务系统由公众服务平台（疾病预防控制机构和预防接种单位用）和手机移动应用终端（微信、金苗宝 APP、H5 等入口，受种者及其监护人用）组成。平台端主要包括接种单位管理、预约设置、统计分析等功能；手机移动应用端主要包括接种预约、自助建卡、接种信息查询、在线支付、电子核签、电子接种证、入托入学接种查验凭证查询及导出等功能。截至 2022 年 6 月，16 市、43 个县（市、区）、899 个预防接种门诊开通了网上预约等功能，绑定受种者数 388.2 万人。

截至 2022 年 9 月，山东省免疫规划信息系统覆盖省市县级 170 处疾病预防控制机构和 6 688 处预防接种单位（常规预防接种门诊 2 531 处，预防接种站 122 处、成人门诊 191 处，狂犬病门诊 1 127 处，新冠临时接种点 2 052 处，产科接种室 665 处）。全省建成数字化预防接种门诊 2 379 处，占常规预防接种门诊总数的 93.99%；建成智慧化预防接种门诊 772 处，占常规预防接种门诊总数的 30.5%，以县（市、区）为单位覆盖率达到 90.51%。

三、信息化建设的亮点和创新点

（一）技术选型适用，具有可拓展性

结合免疫预防工作业务特点，充分考虑国家和省（区、市）级工作要求，山东省信息系统选择了主流的数据库与信息系统开发技术，采用可靠性与实用性较高的混合系统架构规划，引入了接种过程的自动化辅助管理技术，创新性地实施了过程采集式的信息系统技术路线，不但使系统持续 20 年均表现出良好和稳定的应用性能，获得了较理想的信息化管理效果，而且始终保持着较好的架构弹性和技术拓展

空间，具备融合应用新兴技术的能力，能够不断适应未来业务工作发展的需要。

（二）以需求为导向，系统实用性强

为避免大而全的设计带来实用性差、应用效率低、资源浪费的问题，山东省信息化建设思路采用 1+n 模式，即首先根据现有国家和省（区、市）级工作要求，搭建基本框架，设计基本功能，满足基本需要。随着免疫规划工作的变化和基层实际工作的需要，逐步对系统功能进行拓展，使每一项功能在实际工作中都能得到充分应用，避免资源浪费。山东省信息系统需求主要来源于各级疾病预防控制机构和接种单位用户，每年定期组织召开需求论证会，信息系统在应用中不断完善，实用性强，能够最大限度地满足各级用户需要。

（三）建立信息质量控制指标体系，数据质量好

山东省利用信息系统数据生成了多个信息质量控制指标，建立信息质量控制指标体系。如预防接种信息管理，设置了个案管理率、录入 / 上传及时率、基本信息 / 接种信息完整率、接种信息修改率、接种信息补录率、疫苗追溯扫码率、个案重复率、户籍类型合理分类率、信息一致率等质控指标，用于评价预防接种信息管理的及时性、完整性、准确性、唯一性和真实性。全省免疫预防工作综合评价，直接利用信息系统给出评价结果，省级对工作质量的评价能够直达预防接种单位。信息系统在加强工作质量监测，规范预防接种服务方面发挥了重要作用。

（四）率先建立基于出生队列的接种率监测方法

山东省信息系统设计了多个接种情况统计指标，用户可以根据监测需要进行不同时间段、不同年龄组、不同出生年度接种率的组合查询，统计数据每天更新，实现对接种率的多方位、实时、无缝监测，实现对预防接种情况的全方位监测。在全国率先建立基于出生队列的接种率监测方法，以各年龄组出生儿童数为分母，分子为分母中的接种儿童数，分子分母来源一致，监测对象明确，能够准确定位常规免疫薄弱地区、薄弱人群和薄弱剂次，从而有针对性地开展干预。

（五）重视标准应用，具有较强兼容性

顺应互联互通、信息共享、业务协同的发展要求，山东省信息系统严格按照国

家和省（区、市）级相关部门的信息系统建设标准和信息系统数据交换文档规范等进行建设。在国家层面，实现了与中国免疫规划信息管理系统、国家疫苗追溯协同服务平台的数据交换；在省（区、市）级层面，实现向省政务云和省人口健康信息平台的数据推送；在业务层面，实现预防接种平台、疫苗管理平台、疫苗电子追溯平台、冷链监测平台之间的数据对接，实现疫苗从出库到接种的数据落地，充分体现平台的标准化和开放性。

四、学术产出

（一）科研成果

"网络信息技术在山东省预防接种工作中的应用研究"获 2022 年山东预防医学会科技进步奖三等奖。

（二）软件著作权

"山东省预防接种信息系统平台软件 V6.0"获 2020 年中华人民共和国国家版权局计算机软件著作权。

"山东省预防接种信息系统门诊客户端软件 V7.11"获 2020 年中华人民共和国国家版权局计算机软件著作权。

"5G 疫苗冷链实时监测系统软件 V1.0"获 2022 年中华人民共和国国家版权局计算机软件著作权。

"5G 疫苗冷链可视化监管系统软件 V1.0"获 2022 年中华人民共和国国家版权局计算机软件著作权。

"5G 疫苗冷链运输监管系统软件 V1.0"获 2022 年中华人民共和国国家版权局计算机软件著作权。

"5G 疫苗冷链综合决策指挥管理系统软件 V1.0"获 2022 年中华人民共和国国家版权局计算机软件著作权。

"5G 疫苗冷链智能预警管理系统软件 V1.0"获 2022 年中华人民共和国国家版权局计算机软件著作权。

（三）论文

2014—2019年，在国家级科技期刊上发表免疫规划信息化建设相关内容论文6篇。

五、国家领导的指导或培训

2018年9月，中国疾病预防控制中心免疫规划中心主任肖奇友、免疫服务指导与评价室副主任曹玲生赴山东省济南、烟台两市开展中国免疫规划信息管理系统与山东省免疫规划信息平台数据交换现场测试。

2019年6月，中共中央政治局委员、国务院副总理孙春兰一行赴青岛西海岸新区薛家岛街道社区卫生服务中心衡山路社区卫生健康服务站预防接种门诊，视察智慧预防接种门诊建设工作。

六、展望

2022年4月19日，习近平总书记主持召开中央全面深化改革委员会第二十五次会议，会上审议通过了《关于加强数字政府建设的指导意见》，提出"要全面贯彻网络强国战略，把数字技术广泛应用于政府管理服务，推动政府数字化、智能化运行，为推进国家治理体系和治理能力现代化提供有力支撑。要把满足人民对美好生活的向往作为数字政府建设的出发点和落脚点，打造泛在可及、智慧便捷、公平普惠的数字化服务体系，让百姓少跑腿、数据多跑路。"

目前，山东省免疫规划信息系统功能基本完善，数据采集质量日益提高，下一步将致力于由信息化向数字化、数字化向智慧化的转变，通过提高数据质量、构建数据算法、提升数据算力，实现业务数据化和数据业务化，在信息系统中引入文本/生物识别、区块链、物联网、机器人流程自动化（RPA）、人工智能、云计算、5G等新的信息技术，使免疫规划信息系统在数字化改革中助力政府职能转变，推进公共卫生领域应用系统集约建设、互联互通、协同联动，发挥数字化在政府履行公共服务方面职能的重要支撑作用，助力协同高效的政府数字化履职能力体系构建。

（张伟燕）

第**20**章

河南省免疫规划信息化发展史

一、背景

为落实《疫苗流通和预防接种管理条例》，规范儿童预防接种信息管理，加强儿童预防接种信息报告管理，提高报告质量，为免疫规划工作管理和决策提供及时、准确的信息，根据原卫生部《儿童预防接种信息报告管理工作规范（试行）》和原河南省卫生厅（以下简称"省卫生厅"）《关于建立儿童预防接种管理信息系统的通知》要求，河南省于2011年6月建成免疫规划信息管理系统并投入正式运行。河南省免疫规划信息管理系统是一个覆盖省、市、县（市、区）卫生健康主管部门、疾病预防控制机构、预防接种门诊和医院产科的免疫规划信息管理网络，儿童在河南省内可实现一地建卡、全省预防接种信息共享的一体化管理。该系统可以对全省各级疾病预防控制机构和预防接种单位的疫苗流通和使用等情况进行汇总统计分析，有助于及时发现工作薄弱环节，为行政管理部门提供决策依据。

二、信息化发展历程

（一）信息系统初步建成，实现全省一地建卡、全省接种

根据原卫生部《儿童预防接种信息报告管理工作规范（试行）》的要求，加强

对儿童预防接种信息管理系统建设工作的组织领导，合理配置系统运转所需设备、人员和维持经费，确保东、中、西部省份分别于2008年、2009年、2010年底以前90%以上的县、80%以上的乡完成儿童预防接种信息管理系统建设，实现接种信息的个案管理。2009年1月23日，省卫生厅下发了《河南省卫生厅关于建立儿童预防接种信息管理系统的通知》，决定建立覆盖全省的儿童预防接种信息管理系统，实现全省儿童预防接种信息的共享和个案管理。2010年11月5日，省卫生厅下发了《河南省卫生厅关于做好预防接种信息化硬件设备管理工作的通知》，2010年11—12月省卫生厅完成硬件招标采购，为省、市、县和预防接种门诊四级共配备了3 000余套计算机、平推式打印机、不间断电源和条码扫描枪，为实现全省儿童接种信息个案管理工作目标奠定了坚实基础。

2010年11—12月，省级筹集264.3万元对全省18个省辖市所有乡级预防接种单位的6 000多名相关人员，分批进行了信息化系统培训。省、市、县、乡各级免疫规划信息系统工作人员能熟练使用河南省儿童计划免疫信息管理系统以及国家客户端软件。2011年2月，省疾病预防控制中心分2期组织对市级、县级免疫规划工作骨干人员300余人进行培训，内容包括信息化系统常见问题、信息化硬件设备使用与维护等。2011年3月1日和2011年4月28日，卫生厅下发《河南省免疫规划信息化管理实施方案》和《关于加快全省免疫规划信息化管理工作的通知》，从人员、设备、职责分工、数据录入和时间安排等方面对预防接种信息化管理系统的建设提出了明确的要求与部署。2011年5月，开展全省免疫规划检查，在检查中针对信息化进展情况进行调查。2011年6月初，省卫生厅分8期对全省各县（市、区）近200名的信息化管理技术骨干进行了数据上传方法等的相关培训，开展了儿童接种数据的在测试平台的测试上传工作，为数据上传到正式平台做了充分准备。2011年6月初，河南省免疫规划信息化管理系统在全省全面启动，正式上线运行。截至2022年8月，全省接种档案共建立儿童预防接种档案3 000余万个，记录疫苗接种信息6亿多条，累计为全省600万名流动儿童提供异地接种服务。

（二）实现产科信息化，从源头掌握全省新生儿接种情况

为加强全省新生儿预防接种信息报告管理，进一步提高儿童预防接种信息采集率，准确掌握各地新生儿底数，各级各类医疗机构产科预防接种工作纳入河南省免疫规划信息管理系统统一管理。2012年6—10月，河南省新生儿信息化管理系统

完成了开发、测试、省市级平台升级和接种点客户端升级等工作。2012 年 9 月 11 日，河南省卫生厅下发了《河南省卫生厅关于实施新生儿预防接种信息化管理的通知》，要求各级卫生行政部门要充分认识新生儿预防接种信息化管理对实施扩大国家免疫规划的重要意义，高度重视产科接种点新生儿预防接种信息报告管理工作。各有关单位要确保人、财、物的投入，自 2012 年 10 月 1 日起，在产科接种点全面实施新生儿预防接种信息化管理。个案信息录入率达 100%，准确率和完整率达 95%，及时率达 95% 以上。

（三）互联网 + 预防接种，为预防接种插上网络翅膀

河南省在免疫规划事业取得突出成就的同时，预防接种服务水平和公众需求仍存在一定差距。随着公众自主健康意识增强，对公共事务管理和服务的要求越来越高，为进一步提升河南省公众预防接种服务水平，2017 年 6 月，河南省开启了全省互联网 + 预防接种服务。预防接种门诊可以通过互联网 + 的方式对受种者开放疫苗预约和预防接种知识科普。截至 2022 年 8 月，河南省已服务 939.7 万用户，月活跃用户数达到 189 万，医生发送门诊通知 10 万次，预约接种总人次 310 万，接种证查验 1 914 万人次，疫苗科普总阅读量 7 013 万次。线上妈妈班听课家长人数达到 1 168 万人次，发布妈妈课堂课件 4 464 篇。听听专家说累计注册免疫规划工作人员 7.6 万人，培训及考试测评 1 476 次，10 万人次参与考试测评，发布科普文章 928 篇，累计阅读量达到 106 万人次。

（四）预防接种门诊数据采集端升级网页版

2019 年 5 月至 11 月，河南省对全省所有预防接种门诊原客户端系统（CS 构架）进行网页版预防接种信息系统（BS 构架）全面升级，全省预防接种门诊可对受种者预防接种信息进行实时在线操作，避免了数据在门诊本地服务器和省平台服务器双份数据引起的信息不一致，简化了信息系统的安装和操作流程，同时提高了全省信息系统的维护效率，实现全省门诊端信息系统统一版本、统一操作、统一升级。

（五）中原云迁移，为系统发展提供全面保障

河南省免疫规划信息管理系统于 2019 年 10 月整体迁移到中原云平台。河南省免疫规划信息管理系统的迁云，可根据业务需要灵活的实现资源的扩展，并且可以提高

系统的稳定性和可扩展性，为河南省接种门诊网页版预防接种信息系统的推广和新冠疫苗的接种提供了保障。同时，通过中原云的云计算还可以提高信息系统的网络安全。

（六）疫苗全程电子追溯，依法规范疫苗管理

为加强河南省免疫规划疫苗管理，确保疫苗质量和接种安全，利用信息化手段实现疫苗流通监控，2019年6月河南省建立了河南省免疫规划疫苗管理系统，以批号为单位管理进行疫苗管理。《中华人民共和国疫苗管理法》要求疫苗要实现生产、流通和预防接种全过程最小包装单位疫苗可追溯、可核查。2020年3月27日，河南省卫生健康委员会下发了《河南省卫生健康委关于开展疫苗电子追溯工作的通知》，要求各级疾病预防控制机构和接种单位开展疫苗电子追溯，切实保障预防接种信息的真实性、准确性、完整性和规范性。2020年3月，河南省免疫规划疫苗管理系统全面升级为河南省疫苗电子追溯系统，实现了疫苗产品从疫苗生产厂家到接种单位和受种者的来源可查、去向可追，实行每一支疫苗的全程电子可追溯。可以对省内所有疫苗的流通和使用进行全方位管理和监测，协助工作人员避免接种过期疫苗。2020年5月12日，河南省疫苗电子追溯系统完成与国家药品追溯协同服务平台的对接工作，按照国家要求从国家药品追溯协同服务平台获取疫苗追溯码信息，实现了疫苗全程电子追溯目标。2020年12月15日完成了省免疫规划信息管理系统与国家全民健保免疫规划信息系统正式网联调对接工作，实现预防接种档案上传国家系统的目标。截至2022年9月，河南省开展疫苗全程电子追溯出入库单据已超过100万条，出入库扫码率达到100%。

（七）免疫规划信息管理系统维护和安全保障

1. 系统维护

（1）2009年12月3日，省卫生厅与深圳市金卫信信息技术有限公司签署《河南省免疫规划信息系统建设项目》，内容主要是建设河南省免疫规划信息管理平台和河南省统一预防接种网络体系，实现省、市、县各级单位对辖区预防接种情况进行动态监测；查询儿童个案信息，实现对儿童接种个案信息管理；实现全省儿童预防接种信息共享与管理，提高流动儿童接种质量。项目总价为1 208 700元。

（2）2017年2月22日，河南省疾病预防控制中心与深圳市金卫信信息技术有限公司签署《河南省免疫规划信息管理系统省级平台升级及维护服务》，项目主要

内容是河南省免疫规划信息管理系统省级平台升级及维护等技术服务。项目时间为2017年2月22日至2018年2月21日，项目总价为190万元。

（3）2018年8月15日，河南省疾病预防控制中心与深圳市金卫信信息技术有限公司签署《河南省计划免疫接种平台运维服务项目》，项目主要内容是进行河南省平台运维及安全升级服务、客户端运维和安全升级、客户端培训等技术服务。项目时间为2018年2月22日至2020年2月21日，项目总价为410万元。

（4）2020年11月10日，河南省疾病预防控制中心与深圳市金卫信信息技术有限公司签署《河南省免疫规划信息管理系统2020—2021年度运维服务项目》，项目主要内容是进行河南省免疫规划信息管理系统运维、客户端运维和安全升级、客户端培训等技术服务。项目时间为2020年2月22日至2022年2月21日，项目总价为410万元。

2. 安全保障

（1）2015年9月9日，河南省免疫规划信息管理系统在河南省公安厅备案，完成三级等保测评。

（2）2019年11月6日，河南省免疫规划信息管理系统在河南省公安厅备案，完成三级等保测评。

（3）2021年10月25日，河南省免疫规划信息管理系统在河南省公安厅备案，完成三级等保测评。

三、信息化建设的亮点和创新点

（一）全力保障全省新冠疫苗接种

为保障全省新冠疫苗紧急接种，2020年12月25日省疾病预防控制中心向省卫生健康委员会提交了《河南省疾病预防控制中心关于将"河南省免疫规划信息管理系统"在新冠疫情应对期间列为重点保障对象的请示》，申请在新冠疫情应对期间将河南省免疫规划信息管理系统列为重点保障对象，对系统的运行、安全、资源占用情况等进行24小时监控，并对系统的资源变更、安全策略等需求开通绿色通道，以及时解决在全省新冠疫苗接种工作过程中遇到的问题。2021年1月28日，省疾病预防控制中心收到省大数据《河南省大数据局关于新冠病毒疫苗接种期间将河南省免疫规划信息管理系统列为重点保障对象的复函》，将河南省免疫规划信息管理系统列为重点保障对象。2021 年 4 月 12 日，中原云一平台增加 6 台服务器，动态增加一平台应用的扩展节点，二平台增加 16 台服务器，复制部署一平台的应用程序，增加一台报表数据库服务器，用于新冠报表查询。实现河南省免疫规划信息管理系统在中原云一平台有应用服务器 25 台，数据库服务器 1 台（一体机）；二平台有应用服务器 25 台，数据库服务器 1 台。2021 年 4 月 28 日，河南省疾病预防控制中心提交了《关于河南省新冠病毒疫苗接种期间预防接种信息系统运行保障事宜的请示》，现有服务器资源存在无法满足大规模新冠疫苗接种工作的风险，结合河南省新冠疫苗接种情况，申请对系统资源进行进一步扩容。2021 年 5 月 10 日，中原云批复二平台 115 台服务器。2021 年 5 月 15 日，中原云再次批复二平台 28 台服务器。河南省免疫规划信息管理系统累计有 193 台应用服务器和 2 台数据库服务器用于新冠疫苗大规模接种。2020 年底至 2022 年，河南省共建立 8 000 余万个新冠疫苗接种档案，累计接种 2.3 亿剂次，最高日接种量达到 273 万剂次，日接种量有 56 天超过 100 万剂次，河南省免疫规划信息管理系统保障了河南省新冠疫苗的大规模接种。

（二）开展预防接种实名制接种

随着网络化和信息化的不断发展以及社会的进步，接种单位实行实名制的疫苗接种已经是免疫规划工作的必然需求，也是进一步优化疫苗接种服务流程的重要手段。近几年我国已经有多个领域开展了实名制，包括手机实名制、火车票实名制、快递实名制、网游实名制、建筑工实名制等。预防接种实名制既是一项免疫规划管理工作的必要措施，也是维护预防接种秩序的关键步骤。每位受种者到预防接种单位接种疫苗时，必须提供真实有效的个人身份证件信息，确保实名制预防接种工作的顺利进行。2021 年上半年，河南省在全省范围内开展了实名制接种的推广工作，预防接种门诊预检登记台识读受种者或监护人的身份证，系统将与该身份证信息作为关系人的所有预防接种档案查询出来，接种门诊工作人员核实并选择具体的预防接种档案进行预检登记。接种台识读受种者或监护人的身份证，调取受种者预检登记信息，扫描疫苗电子追溯码，完成疫苗接种。对于接种门诊现场未随身携带身份证的受种者，河南省免疫规划信息管理系统通过河南省电子健康卡管理平台对接中华人民共和国公安部身份证系统进行实人认证。受种者可通过手机办理河南省电子健康卡，完成刷脸实人验证后，生成疫苗接种实人核验二维码，接种门诊可通过扫描疫苗接种实人核验二维码完成身份验证，进行疫苗接种。

(三)实现数据互联互通

1. 与全国疫苗追溯协同服务平台对接　河南省免疫规划信息管理系统与全国疫苗追溯协同服务平台完成了对接,可实现疫苗出库单据从企业到各级疾病预防控制机构和接种单位,各单位通过扫描疫苗电子追溯码进行疫苗出入库和接种,实现了疫苗的全程电子追溯。

2. 与全民健保免疫规划信息系统对接　河南省免疫规划信息管理系统与全民健保免疫规划信息系统完成了对接,可实现河南省所有受种者疫苗接种信息的上传,为全国预防接种信息数据共享提供基础。

3. 与省大数据局豫事办对接　河南省免疫规划信息管理系统与省大数据局豫事办的对接,可实现全省所有受种者用户通过豫事办相关的 APP 或小程序等互联网途径查询本人所有疫苗接种信息。同时,在新冠疫苗紧急接种期间为提高接种门诊工作效率,在豫事办途径开通了预建档,受种者可提前为本人建立预防接种档案,预防接种门诊可以直接调取档案进行接种,节省门诊工作人员建档时间,累计预建档 304 万人次。

4. 与省卫生健康委员会河南健康微信公众号对接　河南省免疫规划信息管理系统与省卫生健康委员会河南健康微信公众号的对接,可实现全省所有受种者用户查询本人所有疫苗接种信息。为提高预防接种信息数据的准确性、完整性和录入及时性,河南省依托河南健康微信公众号与公安部身份证系统相衔接,实现了扫描受种者预防接种实人认证二维码实现实名接种。同时,在河南健康微信公众号途径也开通了预建档,累计预建档 183 万人次。

5. 与省疾病预防控制中心的河南疾病预防控制中心微信公众号对接　河南省免疫规划信息管理系统与省疾病预防控制中心的河南疾病预防控制中心微信公众号对接,可实现全省所有受种者用户查询本人所有疫苗接种信息。同时,在河南健康微信公众号途径也开通了预防接种实人认证二维码和预建档,累计预建档 2 817 万人次。

四、学术产出

(一)科研成果

1. "新形势下基于离散趋势统计学方法的免疫规划疫苗供应管理及评价"获 2019 年河南医学科技奖一等奖。

2."新形势下基于离散趋势统计学方法的免疫规划疫苗供应管理及评价"获2020年河南省科学技术进步奖二等奖。

（二）论文和著作

2012—2022年，在国家级科技期刊上发表免疫规划信息化建设相关内容论文9篇。

（三）其他

"河南省国家免疫规划疫苗分发和库存均衡性评价新思路及其应用"2018年获中华预防医学会"疾病预防控制机构疫苗流通与预防接种最佳实践案例征集优秀案例"。

五、展望

免疫规划工作质量不仅关系个体健康，更影响疫苗可预防传染病的预防和控制效果，是一项基础性工作，它既是国家基本公共卫生服务的重要组成部分，也是国家预防为主方针实施的重要手段。河南省免疫规划信息系统将根据业务需求及新技术的应用，不断优化和升级以满足全省预防接种业务需要，规范预防接种工作人员的工作流程，减少人工操作和避免人为失误。充分利用信息化技术的优势不仅有助于推动免疫规划工作的智能化、人性化，不断提高免疫规划服务水平，早日实现免疫规划服务全国范围内的数据交换和无缝对接，也有利于发挥免疫规划服务的优势，促进免疫规划相关数据在临床领域、科研领域以及教育系统、食品药品监管系统等多领域、多系统之间的数据共享，提高数据的利用效率，为进一步提高防病治病效果、促进人民健康提供强大的数据支撑。最后，信息系统安全是一切工作顺利开展的基石和保障，河南省免疫规划信息系统将不断在用户身份认证、用户登录、数据传输、数据库防护、网络安全服务等各方面开展安全加固工作。

（王长双　张伟燕）

第 **21** 章

湖北省
免疫规划信息化
发展史

一、背景

免疫规划工作在各级政府的高度重视和领导下，通过免疫规划工作人员多年的努力，儿童免疫规划相关传染病得到了有效控制，取得了显著的成绩。伴随着经济与社会的发展，影响我国人民健康的主要疾病谱、危险因素以及社会生活环境发生了巨大变化，随着我国使用的疫苗品种增加，群众预防接种意识提高，免疫规划不仅需要高效精准地对儿童进行预防接种，而且需要应对新发、突发、再发传染病防控带来的免疫规划管理压力。湖北省从 1978 年实施免疫规划服务和管理工作开始，到 1993 年一直处于手工登记与人工统计分析数据，且外出务工及房屋拆迁等因素造成人口流动性加剧，传统手工录入、纸质报告的管理方式，造成数据真实性、准确性、及时性均无法满足免疫规划工作的需要。因此，如何解决接种单位数据的精准采集，实现异地接种、交互共享，为疾病预防控制机构提供科学严谨、及时准确的各类免疫规划业务数据，为管理部门决策提供相关依据，更好地为社会提供优质服务，成为免疫规划工作新的难题和工作重点。

多年来，湖北省免疫规划信息化建设按照顶层设计、统筹规划、资源共享、突出重点、梯次推进、服务应用的原则。以公共卫生机构（产科、动物致伤门诊、成人接种门诊和儿童接种门诊）为切入点，以单位、疫苗、冷链设备为着力点，整合与免疫规划特别是预防接种相关的人、财、物等信息关联。按照国家和湖北省的要求，在各级领导的重视和支持下，系统建设广泛征求多方专家和各级用户的需求，逐步改进，充分迭代，不断完善，围绕湖北省免疫规划数据中心为重点，统筹建设包括预防接种、疫苗追溯、冷链监测、公众服务、数据交换、大数据展示等功能在内的一体化大平台信息系统。全面贯彻落实《疫苗管理法》《中共中央办公厅国务院办公厅关于改革和完善疫苗管理体制的意见》和"四个最严"的有关要求，促进湖北省免疫规划信息化城乡接种单位均衡发展，以信息化手段实现公共卫生服务均等化。全面提供安全、高效、规范、公平、优质、便捷的预防接种服务；全面提升高质量、高水平的全人群疫苗接种率；全面保护全人群的身体健康，为健康中国保驾护航。

二、湖北省免疫规划信息化建设历程

湖北省免疫规划信息化工作从管理形式上经历了 4 个阶段，从最初的无序化管理发展逐渐进入规范化、法治化、标准化管理的发展阶段。与此同时免疫规划信息化发展过程也相应经历了信息化蛮荒时期，萌芽及自主探索时期、信息采集标准统一时期、数据互联互通时期、规范化和法治化及标准化时期。

（一）信息化蛮荒时期

1979—1982 年，湖北省按全国统一的儿童免疫程序开展计划免疫工作，在部分地区实施冬春季节的免疫接种，尚未建立有效的常规免疫监测系统。

1983 年 5 月，湖北省设计了"湖北省计划免疫工作统一报表（鄂防计免统表）"，建立湖北省常规免疫监测系统，规范全省常规免疫监测工作，各级采用手工方式统计报表数据，冷链运转和监测系统逐步建立和完善，沿用至 1991 年。

（二）萌芽及自主探索时期

1991—2004 年，湖北省内多地鉴于手动记录、查询免疫接种信息工作量大，错误多，开始探索使用电子计算机记录计划免疫接种数据，摸索出一条提高工作效率、减轻医生工作量的免疫规划信息化道路。潜江、鄂州、黄石、宜昌、荆州、咸宁等地使用多种不同形式的信息化系统，标志着湖北省免疫规划信息化处于萌芽与探索时期。

1. 信息化萌芽期 1991 年，湖北省根据国家要求建立 AFP 监测系统，由省采用基于 EPI Info 统计分析软件的 CASE 2 NEW 监测软件录入并上报 AFP 病例监测数据、主动监测报告数据、强化免疫数据。

1992 年，湖北省按照原卫生部下发《关于统一免疫接种情况常规报表和脊灰疫情专报系统工作规则的通知》要求，建立起基于有国标编码的县级作为报告管理单位的常规接种率监测系统。地区级及以下采用手工方式统计监测报表；省级采用基于 EPI Info 的统计分析软件的 CASE 2 NEW 监测软件每季度上报 / 上传常规免疫接种率监测数据库，冷链运转数据每 2 个月一次。

1995 年，潜江市江汉油田预防接种门诊安装山西省原卫生防疫站开发的儿童计划免疫金卡信息管理系统，系统以先进的计算机技术取代烦琐的簿、表、卡、证管理，从根本上减轻了接种医生的工作量，提高了工作效率。接种人员为每个儿童建立免疫服务电子档案，实现接种信息动态统计、监测、分析。

1998 年，鄂州、黄石建立市级免疫规划信息管理平台，通过互联网收集辖区各单位接种客户端上传的信息，实现市级辖区内数据交换和信息共享。

1999 年起湖北省按照《全国常规免疫接种率监测方案》建立新生儿破伤风监测系统、麻疹监测系统，由市级通过基于 Fox Pro 的统计分析软件计划免疫信息管理系统（EPIIS），录入以县为单位常规免疫接种率监测数据并上报省级，省级采用基于 EPI Info 的统计分析软件的 CASE 5 监测软件录入并上报 AFP 病例监测数据、主动监测报告数据、强化免疫数据。

2002 年 7 月全省开展基于微软 Access 统计分析软件的中国麻疹监测系统（measles surveillance application，MSA）市级以上人员参加的培训班，同年 8 月开始试用。

2. 信息化自主探索期 2003 年，湖北省疾病预防控制中心先后在鄂州、荆门、襄阳、十堰进行中国免疫规划监测信息管理系统试点工作，通过建立计划免疫本地中心数据库，对儿童疫苗接种实行网络管理。建立全省计划免疫广域网，实现全省业务报表自动上报和汇总，实现全省接种率、AFP、NT、麻疹、乙肝五大监测管理信息化，实现省 - 市 - 县（区）- 接种单位逐级个案、报表的上报、下载、汇总、分析。11月，省级系统向国家传输包括乙肝疫苗首针及时接种数据的新常规免疫监测报表，全省市级以上正式逐级联网传输中国麻疹监测系统数据库。

2004年起，黄石、荆州、通城、通山、潜江等地先后由各地卫生局发文，要求全面推广使用中国免疫规划监测信息管理系统，各地根据实际情况开通短信应种、漏种通知功能，实现儿童接种疫苗地区一卡通。宜昌市疾病预防控制中心自主研发宜昌市免疫预防信息管理系统，实现城区信息化互联互通，实现一地建档，城区共享。

（三）信息采集标准统一时期

2005年，湖北省决定在中国免疫规划监测信息管理系统试点工作的基础上，在黄冈市、荆门市开展省级儿童免疫接种信息管理系统试点建设工作。由湖北省原卫生厅（以下简称"省卫生厅"）成立全省儿童免疫接种信息管理系统建设试点工作组和技术专家组。工作组由省卫生厅疾控处处长高忠明任组长，省疾病预防控制中心主任助理张险峰和各试点市原卫生局分管副局长为副组长，传防所副所长叶建君、免疫预防部主任郑景山和各试点市疾病预防控制中心分管副主任为工作组成员，负责统一组织和协调全省儿童免疫接种信息管理系统建设试点的实施工作。技术专家组由叶建君任组长，郑景山、蔡碧为副组长，李书华、刘克浩、各试点市疾病预防控制中心计免所（科）主任、信息管理所（科）主任为技术专家组成员、负责制定全省儿童免疫接种信息管理系统建设试点工作实施方案，承担全省儿童免疫接种信息管理系统建设的技术指导，专业培训，考核评估等工作。在建设儿童免疫接种信息管理系统建设工作中，原卫生部和省卫生厅负责儿童免疫接种信息管理软件的开发和升级，各地负责信息系统的硬件设备购置更新和网络维护。

（四）全面实现数据共享，步入数据互联互通时期

2007年，湖北省转发国家原卫生部《儿童预防接种信息报告管理工作规范（试行）》（卫疾控发〔2006〕512号）和《儿童预防接种信息管理系统认证工作方案》，下发《关于开展儿童预防接种信息化管理系统建设的通知》，计划用2年左右的时间，在前期试点工作的基础上，进一步推动市级免疫规划信息管理系统建设，实现省、市、县、乡预防接种信息网络体系，强化流动儿童的预防接种管理。

2008年，湖北省举办免疫规划信息化系统市级与重点县师资培训班，对全省

17 个市（州）和部分县级疾病预防控制中心免疫规划科科长和部分专业人员进行培训。本次培训班为我省信息化建设培训了师资力量，也是湖北省正式启动信息化建设的一次启动会，为全省开展预防接种信息管理系统建设在技术上奠定了基础。

2009 年，为实现全省儿童预防接种信息共享与管理的目标，建立健全省、市、县、乡儿童预防接种信息报告网络系统，湖北省依托国家疾病预防控制信息网络平台和省卫生信息综合平台，按照统一标准、分层管理、规范信息、共享利用的建设原则，利用中国疾病预防控制中心提供的儿童免疫接种信息化管理系统客户端软件，建设湖北省儿童预防接种信息数据中心和信息管理平台。系统建设前，组织专家在全国进行考察对比，并对相关需求充分研讨后形成招标内容，于 2009 年完成了公开招标，中标公司为深圳市金卫信信息技术有限公司。

2010 年湖北省疾病预防控制中心下发《关于邀请免疫规划专家对湖北省免疫规划信息化系统进行功能测试的函》（鄂传函〔2010〕14 号）、（鄂传函〔2010〕28 号），组织专家针对具体功能需求进行测试。下发《省卫生厅关于将医疗机构的产科接种点纳入全省儿童预防接种信息化管理系统的通知》（鄂卫函〔2010〕841 号），在全省推行产科接种点办理预防接种证制度和相关信息录入制度，将医疗机构的产科接种点纳入全省儿童预防接种信息化管理系统。省卫生厅为全省 541 个独立产科接种点配备存折式打印机，利用 GAVI 项目结余资金对 25 个项目县区部分接种单位提供电脑和存折式打印机 40 套，加强项目地区免疫规划预防接种信息化建设。同年 12 月，产科信息化工作按照先行试点、分步实施、稳步推进的原则，在荆门市进行试点测试。试点结束后，省疾病预防控制中心在荆门市召开全省产科接种点儿童预防接种信息化试点工作现场会暨市级免疫规划信息化管理系统培训班，全面推进湖北省医疗机构的产科接种点纳入全省免疫规划信息管理系统平台的工作，实现免疫个案底数清，疫苗接种任务明。

经过全省各级用户近 1 年的使用和系统不断的修订和完善，平台项目于 2011 年 4 月 6 日获得终验。4 月 25 日，在省疾病预防控制中心隆重举行湖北省免疫规划信息管理系统启动暨 4.25 预防接种宣传周启动仪式，标志着全省免疫规划信息管理系统平台建设完成。

2011 年，制定下发《湖北省免疫规划信息系统建设考核评估方案》，分别于年中和年末 2 次对全省 17 个市（州）22 个县（市、区）、84 个预防接种门诊和 56 个产科接种点的免疫规划信息系统建设、使用与管理情况工作进行了综合考核评估，从评估情况看，免疫规划信息管理工作在全省得到稳步推进，工作质量逐步提升。2011年起，湖北省疾病预防控制中心要求各地每2个月以简报形式进行网上督导通报，提高客户端录入质量。邀请部分县（区）从事免疫规划信息工作的业务骨干到省疾病预防控制中心集中开展免疫规划信息系统跨市历史数据的清理，为各部门提供科学严谨、及时准确的各类免疫规划相关数据和信息。组织16位省级免疫规划专家，分成8组，每天2人一组，提供湖北省免疫规划之窗网站的专家咨询服务，及时更新网站发布的公共信息，解决儿童家长众多疑惑，化解公众投诉矛盾，促进湖北省免疫规划系统安全、有序的发展。

2011—2012年，省卫生厅办公室分两批次授予400家预防接种门诊为2010、2012年度湖北省群众满意预防接种门诊，推进了产科、儿童门诊、区县级市级疾病预防控制中心的信息化水平建设。

为促进湖北省免疫规划信息化进展，省卫生厅决定从2013年起利用3年时间在全省组织开展建设标准化、业务规范化、管理科学化、运行信息化乡镇卫生院创建活动（简称"四化"）。活动内容明确乡镇卫生院要建立完善的疫苗和预防接种管理信息系统，建立健全信息安全管理制度，强化信息安全管理，防止泄密或被不法人员利用，要求各级卫生行政部门将预防接种工作纳入基本公共卫生服务项目考核内容，建立预防接种工作一票否决制度。制定了《湖北省免疫规划示范县创建工作方案》（鄂卫办发〔2013〕77号），省卫生厅根据各市、州卫生计生部门上报和省级复核结果，确认江夏区、长阳县、当阳市、巴东县、建始县、江陵县、钟祥市、房县、郧西县、黄梅县达到省级免疫规划示范县标准，授予"2013年度湖北省免疫规划示范县"荣誉称号。

2014年，根据中国疾病预防控制中心关于下发《预防接种信息管理系统数据交换技术指南（试行）》的通知（中疾控疫发〔2014〕127号），为进一步规范我省免疫规划信息管理系统建设工作，制定下发《省疾病预防控制中心关于2013年全省免疫规划信息系统建设督导评估情况的通报》（鄂疾控传发〔2014〕5号）。按中国疾病控制预防中心下发《预防接种信息管理系统数据交换技术指南（试行）》的通知（中疾控心疫发〔2014〕127号）与国家平台实现数据对接和交换，信息系统引入疫苗电子监管码的新增功能需求。

2014年5月，根据原省卫生和计划生育委员会《关于在宜昌部分县开展利用电子监管码管理疫苗试点工作的通知》精神在宜昌市召开了利用电子监管码管理疫苗的试点启动及培训班。

2015年，制定下发《省疾病预防控制中心关于开展全省免疫规划信息管理系统现场评估及麻疹防控督导的通知》（鄂疾控发〔2015〕32号），全省于2015年初开展湖北省免疫规划信息管理系统督导评估工作，根据评估结果下发《省疾病预防控制中心关于全省免疫规划信息管理系统评估和麻疹防控督导情况的通报（鄂疾控发〔2015〕58号）。

2015年8月，为确保湖北省免疫规划信息管理系统的正常运转和数据安全，湖北省原卫生和计划生育委员会制定了《湖北省免疫规划信息管理系统管理规范》（鄂卫生计生通〔2015〕75号）。该管理规范明确了各级卫生计生行政部门、疾病预防控制中心、基层医疗卫生机构、接种单位和系统开发公司的相关职责分工，对流程管理、内容管理和安全管理等方面做了具体阐述。信息安全实行"谁主管、谁负责；谁运营、谁负责；谁使用、谁负责"原则。各级机构使用卫生计生专线和VPN设备为备份线路，接入湖北省免疫规划信息管理系统保护数据安全。

2016年，制定下发《省疾病预防控制中心关于开展全省免疫规划信息管理系统现场评估督导的通知》（鄂疾控发〔2016〕16号），全省于2016年初开展了湖北省免疫规划信息管理系统工作质量督导评估工作，根据评估下发《省疾病预防控制中心关于全省免疫规划信息管理系统现场评估督导情况通报（鄂疾控发〔2016〕34号）。

2016年12月，因免疫规划业务数据量级与业务用户、业务复杂度的增长，湖北省免疫规划信息管理系统传统集中式的架构无法承载与日俱增的应用需求。为消除因架构而可能带来的潜在问题，省疾病预防控制中心启动湖北省免疫规划信息管理系统市级平台分布式部署方案，经过随州市、十堰市、孝感市3个单位市级平台和省级平台的成功运行后，得到相关专家的一致认可。2017年3月，完成全省市级平台分布式部署工作，系统运行稳定、达到预期效果。

2017年4月，根据《国家卫生和计划生育委员会办公厅关于进一步加强传染病信息安全管理的通知》（国卫办疾控〔2017〕4号），全面启动湖北省免疫规划信息系统数字证书认证工作，进入系统时须使用CA证书＋口令双因子认证，进一步加强信息系统安全，防范信息泄露，不留安全死角。6月召开湖北省免疫规划信息管理系统需求分析会，讨论和确认预防接种证查验功能需求、各级用户提出其他的新增功能需求。同年9月通过验收，为家长提供方便快捷的网上预防接种证查验方式。

2018年8月，根据中共中央办公厅、国务院办公厅印发的《关于改革和完善疫苗管理体制的意见》（中办发〔2018〕70号）确定全省全人群疫苗全程追溯系统项目立项。并成立调研小组多次到各地进行需求调研，收集多家系统供应商和全国其他省份的建设方案，组织省、市、县区卫生健康委员会、疾病预防控制中心、预防接种单位、妇幼保健院等单位专家，对收集到的需求方案进行论证，确定疫苗追溯系统结构框架与功能需求，形成疫苗追溯系统各项建设方案招标参数，并报中心和省卫生健康委员会党委集体研究通过。

（五）严格规范化管理，迈入法治化建设期

2019年，根据《国家卫生健康委办公厅关于印发加快推进预防接种规范化管理工作方案的通知》（国卫办疾控函〔2019〕503号）、国家卫生健康委员会办公厅《关于加快推进免疫规划信息系统建设工作的通知》（国卫办疾控函〔2019〕841号）、《中国疾病预防控制中心关于印发省级和接种单位免疫规划信息系统基本功能要求的通知》（中疾控免疫便函〔2019〕1309号），特别是《中华人民共和国疫苗管理法》2019年6月29日第十三届全国人民代表大会常务委员会第十一次会议通过，省财政在2019年新增预算2 621万元，用于建设湖北省全人群预防接种疫苗全程追溯与冷链监测系统，实现接种疫苗全程可追溯和温度全监控。

同年，委托湖北省政府采购中心进行需求公示和公开招标采购。招标完成后，省疾病预防控制中心组织各级卫生健康委员会、疾病预防控制中心、预防接种单位、监理公司等相关单位和人员参加需求会，确认系统软件开发技术参数，追溯码扫码设备参数，硬件及网络环境架构。10月30日，省疾病预防控制中心组织各级卫生健康委员会、疾病预防控制中心、预防接种单位、监理公司、省药品监督管理局等相关单位专家对系统功能进行验收。11月5—25日，省疾病预防控制中心下发《湖北省全人群疫苗全程追溯与冷链监测信息系统软件试点运行工作方案》，在武汉市洪山区、黄冈市黄州区、荆门市钟祥市、仙桃市进行系统试运行。在试运行期间完成与国家疫苗追溯协同服务平台和国家免疫规划平台数据联调对接工作，系统运行稳定，受到国家药品监督管理局的肯定和表扬。

11月26日省疾病预防控制中心在黄冈市黄州区举办了湖北省全人群疫苗全程

追溯与冷链监测信息系统培训班，全省、市、州、直管市、林区卫生健康委员会疾控科科长、分管主任、相关人员共计330余人参加了本次培训，本次培训对全省预防接种工作具有里程碑式的意义。

2020年4月，全面采用国家疫苗追溯协同服务平台分发的疫苗出入库单据和疫苗追溯码，停止从厂家收取追溯码，保证疫苗来源可信，接种全程可溯。9月10日，省疾病预防控制中心组织各级卫生健康委员会、疾病预防控制中心、预防接种单位、监理公司、省药品监督管理局等相关单位的专家召开了湖北省全人群疫苗全程追溯与冷链监测系统软件测试系统验收会，严格按照前期试运行改进需求对系统功能进行逐条验收，一致认为满足招标要求，通过项目功能验收。10月28日通过项目验收。

2020年10月，湖北省疾病预防控制中心按《全民健康信息化疾病预防控制信息系统数据交换文档规范（免疫规划部分）1.0试行版》要求对信息系统进行改造，满足与国家免疫规划平台对接要求，上传全省全部历史免疫接种数据。

2020年12月，为落实新冠疫情防控指挥部关于全年完成4 600万人的疫苗接种工作，省疾病预防控制中心紧急上线湖北省移动接种服务系统，通过预建档模式减少人群现场聚集时间，提高接种效率，极大减轻门诊信息收集和录入的工作量。紧急采购一批服务器硬件设备，进行系统扩容及容灾处理，调整数据流向策略，减少大流量对网络的冲击。该移动接种服务系统在2021年期间共有1 800万人提前预建档，600万人通过移动掌上电脑（PDA）进行扫码接种。

（六）全面对接国家标准，阔步迈进标准化建设期

2020年12月12日《中国疾病预防控制中心关于印发数字化预防接种门诊基本功能要求（试行）的通知》（中疾控免疫便函〔2020〕1111号）、2020年12月31日中华预防医学会发布T/CPMA 016—2020《数字化预防接种门诊基本功能标准》，湖北省全面依据国家要求和中华预防医学会的标准调整业务流程、改造系统，满足数字化预防接种门诊基本功能标准和流程。

同年，国家疾病预防控制中心下发《中国疾病预防控制中心关于进一步加强新冠疫苗接种个案数据上传质量控制工作的通知》（中疾控信息便函〔2021〕723号）要求实现预防接种全生命周期一人一档，接种记录修改增加ID，实现信息修改可追溯，与此同时，严格对照《省级免疫规划信息系统基本功能要求》和《接种单位

信息系统基本功能要求》（中疾控免疫便函〔2019〕1309号）的要求对系统提出升级需求，省疾病预防控制中心安排专项经费395万元对湖北省免疫规划信息系统技术架构进行升级改造，由C/S改为B/S在线版架构。2021年4月29日，系统单日最高预建档量突破60万，4月30日新冠疫苗单日接种剂次数量达到106.88万剂次。系统按照要求与鄂汇办APP、政务办健康码进行数据对接，实现健康码-人-苗信息互联，一码通用，健康出行。2020年12月15日接种新冠疫苗以来，截至2022年12月31日，湖北省免疫规划信息管理系统累计收集个案信息5 700万条，接种信息4.5亿条。收到101个单位308个自动温度监测仪器上传的3 478.8万条温度监控数据，异常24 128条报警记录；1 895个单位手动记录的6 911个冷链设备温度监测记录298万条记录。

2022年4月30日，全省所有儿童接种门诊、成人接种门诊、新冠疫苗临时接种点均由CS信息采集端升级到BS在线版信息采集端。11月28—30日湖北省预防接种客户端采集系统在线版升级项目功能测试和验收会召开，邀请省、市（州）、县相关专家采用线上线下的方式进行，通过听取承建单位项目开发情况的报告、专家依照招标项目文件查验相关电子文档，观看演示、分组逐项功能测试和线上/线下集中评审等方式。参会专家一致认为系统软件功能满足招标文件和合同要求，通过项目验收。

三、湖北省免疫规划信息化建设的亮点与创新

（一）湖北省免疫规划信息化建设亮点

1. 湖北省免疫规划之窗网站　提供方便、快捷、及时的免疫预防信息宣传、信息查询、问题解答服务，规范预防接种工作，充分满足公众日益增长的预防接种服务需求。

2. 湖北省免疫规划GIS系统　提供科学严谨、及时准确的各类免疫规划地理数据，实现全省接种率、接种报告数据质量的地理信息系统（GIS）展示和预警分析功能。

3. 湖北省免疫规划办公自动化系统（OA）　满足全省各级免疫规划机构和基层预防接种单位对辖区内免疫规划工作和儿童预防接种信息进行动态管理，提供高

效、快捷的信息交流平台，实现全省免疫规划系统办公自动化管理，全面提高工作效率和管理水平。

4. 免疫规划信息服务中心　为各级免疫规划机构和接种单位业务人员提供免疫规划信息化系统和客户端软件的维护服务、提供及时、方便、快捷的系统维护和软件更新及技术支持。

5. 湖北省免疫规划信息管理系统—省级免疫规划信息管理平台　收集全省全人群免疫接种信息建立湖北省数据中心，实现包括新生儿接种、常规接种、群体性接种、疫苗针对疾病监测、疫苗出入库管理、冷链设备管理、冷链温度监测、基本信息管理、预防接种公众服务、大数据展示、数据共享等功能的综合预防接种信息化管理系统。采用疫苗追溯码作为主键，覆盖省、市、县、乡等各级免疫接种单位的出入库、退货报废、库存管理等环节，关联疫苗流通环节涉及单位、人、物等相关信息，是一个全链条的疫苗追溯、全环节冷链设备温度监测、全人群预防接种信息管理的系统。通过免疫规划数据交换与共享中心建立上联国家、横通各业务单位、下至每一个预防接种单位的免疫规划信息互联互通网络，具有大数据预警展示，公众预约建档、预约接种、接种信息查询、免疫信息宣传等功能。

（二）湖北省免疫规划信息系统创新点

1. 率先全面实现全省产科新生儿信息化管理　新生儿接种子系统采用 B/S 架构的新生儿产科信息管理，新生儿在出生时由医生建立电子档案，及时、准确、完整记录新生儿的基本信息、预防接种信息，系统根据户籍地址自动推送到相关管理门诊，外省户籍可选择本省现住址管理门诊，做到新生儿与户籍接种单位的对应关系，无缝连接，实现儿童从出生就纳入我省免疫规划信息化管理。接种客户端自动下载相关信息，实现平台和客户端之间数据的动态更新。解决了管理单位对其辖区儿童底数不清的问题。

2. 探索一个中心多个应用的分布式部署架构　湖北省数据中心承担了全省的个案信息、电子监管码信息的上传下载、数据统计分析、查询与交换。在业务量及数据量未达一定程度量级之前，尚可承载和正常运行，随着数据量与业务功能使用频次的加大，对系统的稳定性与安全性带来了隐患。为减轻省级压力，免疫规划信息管理系统数据统一集中化管理，全局采用分布式结构、各地市节点智能轮询、分发原则，在各市建立应用分布式服务器，产科平台的应用连接分散到各地的分布式服务器。接种门诊客户端通过省平台下载应用服务器列表，基于各应用平台应用服务压力的优先级进行智能路由切换。架构改造实施后，信息系统的性能及高可用性获得了较大的提升，为信息化管理工作带来了较为明显的成效。

3. 全面实现信息系统对儿童主动搜索的管理　适龄儿童由于各种原因，不能按时接种，影响及时接种率，同时部分未种儿童的跟踪管理长期处于手工管理状态，造成部分儿童处于免疫空白。为方便基层工作人员有效消除免疫空白儿童，通过系统自动统计未种儿童名单，提醒医生进行主动管理。可通过系统发送短信、微信等方式通知儿童，并可导出搜索名单分发给相关人员进行通知，搜索记录作为门诊工作考核内容之一。

4. 搭建移动接种平台，创新接种服务模式　移动接种平台满足日均 200 万人次微信公众服务扫码预建档服务和日均 40 万人次接种服务。受种者通过微信公众号扫码预建档，录入符合标准要求的个案信息，门诊医生扫描二维码下载个案信息，减轻门诊信息录入压力，降低人群聚集风险，减少受种者现场等候时间。通过移动 PDA 设备可实现移动扫码接种、入户接种、临时接种点接种，移动接种服务系统在 2021 年期间为 1 800 万人提供预建档服务，600 万人通过移动 PDA 进行扫码接种。

5. 全环节全流程疫苗温度信息实时监测　湖北省冷链温度监控系统为疫苗温度监测信息收集、分析、管理的系统，通用 API 数据接口，接收各地温度监控系统的信息数据，并在平台上进行展示。没有温度监控系统的门诊，可在湖北省免疫规划信息系统每天两次记录冷链温度信息。在疫苗冷链运输交接过程中，由第三方厂商上传疫苗运输温度数据、路程运输 GPS 数据，对疫苗运输过程中的温度，疫苗运输车的运送路线进行监控，实现全链路、全过程、全环节监控可溯。系统可根据需要设置相关预警参数，对于设备超期、温度超标、缺失温度监控记录等进行预警，并通知到相关责任人。

6. 数据交换共享系统全方位实现互联互通　湖北省免疫规划信息系统数据中心存有和保管全省预防接种的基本信息和个案内容，解决异地接种和信息共享的难题。以免疫规划数据为基础，根据"脱敏数据库敏感字段确认表"建设数据交换与共享系统，通过库表传输、接口调用等方式，实现与国家免疫规划信息系统、国家疫苗追溯协同服务平台、省统筹全民健康保障信息化工程、省妇幼保健系统、省卫生健康全员人口库系统、第三方冷链设备温度监测系统、省非免疫规划疫苗采购系统数据的互联互通，实现一方录入、多方共享的目的。

四、运行成果

免疫规划工作关系到每个家庭和儿童的健康和幸福，通过信息系统能及时发现并消除免疫空白儿童，建立有效的免疫屏障，动态监测疫苗针对传染病防控效果，最大限度地降低其危害。同时，系统以电脑代替手工录入接种信息，以计算机信息化管理替代人工纸质管理，以持续、互动的网络宣传模式替代间断、固化的宣传手段，大幅提高了免疫规划工作的效率，产生了巨大的社会效益和经济效果。

2010年12月，新生儿均在产科接种点办理预防接种证，在系统录入相关信息，做到免疫个案底数清，疫苗接种任务明；2020年12月15日接种新冠疫苗以来，截至2022年12月31日，湖北省免疫规划信息管理系统收集个案信息5700万条，接种信息4.5亿条，年均接种量达到之前五倍，系统单日最高预建档量突破60万！新冠疫苗单日接种剂量达到106.88万剂次。2021年，与鄂汇办APP、政务办健康码数据对接，实现健康码－人－苗信息互联，一码通用，健康出行。湖北省冷链温度监测系统收到101个单位308个自动温度监测仪器上传的3478.8万条温度监控数据，异常24128条报警记录。收到1895个单位手动记录的6911个冷链设备温度监测记录298万条。省级平台建成后，实现全省接种单位和疾病预防控制机构的全覆盖，同时按照国家要求和标准，将数据上传至国家免疫规划平台和国家协同平台。

全省每年新出生约60万，本系统从儿童出生即开始进行追踪管理（包括流动儿童），对14种一类疫苗中11种常规免疫接种情况、12种疫苗针对传染病进行实时监控，使接种率逐步提高。调查显示，湖北省儿童接种率为89.34%，通过本免疫规划信息网络工程可使疫苗覆盖率达到98%，接种率提高了8.36%，按每年为新出生儿童数60万人计算，发现免疫空白儿童50160人，预计减少麻疹患儿42人，乙肝患儿6162人，百日咳发病率小于1/10万，白喉发病率为0.01/10万，破伤风发病率为0.7/10万，脊髓灰质炎发病0.023/10万，仅以发病率较高的麻疹和乙肝为例，可减少6204例传染病发生和传播，以每名儿童因治疗花费2000元来进行计算，减少 1 240.08 万元 / 年直接经济损失。其余传染病的节省经费还有待于进一步研究。

利用本信息系统，从多方面提高了免疫规划管理人员工作效率　免疫规划管理人员劳动力成本按每天 100 元计算，每天工作 8 小时，则每分钟工作成本为 0.208 3 元。如每年因实现电脑录入替代手工录入、以机打替代手工填写接种证、以信息系统替代手工分析，为免疫规划人员管理儿童大约节约 30 分钟 / 剂次 / 儿童，每名儿童常规免疫接种 22 剂次，则每年节约直接经济成本 8 248.68 万元。

通过信息系统的免疫规划之窗和公众号对大众进行宣传，充分满足了公众日益增长的预防接种服务需求，极大地提高了群众预防疾病的自觉能力，对防病起到了很好的健康促进作用，产生了极大的社会效益。

为全省各类免疫接种单位和疾病预防控制中心免疫规划机构提供服务，为政府领导决策提供依据，特别是在新冠疫情期间，各级卫生行政部门与疾病预防控制机构利用系统开展新冠疫苗的调度使用、接种管理数据的统计分析、监测预警，为领导重大决策提供了科学支撑。为公众提供更加优质便捷的预防接种服务，关注湖北省疾病预防控制中心公众号，可享受应种未种通知、在线预约、接种信息查询、入托入学接种证查验、预防接种知识和政策宣传等多种服务，提升了公众对湖北省免疫规划工作的认可满意度。

五、学术成果

湖北省免疫规划信息化发展过程中成果丰硕，省疾病预防控制中心传防所免疫预防部相关人员负责完成的"湖北省免疫规划信息网络工程的应用研究"课题获得 2012 年湖北省人民政府颁发的科学技术进步奖三等奖。2013—2019 年湖北省疾病预防控制中心蔡碧主任技师作为主编完成了有关免疫规划信息化 4 本学术专著的出版，以第一作者发表论文 7 篇，通讯作者发表论文 1 篇。

2022 年，"数智先行—湖北省预防接种公众号预约接种创新举措"获中华预防医学会"关于征集数字化赋能免疫规划服务创新案例"第一名。

六、领导关心与支持

2006 年 6 月国家疾病预防控制中心曹玲生主任医师、湖北省疾病预防控制中心以及黄石市、鄂州市等领导现场查验国家儿童预防接种客户端系统试运行工作，8 月完成国家儿童预防接种客户端系统的验收。

2020 年 11 月湖北省疾病预防控制中心在黄州区举办了湖北省全人群疫苗全程追溯管理与冷链监测信息系统培训班。国家卫生健康委员会崔钢副巡视员、杨书剑主任科员、国家疾病预防控制中心免疫规划中心免疫服务室曹玲生副主任、湖北省卫生健康委员会疾控处张险峰处长、省疾病预防控制中心传防所官旭华所长、信息所李明炎所长、生物办陈红缨主任、黄冈市卫生健康委员会唐志红主任、黄冈市疾病预防控制中心陈明星主任、黄州区政府童文军副区长等出席了本次培训班。

七、信息化展望

随着社会可见的人口流动趋势，免疫规划信息化发展呈现 2 个特点：一是人口集中地区的预防接种门诊对免疫接种信息化、智慧化服务的需求；二是偏远山区、人口稀少地区，预防接种的可及性、便捷性的服务需求。

根据湖北省免疫规划信息管理系统现有功能及门诊相关硬件网络设施进行判断，下一阶段信息化工作重点将跟随时代发展、科技进步，以及不同时期的业务需求不断完善，使新系统适应新场景，为决策者、使用者提供规范、准确、高效的服务，让人民群众享受公平、可及、便捷的预防接种服务。

1. 加快智慧化预防接种门诊建设速度，全面提高覆盖率。截至 2022 年 12 月，湖北省预防接种门诊一共有 2 358 家，其中数字化预防接种门诊 152 家，功能完全满足《数字化预防接种门诊基本功能标准》的接种门诊有 123 家，数字化预防接种门诊覆盖率排名在全国不高。力争在 3 年内实现数字化门诊的覆盖率达到 95% 以上，每个区县建有 1~2 家智慧化接种门诊。给各地配备移动 PDA、移动接种车等智能设备，解决偏远山区预防接种的可及性与便捷性。

2. 充分利用数据交换，发挥数据共享力度，做好数据挖掘和分析利用及大数据展示与一体化平台建设，支持领导决策。

3.不断对标新政策新法规要求、对系统进行更新完善和技术迭代，保障系统不断满足业务工作的新需求和公众的新期盼，确保系统安全、稳定、高效地运转。

（李　宁　蔡　碧）

第 **22** 章

湖南省
免疫规划信息化
发展史

一、背景

免疫规划作为疾病控制的一项基础性工作，在预防控制疫苗针对传染性疾病工作中发挥着举足轻重的作用，湖南省免疫规划工作起步于20世纪70年代，几十年来在各级政府的重视和支持下，通过几代免疫规划工作者的共同努力，取得了长足进展。1978年的9月13日，原卫生部下发了加强全国计划免疫通知，由此开始拉开了全国普及计划免疫的序幕。从1978年开始，湖南省开始逐步建立完整的冷链系统，也先后实现以省、县、乡为单位的计划免疫接种率达到85%的目标，初步建立了儿童计划免疫相关疾病的免疫屏障，计划免疫针对的传染性疾病发展逐步得到控制，通过脊髓灰质炎强化免疫和建立敏感的急性弛缓性麻痹监测系统等措施，实现了无脊髓灰质炎的目标。2001年之后，免疫接种率以乡为单位，接种率达到了90%的目标，国家免疫规划针对传染病发病降到历史最低水平。标志性成就是通过新生儿接种乙肝疫苗，儿童感染乙肝得到有效控制，5岁以下儿童乙型肝炎表面抗原（HBsAg）携带率由乙肝疫苗接种前约10%，降到0.32%（2014年）。对重点疾病下降幅度做比较，可以看到免疫规划针对的传染病发病下降的幅度非常大，免疫规划减少了大量可以避免的死亡和疾病负担。

随着免疫规划工作的不断深入，使用疫苗品种和数量的增加，原有手工登记、报告和统计预防接种信息的方式造成操作烦琐、工作量大、信息失误和滞后等各种弊端日益显现，信息的真实性、准确性和及时性得不到保障。此外经济发展带来的人口流动和迁徙频繁，造成既往的预防接种管理模式已不能满足广大群众日益增长的预防接种服务需求。在新一轮医改的不断深化中，湖南省免疫规划工作更是面临着严峻形势和新情况、新问题的挑战和考验。一是人民群众健康意识的不断提高，对免疫规划工作的需求已不仅仅停留在能够打上预防针的层面，而是要高质量享有预防接种权利，感受到更为人性化的接种服务。二是自 2008 年扩大国家免疫规划政策实施后，免疫规划工作的深度和广度进一步扩展，疫苗接种的数量和质量快速增长，而湖南省免疫服务工作一直未进行信息系统规范管理，给接种服务质量提升带来了许多困难和问题。

为了巩固免疫规划工作成效，为广大群众提供安全、优质的预防接种服务，更好地完成以人民群众健康为中心的工作目标，湖南省一直将信息化建设作为免疫规划工作的重要内容之一，通过 20 余年的信息化建设，将计算机、互联网、物联网等先进技术手段应用于免疫规划工作当中，显著提高了免疫规划工作质量和社会效益，在规范预防接种、提高工作效率、提升服务质量、保障疫苗安全、提升群众满意度等方面发挥了重要作用，不断推动免疫规划工作逐步实现标准化、规范化、精细化的管理目标，更好地满足了人民群众的疫苗接种需求。

二、建设历程

湖南省在 20 世纪 80 年代传统的免疫规划工作特别是信息登记、统计、资料存档等方面主要采用的是传统手工、纸质的方式进行。1994 年，原湖南省卫生防疫站为计划免疫科装备 1 台计算机，计划免疫工作开始逐渐进入信息化时代，计算机的应用对计划免疫的数据管理工作发生根本性的改变。在信息化工作初期，属于传统的管理模式向信息化管理模式的相互结合，逐渐过渡的阶段，大量的数据需要从村级和乡级开始进行手工统计后，逐级汇总上报至省级。省级通过计算机对相关数据汇总、审核、分析，逐步提高了数据计算、审核、统计的及时性和准确性。

2007 年，根据原卫生部《儿童预防接种信息报告管理工作规范（试行）》通知

（卫疾控发〔2006〕512号）的要求。湖南省启动了免疫规划信息化建设工作，主要是儿童预防接种信息管理系统接种点客户端软件（以下简称"客户端软件"）在全省范围内的培训和推广使用。客户端软件是基于国家儿童免疫规划疫苗程序，由国家组织开发和推广，由接种单位使用的一套儿童预防接种信息管理系统软件。用户主要通过国家儿童预防接种信息客户端软件安装包进行安装和升级，是一个单机版使用的客户端软件，供各级接种单位使用。其主要功能包括疫苗登记、接种登记、上传下载、数据备份、报表管理、查询统计、接种设置、系统管理等。

2008年，原湖南省卫生厅（以下简称"省卫生厅"）首次招标建设湖南省免疫规划综合信息管理平台。因资金缺口和前期准备不足，未能达到预期效果。后于2014年，原湖南省卫生和计划生育委员会疾控处再次自筹专项经费进行免疫规划信息系统建设，为了保证整个系统的构架合理，技术先进，在项目启动之初，派出多批次考察队伍对湖北、江苏、浙江、山东等免疫规划信息化工作先进地区进行参观学习，充分吸取各地先进经验。同时对基层接种单位和区县疾病预防控制中心各级用户进行深入调研，收集整理各方需求、建议，并全面征询有关部门专家意见建议，明确了预防接种信息管理系统建设目标和主要功能标准参数，进行动态的免疫规划信息系统需求收集、需求调研和确认工作。

2014年，湖南省结合自身实际，适时开展了省级免疫规划综合信息管理系统的建设。湖南省免疫规划信息系统于2014年2月17日正式启动建设，到2015年已基本完成产院新生儿接种、儿童预防接种、生物制品流通、冷库温湿度监测以及数据分析与展示等系统的建设工作。原项目包括客户端、平台建设2部分，实施范围涉及全省14个市州、131个县区疾病预防控制中心、2759家乡镇（社区）接种单位、741家产院、271座冷库。系统主要功能目标为：①统一登录门户，电子监管码贯穿各业务系统全过程；②按照国家食品药品监督管理局监管码接口标准进行开发；③实现产院与接种门诊之间数据的实时交换与共享，将新生儿纳入预防接种管理范畴，实现关口前移；④实现接种门诊自动下载建卡、省内儿童异地接种、数据自动实时上传；⑤实现全省市、县区所有疫苗储存冷库温湿度的实时监测；⑥疫苗流通数据可溯源（日常或出现AEFI时），实时查询疫苗流通各环节情况等；⑦开展数字化预防接种门诊的试点工作，实现接种分区管理，进一步提高了工作效率。当年项目建设困难非常之大，主要体现在：①理念超前，全国范围内疫苗电子监管码首次在全省范围内应用，实现疫苗全流通环节全程监测、数据实时交换，各级工作量巨大；②内容之多，一次项目建设包括5个子系统，涵盖全省免疫规划主要的业务内容，内容较多、任务较大；③覆盖范围之广，全省14个市州、131个区县、2 759个接种门诊和741家产院，涉及各级相关工作人员近7 000余人；④困难之大，涉及历史数据迁移、工作模式改变，部分基层人员不理解、计算机熟练程度参差不齐；⑤速度要求快，建设时间紧，自2014年2月17日开始实施，不到10个月时间，基本完成整个项目的建设内容；⑥各级业务培训之频，省疾病预防控制中心工作例会几乎每周一次，全省14个市州完成5期培训，参加人数512人，其中包括一期市州业务骨干师资培训班。省级培训结束后，应各级疾病预防控制中心要求，再次安排软件开发单位沈苏公司派遣技术员分批到达各市州进行第二轮的培训共计13批次800多人。经过1年多的建设，湖南免疫规划综合信息管理系统项目于2016年完成验收。

随着免疫规划综合信息管理系统的不断推广使用，彻底改变了湖南省以往免疫规划工作落后的信息管理模式，但经过一段时间的运行，一些不足开始凸显。首先，预防接种个案数据采用CS模式，各个接种单位都有客户端（个案信息数据库），如不及时上传数据存在信息孤岛问题，个案接种记录同步不及时也容易造成接种差错。其次，2016年湖南省免疫规划信息系统已经采集的1 200多万名受种者预防接种档案，其中很多接种档案是由国家客户端软件所采集，以前由于缺少平台支撑，针对流动人口的异地接种存在大量的重复建档，如按照儿童姓名＋出生日期＋性别进行匹配，约有268万份重复档案，占总数的29%，这些重复档案数据严重影响报表统计。2016年，湖南省启动筹备免疫规划信息系统升级改造项目，在一期项目的基础上开展二期建设，主要对信息系统的数据清洗工作流程和管理功能、信息安全等进行针对性的完善升级和优化。二期建设于2017年完成，共计清理重卡260余万张，重卡率指标达到国家相关文件的要求，有效地提高了数据质量。

随着智能手机和移动网络的普及，如何进一步提升预防接种服务水平成为一个重要课题，湖南省疾病预防控制中心依托大数据和云服务架构，利用互联网＋理念和智能移动终端的技术，结合预防接种服务现状，致力于开展互联网＋预防接种这种智慧管理型预防接种新模式的探索与推广应用工作。经过前期的调研和论证，湖南省疾病预防控制中心2015年通过小豆苗APP预防接种互联网系统来建立管理者、施种者、受种者之间三位一体的信息互动，达到提升预防接种服务能力和服务水平的目标。为此，2015 年初，湖南省互联网＋预防接种服务建设试点启动会议在株洲召开，2015 年底，湖南省疾病预防控制中心在长沙举行全省互联网＋预防接种服务工作启动会议。移动互联网作为提高预防接种服务质量的新载体，通过手机应用为儿童家长提供预防接种全过程提醒服务，延伸了儿童预防接种服务。互联网＋预防接种模式在全省范围内推广应用，通过手机 APP 开展预防接种业务，是湖南省互联网＋预防接种服务的新模式运用。不仅有利于提高儿童家长主动参与预防接种的积极性，减少家长排队等候时间，缓解候种压力，提高服务满意度；同时有利于调节和减轻门诊医生工作压力，提高工作效率，也有利于疾病预防控制中心对预防接种工作实施精细化管理，提高预防接种工作质量，提高疫苗接种率。

2019 年，湖南省按照《中华人民共和国疫苗管理法》和国家卫生健康委员会办公室《关于加快推进免疫规划信息系统建设工作的通知》（国卫办疾控函〔2019〕841 号）的相关要求，对照国家卫生健康委员会和国家药品监督管理局的数据标准和要求完成了省级平台的升级改造，并与国家药品监督管理局的疫苗追溯协同服务平台和国家疾病预防控制中心的国家免疫规划信息管理平台顺利对接。

2020 年新冠疫情以来，为落实国家新冠疫苗接种工作的要求，湖南省免疫规划信息管理系统为新冠疫苗接种工作开发了相应的接种功能模块，系统从最初支持九类重点人群新冠疫苗接种逐步扩展到支持全省满 3 周岁以上全人群的接种工作，实现了为全省新冠疫苗接种工作提供信息化支撑和数据交换的核心功能。既支持有组织的团体接种，又支持个人预约接种。支持登记和接种同时完成和分步完成两种模式。疫苗接种平台记录疫苗每一个最小包装识别码从生产企业发货，到各级疾病预防控制中心、各接种点之间的出入库，最终接种到每个受种者的全流程信息，实现了新冠疫苗流通全周期的管理与追溯。

三、主要做法和成效

湖南省免疫规划信息化建设经过几十年的历程，不断开拓进取，免疫规划信息全人群、全疫苗、全过程的管理模式不断完善，逐渐具备了广阔的应用价值和深远的社会意义。通过科学的设计和规范的运用系统，系统可以通过分析及时发现免疫规划工作漏洞，采取措施后消除隐患，消除免疫空白地区和人群，建立有效的免疫屏障。系统以电子化记录优化代替纸质记录儿童接种信息，以信息化管理替代传统手工管理，提高了免疫规划管理的效率、效果。2021年全年新冠疫苗接种1.2亿余剂次，单日接种最高138万剂次，年、日接种数量2项指标均创湖南省的历史记录，免疫规划综合信息管理系统在新冠疫苗接种期间，共支撑3 188家接种单位的疫苗接种工作正常开展，在新冠接种期间未出现大规模的宕机现象，保证了大规模受种者接种信息及时记录上传、汇总分析、疫苗流通环节追溯等核心功能正常使用，保障了新冠疫苗接种工作的顺利开展。

1. 建立和不断完善湖南省免疫规划综合信息管理系统　全面实现全省以预防接种个案为基础的全人群信息精细化管理目标，实现了数据的动态更新、全省全人群全过程预防接种资源共享、跨区域接种，从根本上解决了预防接种底数不清、重卡严重、流动人口异地接种数据不能共享、接种率计算不准确、信息滞后等难题，全面提高预防接种信息质量。

2. 通过产科接种单位设置与规范化建设，使预防接种管理关口前移　湖南省所有医疗机构的产科接种单位通过系统从新生儿出生就纳入系统管理，儿童基本情况从出生源头进行采集，避免了儿童底数不清的现象。

3. 2016年，湖南省免疫规划信息管理系统建成了疫苗流通全程追溯系统，从技术上保障了疫苗安全　通过建成覆盖各级疾病预防控制中心和预防接种门诊的疫苗流通追溯管理系统，做到所有疫苗必须扫码才能出入库和接种，对疫苗的流通及疫苗存储运输实现了信息化管理，对疫苗的采购调配提供了数据支撑，并实现了疫苗损耗情况的统计分析、过期疫苗和近效期疫苗数量自动显示提醒功能，规范了全省疫苗信息的准确性、一致性。在湖南省接种的每一支疫苗，均可以通过系统进行全流程的溯源，而且能够通过疫苗电子监管码信息实现了疫苗到人、从人到苗的双向实时溯源，一旦在扫码出入库和扫码接种环节出现信息不对应或疫苗过期等情况，系统立刻能够自动提醒报警。

4. 湖南省免疫规划综合信息管理系统部署了全省冷链温湿度监测平台　系统采用B/S架构，涵盖了省、市、县三级300个疫苗储存冷库和1 884个疫苗储存冰箱。温湿度自动监测仪部署在疫苗储存冷库、疫苗储存冰箱和疫苗运输车上，通过温湿度传感器自动采集疫苗存储设备温湿度数据，通过GPRS网络实时将数据传输至省平台，结合疫苗分库管理机制，实现了基于电子监管码的全省全程疫苗流通环节温湿度监控，实现疫苗储运运输轨迹温湿度无缝衔接。系统包含设备档案管理、温湿度监测、报警管理、参数设定、报表汇总等管理功能，支持全省冷链车和各级接种单位保温箱（冰箱）的冷链监测扩展。含超温报警、设备断电报警、设备离线报警等功能，具备可管理的多级报警机制，在一定时间内没有及时处理的报警信息可自动跨地区通知相关负责人，有效地保障了疫苗安全。

5. 数字化预防接种门诊建设深入 随着各地疾病预防控制机构信息化建设的不断深入，社会对服务意识和服务质量的要求越来越高，加快数字化预防接种门诊的建设，已成为湖南省卫生行政部门和疾病预防控制机构关注的热点问题。数字化预防接种门诊系统合理的工作流程设计，能够准确有序地把儿童指引到规定的工作台上进行接种，接种医生可通过系统，利用信息化手段对儿童接种实施操作.有效避免了以往由手工操作引起的儿童缺种、漏种和错种现象的发生，保证了接种的安全性及免疫接种率。经过近十年的时间，共建成符合国家标准的数字化预防接种门诊600余家，2021年以来全省开展新冠疫苗接种工作，数字化预防接种门诊在大规模接种中更是做出了突出的贡献。

6. 通过免疫规划信息化建设，为群众预防接种提供更加全面的信息记录和规范服务，提高了接种质量和效率 湖南省免疫规划综合信息管理系统实现了线上预约接种、电子核签、扫码接种、人－苗关联、异地接种、接种数据实时上传、疫苗数据全过程追溯等功能。特别是2020年新冠疫苗大规模接种期间，接种信息同步对接至湖南健康码实现信息共享，公众可自行查询。充分满足公众日益增长的对预防接种服务需求，做到了更好地服务社会，促进免疫规划工作持续发展。

7. 湖南省免疫规划综合信息管理系统建设之初，就一直把数据质量作为重中之重的一项工作 随着业务的发展，数据类型、数据来源越来越丰富，数据数量也随之快速增长，在数据管理工作和数据流程中面临着越来越多的数据质量问题。数据问题可能产生于从数据输入到数据存储、管理、使用的各个环节，除此之外，数据采集阶段，数据的真实性、准确性、完整性、时效性也经常影响数据质量，收集、加工、存储等过程也会由于技术问题而对数据质量产生影响。很多时候，由于相关人员对数据重视程度不足、管理不完善，难以对数据质量问题进行监控和追责，也会导致系统数据质量偏低。全省信息化建设经历了多年的发展，各业务系统中积累了大量的历史数据，对现存的历史数据的清洗主要是通过技术＋行为的方式，通过对历史数据的全面梳理和规范，逐步将质量有保证的数据准确发布到各业务系统中，确保各业务系统中历史数据的准确。新冠疫情以来，系统数据量急剧增长，全省从对大数据行为的质量监测理解出发，通过对新冠接种数据的一致性、完整性、合规性、冗余性、有效性和及时性6方面高质量高标准的深层次的大数据行为分析，反复结合复杂逻辑的算法而非传统的正则表达式，最终通过图、表的结合高效展现来反映数据质量结果，提高数据质量的可视化效果。据此全省也从业务、技术、管理等有可能会影响到数据质量的因素出发，制定了详尽的数据质量管控体系。首先在技术层面，对数据规范性、数据准确性、数据唯一性、数据关联性等方面严格要求承建公司按照国家标准和行业规范逐项落实。其次在业务层面，由于纯技术的手段并不能完全实现对数据质量的管控，业务上主要是从行为约束（行为约束是指对数据采集端的人的行为的控制）入手去深层次解决数据质量问题。特别是新增过程中的审核，严加防范数据维护操作人员，确保每个人都能深入到属性字段级别最准确地录入相关的属性取值，确保专业的事由专业的人来做，而不是很多人希望的统一由一个人代劳维护所有或者某部分数据的信息。（维护入口的统一不代表数据的统一和高质量，相反却掩盖了对数据的不专业导致的二次维护错误问题。）因此，全省在技术手段的基础上开启了数据协同维护机制，强化数据源头责任，强化过程行为约束，更深层次地开展管控数据质量工作。主要做法如下：在数据质量执行层面主要是从管理上抓落实，在治理上抓源头、在监测上抓细节。数据质量治理工作坚持"谁的业务谁负责、谁的问题谁负责、谁的系统谁负责、谁的技术谁负责"数据源头负责制，首先，在各相关专业部门确定专人负责数据质量治理工作，明确治理工作职责，切实做到具体工作有人具体做，使治理工作落实到位；其次，按日、月定期梳理各业务线数据质量情况，及时通报督促相关部门抓好信息维护工作，从而有力促进各专业部门工作主动作为，也通过明确职责，提高数据质量治理工作质量。同时着力抓好基础数据源头治理工作，坚持执行统计基础数据质量日常监督管理制度，将数据治理切实落实在日常管理工作中，每日、月将信息不完整、不规范的数据清单通过邮件下发各接种点，由专业部门通过电话、微信等方式指导补录修订相关信息。建立相关数据质量考核评价办法，将数据质量考核工作细化考核到各相关单位和各接种点，定期进行排名通报，做到"早发现早反馈早整改"。通过排名通报有力促进数据质量整改治理工作。对基础数据源头质量开展定期监测和通报，及时掌握了基层数据源头变化情况，有利于业务部门对源头数据治理工作提出指导意见和整改措施，助推数据监管精细化。最终达到了层层推动抓好数据治理工作扎实有效开展，全面提升数据质量的目标。

8.湖南省免疫规划综合信息管理系统安全　在建立之初就非常重视信息安全工作，主要指导思想是确保信息系统（包括硬件，软件，数据，人员，物理环境及其基础设施）受到保护，不会出于意外或恶意原因，被破坏，更改，泄露，并且系统可以连续可靠地运行。

信息服务不会中断，最终实现业务连续性。具体表现在物理安全、操作安全、信息安全、安全和保密管理等方面进行了加强落实。全省于2018年通过了三级等保测评，2018年以后每年均通过了测评。湖南省免疫规划信息系统的运行维护由系统承建商签订技术服务合同，完成系统新增和升级功能的研发，提供运行维护技术服务，湖南省免疫规划信息系统服务器现存放在湖南省疾病预防控制中心机房，系统的安全保障工作由湖南省疾病预防控制中心的信息科负责。建设之初从系统设置上就充分考虑安全的要求，在系统构架上充分考虑系统的安全稳定，生产数据库和应用数据库分开，减少外部业务对生产数据库的影响。任何新增的功能或系统构架改变，都需要充分评估同意后，制定应急回退处置方案，确认对系统稳定性无不良影响后才上线。

四、未来展望

近年来，互联网、大数据、云计算、人工智能、区块链等技术加速创新，日益融入社会发展各领域全过程，世界主要国家和地区纷纷加快数字化转型战略布局。加快推进数字化转型，是建设网络强国、数字中国的重要战略任务。近期，中央网络安全和信息化委员会印发的《"十四五"国家信息化规划》（以下简称《规划》），部署了构建产业数字化转型发展体系重大任务，明确了数字化转型的发展方向、主要任务、重点工程，为未来五年我国数字化转型发展提供了有力指导。免疫规划信息化建设也要服从国家大局，贯彻落实《规划》对于数字化转型的工作部署，全面推进信息技术在预防接种领域的广泛应用，加快数字化发展，为全面建成社会主义现代化强国、实现第二个百年奋斗目标贡献力量。具体主要在以下几个方面发展着力。

1.坚持应用牵引，推进免疫规划业务优化升级　主要是加快新一代信息技术和免疫规划业务融合应用，释放数字技术对免疫规划事业发展的放大、叠加、倍增作用，推动预防接种服务模式的优化升级。优先部署建设数字化预防接种门诊，加快预防接种各环节数字化、智能化升级等。围绕新技术，逐步开发部署多层次系统化互联网平台体系和创新应用，深入打造智能接种工具，不断提高预防接种的附加值和竞争力。

2.坚持规范有序，促进预防接种新业态新模式发展　新业态新模式是业态创新、模式创新的结果，是推动免疫规划转型升级和高质量发展的新动能，具有强大的发展潜力。

3.坚持双轮驱动，推动数字化绿色化协同发展　面对愈加严重的全球能源与环境问题，在推进数字化转型过程中，绿色低碳转型也是不可忽视的重要一环。一方面，以数字化引领绿色化，加快数字技术赋能免疫规划行业发展，以绿色化带动数字化，推动预防接种绿色智能终端、免疫规划绿色信息网络、疾病控制绿色数据中心等发展。另一方面，大力发展数字和绿色的融合新技术和体系，不断推进数字与绿色共生发展。

（谢　超　蔡　碧）

第23章

广东省
免疫规划信息化
发展史

一、背景

1993 年，原广东省卫生防疫站开始使用 AFP 病例监测信息系统进行 AFP 病例的报告管理。1999 年，原广东省卫生防疫站开始使用麻疹、新生儿破伤风和常规接种率监测系统进行相关监测管理，但该系统仅部署到省级，且采用 E-mail 方式进行信息传输。90 年代后期，儿童预防接种信息相关管理的信息化工作较快发展起来。1997 年 12 月 15 日，原广东省卫生厅（以下简称"省卫生厅"）批准原省卫生防疫站研制开发的儿童计划免疫信息管理系统软件试用（粤卫函〔1997〕198 号）。1998 年 3 月 16—18 日，原广东省卫生防疫站在珠海市召开儿童计免信息管理系统技术研讨会，有 7 个市、县（区）的 30 人参加了会议。同期在条件较好的地区相关工作进展较快，深圳市于 1998 年在全国率先建立起覆盖全市的预防接种信息网络。2000 年，广东省卫生防疫站开发广东省计划免疫监测软件，2002 年在全省推广使用，21 个市和部分县（区）通过该系统软件实现了监测系统相关工作的自动化报告管理。

2001 年 7 月通过对深圳、珠海计免信息系统运作情况的调研，广东省明确了全省统一规划建设省儿童预防接种信息报告管理系统的工作目标，通过结合规范化门诊等项目建设，2004 年在原卫生部全国计划免疫审评中，审评组对广东省近几年的计划免疫工作给予了高度评价，认为广东省的计划免疫工作在包括计划免疫信息管理在内的多方面工作均走在了全国前列。

2003年在前期工作基础上省疾病预防控制中心又进一步研发了基于B/S模式的广东省预防接种信息系统，在全国率先实现了免疫规划相关监测工作省－市－县－部分乡镇和医院的网络直报。2005年5月1日起，广东省作为世界卫生组织（WHO）和原卫生部合作项目的2个试点省份之一，在全省范围内按照《全国疑似预防接种异常反应监测方案（试行）》开展AEFI监测工作，使用在广东省预防接种信息系统基础上开发升级的儿童预防接种信息管理系统作为广东省AEFI监测报告平台，广东省的监测平台得到了WHO、原卫生部和中国疾病预防控制中心的充分肯定。

2009年1月1日，按照中国疾病预防控制中心统一部署，广东省转用中国疾病预防控制信息系统平台开展AEFI个案报告。

二、广东省免疫规划信息化建设历程

（一）省平台建设前期

2006年12月30日，原卫生部关于印发《儿童预防接种信息报告管理工作规范（试行）》的通知（卫疾控发〔2006〕512号），根据通知要求，广东省展开相关调研、论证、部署和实施。2007年8月省卫生厅疾控处组织了相关人员分别到东莞、深圳、珠海和中山开展儿童预防接种信息化调研工作。2007年2月广东省疾病预防控制中心组织有关专家反复论证后草拟上报了《广东省儿童预防接种信息管理系统建设方案》。在省卫生厅的领导下，2007年4月广东省疾病预防控制中心开展了全省乡级防保组织与接种单位信息化现况调查，并在四会召开广东省儿童预防接种信息系统应用管理平台及客户端软件需求分析研讨会。根据多次研讨论证，广东省疾病预防控制中心组织撰写并上报了《广东省儿童预防接种信息管理系统项目需求书》。2007年5月，广东省疾病预防控制中心在广州召开儿童预防接种信息系统建设专家咨询会议，中国疾病预防控制中心、浙江省疾病预防控制中心、省卫生厅、省信息产业厅有关领导和专家出席，就广东省儿童预防接种信息系统建设架构、总体需求及有关配置与预算等问题进行了论证并上报省卫生厅。2007 年 7 月广东省疾病预防控制中心在肇庆四会市举办了一期免疫规划工作培训班，就儿童预防接种信息管理系统对来自全省各地级市和部分县区的 67 名免疫规划工作人员进行了相关培训。2007 年 11 月 25 日至 12 月 1 日，根据广东省卫生厅指示精神省疾病预防控制中心组织各地市相关同志赴江浙进行考察学习交流信息化工作经验。

（二）第一阶段建设（2009—2015 年）

2008 年底广东省财政厅下拨信息化经费 293.68 万元，经专家论证 2009 年广东省正式启动省级管理平台招标建设工作。广东省疾病预防控制中心于 2009 年 12 月 9—11 日在广州召开专家论证会，确定了广东省免疫规划监测信息管理系统扩容、升级改造项目中广东省免疫规划信息管理系统需求规格说明书、总体设计和数据集成接口规范等系统建设中关键问题。2010 年 1 月，广东省疾病预防控制中心相关科所会同相关信息公司召开了省平台相关建设工作讨论会。2010 年 3 月，广东省疾病预防控制中心在四会组织召开了广东省儿童免疫信息化平台论证会。2010 年 3 月开始对小型机服务器和刀片服务器操作系统、中间件和数据库等进行了系统安装调试；2010 年 6 月平台软件安装调试工作基本完成。

广东省儿童预防接种信息报告管理系统分为省级平台、市级平台及客户端三部分，覆盖全省 21 个市约 2 600 个接种单位，由 3 家系统建设公司共同运维。根据广东省疾病预防控制中心 2015 年制定的《广东省儿童预防接种信息报告管理系统省平台升级改造用户需求书》，省平台应具有如下模块的功能：用户和基础信息管理、预防接种管理、接种信息报告质量监测、预警和消息提醒、成人预防接种。省平台虽然已经实现了省内不同市平台的个案信息数据收集，以及省内个案信息跨地区数据交换。但随着省级平台收集各地的数据量不断增大，平台稳定性差与报表查询效率低等问题愈加突出，部分统计查询功能不能满足广东管理需求，同时在实际工作中对于信息化又产生了新的需求。

为进一步加快儿童预防接种信息报告管理系统建设步伐，扭转广东省信息化相对落后的局面，2010 年广东省卫生厅下发了《关于加快推进广东省儿童预防接种信息报告管理系统建设工作的通知》（粤卫办〔2010〕77 号），成立了广东省儿童预防接种信息报告管理系统建设工作组。2011 年广东省卫生厅、省财政厅联合下发了《广东省儿童预防接种信息报告管理系统建设项目实施方案》（粤卫〔2011〕89 号），提出至 2012 年 6 月底前建立覆盖全省的儿童预防接种信息报告管理系统，最终实现一地建卡、异地接种的目标。同年，广东省财政厅下发了《关于下达儿童预防接种信息报告管理系统建设省财政补助经费的通知》（粤财社〔2011〕135 号），广东省财政安排广东省疾病预防控制中心 214 万元用于省级儿童预防接种信息报告管理系统平台建设和 2 312 万元用于全省非珠三角 14 市儿童预防接种信息报告管理系统软硬件购置及培训。地市平台和门诊客户端于 2011 年底完成，完成了省级平台第二期、非珠江三角洲市级平台与客户端硬件招标工作；2012 年 2 月，全省 21 个地级市的市级平台和客户端软件招标工作完成。全省软硬件于 2012 年 3 月底前下发至 14 个地级市和 1 483 个接种单位，同时完成软硬件安装调试和应用。

2012 年 1—4 月，广东省疾病预防控制中心采取统一组织、分片培训（包括汕头、惠州、清远、茂名片区）的方式，完成了乡级接种单位的预防接种信息化建设客户端应用的培训工作。2013 年 8 月 19 日至 9 月 13 日，广东省疾病预防控制中心赴东莞、佛山、茂名、阳江、江门、汕尾、潮州、惠州 8 个地市疾病预防控制中心，7 个城区、8 个县区的县区级疾病预防控制中心，以及 30 个预防接种单位开展基层调研工作。通过访问、座谈、现场考察等方式进行了调研工作，以期全面了解了各级单位的儿童预防接种信息报告管理系统和虚拟专用网络的使用情况。另外，省疾病预防控制中心积极发挥技术支撑作用，拟定了部分信息化建设相关技术标准和管理制度，包括省级平台应用相关技术标准、接种个案重卡管理制度、软硬件建设相关技术参数、数据收集与交换相关技术标准等。

为了保证系统规范运转，广东省疾病预防控制中心于 2013 年 9 月 28 日下发《广东省儿童预防接种信息报告管理工作规范（试行）》的通知（粤疾控〔2013〕238 号），要求各个市做好儿童预防接种信息报告管理工作。该规范明确了免疫信息工作中各级疾病预防控制中心和接种单位的工作职责，对儿童个案的采集录入做了具体要求，并制定了广东省免疫信息系统数据质量的工作指标。

为提高广东省非珠三角地区儿童预防接种信息报告管理系统实际应用能力，广东省疾病预防控制中心于 2012 年 1—3 月分片对非珠三角地区 15 市（含江门恩平、台山、开平）市、县（区）疾病预防控制中心以及接种单位 2 977 名专业人员进行了培训。

2013 年 12 月 17—19 日，广东省疾病预防控制中心统一组织《广东省儿童预防接种信息报告管理工作规范（试行）》学习培训班，全省市、县疾病预防控制中心共计180人参加培训。

2014年4月1—2日，广东省疾病预防控制中心召开广东省儿童预防接种信息报告管理系统应用阶段评估和推进措施研讨会，进一步推动广东省儿童预防接种信息报告管理系统的应用和运行维护的顺利开展。

2015年为做好脊髓灰质炎灭活疫苗（IPV）试点地区IPV接种信息的收集、报告和利用，确保IPV接种信息逐级顺利上传至国家平台，广东省疾病预防控制中心于3月25日在广州召开儿童预防接种信息化管理工作研讨。IPV试点市、部分县区疾病预防控制中心以及部分接种单位预防接种信息化的业务负责人、三家软件公司技术负责人等约20人参加了本次会议。

为提高省平台的稳定性，2015年4—8月省级平台进行了升级改造，在原有硬件基础上增加了新的硬件，服务器实现了4个集群部署，增加了系统的稳定性。2015年原省卫生和计划生育委员会通报了广东省疾病预防控制中心的免疫信息系统有弱口令，广东省疾病预防控制中心立即整改，并将结果反馈给原省卫生和计划生育委员会。同年4月根据中国疾病预防控制中心的《中国疾病预防控制中心关于2015年4月中国疾病预防控制信息系统用户账号安全管理情况的通报》（中疾控信息发〔2015〕67号）的通报情况，广东省疾病预防控制中心结合文件精神，将中心开发的所有的信息系统进行了全面清查，特别是广东省儿童预防接种信息报告管理系统平台做了进一步整改：一是针对各市县登录省平台弱口令的整改；二是删除了接种点客户端在省平台的登录账号，使其不能对省平台进行数据访问；三是对省平台源代码和漏洞的扫描；四是关闭了市县用户（除管理员）对省平台个案数据的批量导出功能。以上整改措施实施后，已基本解决了安全隐患。

2015年10月，广东省与百度公司合作，开展了预防接种门诊百度地图标注项目，大大方便了群众查询定位预防接种门诊，取得了较好效果。同时多地利用手机APP、微信公众号主动为公众提供预防接种相关服务。

（三）第二阶段建设（2016—2019年）

为改善第一阶段的省级平台运行速度和功能建设，广东省于2015年制定《广东省儿童预防接种信息报告管理系统省平台升级改造用户需求书》，于2015年10月挂网招标采购，2016年省平台更换系统运维服务商。2017年新系统上线试运行中发现省平台接种数据存在严重问题（跨市儿童接种数据无法交换，部分儿童接种记录丢失，联合疫苗的接种记录分单苗重复显示等），平台功能距离合同的需求有很大差距（系统运行缓慢，仅预防接种管理模块能够使用，接种信息报告质量监测、预警和消息提醒、成人预防接种等其他模块无法使用）。当时的系统运维服务商于 2017 年 3 月派员驻点免疫所 2 周进行平台功能测试和问题记录，随后返回珠海总部进行系统的完善，免疫所一直敦促系统运维服务商对省平台的完善工作，系统运维服务商的反馈不积极，截至 2017 年 10 月仅跨市儿童接种信息交换通道基本得到打通，但交换接口仍不稳定，存在部分儿童接种信息无法下载和信息（接种记录、儿童信息）丢失的情况，其他功能模块完善进展也十分缓慢。2017 年 8 月免疫所对省平台、市平台、门诊客户端的个案数进行比对，不同来源的个案数仍相差较大，相同个案疫苗剂次有丢失现象。免疫所无法直接从省平台得到需要的数据，需要技术人员从后台导出再分析，严重影响工作效率。此外，由于全省 21 个市使用的市平台和客户端运营公司不同，经费投入不同，合同的具体需求不同，不同市的市平台和客户端的功能存在较大差异。珠三角地区的信息化程度和质量优于非珠三角地区。各市市平台的功能主要为接种记录的查询，接种数据统计分析模块均不够完善。各地客户端大多数仅具有预防接种管理功能，仅少数发达地区建设了疫苗管理和冷链管理等其他模块。

广东省基层医疗卫生机构信息管理系统构建了省、市、县三级数据交换系统。数据交换系统完成基层医疗卫生机构管理信息系统之间的数据整合、汇聚，形成全省统一的居民健康档案数据、电子病历数据，满足基层医疗卫生管理信息系统电子病历、健康档案共享应用与业务协同的需要。

2016 年 8 月，广东省疾病预防控制中心向原省卫生和计划生育委员会提交了《关于将广东省儿童预防接种信息管理系统整合纳入广东省基层医疗卫生机构管理信息系统的请示》（粤疾控〔2016〕227 号），建议原省卫生和计划生育委员会将广东省儿童预防接种信息报告管理系统纳入全省基层卫生信息化系统统一建设、管理和维护，同时提交了可行性报告，以及客户端功能需求和平台功能需求，平台功能需求包括用户和基础信息管理、预防接种管理、接种信息报告质量监测、预警和消息提醒、成人预防接种、疫苗管理和冷链设备管理。2016 年 11 月，原省卫生和计划生育委员会发文同意将广东省儿童预防接种信息管理系统整合纳入广东省基层医疗卫生机构管理信息系统。2017 年 6 月 9 日广东省人民政府办公厅印发的

《广东省人民政府办公厅关于进一步加强疫苗流通和预防接种管理工作的实施意见》要求，原省卫生和计划生育委员会要加快将省预防接种信息管理系统嵌入省基层医疗卫生机构信息管理系统，并与食品药品监管部门、教育部门相关信息系统实现对接。

2016年广东省疾病预防控制中心组织开展广东省预防接种规范管理专项活动考核评估工作，考核覆盖了22个地市（包括佛山市顺德区）、41个区县和88家预防接种门诊。在市疾病预防控制中心、接种门诊均考核了儿童预防接种信息化实施的情况。考核分值占总分的比例在市疾病预防控制中心为15%，在接种门诊为18%。

2017年，广东省疾病预防控制中心在全省开展免疫规划工作调研，根据《关于开展免疫规划工作调研的通知》（粤疾控〔2017〕83号），调研覆盖全省21个地市，共调研35个县区，67家预防接种门诊。在调研内容中包含了儿童预防接种信息管理系统运转情况。

（四）第三阶段建设（2020年至今）

随着疫苗管理法的出台和时代的发展，管理部门、疾病预防控制机构和接种单位使用方、公众对于系统的需求越来越高。中共中央办公厅、国务院办公厅《关于改革和完善疫苗管理体制的意见》（中办发〔2018〕70号）提出"建设疫苗电子追溯体系，各级疾病预防控制机构和接种单位应当加强信息化建设，按要求提供相关追溯信息。"《中华人民共和国疫苗管理法》第十条提出"国家实行疫苗全程电子追溯制度，疾病预防控制机构、接种单位应当依法如实记录疫苗的流通、预防接种等情况，并按照规定向全国疫苗电子追溯协同平台提供追溯信息。"国务院办公厅《关于进一步加强疫苗流通和预防接种管理工作的意见》（国办发〔2017〕5号）提出"加强疫苗全程追溯管理。原国家卫生和计划生育委员会要依托全民健康保障信息化工程，加快推进全国预防接种信息管理系统建设，逐步实现不同地区预防接种信息的交换与共享。"《广东省关于进一步加强疫苗接种管理的行动方案》（粤卫〔2019〕75号）提出"依托广东省全民健康信息综合管理平台，建设全省集中统一的疫苗流通和接种管理信息系统，实现疫苗流通和接种信息的智能化采集和全程可追溯。加强公众服务系统建设，支持粤省事微信小程序作为公众服务的通道，为公众提供接种查询、预约等服务。"

基于以上背景和要求，广东省于 2019 年启动新的全省系统建设，系统名称为广东省疫苗流通与接种管理信息系统，采用 BS 架构，覆盖全省所有地市的各级疾病预防控制中心和各类接种单位，由新的系统承建商统筹建设。省疫苗流通与接种管理信息系统始终围绕 5 个战略布局进行开发建设。

1. 疫苗管理子系统　以疫苗最小包装为基础单元，实现疫苗进入卫生系统后的储存、运输、接种、销毁的全过程追溯。对所有疫苗，在疾病预防控制部门采购入库时从药监/企业获取疫苗基本信息和疫苗追溯码信息，做到扫码入库，在配送运输过程中扫码出入库，接种门诊接收疫苗时扫码入库，实现疫苗最小包装从进入疾病预防控制部门到配送至接种单位全链条过程中的追溯信息采集。通过一站式查询，可以实时查询各级疾病预防控制部门和接种单位各种疫苗产品以最小包装为单位的实时库存和所有历史流通等情况，并通过系统信息进行统计和分析，生成相关报表。

2. 预防接种服务子系统　以受种者接种记录为基础单元，实现接种信息采集管理数字化和省内无缝流转。在接种单位采集预防接种信息，通过疫苗扫码接种和接种证打印，实现接种信息登记全程数字化，确保接种信息记录完整准确。通过每次接种时的扫码登记，做到疫苗最小包装和接种信息关联，接种信息和个人健康档案关联。数据统一采集到省平台管理，通过云平台技术实现跨市预防接种信息的实时交换与共享，实时掌握全省各类人群、各种疫苗的接种信息。通过系统对信息进行统计和分析，生成相关报表。

3. 冷链管理平台　对全省各级疾病预防控制中心、疫苗储运企业、接种单位的冷链设备建档管理，支持各单位冷链设备温度监测数据的实时上传，根据管辖权限设置分级报警功能。支持与地市级现有冷链管理系统对接。

4. 实现跨平台互联互通　包括与疫苗追溯平台互联互通；与广东省全民健康信息综合管理平台及其他信息系统互联互通；与全民健保免疫规划信息系统互联互通，按照国家要求进行数据交换和信息报送。

5. 实现开放公众服务需求　建设全流程预防接种公众服务支撑体系，开发粤苗 APP，开放多样化的接入方式，支持粤省事、粤健通等微信小程序及官方微信公众号作为公众服务系统的入口，使公众能够查询各接种单位的库存情况、精准预约接种，实施实名制（人脸识别）预约；能够通过电子接种证查询既往接种信息，生成入托入学接种证查验报告，查询受种疫苗从生产、流通到接种全过程的追溯信息。

（五）目前广东省疫苗流通与接种管理信息系统建设和运行情况

2020 年 1 月，中国疾病预防控制中心免疫规划中心曹玲生一行前来广东调研新的广东省疫苗流通与接种管理信息系统开发和运行情况。调研组在广东省疾病预防控制中心进行座谈，并前往中山的接种单位实地考察接种单位信息系统应用情况，对广东省使用全省统一的 BS 架构，将疫苗追溯管理、接种信息管理、冷链管理、接种单位管理、公众服务综合在一起的横向到边、纵向到底的架构进行了充分肯定。

2020 年 8 月，中国疾病预防控制中心组织专家来广东调研指导，通过座谈和现场调查的方式，了解广东省免疫规划信息系统开发和运营现况，了解系统接种信息登记和打印，以及全国统一接种证版本的可行性。

截至 2020 年 12 月，全省 20 个地市（除深圳外）均使用广东省疫苗流通与接种管理信息系统进行疫苗出入库管理、预防接种信息管理和冷链设备档案管理，形成了全方位立体的数字化预防接种服务体系。一苗一码，实现疫苗的全流程电子追溯；一人一档，实现接种档案的省内跨地市无缝调阅流转；一设备一档案，实现疫苗储运设备和能力的实时掌握。深圳市免疫规划信息系统已实现预防接种档案和广东省疫苗流通与接种管理信息系统的对接，外市档案能够迁入深圳进行接种，深圳的档案也能被外市迁入接种，实现了一人一档。全省共建成数字化预防接种门诊 2 229 家，覆盖全部地市和县区，在预防接种的预约、取号、健康询问、登记、候种、接种、留观各个环节实现全流程数字化。全省已有超过 3 800 家接种门诊使用过粤苗 APP 作为公众服务的窗口为公众提供预防接种预约、查询等服务。

三、深圳市免疫规划信息化建设历程

（一）第一阶段（1996—1998 年）实现手工记录到数字化管理的转换

20 世纪 90 年代，国家积极推动免疫规划信息化建设工作，原卫生部计算机工作小组与疾病控制司联合下发了《关于在有条件的接种点推广儿童免疫金卡管理系统的通知》（卫计算发〔1996〕第 1 号）文件，深圳市积极响应，从 1996 年开始建设儿童免疫金卡管理系统，加快了免疫规划信息系统的建设和推进步伐。

深圳市最初的探索，始于一张小小的儿童免疫金卡，目的是发挥信息技术力量减轻医护人员的劳动强度，提高儿童接种信息质量和管理水平。与系统承建商合作对系统不断优化，逐步推广试点，当时的儿童免疫金卡系统基于 DOS 操作系统开发，采用单机版模式，这一时期的系统也称为 DOS 版金卡系统。

深圳作为市级推广试点单位，先期实现儿童接种信息从手工记录到数字化管理的转换，以磁卡为介质记录儿童个人及接种信息，摆脱当时翻阅底卡手工记录、医生推算接种日期的传统模式，接种效率和准确性大为提高。整个推广工作得到市各级疾病预防控制中心人员的大力支持和指导，也得到医护人员和家长们的认可。1997 年 1 月，时任原卫生部疾病控制司领导在深圳市视察卫生防疫站工作时，专程到罗湖区中医院接种点了解系统应用情况，对系统给予高度肯定并进行了指导。

（二）第二阶段（1999—2004 年）建市级平台，实现异地数据联网交换

随着系统的广泛应用，深圳市流动儿童较多的特点又催生出了联网的需求，为解决市内儿童跨区域接种数据无法共享问题，二期实现从单机管理到全市联网的跨越，基于当时的技术条件，最初采用电话拨号方式实现联网，后端数据集中存储，1999 年建成全市统一的深圳市免疫规划平台，前端覆盖全市预防接种门诊，创建了一地建卡、异地接种的全市联网的预防接种管理新模式，项目建成后，深圳市卫生防疫站组织医护人员进行了集中培训，并在全市推广应用，极大方便了接种儿童和家长。该系统于 1999 年 7 月通过了原卫生部信息化领导小组和深圳市科技局组织的技术鉴定，得到专家们的一致认可。

（三）第三阶段（2005—2018 年）建立疾病预防控制机构管理平台，搭建公众服务平台

实现联网后，2005—2018 年深圳市免疫规划信息管理系统一直是客户端 / 服务器（client/server，C/S）结构模式，为了能够更好地做好数据管理，在数据中心的基础上建立了供市、区两级疾病预防控制机构使用的深圳市免疫规划管理平台，整个信息系统由市级平台及客户端 2 部分组成，覆盖全市 10 个市约 500 个接种单位，由金卫信公司负责开发和运维工作。管理平台通过对于数据的整理与统计，可以为市区疾病预防控制机构的工作人员提供多维度的数据查询与管理，大大提高了管理效率和管理质量。

2014 年 11 月，深圳市开始在罗湖区试点建立公众服务平台，并于 2015 年 4 月 25 日全国计划免疫宣传日正式推出了互联网 + 的预防接种新模式。新的服务模式，通过疫苗宝免费为家长提供权威科学的预防接种知识、普及疫苗知识，发布疫苗相关资讯。家长在手机下载疫苗宝后，可以安全无缝链接国家预防接种信息管理系统客户端，直接绑定儿童真实的基本资料和预防接种个案信息，实现通过手机查看接种记录、在线预约接种、查询门诊排队登记人数和接种人数、疫苗库存和疫苗价格等服务功能，为繁忙都市生活的父母提供便利。

（四）第四阶段（2018 年至今）实现网络版模式转变，实现多维度管理

随着网络技术和互联网应用的飞速发展，原有的工作模式越来越不适应新的业务需求，人员流动的加速，以及信息共享的要求，让服务多年的 C/S 版面临着转型的巨大压力，不能够满足数据实时共享的需求。深圳市于 2018 年启动覆盖全市的新版深圳市免疫规划信息管理系统。建设总体思路与规划主要围绕 5 个方面。

1. 建设免疫规划信息管理系统生态群　基于深圳市免疫规划信息管理系统，与广东省平台、深圳市全民健康信息系统（12361 项目）、深圳市妇幼管理系统等系统实现数据的互联互通，完成数据共享的纵向和横向扩展，为行政管理部门决策提供信息服务。

2. 建设在线版预防接种子系统　基于浏览器 / 服务器（browser/server，B/S）结构模式的网页版系统，实现受种者档案集中管理，实时采集和共享，数据一致性和完整性得到有效保障。

3. 建设疫苗追溯管理子系统　对所有疫苗，从疫苗流通、仓储、接种等多维度，建设了疫苗追溯与冷链监测信息系统。实现五码（疫苗追溯码、接种单位编码、冷链设备编码、受种者编码、操作人员身份编码）合一的疫苗全程可追溯功能，提供从疫苗流通到接种全方位的监管和溯源服务。

4. 建设冷链管理平台　对全市各级疾病预防控制中心、疫苗储运企业、接种单位的冷链设备建档管理，支持各单位冷链设备温度监测数据的实时上传，根据管辖权限设置分级报警功能。疾病预防控制中心业务管理部门实时查看监测数据，实现可视化管理。

5. 建设多功能公众服务　基于微信公众号，建设全流程预防接种公众服务支撑体系，基于深圳市卫生健康委员会和深圳市疾病预防控制中心微信公众号，实

现预建档、入学入托预防接种证查验、消息通知、宣传教育培训等功能，与免疫规划系统、数字化硬件无缝衔接；支持接种计划、接种记录、接种凭证等信息查询；提供个人预约（包括各省、区、市和港澳台居民以及外籍人员）、摇号预约、排队预约、团体预约等多种预约方式。在最大程度保障个人信息安全和社会公共利益的基础上满足公众对预防接种的实际需求，提供更加安全、优质、便捷、可及的移动端预防接种服务，提高工作质量和效率。横向与粤省事小程序、粤健通小程序、健康深圳公众号、社康通小程序、深圳市健康网公众号、I深圳公众号、I深圳APP、深I您小程序对接，实现信息多跑路，群众少跑腿，方便受种者接受免疫服务。

经过20多年来的不断建设，深圳市免疫规划信息管理系统实现了全场景、全人群覆盖，实现了系统生态群互联互通及实时数据交换，充分体现了以人为本的服务理念和管理思想。疫苗出入库管理、预防接种信息管理和冷链设备档案管理，形成了全方位立体的数字化预防接种服务体系。一苗一码，实现疫苗的全流程电子追溯；一人一档，实现接种档案的省内跨地市和市内的无缝调阅流转；一设备一档案，实现疫苗储运设备和能力的实时掌握。深圳市免疫规划信息系统已实现预防接种档案和广东省疫苗流通与接种管理信息系统的对接，外市档案能够迁入深圳进行接种，深圳的档案也能被外市迁入接种，实现了一人一档。全市共建成数字化预防接种门诊483家，全市数字化预防接种门诊覆盖率达90%，在预防接种的预约、取号、健康询问、登记、候种、接种、留观各个环节实现全流程数字化。全市所有接种门诊均使用深圳市卫生健康委员会和深圳深圳疾病预防控制中心微信公众号服务窗口为公众提供预防接种预约、查询等相关服务。

四、建设成效及创新成果

（一）实现疫苗全程电子追溯和接种档案全省无缝调阅

系统采用云平台架构，覆盖全省所有疾病预防控制机构和接种单位，包括疫苗流通管理、预防接种管理、冷链设备管理、公众服务等所有业务模块。使用全省统一的码源数据库管理追溯码信息，所有在广东省使用的疫苗均通过扫码流转和扫码接种，实现了疫苗的全程电子追溯。受种者档案在全省统一的数据库中无缝流转，受种者在任何接种单位都能调取既往接种档案，能够自由选择接种单位进行接种。

通过省平台，全省每一支疫苗从何时进入广东省、经过哪些环节最终接种到哪位受种者身上，通过省平台可以全过程进行扫码流转和追溯；广东省每一剂疫苗接种的受种者姓名、证件号码、联系方式、人群分类、接种日期、疫苗品种、疫苗厂家、疫苗批号、接种部位、登记和接种人员等接种信息，录入到省平台，保存到省平台统一数据中心。依托省平台统一大数据中心，省平台基于海量级新冠疫苗接种数据，实现按照时间、接种单位、年龄、人群分类、国籍和地区、疫苗种类、厂家、批号、剂次数等多维度多角度统计分析和数据挖掘。

通过省平台信息化手段，管理部门和疾病预防控制机构可随时掌握全省各地疫苗库存及接种进度，为全省疫苗接种进度调度提供了实时精准数据支撑。接种门诊利用省平台，通过扫码判断使用的疫苗是否符合免疫程序，是否超出年龄范围，是否允许混种，极大程度地避免了门诊操作失误和接种差错。

借助省平台统一数据中心，建立了全省接种者接种唯一档案，实现跨地市跨区县无缝流转，接种单位可及时查询接种者既往接种记录，无须重复建档，即可进行全省范围内的身份校验和识别；可随时掌握全部免疫规划疫苗和主要非免疫规划疫苗的逾期未种人群名单，精准识别漏种人群及时接种疫苗，利用平台短信提醒功能，及时提醒居民前往接种点进行接种。

（二）建立了完善的系统运行保障体系

1. 信息基础设施保障　设立专人专岗、畅通与省政数局的联络渠道，对省系统所在政务云的网络、服务器以及各级市、县区疾病预防控制中心及接种门诊政务外网等资源提供 7×24 小时高效技术保障服务及资源策略调整的绿色通道（及时响应、简化流程、迅速实施）确保省系统政务云、网络资源的稳定运行。

2. 政务云资源升级扩容和政务外网接入保障　对省系统政务云、网络、服务器等资源进行升级扩容提供异地网络、服务器等资源并建立和部署省系统的应用级双活系统保证省系统运行不受局部故障的影响确保全省新冠疫苗接种业务的连续性和稳定性。同时将电子政务外网作为全省预防接种点接入省系统主要通信线路互联网 +VPN 方式作为备用通信线路。

3. 疫苗接种短信保障　协商省通信管理局提供疫苗接种短信需求共计约 3.5 亿条其中包括常规接种（用户注册验证、接种提醒、应急通知等）短信 6 000 万条新冠疫苗大规模接种短信约 2.8 亿条重新验证、密码修改、绑定个案等其他需求 1 000 万条。

4. 信息安全保障　与省政数局、省政务信息化运营公司共同做好省系统网络信息安全保障工作提供实时网络信息安全监测制定网络信息安全应急预案并定期对省系统服务器、网络、信息系统安全测评。发现问题及时整改确保省系统的应用、网络、机房和数据的安全。

5. 省系统运维保障　安排专职人员在省和各地市疾病预防控制中心驻点提供信息系统运维保障服务确保各级疾病预防控制中心和各类新冠疫苗接种单位在系统使用中遇到的问题能够及时解决。同时建立新冠疫苗大规模接种的运维保障机制，制定应急事件处理预案确保迅速、有序解决突发事件。

（三）大幅提升疾病预防控制部门和接种门诊工作效率

1. 优化完善疫苗出入库管理　疫苗出入库模块追溯码的解析速度从 2021 年 4 月份的 1 个小时缩短到 6 月份的 5 分钟以内；减少扫码过程中的报错情况；在疫苗入库环节中设置疫苗价格为医保结算提供基础数据；针对多人份疫苗完善疫苗管理和追溯功能确保每一剂次疫苗的来源可查、去向可追。

2. 完善疫苗种类和免疫程序、逾期未种算法　不断更新和完善疫苗种类和免疫程序，完善逻辑校验，确保登记接种时符合程序和间隔要求，例如针对新冠疫苗从最初的一种灭活疫苗（两剂程序）到腺病毒疫苗（一剂程序）和重组新型冠状病毒疫苗（CHO）（三剂程序）设置不同品种混种控制和剂次间最小间隔规则。

针对所有免疫规划疫苗和主要的非免疫规划疫苗，设计逾期未种算法，每日按照算法对增量数据的逾期未种情况进行统计和更新，接种单位根据逾期未种统计结果通知受种者及时接种。

3. 智能化门诊工作模式　通过优化系统接种登记模块各项信息录入的自动化及信息校验，大幅提升门诊现场工作效率，减少信息录入差错。

4. 开发多维度统计分析模块满足各级各单位对于数据统计全方位的需求

（1）搭建和维护统计数据库（每日新增数据量 200 万条以上累计数据量已超过 1.2 亿条）确保统计数据库稳定运行、数据统计准确。设计统计口径先后下发两版统计口径说明确保系统按照正确的统计口径开发，疾病预防控制中心和门诊能够按照统计口径理解数据统计结果。

（2）开发疫苗盘点功能通过汇总并展示接种单位当前库存、接种人数、扫码未扫码等数据在各级疾病预防控制中心和接种单位每日确认后自动形成盘点数据表实现各级疾病预防控制中心对下属单位的接种情况的整体把控，针对日清日结情况进行通报和督办。

（3）开发新冠疫苗专用统计分析模块能够按时间、空间、年龄、人群分类、国籍和地区情况、疫苗品种、疫苗企业、分剂次、是否免费、是否有追溯码、疫苗批号、库存状态（在途、在库等）等全维度的数据交互分析。设计开发逾期未种查询和统计功能便于各级掌握逾期未种人群数量和分布情况做到精准通知。开发报数专用模块保证各级报表数据的统一。

（四）以人为本持续优化公众服务体验

1. 开发粤苗 APP 和粤健通微信小程序　群众可 24 小时随时一键进行接种预约、收到精准接种提醒、查询接种记录、追溯疫苗从进入广东省到接种到本人的全过程，能够通过手机自助完善接种新冠疫苗所需登记的个人信息，减少在接种现场的登记时间，群众每次接种时间平均缩短一半以上。彻底解决接种门诊进门靠挤、排队靠站、打针靠围等堵点。

2. 实现线上登记预约显著提升接种效率　扫码预约包括团体预约和个人预约，该环节省去了人工登记信息这一步骤减少了人群聚集机会降低了接触传播风险提高了居民接种意愿。同时为市民节约了等待时间减轻了接种点工作人员压力大大提高接种工作效率和接种信息准确率推进疫苗接种工作应接尽接、应快尽快。创新性地开发报名接种功能，预约不上的可以通过报名预留名额，接种单位可以根据条件将已报名人员优先安排预约接种。

3. 建立中英文版本电子化接种凭证　公众可以通过手机随时查看和展示通过扫码可判断真伪。同时受种者如有纸质版需求可在接种完新冠疫苗后现场打印或者在全省任何一家接种单位打印。

4. 实现接种数据和健康码（粤康码）互联互通　2021 年 1 月 14 日，实现与健康码（粤康码）的实时对接，在广东省接种过新冠疫苗的可由粤康码实时查询受种者新冠疫苗接种记录（完成接种 24 小时内接种信息即可同步到粤康码），受种者能够实时查询接种记录、随时亮证（接种记录）出行。

（五）有的放矢显著提升医保结算效率

针对医保局提出的按月产生结算报表作为报销凭证的需求开发医保结算业务模块。该模块可全方位联结疫苗企业和价格信息、接种单位信息和受种者信息进而筛选出符合医保报销要求的人员信息形成逐月报表发送至医保局。通过系统对接的方式直接将接种数据对接到医保系统进行结算替代传统的人工报表。

（六）高效对接保障接种数据及时全量上传国家系统

在省系统和国家系统新增和维护全省所有接种单位的信息有变动及时更新每日对比同步省系统接种单位信息和国家系统接种单位信息确保所有接种单位的数据能够及时完整收集和上传至国家。作为全国 5 个试点省份参与跨地区新冠疫苗接种数据交换测试。

（七）为新冠疫苗大规模接种提供支撑保障

截至 2022 年上半年，广东省新冠疫苗接种总接种量达 3.4 亿多剂，接种人数超过 1.3 亿，有效支撑了广东省工作。为让疫苗及时送达全省各地，广东省各级疾病预防控制机构安排专业人员精细做好疫苗装卸、扫码、发车、配送等全流程管理，构建钢铁运输线，高效安全地保障疫苗供应。在新冠疫苗大规模接种期间，广东省疾病预防控制中心创下 180 天配送疫苗行车里程可绕地球 13 圈的记录。常规疫苗配送至少 3 天才实现从省到接种点，新冠疫苗只要 10 个小时就完成。

五、学术产出

1987 年至今，广东省免疫规划信息化建设相关项目获得省（区、市）级以上科研立项 6 项，在国家级科技期刊上发表免疫规划信息化建设相关内容论文 14 篇。"全流程数字化疫苗流通和预防接种服务体系的建立及应用"获 2022 年广东省预防医学会科技奖二等奖。

（解锐历　甘　明）

第**24**章

广西壮族自治区免疫规划信息化发展史

一、背景

广西壮族自治区于 1978 年开始实施计划免疫，主要为接种四苗预防 6 种疾病，2003 年将乙肝疫苗纳入计划免疫，2008 年实施扩大国家免疫规划，工作扩展到接种十四苗预防 15 种疾病，2016 年将脊髓灰质炎灭活疫苗纳入免疫规划，目前为接种十四苗预防 15 种疾病。广西通过 44 年不懈努力，建立了牢固的免疫屏障，而接种疫苗是预防传染病最经济、最有效、最便捷的手段，全球通过接种天花疫苗实现了消灭天花，我国通过接种脊髓灰质炎疫苗实现了无脊髓灰质炎目标。接种疫苗是国家预防为主基本方针的具体体现，也是疾病预防控制机构的最基础性工作和看家本领，为社会稳定发展、保障公众健康做出了重要贡献，并将继续在建设健康中国、健康广西工作中发挥重要作用。但随着时代发展和公众对健康生活需求的不断增加，疫苗接种管理工作面临投入不足、发展滞后的困境，需要不断开拓创新，才能顺应时代发展需求。为了巩固免疫规划工作成效，满足群众日益增长的接种服务需求，为广大群众提供安全、优质的预防接种服务，广西壮族自治区计划将落后的手工接种管理模式转变到信息化管理模式中，提高了免疫规划工作效率和整体服务质量，切实做到为民办实事，更好地满足群众的疫苗接种需求。

二、信息化建设历程

（一）免疫规划信息化起步阶段（2002—2006 年）

2002 年起在广西启动计划免疫规范化门诊四室（办公室、冷链设备室、接种室、宣传候种室）建设，要求四室建设范围覆盖至自治区所有乡镇级接种单位，同时有条件的单位配备台式电脑，免疫规划信息化进入最初起步阶段。

随后，2005 年南宁市部分县级率先开展儿童计划免疫信息网络管理系统试点工作，实现全县电脑网络化管理，儿童免疫接种证信息实行条码磁卡化管理，并逐步实现全市儿童计划免疫信息网络化管理。

2006 年免疫规划信息化基础硬件条件再次升级，根据当年广西壮族自治区卫生厅《广西壮族自治区预防接种单位管理规范（试行）》的要求，各地县级以上预防接种门诊接种人员不少于 5 人，应设有办公室、接种室、宣传候种室和冷链室，四室总面积不小于 60m²；乡级以上预防接种门诊应设有办公室、接种室、宣传候种室和冷链室，四室总面积不小于 50m²；各接种门诊应配备有满足日常工作的台式电脑。自治区各地均开始大力完善预防接种单位规范化建设，极大改善农村地区预防接种服务工作环境，扩大卫生知识宣传，增强群众主动参与意识，同时每个单位均配备有台式电脑，极大地提高了工作效率和工作质量。

（二）免疫规划信息化普及阶段（2007—2012 年）

1. 完成国家儿童预防接种信息系统客户端普及　2006 年 12 月原卫生部印发了《儿童预防接种信息报告管理工作规范（试行）》，要求东、中、西部地区分别于 2008 年、2009 年、2010 年底 90% 以上的县、80% 以上的乡完成儿童预防接种信息管理系统建设，实现预防接种信息的个案管理。为了促进我区儿童预防接种信息管理系统的建设，2007 年 8 月自治区卫生厅召集有关专家，制定了《广西壮族自治区儿童预防接种信息化管理系统实施方案（试行）》并下发各地执行。各级疾病预防控制中心免疫规划科加大儿童预防接种信息管理系统的培训力度，加快用户档案表审核速度，使系统覆盖面不断扩大，为我区全面实施儿童预防接种信息化建设夯实了基础。截至 2009 年底，广西儿童预防接种信息系统建设取得了长足进展，自治区 103 个县区中，98 个实施了信息化建设，实施率 95.15%；1 029 个乡镇中，1 017 个乡镇安装了客户端软件并录入了儿童接种个案数据，实施率为 98.83%；

1 273 个接种单位中，有 1 244 个单位开展了信息化建设，以接种单位统计的实施率达到 97.22%，初步达到了国家原卫生部信息系统建设的标准。

2. 建立广西模式的免疫规划信息系统实现数据共享　由于广西没能建立自己的服务器平台，各地主要靠人工管理客户端模式工作，建证、建卡率难以提高，而且卡证不符问题较突出。且流动人口异地接种也存在较大问题，特别是实施扩大国家免疫规划后，疫苗由原来的 6 种扩大到 14 种，儿童预防接种工作量的增加，管理要求也越来越高，过去的工作方法已远远不能适应工作需要。为促进广西免疫规划信息化工作更好地发展，广西壮族自治区疾病预防控制中心与深圳市金卫信信息技术有限公司达成协议，由金卫信公司为我区代建儿童预防接种信息管理平台，托管我区的儿童预防接种数据，并确保这些数据能够直接上传到国家级平台，实现信息网络化管理。2010 年 10 月广西模式信息化在容县等地区开展试点工作，截至 2010 年底共部署 7 个县区。为进一步加快自治区信息网络化部署，2011 年自治区卫生厅印发《自治区卫生厅关于进一步规范免疫规划信息化建设工作的通知》（桂卫疾控〔2011〕23 号），并于 2011 年 5 月在广西桂平市举办广西免疫规划信息化建设现场会，经过各地努力，2011 年自治区共开展部署 96 个县区，占自治区的85.71%。截至 2012 年底自治区 112 个县区均完成信息网络化部署，实现了自治区儿童信息共享。

（三）免疫规划信息化拓展阶段（2013—2018 年）

2013 年根据中国疾病预防控制中心下发《关于启用国家免疫规划信息管理系统的通知》（中疾控办便函〔2013〕760 号），广西积极响应并培训各级用户，正式启用 GAVI 项目国家免疫规划信息管理系统用于数据报送。

2014 年根据中国疾病预防控制中心下发《关于启用中国免疫规划信息管理系统疑似预防接种异常反应信息管理功能模块的通知》（中疾控免疫发〔2014〕396号），广西根据文件要求启用中国免疫规划信息系统 AEFI 信息管理功能模块进行AEFI 监测相关信息的录入、审核和上报。

2015 年 5 月 13 日，自治区疾病预防控制中心下发《关于加强广西免疫规划信息管理系统账号安全管控措施的通知》（桂疾控〔2015〕103 号），要求各市县进一步加强用户内部管理，建立实名制注册等强化管理机制，加快落实完成密码修改工作，停用未进行密码修改的弱口令账户，确保信息系统数据安全。

2015 年初为推进互联网＋预防接种服务的工作新模式，在南宁市的 2 个区及玉林市的 2 个区开展试点工作，其中南宁市还召开互联网＋预防接种启动仪式进一步提高接种医生对手机 APP 的应用。同时 2016 年 3 月和 12 月分别对南宁市和玉林市的预防接种互联网新模式试点县区相关工作的开展情况进行了评估，了解接种医生及儿童家长的需求，并有针对性地提出系统功能完善建议。通过将近一年的试点工作，部分地区已经可以通过 APP 实现和家长的互动，通过家长反馈模块及时了解儿童动向及未种原因，并通过客户端查漏补种功能中的 APP 通知模块实现对未种儿童的预约通知，有效地提高了疫苗接种率，同时家长可通过手机 APP 实现自主预约接种，减少排队时间，大大提高了预防接种单位的服务效率和服务质量。

2015 年 12 月 1 日，广西壮族自治区质量技术监督局发布《预防接种门诊建设规范》，要求按辖区内服务总人口 12 000：1 配备预防接种门诊工作人员，基数不少于 3 人，其中具有接种资质的人员不少于 2 人。设接种大厅，面积不小于 $50m^2$；设办公室，满足办公需要，面积不小于 $20m^2$；设冷链室，面积不小于 $10m^2$；设不良反应处置室，面积不小于 $5m^2$。

2018 年 6 月 26 日，广西壮族自治区疾病预防控制中心《关于开展免疫规划工作标杆建设活动的通知》（桂疾控〔2018〕100 号）中的《广西数字化预防接种门诊标杆建设指导意见》明确数字化预防接种门诊建设房屋配备要求、设备与器械配备要求、九个统一标准（标示、色调、分区、公示内容、服务流程、知情同意书、上墙资料、工作制度要达到统一标准）。

（四）免疫规划信息化提升阶段（2019 年至今）

2019 年 11 月，国家卫生健康委员会办公厅下发《关于加快推进免疫规划信息系统建设工作的通知》（国卫办疾控函〔2019〕841 号），要求各省（区、市）对省（区、市）级免疫规划信息系统建设或升级改造，对接种单位信息系统进行功能升级，"实现全人群预防接种信息管理、全过程疫苗电子追溯、全流程冷链设备和温度监测信息管理，开展疑似预防接种异常反应监测，收集免疫规划相关单位和人员信息，提供公众服务。"根据国家文件要求，自治区把广西免疫规划信息系统升级改造项目所需经费纳入《广西公共卫生三年行动计划》，提高对广西免疫规划信息系统建设重视程度，按照国家卫生健康委员会统一部署，尽快落实广西免疫规划信息系统建设经费，以便尽快完成信息系统的建设。

2019 年 12 月 1 日，《中华人民共和国疫苗管理法》正式实施，提出"国家实行疫苗全程电子追溯制度"，要求"疾病预防控制机构、接种单位应当依法如实记录疫苗流通、预防接种等情况，并按照规定向全国疫苗电子追溯协同平台提供追溯信息。"根据要求，为加快推进广西免疫规划信息系统建设工作，完成并向自治区卫生健康委员会上报《关于报送免疫规划信息系统升级改造建设方案及经费预算的请示》及《关于报送广西免疫规划信息系统迁移方案的请示》，积极申请信息系统升级改造经费，该项工作有序推进中。

2021 年 1 月为落实《疫苗管理法》要求，推进疫苗全程电子追溯工作，根据国家免疫规划信息化建设要求，我区升级完善了疫苗追溯管理系统，同时截至 2021 年 3 月底自治区所有预防接种单位均完成扫码设备的购置，100% 实现新冠疫苗扫码出入库和扫码接种，进一步规范了疫苗接种的数据质量。

2021 年 3 月为有效阻断新冠病毒的传播，扎实构建人群免疫屏障，根据党中央、国务院决策部署，自治区于 2021 年 3 月 25 日起向社会开放新冠疫苗免费接种预约服务。开发并上线新冠疫苗预约和预建档系统，实现全人群分时段分地点预约新冠疫苗接种；实现受种者个人信息提前预建档，解决现场建档慢的问题；实现预约管理后台灵活配置号源放号信息及可预约疫苗信息。通过在新冠疫苗接种单位推广使用，解决全人群预约接种新冠疫苗和接种前的个案预建档，极大地提高工作效率和接种服务质量，更好的实现全人群新冠疫苗应种尽种，同时确保接种现场秩序井然有序。

2021 年 8 月为确保新冠疫苗接种工作顺利开展，自治区疾病预防控制中心联合自治区大数据发展局开发了广西疫苗接种指挥平台，并于 2021 年 8 月 5 日正式上线使用，疫苗接种指挥平台主要实现三大功能：一是派发数据，自治区动态定期将未接种人员名单逐级推送，随着接种工作的推进，只要在广西境内接种的，均将自动核减名单，各地未接种人员名单将进一步减少，进一步做到精准动员；二是跟踪接种进度，从系统可以看到辖区内最小到社区村每日接种量，方便实施考核；三是反馈核减，经过排查后，已在自治区外接种人员可进行核减，禁忌证人群经街道乡镇审核后，也可核减。

三、信息化建设的亮点和创新点

(一)建设疫苗接种指挥平台,助力新冠疫苗接种工作开展

开发疫苗接种指挥平台,加快完成新冠疫苗接种工作,将摸排、组织接种任务层层分解至社区村,随着工作深入开展,效果将逐步显现,总体上来说,平台可在以下几方面发挥作用:一是目标任务更明确。平台使用未接种清单,计算出各地常住人口中未接种人员的比例,很好解决了跨城区接种及难以计算任务量的问题。比如,一个人在南宁市体育中心接种,很难分出是良庆区还是青秀区的任务。从未接种清单出发,可计算出良庆区和青秀区常住人口中还有多少人没有接种,接种覆盖是多少,是否已建立免疫屏障,也解决了下达的接种任务量是否有这么多未接种人群的问题,以及给哪里下达多少任务量的问题。二是考核评估有了抓手。因人群的流动,可在不同接种点打针,平台使用之前,城区、街道、社区无法进行量化考核,无法压实责任。平台使用之后,可从平台中每日查看各街道、社区、小区常住人口每日的接种量,只要在广西接种就可以显示出来,可进行量化考核,进一步压实责任。三是人员组织动员更精准。平台将未接种人员名单下发后,各社区村可针对未接种人员进行精准动员,提高了人员摸排的效率。农村效果好于城市社区,因为农村是熟人社会,社会关系简单,村干部看到名单后,基本就知道这个人是否在村里,身体情况如何,可进行精准动员。

(二)规范数字化预防接种门诊建设

随着数字经济和数字化社会发展,云计算、大数据等新一代技术在免疫规划行业深入应用,自治区卫生健康委员会下发《广西数字化预防接种门诊规范化建设实施方案》,推进自治区预防接种门诊标准化提升,提升辖区预防接种效率,提高群众接种体验。2021—2023年广西计划建设1 518家规范化数字化预防接种门诊。截至2022年11月,自治区累计建成符合方案标准的数字化预防接种门诊476家(含升级改造+新建),覆盖率为31.36%,其中完成升级改造174家,新增302家,另外正在建设尚未完工383家,其中100%完成2022年建设任务数的有临桂区、恭城县、永福县等12个县区,其中武宣县、金秀县、富川县、西林县均已超额完成了2022年建设任务。

（三）建立疫苗预约便民服务平台

在新冠全球大流行的时代背景下，根据广西当地情况对疫苗预约的迫切需要，自治区卫生健康委员会统筹疫情防控和经济社会发展的关系，建立了疫苗预约接种便民服务平台。通过自治区疾病预防控制中心官方微信公众号平台，整合自治区数据建设完成。截至2022年11月，自治区共有1 092家常规预防接种门诊开展疫苗预约工作，共有疫苗预约信息958.59万条，2022年12底计划实现100%常规预防接种门诊开通疫苗预约服务。疫苗预防服务的开通将极大提升全民接种工作效率，实现人员分流，避免受种人员跑空，减轻了接种门诊的负担，提升群众疫苗接种体验，提升了自治区新冠疫苗接种的及时率，提升疫苗接种信息化管理水平。

（四）启动自主开发的广西疫苗冷链存储温度动态监控信息平台

该平台的建成使用，标志着广西在疫苗存储温度监控信息化建设取得关键进展。该疫苗冷链存储温度动态监控信息平台的建设，全面提升了自治区预防接种服务能力和疫苗接种的安全性、有效性，更好地满足了公众日益增长的预防接种服务需求。目前疫苗冷链存储温度动态监控信息平台各项基础信息初始化工作取得了预期效果，自治区1 973家疫苗预防接种单位接入了系统，共开通业务管理员账号9 359多，已匹配冷链存储设备8 996台、监测分区10 275个，已经具备了正式上线启动的条件。自治区疫苗冷链存储温度动态监控信息平台的建设，将实现广西疫苗冷链存储温度监测由过去分级、分散、不完整、不可控的落后监测模式，跃升为自治区统一的信息化动态监测监管，对于疫苗存储和接种安全具有重要意义。

（五）实现广西新冠疫苗接种数据与多部门对接

1.实现与健康码对接　为贯彻落实国务院关于进一步完善健康码管理有关要求，自治区积极推动通过广西健康码与广西免疫规划信息系统疫苗接种数据对接，将疫苗接种情况整合纳入健康码管理，实现一次亮码、多重查询。

2.实现与疫苗接种指挥平台对接　通过系统数据分析，自治区动态定期将未接种人员名单通过加密途径逐级推送，随着接种工作的推进，只要在广西境内接种的，均将自动核减名单，各地未接种人员名单将进一步减少，进一步做到精准动员。

3.实现与自治区疫情防控一体化平台对接　根据疫情防控对风险人员疫苗接种管控、追溯的要求，实现新冠数据推送到一体化平台，助力疫情一体化防控的开展。

四、信息化相关学术产出

近些年，广西免疫规划信息化建设共获得项目课题立项 2 项，免疫规划信息化建设相关内容论文在《应用预防医学》发表 3 篇。

五、国家领导的指导和培训

2015 年 7 月 28—30 日，邀请中国疾病预防控制中心免疫规划中心曹玲生主任医师到广西调研指导免疫规划信息化建设工作。分别对自治区疾病预防控制中心、南宁市疾病预防控制中心、兴宁区疾病预防控制中心和凭祥市疾病预防控制中心进行了调研。曹玲生主任医师与基层工作人员通过深入的讨论和交流，对免疫规划信息系统数据质量存在问题的原因进行了分析，找出了问题根源，有效解决了基层在日常工作中遇到的一些操作难题。

为提高基层工作人员对广西免疫规划信息系统日常管理能力，保障贯彻落实疫苗全程电子追溯及新冠疫苗接种信息管理，2021 年 3 月 4—6 日在南宁市举办广西免疫规划信息系统操作技能培训班，中国疾病预防控制中心曹玲生主任医师现场授课，让自治区免疫规划信息化相关技术骨干更深入地了解了全国免疫规划信息化的建设进展及优秀经验。

六、未来展望

借党的二十大东风，开免疫规划信息化新局。党的二十大是在全党全国各族人民迈上全面建设社会主义现代化国家新征程、向第二个百年奋斗目标进军的关键时刻召开的一次十分重要的大会，也为免疫规划信息化发展提供了根本遵循和行动指南，广西将加快推进免疫规划信息化改造，奉行为民办实事的原则，加强便民服务的免疫规划智慧化建设，奋力开创壮美广西新时代。

（甘　明）

第**25**章

海南省
免疫规划信息化
发展史

一、背景

免疫规划工作是疾病预防控制工作的重要组成部分，海南省自1978年实行儿童计划免疫工作以来，疫苗针对传染病的控制工作取得了显著成绩。但是随着经济的发展、免疫规划工作的深入开展，免疫规划服务和管理工作仍停留在简单、落后的手工登记、统计分析的时代，其报告的真实性、准确性和及时性得不到保障。随着我国使用疫苗品种和数量增加，传统落后的免疫规划管理方式已难以适应免疫规划实际工作的需要。此外，随着外出务工、房屋拆迁等多种因素的出现，人口流动性加剧，以及群众预防接种的意识增强，针对流动人口的免疫规划管理出现了掣肘。因此，如何动态监测相关信息，提供科学严谨、及时准确的统计、分析各类免疫规划相关数据，解决异地接种、实现数据共享，为管理部门决策提供依据，更好地为社会服务，成为免疫规划工作新的难题和工作重点。为此实现全省免疫规划信息网络管理势在必行，这不仅可以提高预防接种单位的工作效率、工作质量和管理水平，减少工作人员的工作量，而且可以对流动儿童进行更科学、规范的管理，充分满足社会对免疫规划工作服务水平日益增长的需求，为实现高质量的免疫服务提供保障，也是免疫规划工作标准化、规范化、科学化管理的发展方向。

二、免疫规划信息化建设历程

海南省免疫规划管理主体业务内容包含预防接种管理、疫苗流通管理、冷链温湿度监测管理、儿童入园入学预防接种证查验管理、免疫规划档案管理、AEFI监测管理、接种率调查等部分，业务范围涉及省、市、县（市、区）、乡镇（社区、农场、经济开发区）四级行政区划，涉及管理的机构包含省、市、县（市、区）级疾病预防控制中心和全省预防接种单位（包括儿童预防接种门诊、产科接种门诊（室）、狂犬病暴露处置门诊、非免疫规划预防接种门诊），以上构成完整的免疫规划工作体系。各级疾病预防控制机构主要负责辖区免疫规划工作业务技术指导和业务数据管理，各类预防接种单位主要负责预防接种工作具体实施。

在免疫规划信息系统建设方面，海南省免疫规划信息系统以互联网＋思维为核心，与免疫规划工作充分融合面向惠民服务、疫苗监管、业务监督和协同，实现了管理和服务的变革、创新，创建了海南特色互联网＋免疫规划的新模式。整体项目经过四期建设，具体情况为：

（一）项目一期建设（2010—2016年，投入资金285万元）

2010年海南省海口市美兰区大致坡镇卫生院引进全省首家数字化预防接种门诊系统；2014年万宁市在经过各项评估后，优先启用4家接种门诊开展数字化预防接种门诊建设，为预防接种工作信息化管理迈出重要的试用方向。2015年为了更好的解决信息孤岛问题，海南省卫生健康委员会统计信息中心、海南省疾病预防控制中心为实现全省免疫规划疫苗管理和预防接种一盘棋的管理思路，经过多方论证，经过对全国各家预防接种信息系统进行参评对比，于在同年9月启动预防接种信息管理系统试点县区培训班，对万宁市、琼海市开展全区系统上线试用。2016年完成全省剩余20个县区的客户端软件安装部署、数据转换和培训工作，开启了海南省免疫规划信息化工作的新起点；同年6月，海南省预防接种信息系统正式上线，实现了一地建卡、全省接种的目标，成功解决了数据孤岛问题。

（二）项目二期建设（2017年底—2019年，投入资金1 235万元）

按照国家疫苗储运规范管理有关要求，为完善预防接种管理过程中储运和追溯环节管理，经省长批示，开展冷链监测及全程追溯项目建设，实现了疫苗在各级疾病预防控制机构和接种单位之间的流通、接种过程监管，建立了精确到疫苗最小包装单位的疫苗流通全程监管及追溯体系，涵盖接种过程和结果、疫苗流通过程、各储运环节的冷链环境温度以及冷藏车 GPS 配送轨迹，有效地保障了疫苗的效价，杜绝因冷链设备原因导致的疫苗报废，确保疫苗流通安全、接种安全；使用自动化监测手段替代人工监测，有效降低管理人员的工作强度、减少人工成本、提高工作效率。

（三）与国家疫苗追溯协同服务平台对接

海南省作为 7 家试点之一，优先与国家疫苗追溯协同服务平台进行对接。2019年 9 月开展与测评平台调试对接工作，经过一系列优化调整，于 2020 年 1 月完成正式系统对接，开始传输业务数据。截至 2022 年 12 月，接收生产企业推送追溯码文件 441 453 份，同步发货单 1 497 803、收货单 2 518 751、使用信息 31 075 262、库存信息 11 725 362。疾病预防控制机构出入库扫码达到 100%，接种单位扫码率大于 96%。

（四）与国家全民健保免疫规划信息系统对接

2019 年 11 月启动对接工作，经过多方配合调试完成与国家测试系统对接。2020 年 6 月完成全省数据清洗工作并按照国家疾病预防控制中心要求将重卡率降到 1/1 000 以下后，于 2020 年 9 月接入正式系统。截至 2022 年 12 月已经按照国家疾病预防控制中心要求完成全部受种者档案及接种剂次的上传工作。

（五）三期建设（2021 年底—2022 年 9 月，投入资金 60 万元）

升级海南省免疫规划综合信息平台，增加儿童入园入学查验系统、AEFI 监测信息管理系统、免疫规划档案管理系统、数字门诊监管系统、单位及人员管理子系统。完善预防接种公共服务管理、接种考核与评价、疫苗流通管理、个案数据管理功能模块。在接种单位客户端系统中，完善产科接种管理、非免疫规划疫苗接种管理、狂犬病疫苗接种管理功能模块。安装部署核签一体机 400 余台涉及接种门诊159 家。整体系统建设后，海南省免疫规划综合信息平台实现各子系统单点登录集成，用户实名认证，权限统一分配和日志统一管理。按照海南省卫生健康委员会要求，海南省免疫规划综合信息平台实现了与海南省三医联动一张网无缝衔接，为建成联动、协同、共享的三医联动信息平台提供有力的数据支撑。

（六）四期建设（2022 年 8 月至今，投入资金 269.6 万元）

结合新冠疫苗和适龄女性人乳头状瘤病毒（HPV）疫苗接种工作需求，海南省积极开展疫苗接种功能改造，紧紧围绕完成新冠疫苗大规模接种和适龄女性 HPV 疫苗接种的工作目标，新增新冠接种数据可视化驾驶舱、新冠疫苗国家督察查询、惠民 HPV 接种统计报表，完善疫苗流通信息系统。便于领导实时监测掌握新冠疫苗接种量、疫苗供应量、疫苗库存量，各地区各学校 HPV 疫苗接种情况等重要信息。同时根据国家疾病预防控制中心要求及海南省的监测统计指标完成了省级平台和接种单位客户端软件功能的改造升级、新冠接种单位客户端系统安装和培训应用工作。在系统应用过程中，承受住了新冠疫苗日接种近 60 万剂次的高峰值压力，为接种单位开展大范围高密度人群接种提供了有力保障。截至 2022 年 12 月，海南省累计接种新冠疫苗 1 000.9 万人，已累计完成接种新冠疫苗 2 571.23 万剂次。全省各学校适龄女生累计接种 HPV 疫苗 7.92 万人，累计完成接种 HPV 疫苗 15.74 万剂次。达成 2022 年既定的任务数目标。

三、系统功能架构及应用效果

1. 系统功能架构。海南省免疫规划信息系统总体设计遵循海南电子政务标准化规范要求，采用 C/S 和 B/S 结合架构，依托政务云平台架构，面向全省提供服务，总体架构如下图所示。

省级平台接收接种单位客户端软件所上传受种者预防接种档案数据，集中存储，实现受种者预防接种档案数据的质量控制，并基于受种者预防接种档案数据实现预防接种业务相关的统计分析，同时承担省内接种单位客户端软件的跨地区异地交换，截至目前已经采集了 1 274 万余份受种者预防接种档案。

接种单位客户端软件部署在预防接种门诊，现已覆盖辖区内全部常规预防接种单位，辅助接种单位医生开展预防接种服务，并采集受种者预防接种档案数据上传到省级平台。此外，部分常规预防接种单位在客户端软件基础上建立了数字化预防接种门诊。产科客户端部署在产科机构，采集新生儿出生信息和卡介苗、乙肝接种信息，并上传省免疫规划管理平台。

2. 系统应用效果全省经过四期项目建设，成功打造了基于互联网＋、贯穿免疫

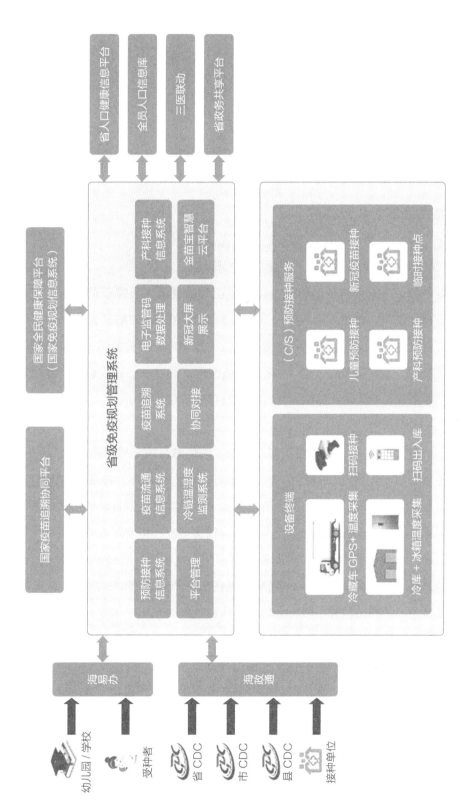

海南省免疫规划信息系统总体架构

规划业务范畴的信息系统，覆盖全省各级共 28 家疾病预防控制中心、629 家预防接种单位、269 家产科机构。

涵盖预防接种管理、疫苗管理、冷链监测等免疫规划核心业务，建立了精确到疫苗最小包装单位的疫苗流通全程监管及追溯体系，并面向公众提供手机 APP、短信等多种便民、惠民服务。

四、系统功能特色及亮点

（一）创建了海南特色互联网＋免疫规划的新模式

面向各级疾病预防控制机构、接种单位和受种者，贯穿疫苗采购、配送、存储、接种全过程，辖区库存实时查询，实现低库存、近效期预警，并采用信息数据、地图轨迹、温度曲线等多种维度和手段，实现流通机构编码、疫苗追溯码、冷链设备编码、受种者编码、管理／接种人员编码五码合一，完成精确到疫苗最小包装单位的全程智能监管和追溯，充分满足疫苗管理法的要求。

（二）全省各区域各监测点分步实施，有效实现信息系统全局监管

使用省市地图直观报警展示功能对全省范围内的冷库、冷藏车、冰箱进行监管，以不同颜色标识不同状态的冷链设备状态，温湿度异常自动切换颜色显示，实时提示异常监测点设备运转状态，全局掌控报警情况；可实时查看设备中疫苗实际存储情况，出现设备报警可及时安置疫苗避免出现损失；实现了冷藏车运行轨迹、运输疫苗情况实时跟踪，提供冷藏车历史任务运行轨迹查询；通过冷链监测 APP 供了灵活便捷的移动监管手段，有效提高冷链监控效率。

（三）"一地建档、就近接种"的预防接种信息化模式

使得受种者可在海南省内任意一家接种单位进行疫苗接种，通过灵活运用互联网手段配合多种个性化服务手段，让群众直接受益，极大提升了公众对免疫规划工作的满意度，惠及民生；信息系统所涵盖的自动预约机制、接种前的提醒机制能有效促进儿童及时接种疫苗，有效提升免疫规划疫苗的接种率，尤其是及时接种率，有效降低儿童患病风险，降低传染病发病率。

（潘婷婷 蔡碧）

第**26**章

重庆市
免疫规划信息化
发展史

一、背景

杰里米·里夫金在他的著作《第三次工业革命》中提到：人类三次工业革命的核心，都是能源利用方式和信息交流方式变革。第三次工业革命计算机带来了算力革命，提升了生产效率，互联网带来了连接革命，提升沟通或交易效率。在时代的浪潮中，重庆市免疫规划信息化事业跟着国家的步伐起步，经历了蹒跚学步（2007—2012年）、快速发展（2013—2018年），终于羽翼渐丰（2019—2022年），虽过程较为曲折，但结果还算可喜。整个过程顺势而为，厚积薄发，迎难而上，历经预防接种单机版客户端、预防接种信息全市互联互通、疫苗管理追溯系统建立3个阶段后，整合预防接种、疫苗管理、冷链管理、接种单位和人员管理等，建成重庆市免疫规划信息管理系统，并成功应对了新冠疫苗大规模接种，实现了预防接种信息跨地区查询，成功站在了免疫规划信息化发展的浪潮之巅。

二、信息化建设历程

（一）蹒跚学步期

2007—2012年，重庆市紧跟国家的脚步，持续部署预防接种信息管理系统国家客户端，开始按照国家的要求对预防接种信息进行电子登记和管理。

2007年，信息化春风吹满地 2006年12月原卫生部印发了《儿童预防接种信息报告管理工作规范（试行）》（卫疾控发〔2006〕512号），要求东、中、西部省份分别于2008年、2009年、2010年底以前90%以上的县、80%以上的乡完成儿童预防接种信息管理系统建设，实现接种信息的个案管理。2007年3月，按照国家的统一要求，也秉持着提升预防接种管理效率，提高预防接种服务质量，方便流动儿童接种的初心，《重庆市卫生局关于印发〈儿童预防接种信息报告管理工作规范（试行）〉的通知》（渝卫疾〔2007〕20号）下达到各区县，要求重庆市都市发达经济圈、渝西经济走廊、三峡生态经济区区县分别于2008年、2009年、2010年底以前80%以上的乡镇完成儿童预防接种信息管理系统建设，实现接种信息的个案管理，完成2005年1月1日以后出生儿童预防接种信息的录入和报告。截至2007年底，全市471个乡镇级接种单位完成儿童预防接种信息管理系统建设，超出达标要求8.26%；有396个接种单位上传了儿童预防接种信息；上传儿童个案181 903条。

2008年，"5·12"汶川特大地震后儿童预防接种信息系统建设进展放缓 2008年原重庆市卫生局（以下简称"市卫生局"）将儿童预防接种信息系统建设纳入年度工作目标管理，要求各区县乡镇级接种单位启用全国儿童预防接种信息管理系统，达标要求为主城区80%、渝西经济走廊40%、三峡库区生态经济区20%。重庆市本想蓄势待发，一鼓作气覆盖全市大部分接种单位，但2008年"5·12"汶川特大地震让整个西部为之震动，也震痛了全中国，加之国家平台在"5·12"汶川特大地震前运行不稳定，"5·12"汶川特大地震之后一直处于关闭状态，儿童个案全年上传情况并不理想，且相应数据未能做准确统计。2008年新增覆盖313个接种单位，累计覆盖784个。

2009年，甲型H1N1流感来袭，系统部署艰难前行 度过了先抑后扬、伤心又振奋的2008年，本可以再鼓作气，但2009年初突如其来的甲型H1N1流感让全世界蒙上了疫情阴影，系统部署只能边防疫边进行，2009年下半年紧急上市的甲型H1N1流感疫苗也让免疫规划的工作重心转移到了接种疫苗上。2009年新增覆盖48个接种单位，累计覆盖832个。

2010年，疫过天明，系统部署重回轨道 2010年初，甲型H1N1流感疫情悄然离去，疫过天明，各项工作又重新回到正轨。截至2010年底，40个区县有35

个部署了国家客户端，区县覆盖率达到87.5%；1 026个乡镇有975个部署了国家客户端，乡镇覆盖率95.03%；2010年新增覆盖143个接种单位，累计覆盖975个，占全市接种单位数的73.3%。国家客户端采集个案数达1 431 903条。基本完成国家2007年制定的目标任务。

2011年，部分区县探索自建系统　鉴于国家平台难以承受全国数以万计接种单位上亿条接种信息上传和交换的压力，经济较好的部分省市开始探索自建省（区、市）、地市、区县级预防接种平台，但由于经费等各方面的原因，重庆市市级平台建设暂时未能开展，2011年开始，部分区县开始探索自建区县级系统，包括九龙坡区、渝北区、巴南区、璧山区等4个区县110个接种单位部署了区县自建的系统。截至2011年底，国家客户端的部署情况未有明显变化，0~6岁儿童，国家客户端采集个案数达925 411条；区县自建系统采集个案数达105 346条。

2012年，重整旗鼓再出发，实现国家客户端区县全覆盖　2012年是重庆市预防接种信息化工作重整旗鼓再出发的一年。虽然市级平台尚未建设，但面对预防接种越来越迫切的信息化需求，市级对全市多个接种单位客户端使用情况进行调研，为后期市级平台建设做好准备。接种单位客户端的儿童个案信息收集整理工作仍在有条不紊地进行。各个区县按照市卫生局的要求加快儿童预防接种信息化建设，包括对乡镇一级的培训、督导，对他们在使用客户端的过程中遇到的问题进行答疑。截至2012年底，全市有39个区县、905个乡镇、1 046个接种单位部署了国家客户端，区县覆盖率达到100%，乡镇覆盖率达到89.6%（20个区县达到100%），接种单位覆盖率达到79.06%（15个区县达到100%）。0~6岁儿童，国家客户端采集个案数达1 037 811条；区县自建系统采集个案数达127 957条。这年，重庆市有2个数字化预防接种门诊（江津区西湖镇卫生院和巴南区界石镇中心卫生院）开始了试运行，填补了重庆市数字化预防接种门诊的空白，且门诊运转良好，得到群众的一致肯定。统一印刷国家版接种卡证50万册。

（二）快速成长期

1. 2013年，历史的转折，守得云开见日出　2013年，重庆市从财政争取了一定经费用于市级预防接种平台的建设，时任市卫生局疾控处副处长的李畔多次率队赴区县、接种单位调研、研讨，并协调原市卫生信息中心参与平台的建设。争取的经费主要用于市级平台软件的投入，硬件方面则依托原市卫生信息中心已有的设备来运行，拟于 2014 年初步完成。国家客户端部署加速推进，截至 2013 年底，全市有 39 个区县、990 个乡镇、1 124 个预防接种门诊部署了国家客户端，区县覆盖率达到 100%，乡镇覆盖率达到 98.21%，接种单位覆盖率达到 98.51%。0~6 岁儿童，国家客户端采集个案数达 1 231 998 条，区县自建系统采集个案数达 139 059 条。2013 年，重庆市 2 个数字化预防接种门诊运转良好，市卫生局领导率队前往调研肯定工作的同时，也对未来数字化预防接种门诊的建设做出了规划。印制接种证 50 万册，为更好匹配客户端软件，调整了相关印刷内容和参数，鼓励接种证采用打印的方式进行接种记录。

2. 2014 年，迈出一大步，市级预防接种平台建设初步完成 2014 年是重庆市开展免疫规划信息化工作的关键一年，从信息平台建设专家研讨会到需求调研，从建设方案的制定到平台建设的初步完成。预防接种信息化管理平台的建设虽然历经坎坷，但年底市级平台的初步建设完成让全市预防接种人员闻到了久违的春天的气息。2014 年 1 月，重庆市特别邀请中国疾病预防控制中心免疫规划中心曹玲生主任医师参加重庆市免疫规划信息管理系统建设研讨会，为重庆市的信息平台建设出谋划策。之后走访各区县接种门诊，调研各区县信息化建设情况及实际需求，确立了平台建设的框架与内容，而后进一步与原市卫生信息中心沟通，确立了平台建设方式，完成了建设方案的制定，采用软硬件全托管方式委托深圳市金卫信信息技术有限公司进行开发和建设。12 月底，平台建设初步完成。国家客户端部署同步推进，强化系统的运用，系统不仅要安装，而且要规范使用。截至 2014 年底，全市有 39 个区县、933 个乡镇、1 057 个预防接种门诊使用了国家客户端，区县覆盖率达到 100%，乡镇覆盖率 92.56%，接种单位覆盖率 92.07%（因自建系统区县增加，国家客户端覆盖率有所下降）。荣昌县、梁平县开始使用区县自建系统（累计有 6 个区县探索使用自建系统）。0~6 岁儿童，国家客户端采集个案数达 1 210 756 条；区县自建系统采集个案数达 180 733 条。印制接种证 50 万册，为更好匹配客户端软件，沿用了 2013 版相关印刷内容和参数，鼓励接种证采用打印的方式进行接种记录。

3. 2015 年，里程碑，预防接种信息全市互联互通 重庆市预防接种信息管理系统平台完成试运行并在全市推广使用，重庆市免疫规划信息化建设工作迎来里程碑式的一年。从年初试运行到年中以区县为单位对接种单位的深入培训，再到年底的相关规范性文件的下发，重庆市预防接种信息系统平台走过了其第一个春秋。

（1）扎实开展培训，保障系统运行：2015年1月开始在渝中区、江北区、沙坪坝区、南岸区进行试点培训和运行，用3个月的时间测试平台设计和功能，发现并解决问题。5月开始在全市推广运行，组织以公司软件人员为主、疾病预防控制中心工作人员为辅的师资，用接近3个月的时间完成了试点外剩余31个区县（除渝北区、璧山区、荣昌区、梁平县以外）接种单位和疾病预防控制中心的深入培训，培训内容包括接种门诊客户端软件的运用、市平台产科登记的运用、市平台监测功能的运用，同时也深入了解各区县各接种单位关于预防接种信息管理系统各环节的进一步需求，为下一步工作开展做好准备。8月底，组织召开全市免疫规划信息管理系统培训会，对市级平台各子系统的功能及运用作了统一培训。截至2015年底，全市通过市平台实现共享预防接种个案信息275万余条，1 008个（87%）预防接种门诊实现了数据上传，26个（67%）区县所有预防接种门诊均有数据上传。0～6岁儿童，市级统一的信息系统采集个案数达1 672 504条；区县自建系统采集个案数达148 405条（该部分个案未能实现市内互联互通）。

（2）狠抓数据质量，确保数据可运用：预防接种个案信息的完整性和准确性十分重要，2015年12月，根据《儿童预防接种信息报告管理工作规范（试行）》和《预防接种信息管理系统数据交换技术指南（2015年版）》等相关规定，重庆市结合自身实际情况经过反复征求意见和修改，制定了《重庆市预防接种个案信息登记与报告管理工作实施方案（2015版）》，方案中明确提出了确保预防接种个案信息数据质量的4项指标：①接种单位信息管理系统覆盖率，以区县为单位要求达到100%；②接种单位上传及时率，以区县为单位要求达到90%以上；③预防接种个案信息完整率，以区县为单位要求达到95%以上；④预防接种个案信息准确率等，以区县为单位要求达到95%以上。期望以指标为导向，提高预防接种个案信息数据质量。

（3）争取政策和经费支持，保障硬件和人员配置：市疾病预防控制中心2015年4月下发了《关于进一步加强全市免疫规划信息系统建设工作的通知》，文件中明确提出了关于硬件和人员配置的要求：各接种单位需具有专门用于开展日常预防接种服务的计算机、存折式打印机、条形码扫描枪/扫描平台，数量至少各1台，计算机配置有防病毒软件并能有效联网上传接种信息，各接种单位至少具有2名能熟练使用计算机并有一定免疫服务工作经验的人员。在12月下发的《重庆市预防接种个案信息登记与报告管理工作实施方案（2015版）》中，再一次对各级疾病预防控制中心和接种单位的硬件和人员配置提出具体要求。

（4）快速推进数字化门诊建设，探索互联网+预防接种新模式：2015年，重庆市快速推进数字化预防接种门诊建设，全市新增数字化预防接种门诊由2014年的2个迅速增加到22个，覆盖11个（28%）区县。积极开展互联网+预防接种新模式的探索，运用家长手机客户端（疫苗通APP）实现预防接种知识的宣传和与家长的互动，全市有近1万名家长安装了手机APP，运用较好的门诊已实现近50%的家长覆盖。印刷接种证50万册，2013—2015年共印刷了150万册相同参数的预防接种证，接种证采用打印的方式进行接种记录更加便捷准确。

4. 2016年，数据质量管理年，全面提升预防接种信息数据质量　重庆市免疫规划信息管理系统平台正式运行的第二个年头。经过了这一年的发展，平台功能日臻完善，平台运行更加稳定，系统安全更有保障。2016年，就重庆市预防接种信息管理系统来说可以称为数据质量管理年，以2015年底市疾病预防控制中心下发的《重庆市预防接种个案信息登记与报告管理工作实施方案（2015版）》为政策依据和技术支撑，2016年的预防接种个案数据质量有了质的飞跃，接种单位信息管理系统覆盖率、接种单位上传及时率、预防接种个案信息完整率、预防接种个案信息准确率等指标与2015年相比有了明显的提升。

（1）进一步完善重庆市免疫规划信息管理系统

1）规范系统使用，保障系统安全，下发《重庆市免疫规划信息管理系统用户与权限管理规范（2016版）》，加强重庆市免疫规划信息系统管理，规范系统用户与权限，保障系统的安全有效运行。从用户职责、用户管理和数据管理等方面对工作的开展进行了切实、有效的规范，为重庆市建立免疫规划信息系统管理长效机制奠定了基础。同时要求软件公司提升系统安全防护，提高公司维护人员安全防范意识。

2）持续推进预防接种个案信息收集和共享，为保证接种信息及时、完整上传与共享，鼓励各区县使用全市统一的信息系统，截至2016年底，全市通过市平台实现收集共享预防接种个案信息344万余条，有条码个案数达38万余条，0~6岁儿童，市级统一的信息系统采集个案数达1 930 091条。1 064个（93%）预防接种门诊实现了数据上传，34个（87%）区县所有预防接种门诊均有数据上传。

3）狠抓数据质量，确保数据可运用，预防接种个案信息的完整性和准确性十分重要，根据2015年12月下发的《重庆市预防接种个案信息登记与报告管理工作实施方案（2015 版）》，围绕确保预防接种个案信息数据质量的 4 项指标（接种单位信息管理系统覆盖率、接种单位上传及时率、预防接种个案信息完整率、预防接种个案信息准确率）对数据质量进行定期持续监测，并通过月度简报形式反馈给各区县，以督促相关工作开展。系统数据质量建设是一项长期而艰巨的工作任务，虽然系统的监测指标距离要求还有一定差距，但与最开始相比还是有明显的提升。

（2）积极探索互联网 + 预防接种服务新模式

1）实现接种单位在百度地图标注与展示，重庆市作为全国第二批接种单位在线地图查询与展示工作的试点省市之一，在 2015 年底启动了该项工作，并在 2016 年初基本完成 39 个区县 1 183 个预防接种门诊的服务信息标注与展示工作，方便市民通过百度地图查询预防接种门诊的准确位置、详细地址、联系电话、开诊时间等信息，提高了预防接种服务的便利性和可及性。

2）鼓励接种单位和儿童监护人通过手机 APP 进行信息沟通，手机 APP（疫苗通的进化产品小豆苗）作为新时代预防接种宣传和沟通的重要载体，在重庆市 18 个区县 447 家预防接种门诊得到了运用，覆盖适龄儿童 10 万余人，工作开展较好的门诊适龄儿童覆盖率能达到 50% 以上。手机 APP 为防接种单位和儿童监护人搭起了一座沟通的桥梁，接种单位的开诊信息、接种提醒、疫苗缺货情况、紧急活动通知等都可以通过公告的方式发送到家长手机 APP，同时家长可以通过 APP 学习到预防接种的相关知识，手机 APP 成了预防接种领域医患沟通和宣传的重要媒介。另外，通过手机 APP 还可以完成接种预约，实现接种人群的分流，避免接种排长队的出现，改善了预防接种服务的环境。

（3）快速推进数字化门诊建设：2016 年，重庆市继续快速推进数字化预防接种门诊建设，全市数字化预防接种门诊迅速增加到 50 个，覆盖近一半的区县。数字化门诊的建设和快速推进，规范了预防接种服务流程，改善了预防接种服务的环境，提升了预防接种服务的质量和效率。印刷接种证 50 万册，2013—2016 年共印刷了 200 万册相同参数的预防接种证。

5. 2017 年，因近年疫苗事件频发，探索建立疫苗管理追溯系统　2017 年，对重庆市预防接种信息化建设具有新的里程碑意义，经过 2015—2017 这 3 年时间的发展，全市所有区县所有接种单位的预防接种信息实现联网共享；这一年，预防接种个案信息的数据质量得到进一步提升，大部分区县重卡率已降至 0.05% 以下，接种单位上传及时率、预防接种个案信息完整率等指标与上年相比均有明显的提升；这一年，重庆市踏出了疫苗管理追溯系统建设坚实的第一步，在试点区县探索将电子监管码纳入疫苗管理，实现疫苗最小包装信息可追溯。

（1）进一步完善重庆市预防接种信息管理系统

1）持续推进预防接种个案信息收集和共享，2017年下半年，随着渝北区、荣昌区、梁平县先后决定停用区县自建系统，启用全市统一的信息系统，重庆市真正实现了全市所有区县所有接种单位均使用统一的预防接种信息管理系统，全市预防接种信息全面共享。到2017年底，全市通过市平台实现收集共享预防接种个案信息418万余条，0～6岁儿童个案数达2 220 560条，有条码个案数达77万余条，1 117个（97%）接种单位实现了数据上传，37个（95%）区县所有接种单位均有数据上传（荣昌区1个接种单位和梁平县所有接种单位当时正在完成系统转换和数据清理工作，暂时未能上传数据）。

2）狠抓数据质量，确保数据可运用，经过3年的努力，全市预防接种个案信息数据质量明显提升：重卡率方面，由系统建设初期的超过10%减少到1.28%，重卡数量大幅下降，重卡的主要问题由点内重卡、区县内重卡逐步转变为区县间重卡（区县间重卡占比已超过80%），全市大部分区县的区县内重卡率已降至0.05%以下；完整性方面，设置了9个非必须录入但又很重要的变量为关键变量，包括儿童身份证号、儿童姓名、家庭住址、父母亲姓名、手机或家庭电话、疫苗生产企业、疫苗批号、接种人员、接种部位，对预防接种个案信息的中的关键变量进行分析，平均完整率由年初的75.44%提升到年底的84.58%（增长9.14%），提升最为明显的是儿童身份证号，由6.66%提高到34.57%（增长27.91%），其次是接种人员，由40.63%提高到66.54%（增长25.91%），工作较好的潼南区平均完整率已经达到96.1%，基本达到了重庆市初期建设设定95%的目标。

（2）启动疫苗管理追溯系统建设工作：鉴于近年疫苗事件频发，疫苗管理和疫苗追溯的信息化管理需求迫切，于2017年初决定启动疫苗管理追溯系统建设工作。选取垫江县作为第一个试点区县，经过反复的需求分析整理，软件开发于5月初基本完成，随后在5月中旬选取了两个接种门诊（桂溪社区卫生服务中心和五洞卫生院）试点运行，评估软件的可用性并进一步整理需求，5月底原市卫生和计划生育委员会组织在垫江召开信息化建设研讨会，总结垫江试点经验，研讨会明确了试点存在的问题，并为后期的试点工作提出了意见和建议。6月，软件公司与垫江再次面对面商讨业务需求，拟定后期试点进程。6月下旬，江津区、北碚区纳入试点范围，要求新纳入的两个试点区县做好试点准备工作，包括需求整理、电子监管码采集、相关的试点门诊准备和硬件准备。7—9月，软件公司按照垫江县需求进一步开发软件。10月，垫江县与软件公司签署合作协议。10—12月，垫江县进入试点实施阶段，县疾病预防控制中心和试点接种单位都实现了疫苗扫码入库。

（3）探讨市预防接种信息管理平台回迁工作：原市卫生和计划生育委员会牵头，于2017年11月讨论了预防接种信息管理平台回迁工作，计划迁回之后的平台依托于原市卫生信息中心的硬件设备搭建，并与其他市级卫生平台进行有效整合，力争早日实现出生人口信息与预防接种信息的对接，方便预防接种的管理和服务。迁回之后，平台访问的方式和接种单位向平台传输数据的方式都将逐步由外网转换为内网，后期将进一步做好疾病预防控制中心以及接种单位的卫生专网部署工作，确保平台迁回后接种单位能向平台传输数据，同时疾病预防控制中心也能通过专网访问平台。

（4）推广互联网＋预防接种服务新模式：小豆苗手机APP在全市推广使用，39个区县均有不同程度的运用，覆盖重庆市适龄儿童40万余人，工作开展较好的接种单位适龄儿童覆盖率达到50%以上，部分接种单位的预约接种人数占比已超过80%。

（5）快速推进数字化门诊建设：2017年，重庆市继续快速推进数字化预防接种门诊建设，全市数字化预防接种门诊由2016年的50个迅速增加到103个，覆盖22个（56%）区县，这些数字化预防接种门诊均具备进门取号、语音呼叫、屏幕显示、接种信息打印、刷卡留观等功能。对接种证的内容进行了更新和丰富，力争利用好接种证这个宣传阵地，做好预防接种的初步宣传，印刷接种证50万册，2013—2017年共印刷了250万册相同参数的预防接种证，已经有越来越多的单位采用打印的方式进行接种登记，接种记录更加便捷、准确、规范。

6. 2018年，疫苗管理追溯系统推广运用，实现疫苗最小包装单位可追溯　2018年，重庆市建立了以电子监管码为核心的疫苗追溯系统，所有区县大部分接种单位已实现疫苗最小包装单位信息可追溯；这一年，重庆市免疫规划信息管理系统建设项目成功立项，取得了初期建设资金；这一年，预防接种个案信息的数据质量得到进一步提升，全市重卡率已降至1%以下，预防接种个案信息完整率等指标与上年相比均有明显提升；这一年，重庆市启动了覆盖到接种单位的冷链监测系统建设工作，近一半的区县已纳入到第一批建设计划中。

（1）进一步开展疫苗管理追溯系统建设工作：2016 年底，在《疫苗流通和预防接种管理条例》修订并出台以后，原市卫生和计划生育委员会开始着手建立疫苗追溯管理系统，建设思路是以电子监管码为核心，依托现有预防接种客户端加入疫苗追溯模块，由此开启了重庆市疫苗管理追溯信息化建设。2017 年 5 月在垫江县开展第一次试点，之后根据建设需求对系统进行了升级改造，并于 2018 年初在江津区开展第二次试点，2018 年 7 月在江津区全区推广。全市系统推广运用培训，市级对区县级于 7 月开展，区县级对接种单位于 7—10 月陆续开展。到 12 月底，全市所有 39 个区县疾病预防控制中心和 80% 常规接种门诊均已开始运用该系统开展疫苗管理工作，基本实现了疫苗最小包装单位追溯到接种单位和受种对象。

（2）重庆市免疫规划信息管理系统建设项目成功立项：重庆市免疫规划信息化建设一直缺乏足够的经费投入，市疾病预防控制中心先后多次以正式文件提交报告给原市卫生和计划生育委员会，争取相关经费和政策支持。2017 年 11 月原市卫生和计划生育委员会转发了市发展和改革委员会财政局审计局《关于申报 2018 年市级政务信息化建设和运维项目的通知》（渝发改技〔2017〕1258 号），市疾病预防控制中心积极申报，重庆市免疫规划信息管理系统建设项目最终成功纳入 2018 年市级政务信息化建设项目清单（第一批），2018 年市疾病预防控制中心申报了该项目的续建，该项目也成功纳入了 2019 年市级政务信息化项目清单（续建）。经过多次区县调研、需求研讨和到其他省市参观学习，基本明确了建设需求，2018 年 11 月已形成系统建设初步设计方案并报原市卫生和计划生育委员会和发展和改革委员会审批，逐步开展具体的系统建设工作。

（3）进一步完善预防接种信息管理系统

1）持续推进预防接种个案信息收集和共享，全市 39 个区县 1 162 个预防接种门诊均上传了儿童预防接种个案信息，鼓励接种单位将接种信息系统登记纳入到接种流程中，同时大力推广预防接种证条码的运用。市平台已收集个案信息 485 万余条（增加 67 万），其中 0~6 岁儿童个案 266 万余条，有条码个案数达 114 万余条（增加 37 万），条码使用率达到 42.98%。

2）狠抓数据质量，确保数据可运用。2018 年，全市重卡率降至 0.92%（下降 0.36%），重卡的主要构成为区县间重卡（占比已近 90%），区县内重卡率有 37 个区县能达到 0.5% 以下，其中 26 个区县能达到 0.05% 以下。完整性方面，9 个关键变量平均完整率由年初的 84.58% 提升到年底的 90.22%（增长 5.64%），提升最为明显的是儿童身份证号，由 34.57% 提高到 53.82%（增长 19.25%），其次是接种人员，由 66.54% 提高到 81.9%（增长 15.36%），潼南区、南川区、南岸区、江津区、巴南区、涪陵区等 6 个区县平均完整率已经能达到 95% 以上，基本达到重庆市初期建设目标。

（4）全面启动冷链管理监测系统建设工作：2018 年，原市卫生和计划生育委员会启动了全市疾病预防控制中心机构和接种单位疫苗储存用冰箱的冷链监测系统建设工作，计划 2018—2020 年用 3 年时间分 2 批进行，2018 完成第一批的招标和部分部署实施。因 2012 年已为各级疾病预防控制中心疫苗冷库和疫苗冷藏车统一配置了冷链监测系统，2020 年完成冰箱监测全覆盖，最终将实现各疾病预防控制中心可通过网络实时监控各自单位和下级单位疫苗储运设备的温度情况。

（5）深入推广互联网＋预防接种服务新模式：小豆苗手机 APP 覆盖重庆市适龄儿童 70 万余人（较上年增长 30 余万），工作开展较好的接种单位适龄儿童覆盖率达到 80% 以上。与小豆苗 APP 合作开发了入托入学预防接种证查验功能，APP 自助查验工作的开展让儿童监护人足不出户就能完成孩子的预防接种查验，也能有效降低接种单位和教育机构工作量。部分区县已经开始利用儿童监护人 APP 进行入托入学预防接种证自助查验工作。

（6）快速推进数字化门诊建设：2018 年，重庆市出台了《重庆市预防接种门诊规范设置指导意见》（2018 年版），明确了数字化门诊的建设标准。全市数字化预防接种门诊由 2017 年底的 103 个增加到 149 个（13%），覆盖区县增加到 25 个（64%）。印刷接种证 50 万册，2013—2018 年共 6 年的时间印刷了 300 万册相同参数的预防接种证。

（三）羽翼渐丰期

1. 2019 年，重庆市免疫规划信息管理系统建设项目启动，迎来免疫规划信息化新时代　随着 2019 年《疫苗管理法》的颁布和实施，免疫规划工作要求更加规范化、精细化。重庆市免疫规划信息化建设在困难和挫折中执着前行。这一年，重庆市免疫规划信息管理系统建设项目正式启动，年底完成招标采购，重庆市免疫规划信息化进入全面建设阶段；这一年，疫苗追溯系统实现区县和常规接种门诊的全覆盖，疫苗最小包装单位信息来源和去向可追溯；这一年，随着扫码接种的全面实施，预防接种个案信息的数据质量实现质的飞跃，预防接种个案信息完整率等指标与上年相比均有大幅提升；这一年，重庆市疫苗冷链监测系统建设进入最后阶段，全市所有疾病预防控制中心和接种单位的冷链设备温度实现实时在线监测。

（1）重庆市免疫规划信息管理系统建设项目启动：重庆市免疫规划信息管理系统建设项目于2018年成功立项，2019年初系统初步设计方案通过市卫生健康委员会和发展和改革委员会审批，2019年8月项目资金下达，市疾病预防控制中心随即开展招标工作，经过1次流标，于2019年12月完成招标和与中标公司中卫信软件股份有限公司的合同签订。项目计划建设的系统全面覆盖预防接种、疫苗管理和追溯、冷链管理和监测、异常反应监测等4大业务系统，同时包括单位和人员综合管理系统和受种人群应用终端。系统原则上要求有机整合所有业务子系统，统一标准，统一编码（接种单位、冷链设备、医务人员、受种人员、疫苗、异常反应等），一数一源，统一管理，精准授权，具备大数据统计分析功能，特别是跨系统的统计分析，同时要满足国家相关标准要求等。

（2）进一步完善预防接种信息管理系统：①持续推进预防接种个案信息收集和共享，全市39个区县1 163个预防接种门诊全部上传了儿童预防接种个案信息。市级平台已收集个案信息560万余条，其中0～6岁儿童有条码个案数达147万余条，条码使用率达到55.95%。②狠抓数据质量，确保数据可运用。2019年，全市全人群重卡率为0.97%，其中区县内重卡率0.14%（重卡发生在某个区县内相同或不同的接种单位之间），区县间重卡率0.83%（重卡发生在不同区县的接种单位之间）。区县内重卡率有22个区县能达到0.05%以下，36个区县能达到0.5%以下。完整性方面，将预防接种个案信息分为基本信息和接种信息两部分进行监测，针对关键信息重点监测，关键基本信息包括儿童身份证号、儿童姓名、家庭住址、父亲或母亲姓名、手机或家庭电话等5个，关键接种信息包括生产企业、疫苗批号、接种人员、接种部位、追溯码等5个，全市预防接种个案基本信息平均完整率达到93.05%（统计2016年1月1日后出生的人）；全市预防接种个案接种信息平均完整率达到98.35%（统计2019年全年），追溯码完整率为93.82%。

（3）实现疫苗管理追溯系统常规门诊全覆盖：2019年底，全市所有常规接种门诊均实现疫苗扫码入库和扫码接种，实现了疫苗最小包装单位在进入卫生系统后的流通、使用信息全程可追溯。

（4）继续推进冷链管理监测系统建设工作：2019年完成了第一批安装部署实施和第二批的招标工作，计划在2020年初部署实施，从而实现全市全覆盖。

（5）持续推广互联网＋预防接种服务新模式：小豆苗手机 APP 覆盖重庆市适龄儿童近 95 万人，2015—2019 年累计有近 150 万受种者通过手机 APP 进行预约接种，更多的区县开始利用儿童监护人手机 APP 进行入托入学预防接种证自助查验工作。

（6）快速推进数字化门诊建设：2019 年，全市数字化预防接种门诊由 2018 年底的 149 个增加到 218 个，占比 18%，覆盖区县增加到 25 个，占比 64%。首次采用国家新版接种证（大小为原来接种证的 2 倍）印刷 20 万册。

2. 2020 年，新冠疫情冲击中，重庆市免疫规划信息管理系统全面建设、部署、实施　2019 年 12 月 1 日，《疫苗管理法》正式实施，免疫规划工作步入全新的法治时代。《疫苗管理法》对免疫规划的工作要求更规范、更精细、更高效、更严格，达到这些管理要求高度依赖免疫规划信息化建设。2019 年几经波折，重庆市最终在年底完成了重庆市免疫规划信息管理系统建设项目招标和启动，2020 年进入项目全面建设、实施、部署阶段。经过 1 年多的不懈努力，成果丰硕：①重庆市完成国家各阶段指令性任务，成功实现与国家药监疫苗追溯协同服务平台和全民健保免疫规划信息系统正式对接的少数几个省市之一；②实现疫苗追溯系统、预防接种系统疾病预防控制机构和接种单位全覆盖，疫苗最小包装单位信息来源和去向可追溯；③依托系统，工作质量和效率明显提升，预防接种差错明显减少，预防接种个案信息质量明显提高，尤其新冠疫苗接种开始后，充分利用系统基于疫苗管理数据和预防接种个案数据进行统计分析，不再需要逐级上报相关业务的各种报表，免疫规划管理效率大大提高。

（1）攻坚克难，顺利完成国家各阶段指令性工作任务：2019 年底，重庆市被确定为与疫苗追溯协同服务平台和全民健保免疫规划信息系统对接的双试点省、市，从 2019 年 12 月到 2020 年 3 月，几乎每个月都有需要紧急完成的工作任务。从 2019 年 12 月 16 日项目正式启动开始，重庆市免疫规划信息系统建设就几乎进入了战时状态，时间紧任务重，却又遇到各种阻碍项目建设的意外情况，建设之初，原计划由委里协调解决的服务器等硬件设备尚无着落，紧急租用了政务云资源以解燃眉之急，项目建设进入到第二个月，巧遇新冠来袭，无法面对面开展工作，系统建设继续线上远程开展。在这样有限的时间里和艰难复杂的局面下，重庆市于 2019 年 12 月 31 日与国家药监疫苗追溯协同服务平台对接，于 2020 年 1 月 31 日向协同平台提供了部分区县的疫苗流通、预防接种全过程追溯信息，2020 年 3 月

20日完成与全民健保免疫规划信息系统的测试环境对接，随后4月12日完成了与全民健保免疫规划信息系统的正式环境对接，顺利完成国家各阶段指令性工作任务。

（2）各业务系统分期建设，逐步推进

1）疫苗追溯和管理系统：1月初开展系统评估，1月中旬选取渝中区、沙坪坝区2个疾病预防控制中心和11个接种单位开展系统试点，经过近两个月试点运行，系统进一步完善，于3月中旬在全市推广运行，到4月底基本实现所有常规接种门诊全覆盖。系统实现由人查苗和由苗查人的精准追溯。

2）常规接种门诊预防接种管理系统：3月初评估预防接种客户端，并进行改进，选取渝北区、渝中区开展试点，系统进一步完善后，于5月开启全市常规免疫接种门诊系统切换工作，7月31日完成所有单位的新老系统切换。新老预防接种管理系统的平稳切换是整个免疫规划系统建设工作的难点，好在妥善解决了历史数据问题和新老系统并行的问题，整个切换过程中，预防接种服务基本未受影响。到2020年底，累计采集600余万名受种者档案，超1亿条疫苗接种记录。

3）动物致伤、产科管理子系统：5月初动物致伤、产科管理子系统开发基本完成，选取合川区开展试点，系统进一步完善后，于8月初开始全市推广运行，9月底基本完成培训和部署，剩余部分行政级别较高或者私立医疗产科单位，经过进一步沟通和协调，于12月初全面完成部署。至此，一直困扰重庆市的产科、动物致伤管理痛点得到解决，重庆市疫苗扫码出入库和扫码接种实现所有接种单位全覆盖。

4）微信公众服务平台：8月底，微信公众服务平台开发基本完成。9月初，在九龙坡区、江津区等地上线试运行，经过后期进一步开发完善，重庆市微信公众服务平台具备了在线预约、接种信息查询、接种通知、入托入学查验等功能，年底开始全市推广运行。截至年底，400余家接种单位开通了在线预约服务，关注人数达6.3万人，成人自助建卡6.4万人，累计接受在线预约服务6.2万人，推送接种通知4万余条。

5）单位和人员管理系统：按照先有单位、后有人员、再有账号的思路进行了单位和人员管理系统的建设。3月初，该系统与疫苗追溯管理系统一并正式上线运行。系统管理了44家疫苗供应商、40家疾病预防控制中心、1 353家接种单位、1.4万名医务人员。

6）冷链监测和管理系统：5月启动冷链监测和管理系统建设工作，6月完成与区县平台冷链数据对接接口标准的制定和开发。与区县平台开展试点对接。系统管理了 151 个冷库、4 547 台冰箱、51 辆冷藏车等 6 000 余条冷链相关设备信息。

7）异常反应监测系统：8 月启动异常反应监测系统开发，10 月基本完成。为了减少基层人员的工作，避免重复的数据录入，计划等国家对接标准制定并发布，异常反应监测系统能与国家平台对接后，再正式启用。

（3）大力推进数字化门诊建设：2020 年，重庆市大力推进数字化预防接种门诊建设，全市数字化预防接种门诊由 2019 年底的 218 个快速增加到 648 个，在所有 1 171 个门诊中占比 55%，区县覆盖率达 100%，其中部分门诊具备预检电子告知、接种电子验证和自助查验等功能。

3. 2021 年，重庆市免疫规划信息管理系统深度改造，成功应对新冠疫苗大规模接种　2020 年初，新冠来袭。2020 年下半年，新冠疫苗在千呼万唤中以新冠特有的速度完成研发并投入使用。2021 年，可以被称作新冠疫苗接种年，全民总动员，全国接种量达到史无前例的 28 亿剂，重庆市接种量达到 6 700 万剂，年度接种量同比往年增加 7 倍，如此巨大的接种工程需要强有力的信息系统支撑。接种量指数级增长，原来只建造 10 层楼房，现在要建造 100 层，不是简单的叠加楼层就可以完成的。在 2020 年基本建成的免疫规划信息管理系统的基础之上，重庆市对系统架构做了深度改造，让系统的个案容量从 1 000 万扩增至 5 000 万，开发了专门针对新冠疫苗的预约、接种统计、未种统计、接种通知等功能模块，强化运维保障。新冠疫苗接种以来，系统运行非常平稳，经受了日接种量近 100 万剂次的考验。在有力支撑新冠疫苗接种的同时，重庆市继续深入贯彻落实《疫苗管理法》，利用系统实现更规范、更精细、更高效、更严格的管理要求。一方面继续优化系统，开发入托入学查验证模块，促进冷链监测和管理系统全市联网；一方面完善系统管理制度，确保系统规范有效运用；同时强化数据质控，重点开展重卡处置工作，力争一人一档、一剂一档，每一剂信息都客观、准确、完整，预防接种个案信息质量持续提高。

（1）全力支撑新冠疫苗接种工作

1）强化统筹协调，成立系统保障工作组，市疾病预防控制中心牵头，联合系统运维方、政务云资源提供方和三家网络运营商，成立了新冠疫苗接种信息系统运行保障工作组，各方落实专人，从硬件、软件、网络、安全等多维度，7 × 24 小时实时监测系统运行状况。

2）强化资源保障，全力确保系统平稳运行，先后 30 余次对系统的硬件、软件、网络带宽进行评估测算和优化升级，新增 50 余台服务器，总计 130 余台，提升服务器性能并进行紧急扩容，将网络带宽从原来的双网百兆带宽调整为三网百兆带宽。

3）强化迭代更新，不断优化完善系统功能，升级系统技术架构，大幅提升系统承载能力。增加未接种通知、完善统计功能，提供疫苗库存及流转信息实时报表，满足日常数据上报及实时统计需求。运用微信公众服务平台，提供自助建档、档案查询和接种时间提醒等功能。同时根据新冠疫苗接种需求重新构建预约机制，鼓励线上预约接种新冠疫苗。改造数据上传接口，定时向国家药监疫苗追溯协同服务平台和全民健保免疫规划信息系统上传新冠疫苗流通和接种信息，新冠疫苗接种信息和流通信息均及时完整上传，上传率长期稳定在 99.9% 以上，数据上传质量位列全国前茅。定期向医保局提供接种明细，准确、实时向渝康码（重庆市健康码）提供新冠疫苗接种数据查询服务。

4）强化系统培训和运维保障，全力确保网络信息安全，每周 1 次通过线上会议进行技术培训，先后开展 20 余次系统操作培训，赴区县 CDC、接种单位收集系统功能需求和了解系统使用情况，先后下发信息维护操作说明、常见问题解答、渝康码展示信息等相关问题资料 30 余件次。安排运维单位增派运维人员，强化远程运维保障，线上提供系统运维、咨询服务和操作培训指导。先后对系统进行多次漏洞扫描和整改，1 次渗透测试，1 次等保测评，系统整体安全指标达 90 分以上，整体安全状况优秀。

5）重抓数据质控，确保数据真实、准确、完整，做好数据质控是统计数据的前提，接种量倍增，大量的接种新人参与到新冠疫苗接种工作中，所有人员都有个学习和适应的过程，异常数据每天都在大量产生，重庆市指派专人每天上午、下午和晚上定时侦测异常信息，及时发现，并联系区县 CDC 和接种单位核实、修正，力争每一剂信息都客观、准确、完整。侦测的异常信号包括超免疫程序剂次、异常补录信息、异常企业信息、异常批号信息、异常姓名信息、异常身份证号信息等，累计处理异常信息数万条，为数据统计和运用打下坚实的基础。

（2）持续优化和完善系统

1）开发入托入学查验证系统，为规范入托入学查验工作，提高查验工作效率，重庆市基于前期免疫规划系统的建设成果，进一步开发了入托入学查验证系统。该系统作为学校卫生系统的 1 个子模块，于 2020 年底启动建设，2021 年底基本建成，以学生身份证号为关联变量，桥接免疫规划信息系统采集的接种信息，对学生的接种信息进行查验，自动生成查验记录和统计表格。该系统也支持对新冠疫苗的接种情况以学校、班级为单位进行统计分析，为学校新冠疫情防控提供疫苗接种数据支撑。

2）促进冷链监测和管理系统全市联网。重庆市各区县之前均已建立自有的冷链监测和管理系统。在 2020 年建立市级平台和市县两级平台对接接口标准的基础之上，重庆市 2021 年重点跟进市平台和区县平台的对接工作。截至 2021 年底，重庆市已调通 35 个区县（88%），成功对接 820 个接种单位（60%）。对接完成后，将实现重庆市疫苗储运温度全过程监测，为疫苗安全有效保驾护航。

（3）重点推进重卡处置工作。根据国家的重卡统计口径（姓名、性别、出生日期、父亲或母亲姓名相同），重庆市 2020 年底的重卡有 1.2 万左右，重卡率已接近国家 0.1% 的要求。但 2021 年新冠疫苗大规模接种，大量的重卡在短时间内产生，尤其进入到 10 月，3 ~ 11 岁人开始接种，这个人群的重卡数急剧增加，对接种率统计和个案信息运用带来了极大影响。考虑到新冠疫苗接种可能带来的大量重卡，重庆市于 2021 年初上线了重卡处置功能，经试点和逐步完善，于 9 月全面推广使用。为了实现一人一档、一剂一档的工作目标，必须最大限度识别重卡，重庆市放宽了重卡识别标准，暂时定为"姓名、性别、出生日期相同，排除身份证号不同的档案（档案身份证号均不为空），则判定为重卡"，按此标准重庆市已累计处理 51 万重卡，经抽样评估，其中真实重卡占比 60% ~ 70%。对于被误处理的重卡也建立了恢复机制。2021 年底重庆市全人群重卡率又重新下降到了 0.1% 左右。

（4）完善系统管理制度。为规范免疫规划信息系统管理，保障系统安全、有效运行，重庆市下发了《重庆市免疫规划信息管理系统单位人员及用户管理规范》（渝疾控办〔2021〕48 号），明确了相关要求，并以此为契机公布了《重庆市免疫规划信息管理系统接种单位编码管理原则》，统一了接种单位新增、开户和编码标准，为接种工作有效开展和接种信息规范高效采集统计奠定基础。

（5）强化系统运用。考虑到重庆市免疫规划系统预防接种管理子系统已经基本完善，重庆市下发了《重庆市常规免疫接种率监测方案》（渝疾控办〔2022〕2 号），强化系统运用，规范重庆市接种率监测工作，提高监测效率和质量，及时发现免疫薄弱地区和人群，促进和保持高水平的常规免疫接种率，筑牢免疫屏障。

（6）继续推进数字化门诊建设。2021 年，重庆市数字化预防接种门诊由 2020 年底的 648 个增加到 845 个，在所有 1 232 个门诊中占比 69%。印制国家新版接种证 50 万册，累计印制 70 万册。

4. 2022 年及以后，重庆市免疫规划信息化的故事仍在继续　2022 年，重庆市实现了预防接种信息从全民健保免疫规划信息系统查询，基本解决了跨省流动人群的接种信息调用，15 年，初心不改，方得始终。继续推进冷链监测系统全市联网，完成疫苗进入卫生系统后的储运冷链信息全程可追溯。开展入托入学查验证系统试点，让学校能一键查验，让家长少跑路，让接种单位专注于接种。开发紧缺疫苗（HPV 疫苗）排队预约系统，让稀缺资源的分配和获取更透明。

三、信息化建设的亮点和创新点

（一）有效整合各子业务系统，形成综合性免疫规划管理系统

重庆市预防接种系统、受种人群应用终端、疫苗管理追溯系统、冷链管理监测系统先后建立，但相互独立，利用 2019 年启动的重庆市免疫规划信息管理系统建设项目对各子业务系统的信息做了有效整合，虽然系统的更迭过程比较痛苦，但还是达到了预期的效果。整合后的综合性免疫规划管理系统支持通过一个页面进行跨业务的各种操作，方便管理的同时也提高了工作效率。

（二）打通各类型的预防接种数据库，让接种信息有效整合

重庆市免疫规划信息管理系统建设之初，针对不同的接种类型，预防接种信息有很多不同的数据库存储，包括儿童库、成人库、产科库、动物致伤库，为保证个人基本信息和接种信息有效共享，确保一人一档，重庆市对这些数据库打通，并支持双向调用，后期增加了新冠疫苗接种，重庆市也未单独新建数据库进行存储，而是在原有的儿童库和成人库中追加存储，确保了新冠疫苗接种信息和其他疫苗接种信息的有效整合。

（三）建立重庆特色的入托入学查验证系统，将查验工作落实到位

依托重庆市学校卫生系统，开发建设儿童入托、入学查验预防接种证功能模

块。幼儿园和小学可利用查验证模块，以班级为单位，对新报名入托、入学儿童的预防接种信息进行一键查验，筛选没有完成接种的儿童，并告知家长及时带孩子到学校所在地接种单位或居住地接种单位接种疫苗，后期还可对儿童预防接种信息进行不定期查验，跟进未完成接种儿童后续疫苗接种情况，及时督促应种未种儿童及时接种。在每学期末和每年底，教育机构和疾病预防控制机构可利用该模块一键生成查验和疫苗接种情况报表，以此作为工作总结的数据支撑。

（四）推进冷链监测系统全市联网，让疫苗背后的温度信息全程可追溯

全面打通疫苗从生产企业到接种单位全流程储运的温度信息，先期打通冷库、冰箱的储存温度信息，再行打通疫苗运输环节的温度信息，并建立相应的管理制度，确保冷链监测系统规范高效运行，确保疫苗安全有效。

（五）以考核指标为指挥棒，促进预防接种个案质量提升

将预防接种个案中的疫苗追溯码信息等的完整性和准确性作为基本公共卫生服务考核和疾病预防控制中心等级评审等的重要指标。追溯码作为疫苗追溯中最小包装的唯一标识，是贯彻落实《疫苗管理法》的最关键接种信息，将其作为预防接种档案接种信息的代表性变量纳入考核。个人证件号是受种者基本都有的唯一身份识别码，也是与其他系统对接的主要认证参数，将其作为预防接种个案基本信息的代表性变量纳入考核。

（六）多方式删重，确保一人一档，一剂一档

为了实现一人一档、一剂一档的工作目标，积极开展重卡处置工作。一方面，采用定期发布重卡任务的方式，每月发布一次重卡任务及时识别新产生的重卡，并放宽了重卡识别标准，多种查重条件先后使用，全方位多角度最大限度识别重卡，重点处理产科和接种门诊衔接不当产生的重卡，新增新冠临时接种单位操作不当产生的重卡等；另一方面，开发客户端直接处理模式，对于新发现的确认的重卡，接种单位不受任务发布的限制，可以直接进行处置。全人群重卡率降至 0.1% 以下。

（王　东　蔡　碧）

第**27**章

四川省
免疫规划信息化
发展史

一、背景

预防接种是预防传染病最经济、最有效的手段之一。我国自 1978 年实行儿童计划免疫以来，疫苗针对传染病的控制取得了显著成效，但随着免疫规划工作的深入开展，免疫规划信息管理方式已经无法满足日益增长的预防接种服务和监管需求。为保证高质量开展儿童预防接种工作，国家自 2004 年开始建设儿童预防接种信息管理系统，2007 年在全国全面推广，同年四川省启动儿童预防接种信息管理系统建设试点工作，逐渐开始由信息系统管理取代手工记录的管理模式，开启了四川省免疫规划信息化建设的历史先河。

二、信息化建设历程

四川省免疫规划信息化发展经历了长期的过程，从早期使用国家免费提供儿童预防接种信息管理系统客户端软件，到目前建立了覆盖全省的集疫苗流通管理、冷链监测管理、全人群预防接种管理、接种单位管理、接种人员管理、AEFI 监测和数据综合展示等功能的省级免疫规划信息管理系统，该发展过程是连续和渐进的。根据预防接种信息管理平台发展的不同将此过程划分为三个阶段，即接种点客户端管理阶段、市级信息化平台管理阶段、省级信息化平台管理阶段。

（一）接种点客户端管理阶段

四川省儿童预防接种信息化建设始于 2007 年。2007—2010 年为四川省免疫规划信息化建设的接种点客户端管理建设阶段。2007 年，原卫生部印发《儿童预防接种信息报告管理工作规范（试行）》，要求东、中、西部省份分别于 2008 年、2009 年、2010 年底以前 90% 以上的县、80% 以上的乡完成儿童预防接种信息管理系统建设。为加强四川省儿童预防接种规范化管理，全面建立儿童预防接种信息管理系统，原四川省卫生厅（以下简称"省卫生厅"）下发《四川省卫生厅关于印发四川省儿童预防接种信息化建设实施方案的通知》（川卫办发〔2007〕249 号），四川省疾病预防控制中心下发《四川省疾病预防控制中心关于印发四川省儿童预防接种信息化建设实施方案的通知》（川疾函〔2007〕115 号），对各级培训、建设内容、机构职责和建设时限要求均做出了明确规定，也提出了到 2010 年底实现全省儿童预防接种信息化个案管理的总体目标。2007 年 4 月，为了解全省各接种单位信息化实施情况，省疾病预防控制中心下发《关于开展儿童预防接种信息管理系统有关事项调查的通知》，组织开展四川省乡级防保组织或接种单位信息化现况调查，结合调查结果和各市（州）免疫规划工作开展实际情况，最终选择德阳市和泸州市作为试点地区，在省财政厅、原省卫生厅《关于下达 2007 年省级财政免疫规划项目的通知》中，分别为试点市下拨 15 万元作为儿童预防接种信息管理系统建设试点补助经费，遂宁市也在市政府的支持下率先开展了试点工作。2007 年 5 月 28 日，省疾病预防控制中心在什邡市组织召开了全省儿童预防接种信息管理系统建设试点地区师资培训班，此次培训也是四川省开展儿童预防接种信息管理系统建设的标志，截至 2007 年底，泸州市、德阳市和遂宁市儿童预防接种信息化管理的乡镇实施率为 92.58%。

2008 年，四川省儿童预防接种信息管理系统建设工作在取得试点地区经验的基础上继续扩面，在成都市、自贡市、攀枝花市、绵阳市、遂宁市、雅安市和资阳市 7 个地区开展儿童预防接种信息管理系统建设工作，在同年"5·12"汶川特大地震后，四川省与联合国儿童基金会（UNICEF）合作开展地震灾区儿童预防接种信息化建设项目，在四川省 20 个极重受灾县（市、区）开展儿童预防接种信息化建设，该举措为实施信息系统人员培训和信息化配套设备配备提供了极大的经费支持，对四川省儿童预防接种信息化建设工作起到了积极的助推作用。2008年7月28日，为进一步推进儿童预防接种信息化建设工作实施，省疾病预防控制中心在泸州市组织召开了2008年儿童预防接种信息管理系统建设师资培训班，并邀请国家级专家现场授课，培训内容包括四川省儿童预防接种信息管理系统架构和认证方案、系统管理方案、国家接种点客户端配置和操作使用、国家信息管理平台使用等内容，为四川省全面实施儿童预防接种信息管理系统建设奠定了基础。截至2008年底，9个试点地区儿童预防接种信息化管理乡镇实施率达60.00%。

2009年是全国儿童预防接种信息化建设快速发展的一年，为配合甲型H1N1流感疫苗接种、收集接种个案数据，国家儿童预防接种信息管理系统不断完善发展，也促进了四川省儿童预防接种信息化建设进程，各地通过指导甲流疫苗接种信息上报工作，对四川省各接种单位运用儿童预防接种信息系统客户端起到了积极的推动作用。2009年6月，省疾病预防控制中心在成都市举办了四川省2009年儿童预防接种信息管理系统建设师资培训班，对省、市、县免疫规划信息化建设专业人员进行了培训，通过此次培训，各级单位专业人员更好的掌握了儿童预防接种信息系统的安装使用和相关功能，对启动儿童预防接种信息系统管理工作起到了极大的推动作用。截至2009年底，四川省除甘孜州、阿坝州和凉山州外其余18个市的5 407家接种单位客户端共收集预防接种个案154万个，以县为单位，儿童预防接种信息管理实施率为80.43%，以乡为单位，儿童预防接种信息管理实施率为50.10%。

2010年，四川省儿童预防接种信息化建设工作按照既定目标继续稳步推进，开始在甘孜州、阿坝州和凉山州3个地区启动儿童预防接种信息管理系统建设，并对原卫生部/联合国儿童基金会地震灾区信息化项目的各接种单位进行维护，保证了儿童预防接种信息化建设工作的顺利开展，同时建立了省级地震灾区免疫规划信息化平台，实现了项目县接种单位儿童预防接种数据的共享。同时，按照原卫生部疾控局下发《关于卫生部/全球疫苗免疫联盟合作项目结余资金使用方案的通知》安排，为部分接种单位提供信息化建设使用的硬件设备，包括电脑、打印机等，并要求专物专用、合理分配，激励各地积极开展儿童免疫规划信息化建设工作。截至2010年底，以县为单位，儿童预防接种信息管理实施率为80.98%，以乡为单位，儿童预防接种信息管理实施率为63.69%，各接种点客户端共收集2005—2010年预防接种个案数达273万个。

（二）市级信息化平台管理建设阶段

2011—2019 年为四川省免疫规划信息化建设的市级信息化平台管理建设阶段。因四川省地处西南，经济欠发达，信息化建设所必须硬件设施和专项经费相对不足，当时国家也未明确必须建立省级统一的信息平台，所以四川省一直未建立省级预防接种信息管理平台，各接种单位仍使用国家下发的免费客户端软件，加之国家免疫规划信息管理平台因始料未及的原因停止接收数据，所以各接种单位数据一直无法交换共享。

2011 年，为解决儿童预防接种数据无法交换问题，四川省积极探索以市（州）或县（市、区）为单位建立本地区免疫规划信息化平台，省疾病预防控制中心争取到省财政经费 20 万元在泸州市、遂宁市进行试点，并鼓励有条件的市（州）建立市级免疫规划信息管理平台，省卫生厅将儿童预防接种信息化建设工作作为全省免疫规划工作督导检查的重要内容之一，并将督导检查结果通报各地，以此推动全省信息化建设工作的进程。同时，为解决基层卫生防疫人员计算机操作水平较差、客户端数据录入数据质量不高等问题，省疾病预防控制中心多次开展原卫生部 / 全球疫苗免疫联盟（GAVI）合作项目免疫规划信息管理系统培训班，通过总结地震灾区儿童预防接种信息化建设技术服务工作经验，解决各级疾病预防控制中心的技术力量难题，保障全省儿童预防接种信息化建设的持续发展。

2012 年，四川省继续推进各市级儿童预防接种信息管理平台建设进程，成都市、泸州市、南充市、遂宁市和宜宾市 5 个市均通过购买服务租用儿童预防接种信息管理系统提供商的服务器，建立了市级免疫规划信息化平台，实现了这 5 个地区的儿童预防接种信息共享，其中成都市利用信息系统开展入托入学预防接种证查验和补种信息统计，进一步提高入托入学查验接种证的工作效率，泸州等地向公众开通了儿童预防接种信息查询服务，并通过计算机客户端软件发送手机短信预约服务和温馨提示，提高了预防接种服务的可及性。为帮助地震灾区尽快恢复预防接种工作，加快儿童预防接种信息化建设进程，联合国儿童基金会、日本国际协力机构（JICA）、GAVI 等国际组织项目也为地震灾区提供了用于开展信息化的计算机、打印机等硬件设备。截至 2012 年底，四川省以县为单位儿童预防接种信息管理系统实施率为 90.76%，以乡为单位，儿童预防接种信息管理系统实施率为 77.05%。

2013 年，成都市、泸州市、南充市、遂宁市、宜宾市、资阳市、攀枝花市和内江市共8个市陆续建立了市级免疫规划信息管理平台，乐山市通过市级平台实现了预防接种数据交换共享，进一步提高了流动儿童预防接种信息管理效率，同时积极探索新思路新方法，加强信息管理平台的数据管理，其中，泸州市开发了B/S架构的出生医院直报平台，各出生医院可直接报告本医院出生儿童情况，各接种点可直接调用相关信息，大大提高了预防接种服务可及性。截至2013年底，全省以县为单位儿童预防接种信息化实施率为94.62%，以乡为单位儿童预防接种信息化实施率为85.23%。

2014年，四川省共有12个市建立了市级免疫规划信息管理平台，较2013年增加了自贡市、广元市和广安市。省疾病预防控制中心分别在成都市、泸州市、南充市和德阳市开展了4期GAVI项目地区国家免疫规划信息管理系统培训班，全省18个市（州）及所辖县（市、区）疾病预防控制中心信息化工作人员共200余人参加了培训，各市、县级也积极开展了培训工作，通过专家讲授和现场操作指导，参训人员熟练地掌握了国家免疫规划信息管理系统的主要操作。截至2014年底，全省以县为单位儿童预防接种信息化实施率为94.68%，以乡为单位儿童预防接种信息化实施率为88.86%。

2015年，四川省共16个市建立了市级免疫规划信息平台，较2014年增加了德阳市、绵阳市、眉山市和雅安市。为促进全省信息化建设进程，原省卫生和计划生育委员会也将儿童预防接种信息化工作纳入了《四川省免疫规划示范区建设验收评分标准》和全省免疫规划工作督导检查内容，推动全省免疫规划信息化工作的落实。截至2015年底，全省以县为单位儿童预防接种信息化实施率为95.21%，以乡为单位儿童预防接种信息化实施率为92.24%。

2016年，四川省积极探索互联网＋预防接种的新模式，在全省开展预防接种手机APP应用推广工作，省疾病预防控制中心下发《关于开展预防接种手机APP应用的通知》，要求各级疾病预防控制中心和接种单位积极推广，做好与儿童家长沟通交流，极大地提高了预防接种手机APP的使用率，截至2016年底，全省绑定手机APP儿童个案412 722个。原省卫生和计划生育委员会在全省21个市（州）组织开展预防接种规范管理专项活动，其中儿童预防接种信息化管理、数据安全、数据质量等是专项活动重要内容，推动全省免疫规划信息化工作向规范化、精细化管理发展。截至2016年底，全省以县为单位儿童预防接种信息化实施率为95.21%，以乡为单位儿童预防接种信息化实施率为92.97%。

2017 年，四川省共 17 个市建立了市级免疫规划信息平台，增加了巴中市。继续开展 APP 应用推广工作，预防接种移动互联网应用的市（州）数量及覆盖人数也不断增加。2017 年 7 月 3 日，省疾病预防控制中心举办了四川省预防接种工作规范培训班，在培训班上对全省儿童预防接种信息化建设进展、数字化预防接种门诊建设情况、平台和客户端新增功能进行了培训，督促各地加快信息化建设进程，巩固和提高了各级儿童预防接种信息化管理人员工作能力。其中成都市、泸州市、眉山市等也利用平台优势在产科接种单位建立新生儿预防接种档案，将儿童预防接种管理的关口提前，促进了接种单位对辖区新出生儿童的有效管理，取得了良好效果。截至 2017 年底，全省以县为单位儿童预防接种信息化实施率为 98.40%，以乡为单位儿童预防接种信息化实施率为 94.94%，绑定手机 APP 儿童个案 1 352 492 个。

2018 年，四川省进一步推进全省儿童预防接种信息管理系统建设，提高预防接种管理工作质量，积极开展数字化预防接种门诊建设，持续推广互联网＋预防接种信息化管理新模式，预防接种手机 APP 应用覆盖全省 19 个市（州），使用人数也在不断增加。省疾病预防控制中心下发的《四川省 2018 年免疫规划工作要点》中对儿童预防接种信息化建设提出了指导性要求。截至 2018 年底，全省以县为单位儿童预防接种信息化实施率为 98.40%，以乡为单位儿童预防接种信息化实施率为 94.94%，建成数字化预防接种门诊 257 家，绑定手机 APP 儿童个案 1 937 403 个。

2019 年，四川省除甘孜藏族自治州、阿坝藏族羌族自治州和凉山彝族自治州外，其余 18 个市均建立了市级免疫规划信息平台，增加了达州市。甘孜藏族自治州、阿坝藏族羌族自治州和凉山彝族自治州的部分县（市）也建立了县级免疫规划信息管理平台，特别是省免疫规划示范区县。省卫生健康委员会下发的《关于开展 2019 年全省预防接种质量提升行动的通知》中对加强免疫规划信息化建设提出了明确的目标要求，同时争取到省财政补短板资金 5 211 万元为全省预防接种单位配备医用冰箱，并要求各地积极争取当地财政配套资金，做好冷链设备温度全程监测信息化建设。截至 2019 年底，全省以县为单位儿童预防接种信息化实施率为 98.94%，以乡为单位儿童预防接种信息化实施率为 97.39%，绑定手机 APP 儿童个案 2 670 244 个，建成数字化预防接种门诊 348 家，管理儿童预防接种个案数达 949 万余个。

（三）省级信息化平台管理建设阶段

2019—2022年为四川省免疫规划信息化建设的省级信息化平台建设管理阶段。中共中央办公厅 国务院办公厅印发的《关于改革和完善疫苗管理体制的意见》和《疫苗管理法》规定国家建设疫苗全程电子追溯体系，建立全国疫苗追溯协同服务平台，整合疫苗生产、流通、使用环节的追溯信息，各级疾病预防控制机构和接种单位应按要求提供相关追溯信息。为贯彻落实党中央国务院决策部署精神和法律规定，省委省政府、省卫生健康委员会高度重视四川省免疫规划信息系统建设工作。

2019年，省卫生健康委员会在省财政免疫规划项目资金中划拨省疾病预防控制中心500万元，用于四川省免疫规划信息管理系统建设工作。为学习免疫规划信息化建设先进经验，省疾病预防控制中心免疫规划所和公共卫生信息所专业技术人员赴兄弟省份开展免疫规划信息化建设考察学习，拓宽了四川省免疫规划信息化平台建设思路。在编制省级免疫规划信息化平台建设需求期间，省疾病预防控制中心邀请国内主要免疫规划信息化平台建设企业进行软件介绍，为四川省免疫规划信息管理系统建设需求提供参考。组织召开四川省免疫规划信息管理平台建设需求论证会，邀请省、市、县三级免疫规划信息化专家开展需求论证，进一步明确省级平台业务需求，形成正式需求文件。省卫生健康委员会多次组织相关处室、省疾病预防控制中心和卫生健康信息中心等进行讨论研究，对系统建设原则和方向提出了具体要求。省疾病预防控制中心主要领导和分管领导多次召集相关处所专题研究建设工作，强调要以高标准、严要求、高质量开展四川省免疫规划信息管理系统建设工作。经过各级单位反复讨论和论证，2019年10月14日，发布四川省免疫规划信息管理系统政府招标采购公告，2019年12月5日，确定中标承建企业。2019年12月30日，省疾病预防控制中心与中标承建企业召开了四川省免疫规划信息管理系统建设启动会，标志着四川省免疫规划信息管理系统建设工作正式启动。

2020年3月10日，省卫生健康委员会下发《关于做好四川省免疫规划信息管理系统建设工作的通知》，明确了四川省免疫规划信息管理系统建设原则，确定德阳市为试点地区。2020年3月20日，省疾病预防控制中心组织召开了试点地区视频培训会，对试点地区所有疾病预防控制机构和接种单位相关人员400余人进行了培训，培训内容主要包括权限管理、历史数据导入、疫苗管理和预防接种管理等。

基于前期对全省信息化实施水平和设备配置的现况调查结果，综合考虑试点地区信息化设备尚未完全配齐的现实情况，优先选择德阳市罗江区鄢家镇卫生院和什邡市皂角社区卫生服务中心先行试点，为保证试点工作取得成效，起到以点带面的示范引领作用，省卫生健康委员会和省疾病预防控制中心多次到试点地区开展现场指导工作。经过试点单位积极测试和应用，省疾病预防控制中心对系统业务需求进行反复的分析和整理，开展系统功能优化。在 2022 年 3 月底前，实现与全民健保免疫规划信息系统和国家疫苗追溯协同服务平台对接。

在取得试点经验后，将试点范围扩大到泸州市古蔺县全县，然后再扩大到雅安市全市，此后逐步扩大试点范围。历经 6 个月的试点后，2020 年 9 月 1 日，省疾病预防控制中心下发《全省启用四川省免疫规划信息管理系统开展疫苗流通和预防接种管理工作的通知》，要求在全省范围内启用四川省免疫规划信息管理系统，从试点到全面启用期间，省疾病预防控制中心组织开展了 5 期线上 / 线下的培训会议，并要求各地逐级培训到基层接种单位，并到现场开展培训指导工作，以保证四川省免疫规划信息管理系统顺利部署。截至 2020 年 12 月底，完成全省所有历史预防接种数据导入工作，全省所有疾病预防控制机构和预防接种单位（包括常规、产科、狂犬病暴露预防、成人和非免疫规划疫苗）均使用四川省免疫规划信息管理系统开展疫苗流通和预防接种管理工作，信息化实施率达 100%。省卫生健康委员会统筹相关经费，为全省市县级疾病预防控制机构和接种单位配备温度监控仪、条码扫码器和条码扫码枪等信息化设备，有力地推动了全省免疫规划信息系统建设。

2021 年，四川省主要以优化系统功能、提高数据质量、保障新冠疫苗接种为核心开展免疫规划信息化建设工作。2021 年 2 月，配合省大数据中心完成四川省免疫规划信息管理系统与四川天府健康通对接，实现扫健康码接种、新冠疫苗接种线上预约、电子接种证明和接种记录自助查询等功能。2021 年 2 月 25 日，省疾病预防控制中心邀请部分市县级疾病预防控制中心免疫规划专家召开免疫规划信息管理系统建设专家会，对系统业务功能模块提出优化和改进建议，同时对四川天府健康通新冠疫苗接种预约功能和方式征求意见和建议，根据专家建议进一步对四川省免疫规划信息管理系统进行优化完善。

按照国家和省委省政府统一部署，四川省启动新冠疫苗大规模接种工作。鉴于现有省级免疫规划信息系统仅能满足常规疫苗流通和预防接种管理工作需求，无法有效支撑新冠疫苗大规模接种信息管理和数据统计分析工作，为确保顺利支撑新冠疫苗接种工作，省疾病预防控制中心组织召开三次专题会议和专家论证会，确定了四川省免疫规划信息管理系统新冠疫苗大规模接种功能需求和运维保障内容，实施四川省免疫规划信息管理系统新冠疫苗大规模接种功能升级和运维保障紧急采购，通过功能升级，四川省免疫规划信息管理系统新增系统功能 42 项，优化系统架构 11 项，升级系统资源 10 项，将四川省免疫规划信息管理系统支撑能力从单日 30 万剂次提升到了 300 万剂次以上。为提高全省免疫规划信息化管理水平，保障大规模新冠疫苗接种工作顺利进行，省疾病预防控制中心针对不同层级的信息化专业人员开展多种形式的培训，覆盖了各级疾病预防控制机构信息化专业人员和接种单位人员，2021 年 5 月 10 日，省疾病预防控制中心举办四川省免疫规划信息管理系统师资培训班，所有师资人员须通过一对一的现场指导、实践操作、技能考核 3 个环节获得师资认证，并要求各地逐级开展培训工作到基层，为新冠疫苗大规模接种提供有力的技术支持。2021 年底，四川省免疫规划信息管理系统技术开发项目和新冠疫苗大规模接种功能升级和运维保障项目顺利通过验收。

2022 年，开展四川省疾病预防控制中心四川预防接种微信公众号（服务号）功能开发和试点上线，公众服务功能主要包括：疫苗预约（含 HPV 疫苗登记预约）、接种记录查询、下一剂次疫苗接种提示、入托入学接种证查验报告、接种通知，接种参考等。2022 年 2 月完成公众号的注册和认证，2022 年 3 月在成都市、泸州市、广元市、内江市、乐山市和资阳市开展试点工作，后逐步扩面。2022 年 3 月，省卫生健康委员会统筹相关经费，下发《关于印发四川省预防接种数字化门诊建设实施方案的通知》，在全省 21 个市（州）建设 430 个预防接种数字化门诊。作为国家基于预防接种个案统计常规免疫接种率的试点省份，按照中国疾病预防控制中心下发《关于开展基于免疫规划信息系统接种个案数据统计常规免疫接种率试点工作的通知》要求，开展历史预防接种个案和接种信息上传，并适应性改造四川省免疫规划信息管理系统接种率统计功能。省疾病预防控制中心配合省卫生健康信息中心开展四川省免疫规划信息管理系统与省卫生健康信息共享交换平台对接，开展数据上传等相关工作，按照有关要求开展出生"一件事"预防接种证办理公共服务事项与政务一体化平台对接工作。

三、信息化建设的亮点和创新点

《疫苗管理法》规定国家实行疫苗全程电子追溯制度。为落实国家疫苗全程电子追溯制度，四川省 2020 年建成省级免疫规划信息管理系统并投入使用，系统具备全人群预防接种信息管理、疫苗管理和全程电子可追溯、冷链设备管理、疑似预防接种异常反应监测管理、预防接种公众服务等功能，完成与全民健保免疫规划信息系统和疫苗追溯协同服务平台对接，实现全省预防接种信息交换共享，满足各级用户分级查询分类管理。四川省免疫规划信息管理系统部署在四川省政务云，采用浏览器 / 服务器（B/S）架构模式，实现了疫苗出入库和接种扫码全覆盖。

（一）预防接种管理

四川省免疫规划信息管理系统支持预防接种个案基本信息和预防接种信息采集。系统覆盖全省所有产科接种单位，支持产科新生儿建档和预防接种信息采集，确保儿童一出生接种的乙肝疫苗第一剂和卡介苗接种信息纳入信息系统管理，产科接种单位工作人员询问儿童监护人现居住地并录入系统，系统可自动将建卡信息推送至儿童居住地接种单位管理，提醒常规接种单位尽早掌握辖区新生儿。通过主动迁入、被动迁出的管理模式解决流动儿童免疫跟踪服务难题。接种单位可利用信息系统设置相应的查询条件确定未种人员名单，通过微信公众号或系统短信通知功能提醒儿童监护人或受种者及时接种。实现基于免疫规划信息管理系统预防接种个案自动统计国家免疫规划疫苗接种率月报表和累计、非免疫规划疫苗接种数月报表和累计统计及国家免疫规划常规免疫（出生队列）接种率季度报表，基于现管个案在每月初生成"预计接种人员名单"，便于接种单位掌握应种对象。系统具备接种率抽样调查功能，便于手工记录和判断接种记录。系统具备重复个案管理功能，根据身份证号限制建卡，避免重卡产生，各级疾病预防控制机构可统计辖区重卡数量，督促整改实现重卡动态清零。系统可统计预防接种证办理情况，为出生"一件事"预防接种证联办奠定基础。系统具备入托入学预防接种证查验功能，公众可通过四川预防接种微信公众号自助开具接种证查验审核报告。

（二）疫苗追溯管理

系统采用分级管理模式建立疫苗出入库信息电子档案，支持对所有疫苗的领取 /

购进、分发、使用等进行管理和统计查询。从国家疫苗追溯协同服务平台将上市后疫苗的追溯码关系集等信息导入四川省免疫规划信息管理系统后（也支持从疫苗上市许可持有人获取追溯信息），各级疾病预防控制机构和预防接种单位可对疫苗进行扫码出入库，最终通过扫码接种实现受种者和疫苗信息对应，实现疫苗最小包装识别码可追溯，实现疫苗正向追溯反向溯源，做到来源可查，去向可追。

（三）冷链设备监测管理

系统可采集各级疾病预防控制机构和接种单位冷链设备信息，包括冷链设备的来源、类型、数量、生产企业、启用时间、使用年限、运转状态等信息，所有冷藏车、疫苗运输车、冷藏箱、冰箱、冷库以及自动温度监测设备等冷链设备在系统中均由唯一设备编号进行标识，并分级进行统计分析，实现按照冷链设备使用年限、已报废数量等信息计划购买、配备新的冷链设备。系统可对接自动温度监测设备，自动温度监测设备与冷链储运设备关联绑定，可以抓取任何冷链设备在之前任何一段时间内的温度记录。

（四）数据共享和系统安全

四川省免疫规划信息管理系统与全民健保免疫规划信息系统和疫苗追溯协同服务平台对接，及时上传有关信息，通过国家平台实现跨地区预防接种数据查询。对接四川省卫生健康信息中心共享交换平台和省政务一体化平台，满足出生"一件事"中预防接种证联办事项办理要求，通过与四川天府健康通对接，实现新冠疫苗预约和接种信息查询。四川省免疫规划信息管理系统每年均通过信息系统安全等级保护三级测评，全面实现了虚拟专网（VPN）访问，关闭互联网访问方式。

（五）公众服务

四川省免疫规划信息管理系统配套的四川预防接种微信公众号（服务号）可进行儿童和成人疫苗接种预约，可预约疫苗与疫苗库存关联，预约疫苗可分厂家配置，公众可自愿选择自费或免费疫苗，公众号也提供接种单位信息查询、接种提醒、接种通知、接种证查验报告、儿童接种方案和HPV疫苗登记等功能服务。下一步计划上线预防接种宣传和健康教育功能模块。

四、四川省免疫规划信息化取得的成效

（一）提升预防接种服务质量和效率

四川省免疫规划信息管理系统在规范预防接种服务管理，提升预防接种服务质量和工作效率方面发挥了巨大的作用。通过开展信息化建设，四川省免疫规划信息管理系统全面实现儿童接种、成人接种、狂犬病暴露预防接种、产科新生儿接种、非免疫规划疫苗接种等疫苗接种信息的电子化管理；接种个案全省共享，极大提高了流动儿童预防接种管理效率；最大限度规避重卡产生。系统根据疫苗免疫程序和儿童出生日期自动校验疫苗接种针次和接种时间，限制提前接种、间隔错误等，同时家长也可通过公众服务功能知晓儿童下一剂次接种疫苗和接种时间；通过数字化预防接种门诊的建设，做好接种引导，儿童和家长在感受到服务环境变化的同时，进一步提高了预防接种的安全性，防止了预防接种差错的发生。四川省自 2020 年启用省级免疫规划信息系统以来，充分利用系统采集的预防接种个案信息，进行多元化的数据分析展示，为卫生健康行政部门针对免疫规划大数据决策分析提供有力的证据支持，特别是在开展新冠疫苗大规模接种期间，强化对免疫规划信息系统的新冠疫苗接种数据的统计分析，以信息化建设为疫苗接种工作精准助力。

（二）保障疫苗流通和使用安全

《疫苗管理法》提出"国家实行疫苗全程电子追溯制度，疾病预防控制机构、接种单位应当依法如实记录疫苗流通、预防接种等情况，并按照规定向全国疫苗电子追溯协同平台提供追溯信息。"四川省根据这一规定，2020 年以来，全省着力推进疫苗追溯体系建设，各级疾病预防控制机构和接种单位均已实现扫码出入库和扫码接种，实现疫苗来源可查、去向可追。各级疾病预防控制机构和接种单位充分利用免疫规划信息系统科学制订疫苗计划，根据未种儿童数、疫苗损耗情况、疫苗库存量、非免疫规划疫苗替代比例等因素，制定疫苗双月计划并逐级上报，上级疾病预防控制机构根据疫苗效期和疫苗库存量等进行综合评估后，制定疫苗分配计划。各级疾病预防控制机构通过扫码收发疫苗，改变了既往手工录入工作模式，大大减少了人为原因造成的记录错误。最大限度地避免过期疫苗事件的发生。信息系统中疫苗流向和各级库存一目了然，一旦出现类似长春长生疫苗事件的情况，省级能够

通过信息系统快速对疫苗进行停用，并能够追踪到问题批号疫苗的精确去向，为后期事件处置提供便利。

（三）实现资源整合和信息共享

四川省免疫规划信息管理系统建设经历起步、应用、快速发展后，已经进入全面建设和发展的新阶段，在 2020 年之前，由于未建立统一的省级平台，信息化发展水平不一，各市（州）预防接种个案数据分散存储，数据无法全省共享，数据冗余、缺失、不统一的现象普遍存在。建立统一省级免疫规划信息化平台后从根本上解决这些问题，实现了全省预防接种数据资源的充分共享，为预防接种数据的综合利用打下了良好的基础。四川省免疫规划信息管理系统已对接全民健保免疫规划信息系统和疫苗追溯协同服务平台，实现了疫苗全程电子化可追溯，也为下一步全国预防接种数据共享奠定基础，同时，在新冠疫苗大规模接种工作开展期间，将全省新冠疫苗接种数据整合融入四川天府健康通，做到数据实时关联，信息自动共享，实现扫健康码接种疫苗，接种完成 5 分钟内，就可以在线查询到接种记录。

（马千里　蔡　碧）

第28章

贵州省
免疫规划信息化
发展史

一、背景

随着时代的变革和发展以及新的政策和法规的出台，制约基层免疫规划工作实施的诸多因素也充分显现出来，应进行信息化建设推动免疫规划服务质量的提升。近年来，在省卫生健康主管部门的支持下，全省免疫规划信息化工作不断进步。2015年全省正式启用省免疫规划信息管理平台，实现全省儿童预防接种个案数据共享；2017年，原省卫生和计划生育委员会启动全省乡镇卫生院（社区卫生服务中心）数字化预防接种门诊规范化建设工作，并提出四化（儿童管理信息化、接种流程程序化、业务管理智能化、接种服务人性化）、五规范（房屋规范、资质规范、设备规范、疫苗管理规范和工作机制规范）、六统一（标志统一、门头牌匾统一、背景统一、标识统一、色调统一、上墙资料统一）的建设要求；2018年省卫生健康委员会启动全省疫苗数字化监控系统建设工作，并纳入省政府工作报告的"十件民生实事"之一，2019年完成全省疫苗数字化监控系统的建设工作，2020年贵州省实现疫苗数字化监控系统的全覆盖，2021年贵州省免疫规划信息系统通过不断升级改造，承载能力实现巨大提升。通过持续推动全省预防接种门诊信息化建设，提高了门诊服务效率并推动了服务形式的改善；预防接种工作人员配置明显提高，专职人员、技术人员的比例增加；从事信息化工作人员数量、计算机操作水平及硬件配置均明显提高，贵州省预防接种服务水平与质量进一步提升，预防接种门诊各方面得到改善，提供信息支持，并且方便了群众，为实施扩大国家免疫规划奠定基础。

二、贵州省免疫规划信息化建设历程

贵州省免疫规划信息化发展史大致可分为 6 个阶段。

（一）预防接种资料信息化管理初期

贵州省免疫规划信息化工作起步于 2008 年，根据全国免疫规划信息化工作的安排，贵州省于 2008 年在基层各接种单位推广使用预防接种信息系统客户端软件，当时使用的是国家统一安排，由深圳市金卫信信息技术有限公司研发的软件。通过这一时期的信息化建设，实现了接种工作各个环节的电子化登记，比起手工登记方式省时省力，接种单位可以节约更多人力投入改善接种服务质量工作中，在基层初步实现了预防接种数据的信息化管理。但此阶段接种数据均存于各接种单位，存在上级管理分析困难、无法进行流动儿童数据交换等问题。

（二）省级免疫规划管理平台建设阶段

1. 建设依据　进入 2015 年，在省级领导的支持下，贵州省免疫规划信息化建设进入发展的快车道，为进一步加快贵州省免疫规划信息化建设，动态监测预防接种相关信息，实现数据共享，解决异地接种相关问题，及时、准确地为管理部门提供决策依据。根据原省卫生和计划生育委员会《关于开展贵州省免疫规划信息系统建设工作的通知》（黔卫计办函〔2014〕7 号）文件要求，贵州省正式启动建设工作，建立省级免疫规划信息管理平台即贵州省免疫规划信息管理系统（简称"省平台"）。通过省平台可以获取全省各地接种单位的接种数据，指导接种工作的安排，上传下载流动儿童接种信息。我们还在省平台的基础上拓展了新生儿接种管理系统、学校查验证管理等系统，提高了贵州省免疫规划信息化管理水平。

2. 项目经费支持　经多方申请和资金筹措，贵州省一直未能获得省平台建设相关经费支持，为实现省平台的建立，经多次努力协商后，与深圳市金卫信信息技术有限公司达成贵州省免疫规划信息管理平台建设及客户端运行维护合作协议，省平台由金卫信公司免费捐赠，每个接种单位每年需缴纳一定费用作为软件运维费用。

3.建设情况　贵州省于2014年4月正式启动了省平台的建设工作，同年5月底选取南明区、清镇市、汇川区进行试运行。通过3个月的试运行后将运行范围扩大至贵阳市、遵义市、黔南州。2015年2月将运行范围扩大至全省，2015年底完成全部建设工作。

4.技术指导　为保障省平台数据报告质量，进一步加强省平台报告管理工作，贵州省疾病预防控制中心免疫规划所依据《疫苗流通和预防接种管理条例》和《预防接种工作规范》等相关要求，组织制定《贵州省免疫规划信息系统工作管理规范》，明确各级工作职责和工作内容，并制定考核评估指标。通过下发《贵州省免疫规划信息系统工作管理规范》及一系列的工作文件，每年开展多轮次的免疫规划信息化工作培训全面推动全省免疫规划信息化工作的规范化管理，为预防接种信息化的进一步发展奠定坚实基础。

（三）数字化预防接种门诊建设阶段

1.建设依据　预防接种门诊的数字化升级改造可以为儿童家长和接种医生提供良好的等候环境和工作环境，满足群众对预防接种服务需求。贵州省部分县（市、区）以及个别接种单位开展了数字化预防接种门诊建设工作，截至2016年，各地自行开展建设的数字化预防接种门诊有461家。前期开展的数字化预防接种门诊建设改善了接种门诊的服务质量，收到了很好的社会效果。

为进一步推动贵州省数字化预防接种门诊建设，省政府办公厅印发的《贵州省基层医疗卫生服务能力三年提升计划（2016—2018）》（黔府办函〔2016〕210号）提出全力推进乡镇数字化接种门诊规范化建设，贵州省第十二届人民代表大会第五次会议上的《政府工作报告》把全省乡镇卫生院和社区卫生服务中心数字化预防接种门诊全覆盖工作纳入2017年十件民生实事之一。

2.资金来源　按照2017年5月8日和18日省政府召开的乡镇卫生院远程医疗全覆盖专题会议精神，乡镇卫生院、社区卫生服务中心数字化预防接种门诊各类设备的招标采购采取省级集中招标、县级分签采购的方式进行，预算金额为8955多万元，按照政府采购程序，最终中标价格为4222万元，中标企业为贵州精英天成科技股份有限公司。

3. 建设情况　通过项目的实施，全省 1 686 家乡镇卫生院和社区卫生服务中心完成了数字化预防接种门诊的建设，并实现了五规范（房屋规范、资质规范、设备规范、疫苗管理规范和工作机制规范）、六统一（标志统一、门头牌匾统一、背景统一、标识统一、色调统一、上墙资料统一）的要求。

（四）疫苗数字化监控系统建设阶段

1. 建设依据　2016 年国务院新修订的《疫苗流通和预防接种管理条例》（中华人民共和国国务院令第 668 号）要求"疫苗储存、运输的全过程应当始终处于规定的温度环境，不得脱离冷链，并定时监测、记录温度。""疫苗生产企业、疾病预防控制机构、接种单位应当依照药品管理法、本条例和国务院药品监督管理部门、卫生主管部门的规定建立疫苗追溯体系，如实记录疫苗的流通、使用信息，实现疫苗最小包装单位的生产、储存、运输、使用全过程可追溯"；《国务院办公厅关于进一步加强疫苗流通和预防接种管理工作的意见的通知》（国办发〔2017〕5 号）要求"加强冷链储运过程的规范化管理""加快推进疫苗追溯信息系统建设，采取信息化手段，加强疫苗生产、流通和使用全过程追溯管理"。原国家卫生和计划生育委员会和原国家食品药品监督管理局联合印发的《疫苗存储和运输管理规范（2017年版）》（国卫疾控〔2017〕60 号）第七条规定"有条件的地区或单位应当建立自动温度监测系统。自动温度监测系统的测量范围、精度、误差等技术参数能够满足疫苗储存、运输管理需要，具有不间断监测、连续记录、数据存储、显示及报警功能。"近年来我国各地疫苗事件频发，社会公众对疫苗安全的关注度逐渐提高，为进一步提高贵州省免疫规划工作质量，完善贵州省疫苗流通和使用全过程监控，贵州省卫生健康委员会组织开展了贵州省疫苗数字化监控项目建设工作。

2. 项目经费支持　2018 年初，该项目纳入省政府民生实事；同年 11 月，省财政厅批复同意启动招标采购程序；同年 12 月，省财政厅下发《关于拨付 2018 年全省疫苗数字化监控系统项目资金的通知》，落实了项目经费；2019 年 1 月 9 日，完成疫苗数字化监控系统采购项目的评审，深圳市金卫信信息技术有限公司中标。

3. 建设情况　贵州省疫苗数字化监控系统主要包括疫苗追溯信息管理、疫苗冷链温度监控两个基本功能部分。通过基于疫苗电子监管码的一物一码的全程追溯技术，实现疫苗从生产、储存、运输、使用全过程的流向、温度、合规资质信息可追溯。通过疫苗电子监管码开展疫苗追溯管理，可以准确查找到儿童的接种信息并实时精确掌握各地库存情况，指导下一步的疫苗分配计划，解决了免疫规划工作中长期存在的基层库存不清，分配困难的情况。至 2020 年 8 月贵州省接种剂次扫码率已经达到 95% 以上。

4.工作交流　贵州省免疫规划信息化工作在各级领导的支持下，取得较快的发展，在 2020 年 23 个非试点省份中，贵州省是较早实现疫苗全程可追溯的省份，得到了国家多个部门领导的表扬，周边多个兄弟省份来贵州省参观交流。2020 年 1 月 3 日，贵州省卫生健康委员会、贵州省疾病预防控制中心接受《科技日报》、新华社贵州分社、《人民日报》贵州分社等 28 家中央和省级媒体对贵州省免疫规划信息化工作等创新工作进行了采访，并组织媒体赴龙里接种点和省疾病预防控制中心参观疫苗数字化监控系统管理工作。贵州作为西部省份，在预防接种信息化的道路上不断努力开拓、创新发展，取得显著成效。

（五）预防接种门诊巩固建设阶段

在省卫生健康委员会的组织下，贵州省组织制定预防接种单位分级分类管理制度，进一步规范开展全省预防接种门诊标准化建设。为全面推动预防接种信息化管理的发展，在 2020 年预防接种门诊分级分类管理方案中强化了预防接种信息化工作的各项指标，明确了各接种单位应落实全面开展信息化管理，全面开展疫苗追溯管理的要求。根据贵州省预防接种单位综合管理分级评估方案，预防接种单位分为特级示范、示范、规范、合格预防接种单位。根据《贵州省预防接种单位综合管理分级评估方案（试行）的通知》（黔卫健函〔2020〕155 号）贵州省于 2020—2021 年组织开展了全省预防接种单位综合管理分级评估。

经评估，全省有特级示范预防接种单位 5 家，包括贵阳市南明区花果园社区第二卫生服务中心、观山湖区世纪城社区卫生服务中心，遵义市播州区泮水镇中心卫生院儿童接种门诊，铜仁市思南县塘头镇卫生院，黔西南州兴仁市东湖街道社区卫生服务中心；示范预防接种单位 434 家；规范预防接种单位 1 594 家；合格预防接种单位 708 家。对已确定类别（等次）的预防接种单位将进行定期评估。

贵州省的各类预防接种门诊在新冠疫苗接种以及常规免疫接种服务方面都承担了大量工作任务，各级疾病预防控制机构和预防接种单位积极开展预防接种门诊建设，通过信息化等技术手段为人民群众提供更加优质的接种服务。通过这次预防接种门诊评估工作，提升了贵州省预防接种单位的服务质量，进一步发挥了（特级）示范预防接种单位的示范作用，带动了全省预防接种门诊信息化的发展，促进了全省预防接种能力的进一步提高。

（六）信息化支撑新冠疫苗接种工作阶段

在 2021 年新冠疫苗大规模接种活动中，贵州省面临着接种单位、设备设施、人员等不足情况，完成大规模新冠疫苗接种有巨大挑战。省卫生健康委员会积极组织策划了全省新冠疫苗接种能力建设，通过及时制订多个疫苗接种技术方案，有力推动并专业化指导全省新冠疫苗接种工作的顺利开展。通过开展流动接种工作、启用各项信息化新技术、策划贵州省贵州健康码上线多个便民服务功能等方式，取得很好的社会效益。主要做法如下。

1.做好信息系统保障　①指导全省预防接种信息系统按国家数据集的要求进行前期升级改造，完成与国家平台数据交换等功能；②组织制定接种信息系统需求调研分析，及时制订信息系统保障方案，完成贵州省免疫规划信息管理系统高性能数据库服务器安装部署，大幅提升系统硬件资源和网络条件；③部署灾备系统，实现数据库互联互通和同步运行，并加强运维保障，确保全省系统稳定运行。

2.信息化助力贵州省新冠疫苗接种　①应用信息化系统及时汇总新冠疫苗接种数据，开展新冠疫苗供应计算和接种工作调度；②在接种攻坚阶段按每日早、中、午、晚 4 个时段完成全省新冠疫苗接种情况的收集整理，上报省卫生健康委员会作为全省新冠疫苗接种工作调度的参考，长期坚持每日汇总数据完成《新冠病毒疫苗接种工作动态》的撰写；③根据新冠疫苗接种方案和预防接种工作规范的相关要求改进信息系统，通过信息化技术手段限制不规范的操作，保证疫苗接种安全；④部署新冠疫苗决策指挥系统，及时分析全省接种形势，指导各地接种工作。

3.强化预防接种信息化技术指导　协助省卫生健康委员会先后制订多个技术方案和工作方案，将信息化管理列入接种工作的重要工作流程，细化工作要求和质量考核方案。组织制定 4 个地方标准：DB52/T 1592—2021《群体性预防接种点设置规范》、DB52/T 1593—2021《预防接种单位新冠肺炎疫情防控技术规范》、DB52/T 1663—2022《流动预防接种规范》、DB52/T 1664—2022《成人预防接种门诊管理规范》，在预防接种信息化设备投入、人员培训、数据收集、网络部署等方面细化工作标准，全面指导新冠疫苗接种信息化工作的开展。

贵州省新冠疫苗大规模接种期间新增和扩建了较多接种门诊，同时抽调大量人员开展接种工作，迫切需要提高新进人员对信息化系统的操作技术。贵州省充分开展培训、现场指导，开发新冠疫苗接种信息系统视频培训系列教材，开展多轮次现场和在线培训，2021 年培训 8.5 万人次，全面指导各地信息化管理技术，提高了基层信息系统操作技能，有力保障了新冠疫苗接种工作。

4. 新冠疫苗接种信息纳入贵州健康码管理　针对大规模接种活动接种现场登记慢、群众排队时间较长、群众咨询接种记录不便等情况，省卫生健康委员会积极组织省疾病预防控制中心的专业技术团队研判目前接种工作的各项需求，利用贵州省预防接种信息化发展成果推动便民服务工作，策划贵州省新冠疫苗接种数据对接贵州健康码，群众已可通过贵州健康码开展新冠疫苗接种信息查询、自助建档、需求登记等各项便民服务。

（1）上线贵州健康码查询新冠疫苗接种信息：2021 年 4 月 1 日完成与贵州健康码的接种信息对接，便捷群众查询到接种信息。贵州省新冠疫苗接种信息管理专业人员制订贵州健康码新冠疫苗接种信息查询方案。贵州省新冠疫苗接种信息数据库与贵州健康码对接后，打开贵州健康码可看到新冠疫苗接种查询选项，接种机构、接种时间、接种剂次等信息，一目了然、简单方便。根据接种疫苗类型和接种情况，在疫苗接种查询界面按照未查询到接种记录、未全程接种、已全程接种的 3 种情况分别作红色、黄色、绿色三色显示，群众可以清楚查询到自己目前的接种情况。

（2）制订贵州健康码接种信息展示升级方案，增加了贵州健康码上徽章显示：2021 年 5 月 16 日上线贵州健康码接种徽章显示方案。未接种新冠疫苗，贵州健康码将不显示疫苗接种徽章，未全程接种将看到贵州健康码出现银色徽章，全程接种疫苗将在贵州健康码左上角出现金色徽章。11 月 3 日根据加强针接种的需要，再次上线加强针钻石码显示，对已经到了接种加强针时间的人群会进行提示，并作灰色钻石码标记，以方便群众获知自己的接种时间，及时安排加强针接种。完成加强接种后，灰色钻石码就会转为金色钻石码显示，同时在接种剂次查询界面将会标注出加强针接种。通过各种便民服务的方式，营造了良好接种氛围，推动了新冠疫苗的接种活动。

（3）应用信息化技术推动自助预建档等便民服务功能：2021 年 5 月 21 日上线新冠疫苗接种自助预建档，亮码接种，缩短排队等候时间，提升新冠疫苗接种效率。贵州省的群众可登录贵州健康码，通过自主建卡选项事先登记好个人基础信息，免去现场建档环节，在接种时出具条形码即可扫码接种；通过需求登记选项登记接种意愿，接种点将根据疫苗供应情况通知接种时间，公众可合理科学安排接种时间，避免来回奔波。

通过贵州健康码查询新冠疫苗接种信息，开展自助建档、需求登记工作，充分利用大数据手段提升服务能力，是贵州省卫生部门在新冠疫情防控工作中围绕群众最急切的期盼，积极开展的便民服务活动，助力接种信息展示，助力构建全民免疫屏障。

三、信息化建设的亮点和创新点

（一）通过数字化预防接种门诊建设推动预防接种工作服务质量提升

数字化预防接种门诊建设是贵州省推进五个全面建成重点任务项目，对改善民生意义重大。同时积极响应国家政策号召，致力于儿童接种安全事业，在行业内起到示范引领作用。项目特点如下。

1.工作流程规范化　贵州省乡镇卫生院数字化预防门诊建设，以数字化和电子信息的形式，将自动排队功能贯穿整个接种门诊的工作流程，在每个功能点都实现智能排队，使整个接种流程变得更有序、高效。

2.数据精准化　对受种者进行接种时各个节点采集的数据，建立连续性儿童预防接种服务档案，主要包括儿童全程疫苗接种各类信息、服务记录、未能接种原因、服务医生等信息，自动记录受种者在各种情况下的全程服务档案，利用信息化手段协助预防接种工作开展。

3.工作管理信息化　通过对预防接种门诊各类信息进行分析和评价，建立数据分析与展示系统，为免疫规划科学准确的管理提供参考与数据支持。同时将信息以数字化和电子信息的形式上传到省数据平台，可以解决儿童异地接种的问题。

4.服务标准化、优质化　强化公共卫生服务，实现全省乡镇卫生院和社区卫生服务中心数字化预防接种门诊全覆盖，为全省广大群众提供安全、有效、规范的预防接种服务。同时通过一些硬件设备如 LED 屏幕、液晶电视、音响设备等，从视觉、听觉、服务质量等方面给群众带来更好的体验，从而为群众提供更好的服务。

5. 人员技术素质化　按照省市规范化建设的标准要求，加强对预防接种工作人员进行专业技术和规范服务培训，更好的提高从业人员的技术水平和人员素质。

（二）推进新冠疫苗接种信息化

1. 完成省免疫规划信息管理系统高性能数据库服务器安装部署，大幅提升系统硬件资源和网络条件。

2. 部署灾备系统，实现数据库互联互通和同步运行，并加强运维保障，防止出现系统崩溃、网络中断等情况。

3. 完善新冠疫苗接种管理系统，新增自主建卡和需求登记等功能。公众可登录贵州健康码，提前登记好个人基础信息和接种意愿，免去现场建档环节，在接种时出具条形码即可扫码接种；接种单位根据疫苗供应情况，及时通知公众接种时间，确保合理科学安排接种时间，避免来回奔波。

（三）推进疫情防控信息互联互通

贵州省由省卫生健康委员会、省疾病预防控制中心、省大数据局、云上贵州公司等部门制订完善技术方案，基于贵州健康码推进新冠疫苗接种等信息的集成共享。公众可在贵州健康码实时查询新冠疫苗接种机构、接种时间、接种剂次结果和证明等信息。对完成疫苗全程接种的，在贵州健康码上以金色徽章进行标识；完成加强针接种的再赋以金钻，真正利用信息化和大数据手段做到一码通行，极大提高了群众的知晓率、获得感和满意度。

（四）智慧移动接种新模式开启疫苗接种新体验

为方便群众接种疫苗，进一步加大疫苗接种工作覆盖力度，贵州省积极开展流动接种项目建设工作，在全省各地组织流动接种队，制订流动接种地方标准和工作方案，并指导各地配备移动接种设备，提高流动接种的能力。2021 年 3 月，贵州省黔西南州在全省流动接种项目的基础上立项开展智慧移动接种项目建设，将 10 台智慧预防接种车配置到全州 9 县（市、区）使用，在全州范围内全面开展流动接种工作。智慧预防接种车可满足疫苗规范接种全部操作环节的要求，并拥有高机动性特点，可深入贵州省山区的村镇、社区、学校，提供新冠、流感等疫苗的上门接种服务，有效地弥补了固定接种点灵活性不足的缺陷，打通了群众预防接种最后一公里。预防接种车和固定接种点的搭配使用提升了免疫服务的可及性、及时性、便利性和公平性，在工作模式上有多个创新点。

1.应用工具创新　创新应用智慧预防接种车，智慧预防接种车搭载数字化预防接种门诊基本功能标准中要求的设备和系统，满足疫苗接种全部操作环节的要求。车上配备的太阳能疫苗储存冰箱使用了专用的车载制冷压缩机、抗震管路布局工艺、冷链监控系统，可实现高效蓄冷储能、温度实时监测，在意外断电情况下利用冰箱的相变蓄冷技术保证疫苗储存温度维持在 2~8℃ 7 天，保障疫苗运输和存储安全。同时车上也搭载了疫苗接种冰箱，可接入信息管理系统，实现疫苗出入库监测、疫苗追溯管理。

2.业务模式创新　固定接种点＋智慧预防接种车新模式打通了群众预防接种最后一公里，提升了免疫服务的可及性、及时性、便利性和公平性。

3.管理流程创新　智慧预防接种车可通过车载网络和数字化平台实现设备物联管理、实时监测疫苗、接种、车辆、环境状况，确保疫苗安全、接种安全和环境安全；支持疫苗接种信息实时传输至省平台，可实现疫苗接种全流程的管理和追溯。

四、科研成果

（一）标准研制

DB52/T 1379—2018《预防接种门诊设置规范》，贵州省地方标准（贵州省疾病预防控制中心）。

DB52/T 1592—2021《群体性预防接种点设置规范》，贵州省地方标准（贵州省疾病预防控制中心）。

DB52/T 1593—2021《预防接种单位新冠肺炎疫情防控技术规范》，贵州省地方标准（贵州省疾病预防控制中心）。

DB52/T 1663—2022《流动预防接种规范》，贵州省地方标准（贵州省疾病预防控制中心）。

DB52/T 1664—2022《成人预防接种门诊管理规范》，贵州省地方标准（贵州省疾病预防控制中心）。

（二）论文和著作

2014 年，在《应用预防医学》和《预防医学情报杂志》等期刊上发表免疫规划信息化建设相关内容论文各 1 篇。

2017 年，在《中国卫生产业》期刊和国家级科技期刊《中国卫生事业管理》上分别发表免疫规划信息化建设相关内容论文各 1 篇。

2022 年，在《中国医学前沿杂志》上发表免疫规划信息化建设相关内容论文 1 篇。

2022 年，《疫苗接种的那些事》在贵州科技出版社出版。

（三）其他

"贵州省预防接种信息管理系统建设项目" 2022 年获得贵州省大数据发展领导小组 "数字治理省级示范项目"。

"智慧移动接种新模式开启疫苗接种新体验" 2022 年获得中华预防医学会 "数字化赋能免疫规划服务创新案例"。

新技术：2022—E1—1 技《关于基于互联网 + 的自助查验管理模式在儿童预防接种证查验工作中的应用》。

（唐 宁 甘 明）

第29章

云南省
免疫规划信息化
发展史

一、背景

云南简称"云"或"滇"，地处中国西南边陲。东与广西壮族自治区和贵州省毗邻，北以金沙江为界与四川省隔江相望，西北与西藏自治区相邻近，西部与缅甸接壤，南部和东南部分别与老挝、越南接壤。下辖16个州（市）、129个县（市、区）。云南是全国边境线最长的省份之一，有8个州（市）的25个边境县分别与缅甸、老挝和越南交界。全省国土总面积39.41万平方千米，占全国国土总面积的4.1%，居全国第8位。云南属山地高原地形，山地面积33.11万平方千米，占全省国土总面积的84%。云南省总人口4 720.9万人，每年出生儿童约50万人，接种疫苗约1 200万剂次。

免疫规划是疾病预防控制工作的重要组成部分，云南省自1978年实行儿童计划免疫工作以来，疫苗针对传染病得到有效控制。随着经济的发展、疫苗使用品种和数量的增加、人口的流动及免疫规划工作的深入开展，传统纸质台账、手工登记、统计分析难以满足新的免疫规划工作管理需求。为实现云南省异地预防接种数据共享、常规管理和数据统计分析，充分满足社会对免疫规划工作服务水平日益增长的需求；实现高质量的预防接种服务，促进免疫规划工作规范化管理，云南省免疫规划信息化建设势在必行。

二、云南省免疫规划信息化建设历程

云南省免疫规划信息化初期工作开始于 2005 年，信息化建设经历了 3 个主要阶段。

（一）起步阶段（2005—2011 年）

按照《中国疾病预防控制中心关于下发〈儿童免疫接种信息管理系统建设试点实施方案〉的通知》（中疾控发〔2005〕513 号）安排，云南省于 2005 年 8 月—2006 年 6 月作为国家试点省份开展儿童免疫接种信息管理系统建设试点工作。选取了曲靖市、大理州部分接种点为试点单位，截至 2006 年 4 月统计，试点单位共上报儿童个案信息数 8 万余人。通过试点工作，云南省了解到开展免疫规划信息化建设的迫切需要和存在困难，并从中积累经验，为建设实施云南省免疫规划信息化奠定了工作基础。

在云南省信息化建设初期，也得到了国家大力的支持。2010 年 12 月全球疫苗免疫联盟（GAVI）项目为云南省 16 个州（市）129 个县配置下发了 172 套计算机和打印机设备。2011 年 5 月 4—7 日、5 月 9—12 日，云南省分别在昆明市和楚雄市举办了 2 期云南省 GAVI 项目免疫规划信息管理系统培训班，全省 16 个州（市）及其所辖 129 个县（区、市）疾病预防控制中心负责信息系统管理人员和负责预防接种门诊儿童预防接种信息管理人员，及 16 个州（市）政府所在地的乡级接种单位负责接种门诊儿童预防接种信息管理人员等共计 320 人参加培训。培训期间，国家疾病预防控制中心曹玲生老师介绍了免疫规划信息化进展及建设思路，相关业务人员就疫苗管理、常规免疫监测、儿童预防接种信息系统接种点客户端软件的安装与使用，接种证、预约通知单及报表的打印等操作进行了讲解。培训班注重理论结合实际，安排充分时间上机操作。培训结束后，进行上机操作技能考试。培训班圆满完成了中国疾病预防控制中心的委托任务，达到了预期的目的，并对推进全省免疫规划信息化建设奠定了良好的人员基础。

（二）稳定运行阶段（2012—2019 年）

为全面推进云南省免疫规划信息化平台建设，提高免疫规划工作质量和服务水平，云南省卫生厅于 2011 年 5 月 6 日下发了《关于印发云南省 2011 年免疫规划项目省级补助经费实施方案的通知》（云卫发〔2011〕375号），安排省级儿童预防接种信息管理平台建设经费150万元，用于省（区、市）级儿童预防接种信息管理平台建设。

为进一步配合云南省免疫规划信息化平台建设，补充基层信息化管理设备，原云南省卫生厅下发了《关于印发云南省2011年度扩大国家免疫规划项目中央补助核定资金实施方案的通知》（云卫发〔2011〕576号），安排全省儿童预防接种信息管理设备采购经费1318.74万元。其中21.6万元，用于对云南省免疫规划数据中心网络接入100M光纤费用予以补助。1297.14万元用于对装备全省16个州（市）、129个县（市、区）级疾病预防控制中心以及2010年3月各州（市）上报的1518个乡镇卫生院/接种点，共计1663个项目单位预防接种信息管理设备，其中：计算机1663台（4500元/台）、平推式打印机1663台（2800元/台）、读码器1663台（500元/台）予以补助。设备采供工作于2012年年中下发到位，为省级平台投入使用做好硬件准备。

通过学习和借鉴全国免疫规划信息化发达地区经验，同时对基层接种单位和区县疾病预防控制中心等用户进行深入调研，收集整理各方需求、建议基础上，云南省制定了包括开发基于《国家儿童免疫接种信息管理系统客户端软件》的省级管理平台、基础资料管理等4个管理子系统、免疫规划门户、服务之窗等建设内容。于2012年3月完成开发并在全省范围内投入使用。其中，客户端软件是基于国家儿童预防接种信息管理系统客户端软件进行升级的软件，通过国家儿童预防接种信息系统管理客户端软件安装包进行安装并按云南省需求进行云南版升级，它是与云南省免疫规划信息管理系统（以下简称"省平台"）进行个案数据交换及对接的客户端软件，由云南省各级接种单位使用，主要功能包括疫苗登记、接种登记、上传下载、数据备份、报表管理、查询统计、接种设置、系统管理等。

省平台是基于客户端软件的各级疾病预防控制机构管理平台，接收及管理云南省各级接种单位客户端软件中儿童接种个案，主要功能包括儿童档案管理、报表查询、接种监测、信息报告管理监测等。

2011年建设初期全省儿童预防接种信息化接种单位覆盖率为12.9%。截至2019年底，全省接种单位免疫规划信息化覆盖率为52%。

（三）升级改造阶段（2019年至今）

2019年12月，根据国家卫生健康委员会办公室《关于加快推进免疫规划信息系统建设工作的通知》（国卫办疾控函〔2019〕841号），要求建立完善免疫规划信息系统，对疫苗流通和预防接种全程实行电子化管理，实现预防接种个案信息跨地区交换共享；落实疫苗全程电子追溯要求，实现疫苗来源可查、去向可追。云南省疾病预防控制中心按照中国疾病预防控制中心《关于印发省级和接种单位免疫规划信息系统基本功能要求的通知》（中疾控免疫便函〔2019〕1309号）要求和云南省免疫规划信息系统建设实际情况，形成了云南省免疫规划信息系统升级改造方案。

在云南省卫生健康委员会的高度重视和大力支持下，云南省于2021年3月18日与国家药品监督管理局疫苗追溯协同服务平台正式环境对接成功，3月24日与全民健保免疫规划信息系统测试环境对接成功，7月31日，完成云南省免疫规划信息系统升级改造项目（一期）政府单一来源采购。

2021年8月，云南省完成了免疫规划信息系统升级改造工作，建立了整合接种管理、冷链管理、疫苗追溯、在线接种、疑似异常反应监测五大子系统，并统一门户登录的云南省免疫规划信息管理系统。同时取消了接种单位客户端软件（C/S），切换为在线接种系统（B/S）管理使用。

2019年底至2022年省平台根据业务工作需要完成了60余次功能升级完善，至今省平台成功保障了2020年至2022年全省大规模人群新冠疫苗接种工作，目前，省平台使用接种点覆盖率100%，已录入1 300万儿童、4 300万成人疫苗接种个案信息。能实现新生儿出生医院产科建证工作、流动儿童预防接种信息异地获取和管理工作、预防接种信息录入和上传、逾期未种儿童查找和统计等功能。为云南省开展免疫规划规范化管理提供强有力支持和保障。

（四）运行维护和安全保障

1.运行维护　云南省免疫规划信息系统由云南省疾病预防控制中心每年与系统承建商（深圳市金卫信信息技术有限公司）签订技术服务合同，完成系统新增和升级功能的研发，提供运行维护技术服务，按合同支付服务费用。其他系统维护费用还包括网络费用、系统等级保护测评费等，均由云南省疾病预防控制中心免疫规划经费中支出。

2.服务器安全　云南省免疫规划信息系统服务器原存放在云南省疾病预防控制中心机房，系统的安全保障工作由云南省疾病预防控制中心的信息中心负责，系统的使用和业务需求由免疫规划所负责。2020年系统升级改造时，云南省免疫规划信息系统服务器计划迁移至云南省卫生健康委员会建设的健康云上统一部署，并于4月30日完成了在健康云上的部署、系统数据的迁移，由健康云专业工程师进行保障。

3.网络安全　为进一步提高云南省免疫规划信息系统网络安全能力，系统互联网（公网）直接访问入口已于2021年2月1日关停，各级各类用户通过卫生专网或VPN访问。同时，云南省疾病预防控制中心对所有接入虚拟专网的终端进行安全审计和行为监控，一旦发现网络攻击行为，将禁止该IP地址访问云南省免疫规划信息系统，并要求其所在接种单位对网络和终端进行整改。

三、云南省免疫规划信息系统的特点及创新点

（一）建立统一的省平台数据库，实现云南省接种个案信息的异地获取

云南省免疫规划信息化建设之初就考虑了系统软件和系统数据的统一管理，建立以基本信息和预防接种信息等内容为个案的免疫规划数据库，解决云南省流动人口异地接种信息共享的难题。对于省平台数据库中已有的受种者个案，在云南省内任何一个接种单位实施预防接种，接种单位即可查询到该流动受种者以往异地接种档案，做到了数据共享。

（二）接种单位合理规划设置与信息化运用有机结合

为深入贯彻落实《疫苗管理法》《传染病防治法》等法律法规要求，优化云南省接种单位资源配置，强化规范建设，提高服务质量，云南省内卫生健康委员会下发了《关于印发云南省接种单位设置与规范化建设指导意见（2020年版）的通知》（云卫疾控发〔2020〕16号）和《关于进一步加强基层医疗卫生机构预防接种规范管理的通知》（云卫办基层发〔2020〕5号）。要求合理规划设置接种单位，减少疫苗冷链运输层级，逐步取消设在村卫生室和社区卫生服务站及其他医疗机构内不必要的接种单位，加快实现以乡镇卫生院、城区常规接种门诊集中接种为主的预防接

种服务模式，确保规范、安全、有效。2021 年 6 月底前，取消非必须保留的社区卫生服务站的接种门诊和村级接种门诊，实现接种单位设置标准化、接种工作规范化、全程监管信息化。

（三）疫苗冷链能力提升与疫苗追溯系统建设同步推进

为保证云南省各级疾病预防控制机构和接种单位冷链设备满足使用要求及疫苗存储和运输处于全程冷链监控范围，确保疫苗储存和运输管理安全规范，满足疫苗全程电子化追溯要求，保障免疫规划工作顺利实施，安排 2020 年公共卫生体系建设和重大疫情防控救治体系建设中央补助资金 1.998 5 亿元，拨付至各州（市）、县（市、区），用于疫苗冷链能力及疫苗追溯系统建设，涉及的疫苗冷链能力建设设备有：备用发电机组、300L 医用冰箱、医用冷藏箱、温度监控仪，疫苗追溯系统建设设备有：条码扫码器、普通扫码枪、电脑、打印机。

四、云南省免疫规划信息系统应用价值和社会效益

云南省免疫规划信息化建设具有广阔的应用价值和深远的社会意义，关系到每个家庭和每个儿童健康。科学的设计和规范的运用该系统，可及时发现并消除免疫空白儿童，建立有效的免疫屏障，动态监测疫苗可预防传染病，最大限度地降低其危害。同时，本系统以电子化记录优化代替纸质记录儿童接种信息，以信息化管理替代传统手工管理，提高了免疫规划管理的效率、效果，产生极大的社会效益。主要社会效益如下。

（一）为云南省疾病预防控制机构和接种单位服务

1. 通过建立云南省统一的免疫规划服务器和管理平台，全面实现以儿童预防接种个案为基础的信息管理　实现数据的动态更新、云南省资源共享，流动儿童跨区域接种，从根本上解决了儿童底数不清、重卡严重、流动儿童异地接种数据不能共享、接种率计算不准确等难题，全面提高预防接种监测信息报告质量、报告的及时性。同时该系统也为成人预防接种信息存储、统计和交换提供了方便。2020 年，升级改造后的系统在云南省各州（市）、县（市、区）疾病预防控制机构和所有预

防接种单位（包含新冠疫苗指定接种单位）实现 100% 覆盖运行。

2. 通过产科接种单位设置与规范化建设，所有新生儿接种个案信息化管理，使预防接种管理关口前移　云南省所有医疗机构的产科接种单位通过系统从新生儿出生就进行管理，新生儿基本信息和接种信息采集工作从以往出生 1 个月后到辖区接种单位采集环节前移至新生儿出生医院，管理儿童数从出生源头采集，避免了儿童流失。

3. 通过疫苗全程追溯系统的开发和运用，实现了疫苗的全流程追溯　2020 年，升级改造后的云南省免疫规划信息管理系统达到了疫苗最小包装单位储存、运输、使用全过程可电子追溯的功能，在云南省免疫规划疫苗接种，特别是新冠疫苗大规模接种中提供了有力的疫苗管理及接种数据保障。对疫苗的调配、采购提供数据支持，各级疾病预防控制和接种单位可以实时查看疫苗库存、疫苗有效期，做到合理使用分配疫苗，减少了疫苗的浪费。

（二）为公众提供服务

通过免疫规划信息化建设，为群众预防接种提供更加全面的信息记录和规范服务，节省了预防接种时间，特别是 2020 年新冠疫苗大规模接种期间，接种信息同步对接至云南健康码实现信息共享，个人可自行查询。进一步提高了免疫规划工作的社会效益，充分满足公众日益增长的对预防接种服务需求，做到了更好地服务社会，促进免疫规划工作持续发展。提升了受种者对云南省免疫规划工作的认可度、满意度。

五、学术产出

2015—2017 年云南省疾病预防控制中心培养硕士研究生 1 名，主要研究方向为儿童预防接种信息数据质量，并撰写发表论文 1 篇。

为顺利推进云南省免疫规划信息系统运用，云南省疾病预防控制中心于 2022 年撰写专著《云南省免疫规划信息系统使用指南》，供全省有关机构和人员学习使用。

（龚琼宇　甘　明）

第30章

西藏自治区
免疫规划信息化
发展史

一、背景

国家免疫规划是政府提供的一项重要的公共卫生服务，是儿童健康的基本保障，是预防、控制乃至消灭疫苗可预防传染病最经济、最有效的手段。西藏自治区自1986年开始实行了计划免疫工作，2009年实施了国家扩大免疫规划。经过自治区各级免疫规划工作者和预防接种人员的不懈努力，在疫苗针对疾病控制、疾病监测、冷链建设、人才队伍建设等方面取得了显著的成绩。然而，随着免疫规划工作的深入开展、经济全球化的发展、人口流动的不断加剧以及科技信息大爆炸的时代呼唤，传统、落后的手工登记、统计分析、管理方式已难以适应实际工作的需要，其报告的真实性、准确性和及时性也得不到保障。因此，如何准确全面的记录、收集、汇总、统计分析疫苗和预防接种信息，解决异地接种问题，实现数据共享、更好的服务群众，成为免疫规划工作新的难题和工作重点。

2005年原卫生部要求在全国开展预防接种信息化推进工作。党的十八大以来，以习近平同志为核心的党中央高度重视网络安全和信息化工作。2014年2月，在原中央网络安全和信息化领导小组第一次会议上，以习近平总书记强调的"没有网络安全就没有国家安全，没有信息化就没有现代化"开启了网络强国建设的伟大征程。为了贯彻落实习近平总书记关于建设信息和网络强国的战略目标，在2015年7月举行的全国疾病预防控制信息化建设研讨会上，原国家卫生和计划生育委员会有关领导在讲话时指出：信息化是推动疾病预防控制事业跨越式发展的重要手段，有关部门必须不断完善疾病预防控制业务信息系统建设，强化信息共享和业务协同，推动工作重心由疾病管理向健康管理转变，由经验决策向基于大数据的科学决策转变，由粗放管理向精细化管理转变。国家的要求、时代的要求、免疫规划工作的要求，以及自治区人民群众对健康的要求，促使我们必须做好免疫规划工作，做好免疫规划信息化建设工作。

二、免疫规划信息化建设历程

（一）通过项目试点初步探索（2016—2018年）

2016年底，以国家卫生健康委员会（原国家卫生和计划生育委员会）与联合国儿童基金会（UNICEF）2016—2020年度提高预防接种服务水平项目为依托，以村级预防接种信息手机报告应用子项目为抓手，对免疫规划信息化建设进行了初步的探索和实践。2016年11月，制定并下发了西藏自治区的项目实施方案和基线调查方案，项目明确在日喀则市仁布县推行预防接种手机APP，及时上报疫苗接种相关信息，加强村级预防接种信息化管理。同年12月在日喀则市和仁布县召开了西藏自治区的项目启动会和基线调查工作，并对相关人员开展了业务培训。

2017年6—8月西藏自治区疾病预防控制中心免疫规划所所长顿珠多吉代带领自治区、市、县、乡镇项目工作人员同国家项目组一道赴云南、深圳等地考察调研和学习，在经过一系列的前期准备工作，西藏自治区于2017年9月5日，在项目县正式启动了村级预防接种信息手机报告研究项目。考虑到项目县未曾使用过儿童预防接种信息管理系统客户端软件，乡村级工作人员汉语表达理解能力有限，首先对工作人员进行了深入细致的培训，培训采用汉语集中式讲解和藏语一对一、手把手现场模拟演练指导，确保每一个图标，每一个步骤都能熟练掌握，为全县的免疫规划信息化建设打下了良好的基础。2018年2月初，在成都召开经验交流会议，5—9月份，各级均开展了项目工作督导，督导组工作人员通过查看平台、客户端、手机APP的运转情况和一致性，进一步解决存在的问题，促进仁布县免疫规划信息化的进一步成熟。2018年底，项目完成终期评估。村级预防接种信息手机报告研究项目的实施，直接促进了项目县免疫规划信息化工作的发展，不但使项目县儿童预防接种信息管理系统得以建立和使用，更重要的是培养了基层工作人员的信息化意识和操作技能。至此，西藏完成了免疫规划信息化建设的初步探索和实践。

（二）西藏自治区免疫规划信息管理系统初步建立（2018—2019 年）

西藏自治区免疫规划信息管理系统（简称"宝贝计划系统"）计划建设工作开始于 2018 年。在西藏自治区卫生健康委员会和疾病预防控制中心领导的高度重视及大力支持下，通过政府公开招标，于 2018 年 3 月启动建设西藏自治区免疫规划信息管理系统。西藏自治区免疫规划信息管理系统建设项目共出资 489.2 万元，用于购买相关硬件设备及软件开发，经费来源于公共卫生服务经费。经过 2018 年上半年的筹划与准备，西藏自治区免疫规划信息管理系统于 2018 年 7 月底正式筹备完成，自治区数据库终端建在自治区疾病预防控制中心，一共 10 台服务器。自治区平台基于 J2EE 技术架构体系，采用国际标准的技术规范和开放的数据交换标准，充分考虑系统的可移植性、可扩展性、稳定性、安全性、高效性等，采用 BS 模式设计。初步建立的信息系统具有以下功能：①公告、待办事项、预警信息；②疫苗计划、出入库管理、预警、疫苗追溯等功能；③分析报表管理；④常规报表管理；⑤各级免疫接种管理；⑥冷链管理系统设备维护、温度记录；⑦综合管理系统用户管理、权限分配等。

2018 年 7 月 30 日，自治区疾病预防控制中心组织召开了西藏自治区免疫规划信息管理系统建设项目启动暨培训会议，自治区和各市（地）级卫生行政部门，各市（地）疾病预防控制中心，拉萨市各产科医院、预防接种门诊的负责同志和业务工作人员以及系统研发工程师参加了会议。启动会结束之后，项目逐级培训工作正式开始，至 9 月底西藏自治区免疫规划信息管理系统的正式上线，对于改变自治区现有较为落后的免疫规划管理现状，进一步健全免疫服务网络、理顺运行机制、完善接种管理、规范接种行为、提高服务质量起到了积极的作用。平台运行后，自治区各级疾病预防控制机构和各类预防接种单位将以信息化技术运用为主要手段，贯穿整个人群的免疫服务过程，将有效构建覆盖自治区的预防接种信息化管理体系，为自治区公共卫生服务能力提升提供坚实保障。至此，西藏自治区建立起了免疫规划信息管理网络和自治区、市、县、乡（镇）、社区的五级预防接种信息网络体系，开启西藏自治区免疫规划工作从手工操作到信息化管理的新时代。

新事物的产生和发展总要经过一个漫长的过程。为进一步规范信息系统建设及运行管理，推动自治区免疫规划服务体系建设，实现将全部儿童纳入信息系统管理的目标，自治区卫生健康委员会下发了《关于开展全区免疫规划信息系统数据录入工作的通知》（藏卫疾控发〔2018〕167号），自治区疾病预防控制中心制定并下发了《西藏自治区儿童预防接种信息报告管理系统工作规范》。各地根据自治区疾病预防控制中心下发的《免疫规划信息管理系统（平台）儿童信息数据补录工作方案及通知》要求，开展了6岁以下儿童接种信息补录工作。通过近半年的试运行，各级单位从不适应到能够基本使用系统完成儿童接种信息采集和疫苗信息采集。到2018年底，自治区系统操作人员已突破4 000人，实现了自治区、市（地）、区（县）三级疾病预防控制机构和各级接种单位系统全覆盖，完成6岁以下儿童接种信息补录159万余针次。为确保西藏自治区免疫规划信息管理系统正常运行，保证信息系统基础数据采集的及时性、准确性和安全性，西藏自治区疾病预防控制中心免疫规划所通过收集各级用户在使用过程中反馈的各种问题，协调系统开发企业不断对自治区免疫规划信息管理系统的功能进行完善和修改。

（三）西藏自治区免疫规划信息管理系统按国家标准升级改造（2019—2020年）

根据国家卫生健康委员会办公室《关于加快推进免疫规划信息系统建设工作的通知》（国卫办疾控函〔2019〕841号）文件要求，建立完善免疫规划信息系统，对疫苗流通和预防接种全程实行电子化管理，实现预防接种个案信息跨地区交换共享；落实疫苗全程电子追溯要求，实现疫苗来源可查、去向可追。西藏自治区疾病预防控制中心高度重视，适时启动了西藏自治区免疫规划信息管理系统升级改造项目。根据中国疾病预防控制中心印发的《中国疾病预防控制中心关于印发省级和接种单位免疫规划信息系统基本功能要求的通知》（中疾控免疫便函〔2019〕1309号）文件要求与西藏自治区免疫规划信息管理系统功能进行对照，形成西藏自治区免疫规划信息管理系统升级改造方案。

此次升级改造项目共投入资金480余万元，于2019年10月10日正式完成平台升级。平台升级改造之后，实现疫苗进入疾病预防控制机构、接种单位到受种者流向信息查询的正向追踪，实现从受种者、接种单位、疾病预防控制机构疫苗来源和流通情况查询的反向溯源，真正实现疫苗从生产企业到受种个体的全程电子追溯。

免疫规划信息化的实现，不仅需要信息系统的支撑，同时也离不开硬件设备的辅助。为贯彻落实《中华人民共和国疫苗管理法》和《关于改革和完善疫苗管理体制的意见》有关要求，自治区卫生健康委员会高度重视自治区疫苗流通和预防接种管理等工作。根据《西藏自治区财政厅 西藏自治区卫生健康委员会关于下达 2019 年重大传染病防控经费预算指标的通知》（藏财社指〔2019〕63 号），2019 年 11 月，自治区财政下拨专项建设经费，用于自治区疫苗冷链和免疫规划信息系统建设。自治区疾病预防控制中心按照国家疫苗全程电子追溯体系建设整体要求，结合各地上报的疫苗冷链设备需求，以及在充分论证特殊工作模式下的疫苗全程电子追溯体系建设需要，及时组织制定了《2019 年全区疫苗冷链设备补充和免疫规划信息化建设方案》，共投入资金 4 900 余万元对自治区所有的疾病预防控制机构和接种单位的冷链设施设备（冷藏车、冷库、医用冰箱、冷藏箱、温度监测仪）以及信息化的配套软硬件设施设备（工业级移动数据终端、电子核签设备、身份证阅读器、便携式疫苗扫描数据终端、预防接种证打印机、智慧化预防接种门诊软硬件）进行补充和更新。

2019 年 12 月，为解决自治区部分农牧区电力供应不足、网络不稳定及入户接种的问题，西藏自治区疾病预防控制中心邀请国家、省（区、市）专家及系统承建企业共同研讨，最终确定离线接种解决方案，并由系统承建企业落实。接种人员可通过移动接种终端完成离线状态下的人员建档和接种信息管理，并在有网环境下与自治区系统平台实现同步更新。

2020 年 4 月 16 日，西藏自治区疫苗追溯系统完成与国家疫苗追溯协同服务平台的对接工作，西藏自治区疫苗追溯系统按照国家要求从国家疫苗追溯协同服务平台获取疫苗追溯码信息，实现了自治区疫苗全程电子追溯目标。2020 年 12 月 28 日完成了自治区免疫规划信息管理系统与国家全民健康保障信息化工程免疫规划信息系统正式联网联调对接工作，实现自治区预防接种档案能上传至国家系统的目标，为新冠疫苗紧急接种个案数据上传提供了保障。西藏自治区免疫规划信息管理系统始终按照国家预防接种管理要求的变化进行升级改造和完善，保障了预防接种管理工作的质量，减少了基层工作人员的工作量，实现了业务资料电子化、监测统计自动化、接种服务便民化，使免疫规划管理工作适应了社会发展的需要。通过此次冷链设备补充更新和免疫规划信息系统升级改造建设项目，西藏真正走上了免疫规划信息化的道路，免疫规划信息化的水平得到了显著的提高，达到了全国各兄弟省份的普遍水平，与全国一道进入免疫规划信息化建设的新时代。

（四）以新冠疫苗大规模接种为契机，实现快速发展（2020—2021 年）

实行全民免费接种新冠疫苗是党中央、国务院做出的重大决策部署，意义非常重大。为了准备开展和应对新冠疫苗大规模预防接种工作，在西藏免疫规划信息管理系统中紧急开发了新冠疫苗接种模块，2020年12月底，西藏自治区完成新冠疫苗接种的系统适应性改造。经过1年的时间，系统功能在不断的实践中得到了优化和完善。西藏免疫规划信息管理系统在自治区新冠疫苗接种工作中发挥了巨大的作用。实现了疫苗储运信息的电子化管理，通过系统地收集、汇总和分析，为疫苗的精准分配、调拨和使用提供科学、准确的数据支撑；新冠疫苗接种工作更加科学化、规范化，信息系统通过预先设计的接种程序，可以精准推算疫苗接种时间，防止漏种、错种，杜绝提前接种等，可有效提高接种率，保证接种质量；实现接种信息的互联互通，接种信息在自治区范围内互联共享，支持自治区范围内一地建卡、异地接种；数据统计更加快速、准确，能够满足新冠疫苗大规模接种的实时数据更新要求，为各部门提供科学严谨、及时准确的数据和信息，使得国家和自治区卫生行政部门能够及时掌握最新疫苗接种信息和疫苗储运信息的需求得以实现，为新冠疫苗接种工作的有序组织、精准实施提供了必要的数据支撑；实现接种信息大众自助查询，实现接种信息纳入健康码管理，为新冠疫情防控和人们健康出行提供了便利。

如果说信息系统的建立和相应设备的补充更新让自治区进入免疫规划信息化的时代，新冠疫苗大规模接种的工作实践则是信息化工作模式成熟的助推剂。信息技术只是手段，大量实践应用使得信息化的工作模式逐渐成熟，工作制度更加完善，工作人员操作更加熟练，形成了较为完备的体系，1年走完了常规3年的路程。

（五）大数据智能决策预警系统的建立（2021—2022年）

随着新冠疫苗大规模接种的深入开展和不断推进，西藏免疫规划信息管理系统虽然满足了各级疾病预防控制机构和接种单位的日常工作需要，但是也暴露出信息统计分析效率低下，资源利用程度不高，数据直观的可视化展示缺乏，决策预警的时效性不足等缺点。为了满足新冠疫苗大规模接种的日分析、日报告、科学合理分配和疫苗调度，给各级管理人员提供准确、高效、直观的疫苗储运信息和预防接种信息，实现免疫规划大数据智能分析展示、决策预警，在西藏自治区卫生健康委员会的大力支持下，西藏自治区疾病预防控制中心计划建设西藏免疫规划大数据决策预警系统。

按照既定的建设思路，自治区疾病预防控制中心拟定了建设方案和技术参数，为了使建设方案更加科学合理，中心免疫规划所于2021年7月初组织召开了西藏自治区免疫规划大数据智能决策预警系统建设方案专家论证会。经过参会专家的充分论证，一致认为系统整体方案设计充分结合了西藏自治区免疫规划工作现状，符合当前政策和业务需求，目标明确、内容全面、技术可行，方案设计合理，会议专家一致同意通过评审。

2022 年初，自治区免疫规划大数据智能决策预警系统建设完毕并投入使用。系统基于西藏自治区免疫规划信息管理系统定制开发，异构数据交换引擎将各直报系统数据进行分类汇总。将原本零散的、孤立的信息系统，横向打通其数据交换通道，并将各个系统的数据有机结合为一个整体，实现数据专享，为免疫规划大数据工作的分析、预警和决策提供底层数据支持平台；在数据交换引擎的基础上，对自治区疾病预防控制中心和各级免疫规划业务系统的生产数据进行抽取、分析、加工，并且以清晰的脉络、直观的表现、灵活的操作进行数据重构，在多维度、多层次的平台进行多形式的展现，为决策指挥提供了科学依据。

三、西藏自治区免疫规划信息管理系统的特点及创新点

（一）以大数据、云计算为核心，实现全自治区免疫规划资源的统筹规划与管理

系统平台基于纯 B/S 架构进行设计研发，实现了产科源头管理。从儿童出生接种第一针乙肝疫苗开始，助产机构为儿童填写疫苗登记卡，同时在系统录入儿童基本信息和接种记录，完成后家长可凭登记卡到辖区的预防接种单位换取接种证，真正从源头上将所有新生儿纳入系统管理；同时实现了接种档案全域共享，门诊间不再需要烦琐的档案迁入迁出，既解决了流动儿童管理和异地接种数据回传的问题，又便于按年龄段、按地区、按疫苗进行统计，开展查漏补种工作。系统平台整合了西藏自治区区域内免疫规划疫苗、厂家、人员等基础信息资源，实现西藏自治区全域各地市之间免疫规划信息互联互通，同时实现与全民健保免疫规划信息系统、国家药监疫苗追溯协同服务平台数据互联互通，实现区域免疫规划业务的移动化管理。

（二）免疫规划信息管理系统通过风险控制引擎实现疫苗储运过程的全程监管，规范目前接种工作中各个环节，确保疫苗安全和接种安全

通过西藏自治区疫苗冷链储存运输管理系统实现疫苗流通、储存、运输、疫苗日清月结、冷链监测管理、疫苗全周期追溯的应用等功能，实现疫苗流通过程中温

度的实时采集、预警及统计分析；通过自治区级预防接种系统将产科医院纳入统一管理，全自治区一张卡，实现一地建档、全省实时共享。引入接种风险控制引擎进行全程质控，通过两码接种、五码合一，解决安全接种的问题。即通过扫描接种证条码（第一码）确认接种者身份，并自动计算当期应种疫苗，通过扫疫苗追溯码（第二码）确认疫苗为该受种者应种疫苗，通过记录门诊编码（第三码）、接种人员编码（第四码）和冷链设备编码（第五码），五个码生成此次接种唯一码，五码全程相互校验，实现接种过程"三查七对一验证"，支持电子核签，身份证阅读，支持与第三方智能冰箱等设备对接，有效确保接种安全。

（三）基于 Contract DB 区块链数据库技术，实现以智能监管为核心的过程风险控制、大数据分析等功能

西藏自治区免疫规划信息管理系统基于 Contract DB 区块链数据库技术，建设疫苗全周期追溯模块，记录每一支疫苗的生产企业、流通过程、接种单位、接种人员、接种时间及最终受种者的接种全过程，将疫苗追溯码与受种者档案信息、疫苗出入库信息、接种单位信息和冷链温度监测信息进行关联。实现疫苗进入疾病预防控制机构、接种单位到受种者流向信息查询；实现从受种者、接种单位、疾病预防控制机构疫苗来源和流通情况查询；建设大数据分析展示子模块，基于全自治区免疫规划数据，从个案、疫苗、设备等多个维度对全省数据进行统计分析，实现人苗不符风险、接种过期疫苗风险、冷链资源综合评估、库存合理性分析、疫苗效期预警分析、接种单位服务评价、接种单位服务能力分析、疫苗利用率分析等指标展示。实现自治区接种考核指标、冷链考核指标、疫苗考核指标的信息展示，支持 PC 及移动等多种终端的可视化展示，为免疫规划工作的科学高效管理提供数据支撑和决策依据。

四、西藏自治区免疫规划信息管理系统应用的社会效益

西藏自治区免疫规划信息管理系统建立具有广阔的应用价值和深远的意义，关系到每个家庭和每个儿童的健康和幸福。通过应用大数据、人工智能等技术，构建信息化平台，打通居民数据、疫苗企业数据、接种数据，驱动业务协同，帮助免疫规划从业人员进行有效监管，及时掌握区域内接种人群、疫苗企业、接种单位等基

本情况，帮助各级疾病预防控制机构和接种单位及时了解区域内的疫苗需求、疫苗供应等情况，对疫苗进行合理分配，从而实现疫苗资源的有效合理利用，避免疫苗资源浪费等情况，为整体免疫规划及新冠疫苗接种工作提供指导，保证应种尽种，快速建立人群免疫屏障。通过搭建信息化平台，将有力推动城市公共卫生体系建立和完善，提高老百姓安全感、获得感。

五、国家专家的指导或培训

2017 年 6 月，时任中国疾病预防控制中心免疫规划中心副主任肖奇友、免疫服务指导与评价室副主任曹玲生和时任联合国儿童基金会中国项目官员朱徐一行组织项目相关工作人员和应用软件开发企业技术人员等赴西藏日喀则市仁布县开展村级预防接种信息手机报告项目调研、指导和培训工作。

2021 年 7 月，中国疾病预防控制中心免疫规划中心主任医师曹玲生与另外两位免疫规划信息化专家一行赴西藏自治区疾病预防控制中心对自治区免疫规划大数据智能决策预警系统建设方案开展指导工作。

六、未来展望

西藏自治区免疫规划信息化建设虽然起步较晚，但是经过近 5 年的建设、发展和不断完善，已基本实现覆盖自治区的免疫规划综合服务管理。今后，自治区将根据各级系统使用人员的意见和建议不断更新和完善西藏自治区免疫规划信息管理系统，以云架构、移动互联网、大数据、物联网等先进技术为支撑，尽快形成以疫苗接种为基础，疫苗流通电子监管、新生儿信息化管理、入托入学接种证查验、接种门诊智慧化升级和儿童家长手机端应用等多模式互补的良好应用态势。在高效率满足免疫规划工作的同时保证疫苗接种安全，实现各级数据实时互联互通，解决各级管理部门实时联动管理问题。在科学管理模式应用、数据实时共享、儿童底数把控、免疫规划各类数据统计、基层单位高效办公、数据维护与安全等各方面都能实现信息化的实时支撑。

（赵伟栋　陈　伟）

第**31**章

陕西省
免疫规划信息化
发展史

一、背景

陕西省自 1978 年实行儿童计划免疫工作以来，疫苗接种使传染病的控制工作取得了显著成绩。但是随着经济、社会不断发展，对预防接种信息的真实性、准确性和及时性要求不断提高。随着我国使用疫苗品种和接种数量增加，传统落后的手工登记等免疫规划管理方式已难以适应免疫规划实际工作的需要。此外，随着经济快速发展，人口流动性剧增，以及群众预防接种的意识增强，针对流动人口的免疫规划管理已经对免疫规划工作提出了新的挑战。因此，如何动态监测相关信息，提供科学、严谨、及时准确的统计、分析各类免疫规划相关数据，解决异地接种、实现数据共享，为管理部门决策提供依据，更好地为社会服务，成为免疫规划工作新的难题和工作重点。

为此，实现全省免疫规划信息网络管理势在必行，这不仅可以提高预防接种单位的工作效率、工作质量和管理水平，减少工作人员的工作量，而且可以对流动儿童进行更科学、规范的管理，充分满足社会对免疫规划工作服务水平日益增长的需求，为实现高质量的免疫服务提供保障，也是免疫规划工作标准化、规范化、科学化管理的发展方向。为适应时代发展，陕西省免疫规划信息化管理工作，一方面积极落实国家各项政策方针，另一方面根据陕西省实际情况，不断完善免疫规划信息化工作，提升工作效率和便民性。

二、陕西省免疫规划信息化建设历程

（一）陕西省免疫规划系统概况

目前陕西省免疫规划信息管理系统（简称"省平台"）由深圳市金卫信信息技术有限公司承建，各地预防接种信息系统（市级和部分县级平台）分别由深圳金卫信和西安卫思时代信息技术有限公司两家企业承建，其中7个市由西安卫思时代承建、2个市由金卫信承建、1个市由2家共同承建、4家省直管县均由西安卫思时代承建。

1. 陕西省免疫规划信息管理系统　陕西省免疫规划信息管理系统建设于2017年，包含受试者档案管理、报表查询、接种监测、统计分析、信息报告质量监测、新生儿接种管理等模块。可实现单位上传及时性统计、重复儿童个案统计、疫苗接种率统计等功能。

2. 陕西省疫苗追溯和冷链监测管理系统　陕西省疫苗追溯和冷链监测管理系统于2019年完成建设，包括冷链系统和疫苗追溯管理系统。

（1）冷链系统：冷链系统包括日常管理、数据分析、冷链设置、单位管理、系统设置等模块，可实现冷链状态监测、温度查询、历史温度查询、冷链设备管理、网关设置、探头配置、报警条件设置、微信报警设置等功能。

（2）疫苗追溯管理系统：疫苗追溯管理系统包括生物制品、疫苗报表。基本信息、疫苗计划、操作报表、全程追溯、系统设置、管理中心等模块，可实现疫苗入库、出库、退货申请、报废申请、库存实时查询、向国家平台上传单据统计、疫苗损耗一致性分析、免疫规划疫苗计划汇总、非免疫规划疫苗计划汇总、用户权限设置等功能。

3. 各地预防接种信息系统　目前陕西省各地市预防接种客户端CS版和BS版均有，截至2021年11月已经实现各级单位免疫规划信息系统100%全覆盖。

（二）信息化建设历程

1. 使用儿童预防接种信息管理系统　陕西省儿童预防接种信息化管理启动于

2006 年 12 月底。2006 年 12 月 12 日至 16 日，中国疾病预防控制中心在北京举办了儿童预防接种信息管理系统软件培训班，培训相关软件的操作使用，同时要求各省在 2007 年内选择 2 个市，每市选择 3 个区县，给所有乡镇及街道建立儿童预防接种信息管理系统，陕西省初步拟定 2 个试点市和 6 个试点区县。

2006 年 12 月 30 日，《儿童预防接种信息报告管理工作规范（试行）》（卫疾控发〔2006〕512 号）发布，要求加强对儿童预防接种信息管理系统建设工作的组织领导，合理配置系统运转所需设备、人员和维持经费，确保东、中、西部省份分别于 2008 年、2009 年、2010 年底以前 90% 以上的县、80% 以上的乡完成儿童预防接种信息管理系统建设，实现接种信息的个案管理。根据陕西省儿童预防接种信息管理系统建设需要，及时调整了预防接种信息化试点区县数量，最终确定了 33 个区县为预防接种信息化试点单位。

2007 年 3 月 29 日至 4 月 1 日，原陕西省卫生厅和陕西省疾病预防控制中心联合举办了陕西省儿童预防接种信息管理系统建设培训班。来自 33 个预防接种信息化试点区县的计免科长、常规免疫管理工作人员，以及 10 个市的计算机数据管理人员共 90 余人参加了培训。培训班邀请了国家疾病预防控制中心 2 名专家授课，分别讲解了儿童预防接种信息管理系统软件使用方法和预防接种信息管理系统平台的应用，参训人员进行了计算机模拟实习。此外，陕西省疾病预防控制中心还制定了《陕西省儿童预防接种个案信息管理实施方案》。本次培训为陕西省儿童预防接种信息化试点工作打下良好的基础。

陕西省计划自 2007 年起，用 3~4 年的时间，全面推广儿童预防接种信息化，最终实现全省儿童异地接种，能够及时有效准确地记录儿童预防接种信息，最大程度减少儿童的疫苗漏种，同时也减少各级疾病预防控制机构函报工作量，提高了数据准确性和及时性。

到 2008 年 3 月 6 日，陕西省共有 3 个市、11 个县、49 个乡镇、125 个接种单位实施了儿童预防接种信息管理系统，占陕西省所有乡镇（1 764 个）的 2.8%，儿童预防接种个案上传中国疾病预防控制中心共 4 219 个，信息化建设进度总体比较缓慢。为了迅速普及预防接种信息化建设，陕西省疾病预防控制中心将预防接种信息化建设纳入计划免疫工作考核，并适时组织检查各地的落实情况。

受"5·12"汶川特大地震的影响，陕西省汉中市、宝鸡市的部分受灾区县灾情严重，预防接种信息化试点工作受到一定的影响。

自 2008 年 5 月 17 日起，儿童预防接种信息管理系统国家平台停止接收数据，已建设的儿童预防接种信息管理系统客户端正常录入数据。截至 2008 年 5 月 17 日，陕西省共 14 个区县，156 个乡镇，186 个接种单位实施了儿童预防接种信息管理系统，占陕西省所有乡镇（1 764 个）的 8.84%。

2009 年 3 月起，原卫生部与联合国儿童基金会（UNICEF）的地震灾区儿童预防接种信息化项目在陕西省汉中市和宝鸡市实施，项目时间为 2009 年至 2010 年。项目内容包括项目实施计划制定、项目地区的硬件装备、免疫规划专业人员和预防接种人员培训、基线调查、儿童个案和免疫规划监测的信息化管理以及项目督导、评估和交流。通过项目的实施，建立儿童预防接种信息管理系统，提高免疫规划管理水平。

2009 年 9 月起，为了应对甲型 H1N1 流感疫苗的数据录入和上传，全省加快儿童预防接种信息化建设的实施和培训工作。根据中国疾病预防控制中心《关于加强甲型 H1N1 流感疫苗预防接种相关工作的通知》（中疾控疫发〔2009〕442 号）、《甲型 H1N1 流感疫苗接种客户端软件操作指南》和甲型 H1N1 流感疫苗接种客户端软件视频课件等相关文件，要求所有接种甲型 H1N1 流感疫苗的接种点使用儿童预防接种信息管理系统客户端软件登记个案基本资料和接种记录，并分时上传数据，共向国家平台上报 75.4 万个案。

截至 2009 年底，陕西省 106 个区县，1 700 个乡镇，2097 个接种单位实施了儿童预防接种信息管理系统，占陕西省所有乡镇（1 764 个）的 96.37%，占陕西省所有预防接种报告单位（2 147 个）的 97.67%。

2010 年 9 月起，陕西省渭南市富平县、咸阳市泾阳县和礼泉县的儿童预防接种信息管理系统客户端软件进行升级，并建立起区县免疫规划信息管理系统，对区县内的预防接种单位进行联网管理，实现了区域内的儿童预防接种信息互联互通，异地接种数据共享，开启了陕西省儿童预防接种信息化互联互通的新局面。

截至 2010 年底，陕西省 106 个区县，1 709 个乡镇，2 139 个接种单位实施了儿童预防接种信息管理系统，占陕西省所有乡镇（1 761 个）的 97.05%，占陕西省所有预防接种报告单位（2 214 个）的 96.61%。

2011 年起，以区县为单位建立免疫规划信息管理系统，使用国家儿童预防接种信息管理系统客户端软件收集儿童预防接种数据，实现区域内儿童预防接种信息互联互通的模式，在全省开始推广。

2011年6月13日至16日，陕西省疾病预防控制中心免疫规划所组织陕西省全球疫苗免疫联盟（GAVI）项目地区免疫规划信息管理系统培训班，共分为2个班次，为全省GAVI项目区县的360多名接种单位工作人员培训了国家儿童预防接种信息管理系统客户端软件的安装、使用、操作技巧等，重点解答了日常使用过程中遇到的系统问题，以及使用针式证卡打印机打印接种证和接种卡的相关操作技能。培训班以理论与实操相结合的方式进行，培训完成后，为了检验培训效果，还进行了统一考试，所有人均通过考核，达到良好的培训效果。

截至2011年7月15日，原卫生部/UNICEF地震灾区信息化建设项目中，陕西省4个地震灾区县共185个预防接种单位，数据上报率100%，共建卡12.2万个，其中男性6.5万个，女性5.7万个，及时建卡数6.2万个，及时建卡率50.5%，重卡数620个，重卡率0.33%。

截至2011年底，陕西省106个区县，1709个乡镇，2139个接种单位实施了儿童预防接种信息管理系统，占陕西省所有区县（107个）的99.07%，占陕西省所有乡镇（1767个）的96.72%，占陕西省所有预防接种报告单位（2214个）的96.61%。

2012年起，儿童预防接种信息管理系统客户端软件的培训、升级、联网等，由西安计免网络科技有限公司进行专业化服务。截至2012年底，陕西省内有30多个区县实现以区县为单位的儿童预防接种信息系统联网，实现县域内的数据共享，信息互通。

2012年12月10—14日，GAVI项目免疫规划信息管理系统，在宝鸡市和渭南市的4个项目县先后开展培训和试运行，共有75个乡镇接种点92名接种工作人员参加培训。该试点工作实现儿童预防接种信息系统客户端软件录入个案信息和接种记录，上传至GAVI项目免疫规划信息管理系统，实现跨地区个案异地接种管理。

2019年12月起，陕西省咸阳市、韩城市、西咸新区等的预防接种系统陆续由C/S架构升级为B/S架构，构建区域内中心数据库，实现数据共享，实时数据传输，大幅减少重复档案，提升数据质量。

目前，陕西省各地市预防接种客户端CS版和BS版均有，截至2021年11月已经实现各级单位免疫规划信息系统100%全覆盖。

2. 建设陕西省免疫规划信息管理系统 陕西省免疫规划信息管理系统于2017年完成建设，随即各地市免疫规划系统与陕西省免疫规划信息管理系统对接，实现陕西省内预防接种个案信息互联互通。2019年完成疫苗追溯和冷链监测管理系统建设，目前各级疾病预防控制机构及接种单位均使用该系统进行疫苗出入库管理，目前已经实现疫苗进入疾病预防控制中心系统后全程追溯和温度监测功能。

陕西省免疫规划信息管理系统筹建始于2010年，因省内以区县为单位的预防接种信息系统联网的出现，实现了区域内预防接种信息互联互通、数据共享、预防接种工作管理便捷等优点，建设陕西省的免疫规划信息管理系统就提上日程。2012年底，由西安卫思时代信息技术有限公司（原西安计免网络科技有限公司）搭建了免疫规划数据中心，主要是为了解决已实现区县预防接种信息联网的30多个区县的数据共享，也是为了探索建设陕西省免疫规划信息系统的技术方案及可行性等。

2016年，原陕西省卫生和计划生育委员会把陕西省免疫规划信息管理系统作为省级人口健康信息平台的重要组成部分，进行了建设。为了加快全省免疫规划信息化的建设工作，向全省发出通知，《陕西省卫生计生委办公室关于加快推进全省免疫规划信息系统建设的通知》（陕卫办疾控发〔2016〕51号），要求在2016年6月30日前，完成县级与省级平台对接工作。2017年，陕西省免疫规划信息管理系统建成。

3. 陕西省免疫规划信息管理系统升级改造 根据《国家卫生健康委办公厅关于加快推进免疫规划信息系统建设工作的通知》（国卫办疾控函〔2019〕841号）要求，所有省（区、市）级免疫规划信息系统需要在2020年年初完成升级改造与国家免疫规划信息系统和全国疫苗追溯协同服务平台对接。

（1）省级免疫规划信息系统建设或升级改造：按照《省级免疫规划信息系统基本功能要求》，实现全人群预防接种信息管理、全过程疫苗电子追溯、全流程冷链设备和温度监测信息管理，开展疑似预防接种异常反应监测，收集免疫规划相关单位和人员信息，提供公共服务。

（2）接种单位信息系统功能升级：按照《接种单位信息系统基本功能要求》、《全国基层医疗卫生机构信息化建设标准与规范（试行）》（国卫规划函〔2019〕87号）等，全面实现疫苗出入库和接种信息的电子化管理（如扫码），支持多种介质（如身份证、电子健康卡、社保卡等）识别受种者身份信息，全面实现预防接种证打印、采集和上报疑似预防接种异常反应信息。推进预防接种信息系统与接种单位公共卫生信息系统、妇幼健康管理信息系统等的数据联通和信息共享。

陕西省免疫规划信息系统和疫苗追溯系统分别于 2017 年、2019 年完成系统建设，目前已经按照①《中国疾病预防控制信息系统采集交换数据集与统计指标》（2019 版），《国家免疫规划信息系统接口标准》；②药品追溯基本要求、疫苗追溯基本数据集、疫苗追溯数据交换基本技术要求（国家药品监督管理局已公布）等技术规范完成升级改造，向全民健保免疫规划信息系统传输数据。

4. 陕西省免疫规划信息化规范管理　各级政府、部门高度重视免疫规划信息化工作，为保证预防接种相关信息系统，高效、有序、安全运行，陕西省疾病预防控制中心多次开展调研，深入一线，了解系统使用中存在的问题，一方面与系统运营公司积极沟通，对系统进行优化，另一方面发文要求各级单位规范使用系统。

（1）加强预防接种个案信息管理及系统账号安全：①保证接种信息全部录入管理系统，全省所有接种单位（包括产科接种门诊和狂犬病疫苗接种门诊）接种的免疫规划、非免疫规划疫苗接种信息均应录入预防接种客户端（或信息系统）管理，同时接种单位应保证录入信息真实、准确，达到最小包装单位疫苗可追溯、可核查；②做好系统用户实名制工作，保证系统运行安全，各级单位全面清查本级管理的陕西省免疫规划信息管理系统、疫苗追溯和冷链监测信息管理系统用户信息，对用户实名注册管理，一人一账号，严禁共用账号，不得公开或转借给他人，调离相关岗位的用户应及时注销；③做好陕西省免疫规划信息管理系统、疫苗追溯和冷链监测信息管理系统用户备案工作，市级系统管理员填写"2020 年免疫规划信息管理系统用户备案表"和"2020 年疫苗追溯和冷链监测信息管理系统用户备案表"。市、区县级系统管理员完成下一级对应系统管理员和本级普通用户的备案管理；区县级系统管理员完成本级普通用户和所辖乡（镇）卫生院、社区卫生服务中心和接种单位的用户备案管理。

（2）陕西省疫苗追溯和冷链监测管理系统：为贯彻落实《中华人民共和国疫苗管理法》和《疫苗流通和预防接种管理条例》精神，加强疫苗流通和预防接种管理工作，陕西省建成了覆盖全省的疫苗追溯和冷链监测信息管理系统（以下简称"信息系统"）并于 2018 年 8 月份开始推广使用。为进一步规范全省信息系统使用，保障疫苗流通安全和质量，特制定《陕西省疫苗追溯和冷链监测信息系统管理方案》。

三、信息化建设的亮点和创新点

（一）实现省内接种数据互联互通

陕西省免疫规划管理系统存在多级平台，通过建立省平台实现省内接种数据中转站，实现接种数据在陕西省内互联互通，便民、降低重档率，为向国家推送接种数据奠定了良好基础。

（二）实现疫苗进入疾病预防控制系统后来源可查、去向可追

目前，全省已经实现疫苗扫码出入库、扫码接种，群众接种疫苗全程温度可查询，群众可以安心接种。

（三）保证大规模新冠病毒疫苗接种

1. 开发新版接种系统　开发 BS 版疫苗接种信息登记系统，给接种单位配置扫码枪，实现疫苗接种电子化管理。保证接种信息准确完整。配合省卫生健康委员会将个人接种记录嵌入健康码中，方便群众查询。

2. 依托冷链追溯系统调度疫苗　依托冷链追溯系统实时库存功能，合理调度疫苗。加大疫苗配送频次，保证疫苗供应。新冠疫苗在早期供应过程处于紧平衡状态，为了最大程度满足陕西省疫苗接种需求，借助冷链追溯系统实时库存功能，陕西省疾病预防控制中心做到精准管理、来苗即配送，把疫苗配送到最需要的地方，让现有资源最大限度发挥作用。

3. 保障新冠接种个案数据推送质量　通过系统升级改造、优化、增加服务器等方式，保证系统稳定运行，将新冠病毒疫苗接种个案保质保量传输至全民健保免疫规划信息系统。

（四）向国家推送常规免疫接种数据

按照《中国疾病预防控制中心关于推进免疫规划信息系统常规疫苗接种记录数

据交换工作的通知》中疾控信息便函〔2022〕339号文件精神，在确保新冠疫苗接种信息上传的情况下，各省（区、市）应在8月31日前完成本省免疫规划信息系统所有历史预防接种数据上传工作。陕西省按时完成信息系统改造工作，并按照要求向国家推送数据。

四、国家领导的指导或培训

2014年4月，时任中国疾病预防控制中心免疫规划中心李黎主任、免疫服务室曹玲生副主任来陕西调研预防接种信息化建设情况。调研期间，李黎主任一行深入接种点，实地查看信息系统的操作、应用，并与省、市、县和接种点人员进行座谈交流，对陕西省在项目带动下全面推行预防接种信息化建设取得的成绩给予了充分肯定。省疾控中心张焕鹏副主任、免疫规划科张少白科长陪同调研、座谈。

2021年6月，国家驻陕西省新冠疫苗接种工作指导组组长、中国疾病预防控制中心艾防中心主任韩孟杰到省疾病预防控制中心检查新冠疫苗储存和接种工作开展情况。对陕西省免疫规划信息管理系统和疫苗追溯管理系统在新冠疫苗接种、统计、分析、报告，疫苗出库、入库等管理环节发挥的作用给予了充分的肯定。省中医药管理局刘峰局长陪同检查，共同观看了系统操作。

（张　超　甘　明）

第**32**章

甘肃省
免疫规划信息化
发展史

一、背景

2005 年 12 月甘肃省作为国家儿童预防接种信息管理系统建设试点工作省份，确定金昌市、白银市为国家试点城市。原甘肃省卫生厅下发了《关于开展儿童预防接种信息管理系统建设试点工作的通知》，于 2006 年 7 月完成了试点工作的建设任务。在试点工作完成的基础上，根据原卫生部《儿童预防接种信息报告管理工作规范（试行）》（卫疾控发〔2006〕512号）要求，原甘肃省卫生厅于 2007 年 2 月下发了《省卫生厅关于开展儿童预防接种信息报告管理系统建设的通知》，决定自 2007 年开始用两年的时间建设健全省、市、县、乡四级预防接种信息网络体系，统一使用国家下发的儿童预防接种信息管理系统客户端软件。截至 2012 年底，儿童预防接种信息管理系统客户端软件已覆盖到全省 14 个市州 86 个县的 1 800 多个乡级接种单位。但客户端软件中数据不能共享，全省无法进行统一的管理，流动儿童的接种等问题得不到有效解决。

2014 年 4 月甘肃省通过省级服务器的架设，实现了省内儿童预防接种数据的异地交换，避免儿童在异地的重复接种和漏种，实现省、市、县级对所辖区内的儿童预防接种情况进行实时监控，通过省平台即能了解各接种点运转情况及儿童个案录入情况，及时发现问题并改正。信息系统还满足了儿童家长直接在网上直接查询自己孩子的预防接种情况及健康状况，还可以建立短信平台以短信的方式通知家长何时应该带孩子去接种点进行预防接种。

二、信息化发展历程

（一）建设概况

2014—2015 年：全面实现全省网络管理（预防接种信息管理网络直报管理、冷链设备 / 注射器设备网络直报管理、免疫规划资料共享、免疫规划在线调查、免疫规划基础信息的网络直报、疫苗流通信息网络化管理）、免疫规划接种信息内部查询和甘肃省疾病预防控制中心数字化冷库。

2018—2019 年：通过信息系统，全面实现新生儿出生医院建卡、疫苗出入库管理、疫苗接种扫码自动出入库；疫苗流通全程追溯的动态管理和全程冷链温度监测制度的落实，实现基于疫苗批号的追根溯源，让每一支疫苗能来源可查，去向可追，保证疫苗和接种服务安全有效。2019 年 4 月和中国生物疫苗电子追溯系统完成对接。

2020—2022 年：2020 年完成疫苗追溯协同服务平台和全民健保免疫规划信息系统对接工作，2021 年完成和省药品招标系统的对接，2022 年完成和省公安厅实名认证系统、省级电子病例管理系统的对接。

（二）建设内容

1. 认证及权限管理　实行双因子认证，满足 GB/T 22239—2019《信息安全技术网络安全等级保护基本要求》、GB/T 28448—2019《信息安全技术网络安全等级保护测评要求》、GB/T 25070—2019《信息安全技术网络安全等级保护安全设计技术要求》，动态口令从手机端查看。系统共划分省、市、县、乡、村五级权限，实现系统内应用单位的角色划分，为不同部门不同专业提供个性化服务。实现了系统用户的权限分配和管理，确保数据的安全性和机密性。

2. 编码管理　通过行政区域代码、单位编码等信息将所有基础数据建立关联，不同级别的不同用户可以浏览、查询和输出所辖区内单位的基础信息表单，并可以转成 EXCEL 等格式的数据文件，可以多字段、跨表组合查询和输出数据。

建立了疫苗编码、生产企业编码、国家药品标识码和国家药品本位码的关联关系，可从国家食品药品监督管理局疫苗追溯协同服务平台发货单中关联疫苗编码，方便疫苗出入库。

3. 预防接种管理　通过扫描疫苗追溯码获取疫苗基本信息，扫描健康码、身份证和接种证完成受种对象基本信息的获取，建立了完善的现场接种流程，包括个案管理（重复个案管理、个案信息查询、个案索引管理、质量控制）、预防接种（预防接种、接种预约、未种通知），提供常规接种率报表（报告单位完整性、接种率报表评价、常规接种率报表汇总、接种情况累计分析），基于个案报表直报（质量控制、基于个案的报表查询、报表上传情况统计、统计分析）提供全省儿童个案信息的共享与查询，及常规接种、强化接种、应急接种、查漏补种等各项工作的在线调查统计等功能。

提供了按接种率、疫苗库存、疫苗效期进行预警的功能；提供了群体个案管理（群体性接种信息查询、统计分析）、成人个案管理（成人个案信息查询、成人重复个案管理、统计分析）功能。提供了低接种率自动预警：当某一区域接种率低于指定阈值时，自动向上级单位发送预警短信，并在平台生成预警记录。

4. 出入库管理　提供疫苗和注射器计划管理（年度计划、领用计划、统计查询）、批次信息管理（疫苗批次信息管理、注射器批次信息管理）、疫苗出入库管理（出入库信息、出入库确认、出入库查询、统计分析、质量控制）、注射器出入库管理（出入库信息、出入库确认、出入库查询、统计分析、质量控制）、疫苗注射器预警管理（预警人员设置、预警信息、预警设置）等功能。采购供应与使用情况（采购供应报表）可实时掌握各级单位的疫苗库存及使用情况，实现疫苗分配和调剂；可根据基层单位历史同期疫苗接种数量自动生成疫苗需求计划；提供疫苗近效期、库存不足、冷链异常等多种信息的预警；实现疫苗注射器的进、销、存管理。

提供疫苗整个流通过程的监管，实现疫苗采购、出入库、冷链监测的管理。可根据疫苗批号或疫苗追溯码等查询疫苗企业、批号、效期、流通环节、接种人员等，实现接种溯源；当发生问题疫苗或疫苗针对传染病事件时可迅速掌握疫苗的流向、库存、接种情况等信息，为疫情控制与异常反应监测提供数据支持。

5. 在线调查系统　在线调查系统除了创建调查表，还能够显示调查表实时数据，并具备查看报表和导出调查结果的功能，帮助用户更好地分析和理解调查数据，并有助于提高调查的准确度和可靠性。

6. 免疫规划门户系统　为全省免疫规划人员和公众提供信息发布、数据查询、知识普及、文件下载和问题反馈等信息服务。提供信息栏目有知识宣传、预防接种网点查询、接种地图导航、免疫规划宣传及其相关资料下载。门户网站具备安全审计等安全机制，保证网站和数据的安全。根据卫生行政部门、疾病预防控制机构、医疗卫生机构接种点、接种者和公众等拥有不同的访问权限，提供不同的信息和服务。

7. APP 客户端　APP 客户端为管理人员提供扫码登录，冷链设备温度和动态口令等功能，方便各级单位及时准确地掌握各项数据信息。通过健康甘肃 APP，提供疫苗预约、电子接种证、电子健康卡、儿童接种证绑定等多项功能；成人可自主建立接种卡，减少接种单位建卡时间；实现了电子健康卡功能，可在接种台扫描健康卡获取受种对象信息；疫苗接种完毕后可在健康甘肃 APP 和健康新甘肃微信小程序中查询接种凭证和接种记录，减少打印时间。

8. 资料共享系统　提供了内部邮件、文件共享、短信办公等一些常用功能。用户可以按不同级别、单位、人员，对各种免疫规划相关文件资料进行资料共享，能够通过服务人口、服务半径、地理特征等信息，获取更为丰富的服务，帮助用户更好地管理和组织文件资料，提高工作效率。

9. 冷链温湿度监控　冷链设备温湿度监控系统具有实时温湿度监控功能，可以记录各监测点的温湿度值和曲线变化。此外，它还能统计温湿度数据的历史数据、最大值、最小值和平均值。用户可以在线查看监控点位的温湿度记录仪变化情况，实现远程监测，有效保证疫苗在运输过程中的安全性。

10. 卫生专网迁移　为进一步加强甘肃省免疫规划信息系统网络安全管理，甘肃省免疫规划信息系统于 2017 年 11 月 21 日开始迁移至专网工作，各级用户实施实名认证、专人负责，实现甘肃省免疫规划信息系统与互联网隔离。全省疾病预防控制机构和接种单位接入专网，由原来互联网直接访问方式改造为专网访问方式。实行分级管理制度，按"谁主管、谁负责；谁运营，谁负责；谁使用，谁负责"的原则实行管理与督导。各级疾病预防控制机构和接种单位确定专人负责本单位或辖区内专网接入和数据上传进度；各级卫生计生行政部门加强管理，定期组织督导与检查，及时发现和解决工作中存在的问题。

（三）项目工作

1. 项目组织情况　2008年"5·12"汶川特大地震，甘肃省部分地区乡（镇）房屋倒塌，设备损坏，导致儿童免疫规划接种信息丢失。为尽快恢复灾区儿童和流动儿童免疫规划疫苗接种、登记和信息上报工作，在原卫生部/联合国儿童基金会的支持下，甘肃省于2008年12月启动了甘肃省地震灾区5市（州）8个县区的儿童预防接种信息化建设项目。项目工作开展以来，在有关部门的密切配合和工作人员的努力下，顺利完成了前期准备、基线调查、项目启动、培训宣传和儿童免疫接种信息录入等工作。儿童预防接种信息化建设项目得到了多方领导的高度重视，部分市县主管领导出席项目培训工作，亲赴现场参加项目督导，多次听取项目工作情况的汇报，并提出了明确指示和要求，有力地推动了项目工作的开展。

2. 项目地区基本情况　8个县级项目单位共计人口2 902 450人，181个乡镇行政单位，共计209个乡级接种单位，出生率为9.49‰~13.50‰，GDP为2亿~14亿元，共计村级接种点2 736个。

项目实施单位包括市级5个、县级8个、乡（镇）防保组织181个。

3. 项目工作进展和阶段性成果

（1）项目启动：按照相关会议精神，甘肃省于2008年12月组织召开项目启动会议，安排部署项目工作，制定并下发了《关于在地震灾区实施卫生部/儿基会儿童预防接种信息管理项目的通知》（甘疾控传防发〔2009〕21号）项目方案，对市县两级业务人员进行了就项目方案的组织管理、培训、督导、设备及经费的管理等方面进行了培训，要求项目地区以项目为依托，促进当地儿童信息化建设工作和扩大国家免疫规划。各市州在省级项目启动后，陆续展开当地项目启动工作，安排部署当地项目工作。

（2）项目基线调查：为摸清项目地区实施前免疫规划工作现状，2009年4月份，按照国家《5·12地震灾区儿童预防接种信息化管理项目基线调查方案》组织项目市、县开展项目基线调查，完成项目市、县疾病预防控制中心，以及乡（镇）防保单位和城区接种点进行问卷调查，主要调查内容包括电脑的配置、儿童信息化录入进度、接种人员免疫规划相关知识的掌握情况等。调查结果显示，8个项目县级疾病预防控制机构共掌握流动儿童5 621名，占免疫规划管理人口数的2.35%；无证儿童数3 889名，占免疫规划管理人口数的1.63%；无卡儿童数2 219名，占免疫规划管理人口数的0.93%；无证无卡儿童数2 269名，占免疫规划管理人口数的 0.95%。2008 年共计接种甲肝疫苗 56 319 剂次，共接种乙脑疫苗数 57 835 剂次。灾后 8 个项目县区共补充接种证 1 548 本，接种卡 2 870 张。仍然有 3 个项目县区接种证、卡不能满足使用，分别短缺 2 700 张和 2 550 张。项目地区乡级接种单位中参与信息化管理工作的人员计算机水平以"低级"和"不会"居多，分别占 36.48% 和 43.83%。通过基线调查发现项目地区接种点设备、人员缺乏，人员素质参差不齐，对儿童预防接种信息系统客户端软件知识掌握不到位；缺乏儿童预防接种信息系统日常运转经费和维护经费，无法满足日常工作的需求；无相应的数据平台，无法实现流动儿童的数据交换。

（3）项目业务培训：2009 年上半年，按照项目计划，省级要求项目单位务必完成至少一次业务培训，培训应组织学员认真学习《5·12 地震灾区儿童预防接种信息化管理项目实施方案》，使所有参与项目工作的各级工作人员明确了本项目工作的目的、意义、要求、任务及职责。省级对项目执行难度较大、实施困难的夏河、合作、静宁等地区赴现场实地进行了项目培训。项目市县在培训中详细讲解了儿童预防接种信息管理系统接种点客户端软件的安装、使用、升级、卸载、维护等内容，采用理论培训和上机操作相结合的方式，充分调动学员的学习氛围，对存在的问题现场改正，对不懂的问题就地讲解，解决了不少基层工作中的疑点难点问题，切实帮助基层人员提高了业务水平。培训结束后进行评估考核的同时，对于存在的疑点、难点问题进行了反复讲解与讨论，从而加深了记忆，巩固了所学的知识。除陇南市外，所有市县均完成了至少一次项目培训工作，共计培训县、乡级人员 488 人次，为项目工作的顺利开展奠定了良好的基础。

（4）信息化录入：8 个项目县级单位根据儿童信息化建设项目的要求，均开展了 2007 年以后出生儿童的录入工作。8 县区 206 个项目乡镇共计在客户端软件建立 87 124 张卡片。项目单位同时根据各地实际情况开展了 2007 年以前出生儿童历史信息录入工作，但历史信息录入工作进展不平衡；历史信息录入较好的县区镇原县开展 2002 年以后出生儿童的历史信息录入工作。

（5）项目宣传：为使灾区儿童预防接种信息化建设项目顺利有序开展，切实提高免疫规划疫苗接种率和群众主动参与意识，省级要求项目地区在实施项目的同时进行扩大免疫规划宣传工作。部分县区根据实际当地的特色设计印制了一系列免疫规划宣传用品，下发各乡镇，深入基层开展扩大免疫规划宣传。各项目单位宣传形式和内容丰富多样，主要有电视宣传、广播、宣传品、宣传折页、墙体标语、报纸、网络、手机短信、传单、海报栏、黑板报、讲座等，共计宣传种类 448 种，各种宣传数量达每次 24 735 件，内容通俗易懂，图文并茂，在当地广泛分发张贴宣传，提高了群众对国家扩大免疫规划的认识，为儿基会儿童免疫规划信息化建设项目的顺利开展奠定了良好基础。

（6）项目督导：截至 2009 年 10 月，所有市、县两级项目单位均进行了督导，督导覆盖所有下级单位，督导有记录、有反馈。督导内容主要涉及乡级信息化录入的数量及质量，大部分地区项目督导结合免疫规划工作督导一同进行，部分县区除综合督导外进行了项目专项督导。通过督导检查，对存在的问题给予现场指导和解决，掌握项目地区项目工作内容的具体实施。督导发现所辖项目地区各接种单位均已安装了儿童预防接种信息管理系统接种点客户端软件，均开展了儿童预防接种信息录入工作。

4. 项目实施进度

（1）2009 年 7 月 1 日始，除静宁县、宕昌县和夏河县外所有项目县开始实施打印预防接种证工作，打印预约单于 12 月 31 日项目实现 100% 覆盖，打印预防接种证工作逐步展开。

（2）2009 年 7 月 31 日前，对尚未完成第一轮培训工作的宕昌县由市（州）疾病预防控制中心完成培训。

（3）2009 年 8 月 31 日前，省级抽调免疫规划工作人员对所有项目单位完成省级督导。项目市、项目县于 2009 年 12 月 31 日完成第二轮督导。

（4）2009 年 10 月 31 日前，项目市、县完成项目进展报告，2009 年 11 月 15 日前完成省级进展报告。

（5）2009 年 11 月 30 日前，组织召开省级项目专题培训会，完成项目经验交流。

（6）2009 年 12 月 31 日前，项目县完成第二轮培训工作。

（7）2010 年 3 月 31 日前，开展项目中期评估，召开项目领导小组成员会议，通报项目的完成情况。

（8）2010 年 4 月 30 日前，结合 4.25 计划免疫日宣传完成省、市、县三级的项目宣传工作。

5. 项目经费使用情况　共收到项目经费 534 720 元。经费均已下发至各市县项目单位，用于项目的基线调查、培训、督导等工作。

6. 项目设备使用情况　联合国儿童基金会项目启动后，省级共计收到笔记本电脑 7 台，投影仪 6 台，计算机和打印机 141 套。2009 年份 2 批次按照"甘肃省

'5·12'汶川地震受灾县信息化建设设备分配表"完成了项目设备的分发工作，所有设备运转正常，大部分接种单位建立了设备管理档案，做到了专物专用。

三、信息化建设的亮点和创新点

甘肃省免疫规划信息管理系统涵盖了省、市、县、乡、村五级，实现了全省范围内的免疫规划信息管理。实现了出生医院建卡、疫苗出入库管理、疫苗接种"扫码"自动出入库等功能，方便管理和监控。提供了疫苗流通全程追溯的动态管理和全程冷链温度监测制度，保障疫苗和接种服务安全有效。完成与疫苗追溯协同服务平台和全民健保免疫规划信息系统的对接，方便疫苗的信息共享和管理。通过了计算机三级等保测评，实施了多重安全措施保障人民群众信息安全。

为确保疫苗接种数据及时、准确，基于甘肃省免疫规划信息平台，实现与国家全民健保免疫规划信息系统的接种信息实时传输，完成与全国其他省份的成人接种信息数据共享和交换，建立了以成人接种个案为基础的信息数据报告制度，完成疫苗接种相关统计表格上线运行，精准、高效、实时掌握全省疫苗接种数据。

实现通过电子健康卡进行个人信息采集，减少了接种单位错误信息录入。通过核签仪读取身份证信息，减少身份证号的错误录入。已配备部分温度监控仪，对存放新冠疫苗冰箱优先进行温度监控，保障疫苗存储安全。省级每日通报新冠接种进展及新冠疫苗数质量，将错误的身份信息和其他逻辑性错误发至市（州）疾病预防控制中心，督促基层修改错误信息。

四、学术产出

（一）软件著作权

"甘肃省疫苗及注射器管理系统"2018年获中华人民共和国国家版权局计算机软件著作权。

"甘肃省预防接种管理系统"2018年获中华人民共和国国家版权局计算机软件著作权。

（二）论文

2017—2022 年，在国家级科技期刊上发表免疫规划信息化建设相关内容论文 2 篇。

五、国家领导的指导或培训

2014 年 7 月 2 日，中国疾病预防控制中心免疫规划中心免疫服务室副主任曹玲生赴甘肃省考察免疫规划信息化硬件设备建设情况，在兰州市骨伤科医院对客户端和省平台功能及使用情况进行了实地查看。

2018 年 3 月 9—12 日，中国疾病预防控制中心免疫规划中心免疫服务室副主任曹玲生、AEFI 监测室武文娣研究员等专家对甘肃省免疫规划信息化工作开展了调研。专家组于 3 月 9—11 日先后前往张掖市疾病预防控制中心、甘州区疾病预防控制中心、临泽县疾病预防控制中心、西街社区卫生服务中心和平川镇卫生院，通过汇报座谈、实地查看以及现场交流等方式，了解甘肃省市、县、乡级免疫规划工作人员对国家免疫规划信息系统以及省级自建免疫规划信息系统使用情况和当地免疫规划信息化建设硬件投入情况，收集国家免疫规划信息系统、省级自建免疫规划信息系统存在的问题和建议，现场对基层人员使用国家免疫规划信息系统进行了指导。

（梁雪枫　张伟燕）

一、背景

青海省免疫规划信息化建设起步时间较晚，前期由于青海省地方经济条件差、免疫规划人员短缺、素质参差不齐、基层设备陈旧等问题，信息化建设工作进展缓慢。2005年以来，青海省免疫规划信息化发展历经多个时期，从中国免疫规划监测信息管理系统软件时期的刚刚起步，到国家原卫生部下发《儿童预防接种信息报告管理工作规范（试行）》后的不断摸索，再到本省信息化建设服务平台使用时期的逐步迈向正轨，一直到目前为贯彻落实《中华人民共和国疫苗管理法》、中共中央办公厅和国务院办公厅《关于改革和完善疫苗管理体制的意见》精神，建立青海省免疫规划信息管理系统，实现疫苗信息化追溯。2020年，在省政府和省卫生健康委员会高度重视和财政支持下，青海省开展数字化预防接种门诊建设工作，终于实现了数字化预防接种门诊零的突破；开发预防接种手机APP青苗宝，与青海省免疫规划信息管理系统数据对接，实现网络预约功能，极大提高了群众接种的便利性；青海省免疫规划信息管理系统与青海省信用青海平台对接，实现了将个人的新冠疫苗接种信息同步更新在个人的健康码界面；青海省免疫规划信息管理系统与青海省疫情防控管理平台对接，对新冠病例、密接、次密接等关注人员的疫苗接种信息实现了及时、精准匹配。

为了加快推进青海省疾病预防控制体系建设，青海省于2022年实施青海省免疫规划公众服务能力提升项目，基于免疫规划系统的技术架构和免疫规划数据中心基础上，建设公众服务平台，使得预防接种服务更加人性化、智能化。青海省一步一个脚印，积极推动全省免疫规划信息化工作，谱写着属于自己的免疫规划信息化发展史。

二、信息化建设历程

（一）中国免疫规划监测信息管理系统软件应用时期

2005年按照国家相关要求，全省县级以上单位普及使用中国免疫规划监测信息管理系统软件，全省地（市）级覆盖率实现100%、县级覆盖率达到80%以上。

在2005年的基础上，2006年继续保持全省使用和报告的地（市）级覆盖率达到100%、县级覆盖率达到90%以上。按照《青海省预防接种门诊规范化建设实施方案》要求，全面开展全省预防接种规范化门诊建设，组织人员加强对全省规范化门诊建设工作进行督导检查，提高了预防接种规范管理水平，全省接种信息统计上报基本实现通过中国免疫规划监测信息管理系统软件填报。

（二）儿童预防接种信息管理系统客户端软件使用时期

2007年2月份对全省免疫规划信息化建设培训班进行经费预算，并向原青海省卫生厅（以下简称"省卫生厅"）上报《关于举办青海省免疫规划信息化建设培训班经费的请示》，根据中国疾病预防控制中心要求同年4月份完成了关于开展儿童预防接种信息管理系统有关事项调查工作，并将结果上报至中国疾病预防控制中心免疫规划中心，在全省各级接种单位开始部署儿童预防接种信息管理系统客户端软件。

2007年4月份省卫生厅下发了《青海省儿童预防接种信息报告管理系统建设实施方案》，根据国家目标要求结合青海省实际情况，青海省儿童预防接种信息化建设工作将以"国家传染病疫情报告网络为平台，分级负责，属地管理，因地制宜，统筹安排，分类逐步实施"的原则进行。

2007年1—6月为客户端软件部署、安装阶段，各县以乡镇卫生院为基础对客户端软件进行了安装。2007年7月份根据中国疾病预防控制中心免疫规划中心安排组织西宁市、海东地区地（市）、县两级人员共7人参加国家级在银川举办的西部地区预防接种信息化建设培训班，为西宁市、海东地区儿童预防接种信息化建设工作培养了师资力量。

2007年8月西宁市举办了由所辖四区三县免疫规划业务骨干及基层卫生院专干参加的儿童预防接种信息化建设培训班。海东地区在2007年8—10月利用冷链运转督导机会对客户端软件进行了安装和讲解，西宁市、海东地区共367个社区服务机构和乡镇卫生院，有88个能通过非对称数字用户线路（ADSL）或宽带上网，有336个通过集中式或一对一式客户端软件培训，占91.56%，114个基本完成2006年以来儿童信息化数据的录入工作，占31.06%，有50个客户端软件使用点通过国家终审，并能通过网络向国家上报儿童预防接种个案信息，预防接种信息管理迈出可喜的第一步。

2007年9—12月围绕《青海省儿童预防接种信息报告管理系统建设实施方案》中进度安排，对海南州、海北州、海西州开展了儿童预防接种信息化建设工作的相关培训，对各级具备条件的社区服务站、乡镇卫生院安装儿童预防接种信息管理系统客户端软件，并要求对2007年1月1日后儿童预防接种信息进行录入，上报客户端软件用户档案，对符合要求的单位经过国家级终审，实现预防接种信息的个案上报。

截至2008年西宁市、海东地区共367个社区服务机构和乡镇卫生院，有100个能通过ADSL或宽带上网，均通过集中式或一对一式客户端软件培训，166个点进行数据录入工作，其中142个基本完成2006年以来儿童预防接种个案的录入工作，占38.69%，80个通过省级审核，72个客户端软件使用点通过国家终审，并能通过网络向国家上报儿童预防接种个案信息。

2009年按照青海省预防接种信息化建设的实施进度要求和省卫生厅工作安排，青海省疾病预防控制中心下发了《关于举办第二期儿童预防接种信息化建设培训班的通知》，2009年5月11—16日举办了儿童预防接种信息化建设培训班，邀请了国家免疫规划中心免疫服务室曹玲生副主任担任授课老师，培训班采用教学与实践相结合的形式进行，对环湖三州（海南、海西、海北州）、县级儿童预防接种信息化进行了培训，曹玲生主任医师亲自授课，对客户端的安装、文件配置、录入操作等进行了详细的讲解，达到了预期目的。

为了进一步掌握青海省各级预防接种单位有关情况和信息化建设基础情况，为全省免疫规划接种单位管理及预防接种信息化建设工作提供可靠的数据依据，2009年7月青海省疾病预防控制中心下发了《关于开展全省预防接种单位、人员情况及信息化建设工作进展情况调查的通知》（青预中业便函〔2009〕21号），并及时对上报数据进行统计汇总。调查结果显示，截至2009年8月，全省承担预防接种管理的乡镇数有423个，所辖社区卫生服务站有206个，共计629个，其中能ADSL（宽带）上网点数有277个（占44.04%），除玉树州和果洛州未进行客户端软件的培训安装外，已经安装客户端软件点数有262个，已经进行数据录入点数有240个（占91.60%），已经完成两年以来儿童数据录入的点数有167个（占63.74%）。211个客户端软件使用点已通过国家终审，并能通过网络向国家上报儿童预防接种个案信息，占总接种管理单位数的36.57%，较2008年（8.67%）上升27.9个百分点。

2009年，为了保证甲型H1N1流感疫苗接种个案信息的及时上传，省级专业人员对县区级信息化建设及个案录入进行了专项指导，利用QQ等工具进行远程协助和指导，使儿童预防接种信息化建设和甲型H1N1流感疫苗接种数据不断更新和进步，进一步提升了免疫规划信息化管理水平。

为加强青海省疫苗注射器出入库、AEFI的网络平台上报和管理，在2009年5月份免疫规划信息化培训班上，对参加培训的人员进行了实践操作培训、演练，全省8个（地、市）级均对疫苗注射器实行了网络出、入库管理，全省各地均对AEFI实行了网络报告管理。

2010年根据省卫生厅《青海省儿童预防接种信息报告管理系统建设实施方案》的要求，为加快青海省免疫规划信息化建设步伐，省疾病预防控制中心开展多次专项督导，对新建社区卫生服务站的免疫规划工作进行业务指导，提高各级疾病预防控制机构对免疫规划信息化管理水平和建设进度。8月，在联合国儿童基金会支持下，青海省加强常规免疫项目为共和县、海晏县、化隆县和循化县配置计算机36台，打印机36台，有力地调动了基层工作人员的积极性和主动性。截至当时，全省有268个客户端软件使用点通过国家终审，并能通过网络向国家上报儿童预防接种个案信息，占总接种管理单位数的42.61%，较2009年（33.55%）上升了9.06%。

2010年4月8—11日原卫生部／全球疫苗免疫联盟（GAVI）项目评估组对青

海省 GAVI 项目实施情况及免疫规划信息化建设工作进行了评估，评估组由时任中国疾病预防控制中心免疫规划中心梁晓峰主任一行 6 人组成。4 月 8 日项目评估专家组听取了青海省 GAVI 项目办公室对青海省 GAVI 项目及免疫规划信息化建设工作进展的汇报，4 月 9—10 日专家组对贵德、湟中县项目工作进行了评估。评估组对青海省 GAVI 项目实施情况及免疫规划信息化建设工作进行了指导评估。在对全省免疫规划信息化建设工作进行考察评估后，专家们认为青海省在现有条件下在免疫规划信息化方面做了许多工作，但限于国家免疫规划信息管理平台建设滞后、基层设备陈旧等问题的原因，在数据的上传、网络报告、分析利用方面不能适应免疫规划工作的需要。同时对基层各级业务人员对免疫规划信息化建设的渴求，以及对提高免疫规划管理水平所发挥的作用产生了浓厚兴趣并给予了极大的关注。

为早日实现全省免疫规划信息化建设的实施目标，2010 年 9 月向省卫生厅上报了"2011 年青海省儿童预防接种信息报告管理系统建设预算项目资金申报表"。

2011 年青海省疾病预防控制中心下发了《关于举办原卫生部 /GAVI 项目支持青海省免疫规划信息化建设工作培训班的通知》（青预中业〔2011〕19 号）和《关于分配卫生部 /GAVI 结余资金项目免疫规划信息化设备的通知》（青预中业〔2011〕20 号）。于 5 月 17—23 日分 2 期举办了原卫生部 /GAVI 项目支持全省免疫规划信息化暨儿童预防接种信息管理系统接种点客户端软件使用与管理知识培训班，并配发电脑 53 台、预防接种客户端软件操作培训手册 600 本，全省共有 81 人参加培训。利用原卫生部 / 联合国儿童基金会支持青海省玉树州地震灾区免疫规划项目为玉树州配备了 34 台计算机及打印机，对基层的硬件建设给予了及时的补充和更新，提升了基层预防接种单位信息化管理的积极性。全省 365 个接种单位在儿童预防接种信息管理系统中填报了用户档案表，323 个客户端软件使用点通过国家终审（88.49%），通过终审的比前一年增加了 55 个。用户档案表通过国家终审的县共有 34 个（73.91%），用户档案表通过国家终审的乡镇有 265 个（66.41%），用户档案表通过县级审核的乡镇有 282 个（70.68%），进一步提升了全省免疫规划信息化管理水平和能力。

2012 年青海省疾病预防控制中心根据各州（地、市）疾病预防控制中心上报的信息化建设进展结合 GAVI 项目办支持青海省 10 台电脑和 10 台打印机，制定并下发了《关于下发 GAVI 项目支持青海省免疫规划信息设备的通知》（青预中业函字〔2012〕38 号），并借助联合国儿童基金会项目支持下发了《关于举办原卫生部 / 联合国儿童基金会支持玉树州免疫规划项目业务培训班的通知》（青预中业〔2012〕25号）《关于召开卫生部/联合国儿童基金会加强青海省常规免疫项目工作会议及培训班的通知》（青预中业〔2012〕37号），并于5月13—17日举办了原卫生部/联合国儿童基金会支持玉树免疫规划项目信息化建设及业务培训班，共31人参加培训，玉树州共接收儿童基金会项目用电脑、打印机各34台，数码相机1套、投影仪1台、笔记本电脑1台，大大提升了援助地区的信息化管理硬件能力。

（三）省级信息化管理系统建设初期

2013年为加快青海省免疫规划信息化建设步伐，原青海省卫生和计划生育委员会在全民健康管理平台中开发了适合青海省信息化建设服务平台，主要应用于基层医疗机构简单的接种信息管理，但系统未实现与免疫规划接种点客户端兼容的对接。

2014—2016年为加快青海省免疫规划信息化建设工作步伐，提高儿童预防接种信息管理系统接种点客户端软件使用与管理水平，进一步普及儿童预防接种信息化管理水平，保证全省预防接种数据的准确并及时上传至国家平台，青海省疾病预防控制中心借助中央财政转移支付经费对各州、市疾病预防控制中心负责儿童预防接种信息化操作系统的专报人员进行重点培训。

2017年青海省疾病预防控制中心下发《关于启用青海省统一公共卫生平台的通知》（青疾控〔2017〕166号），要求依照青海省全民健康保障一体化平台——公共卫生子平台项目要求开展相应工作。系统建设由中国软件与技术服务股份有限公司负责开发，在完成实测和前期上线准备阶段后，2月初对试点互助县各单位进行了首次系统的培训；并于中旬对全省县级疾病预防控制机构进行了系统使用相关知识培训。7月份统一在全省部署实施，但由于系统建设时间紧，缺乏前期必要的业务需求分析，在前期的应用中出现了一些与业务管理不相适应和不配套的问题。但全省全民健康一体化保障公共卫生信息平台的建设，为青海省在建设以BS模式为主的免疫规划信息管理系统过程中取得了一定的成绩，积累了一定的经验，也为青海省免疫规划信息管理系统建设打下了一定的基础。2018年进一步加强和其他平台与系统的互联互通范围及力度；进一步加大数据分析利用的自动化程度；进一步准确记录接种信息并实现系统内异地信息共享。完善省级免疫规划信息管理平台建设。补充和完善软件系统功能，加强硬件和软件的日常管理、维护，适时进行更新，系统在一定的投入能力范围内安全、稳定运行。

2018 年依照青海省全民健康保障一体化平台——公共卫生子平台项目要求开展相应工作。为尽快完成全民健康保障一体化平台包括预防接种信息管理、疫苗/注射器管理、冷链信息管理等功能的应用，要求从 2018 年 1 月 1 起所有接种单位、管理机构都启用新的全民健康保障一体化平台。但在后期实际应用中发现在接种信息登记、疫苗管理等在业务流程和功能上不能满足业务需求，尤其是在接种信息和疫苗追溯上无法实现。9 月省疾病预防控制中心在互助县举办全省预防接种规范化暨信息管理平台应用培训班，本次培训班在深入学习贯彻《疫苗流通和预防接种管理条例》《预防接种工作规范（2016 年版）》和《疫苗储存和运输管理规范（2017 年版）》的精神的基础上，进一步强化对免疫规划信息管理系统培训，对信息系统运行中发现的问题进行了逐条的梳理和分析，并将相关问题及时反馈给承建方，切实提高了系统的实际业务工作中的应用价值。

（四）疫苗信息化追溯系统建设和应用新时期

2019 年 12 月，为贯彻落实《中华人民共和国疫苗管理法》、中共中央办公厅和国务院办公厅《关于改革和完善疫苗管理体制的意见》精神，省卫生健康委员会、省疾病预防控制中心积极争取财政支持，省财政厅《关于下达 2019 年重大传染病防控经费预算（省级第二批）的通知》（青财社字〔2019〕1743 号）文件精神，下拨 400 万元专项资金用于免疫规划信息管理和追溯系统的建设工作，2020 年 1 月 7 日，根据青政采公招（服务）2019—423 号的招标文件，中科软科技股份有限公司中标，合同总价 367 万元。省疾病预防控制中心组织相关省内外业务专家对免疫规划信息管理系统的业务需求进行了论证，提出了详细的系统建设业务需求，为系统的建设提供了蓝本。2020 年 1 月底启动建设工作，根据项目相关建设方案、业务建设需求，系统建设紧张而有序开展。2020 年 2 月，青海省卫生健康委员会下发了《关于加快青海省预防接种信息管理系统建设的通知》。3 月青海省疾病预防控制中心向各市州疾病预防控制中心下发了《关于上报青海省免疫规划信息管理系统建设有关基础信息的通知》。

2020 年 3 月 31 日前完成前期的基本功能建设部署，实现疫苗全程信息化追溯，并完成与国家药品监督管理局疫苗追溯协同服务平台、全民健保免疫规划信息系统的对接。5 月份正式平台在海西州乌兰县投入试运行。在系统上线推广期，省级组织各市（州）、区（县）、乡镇以及村级的医疗卫生人员对系统使用进行培训，省级疾病预防控制中心联合中科软公司采用分期分片、巡回、教学与实践相结合的形式共举办培训会 29 期，累计培训市州、县区、基层接种单位人员 1 770 余人次，为系统的有效、快速的普及应用提供有力的技术和人员保障。省级平台初步搭建完成后，实现了疫苗采购、供应、储存、运输和接种各个环节的可追溯管理。通过疫苗的扫码接种，做到每一支疫苗正向和反向都可追溯，做到省内信息实时共享、信息统一对应。同时，省级以市州为单位建立了系统应用指导微信群，确保发现问题及时反馈，并跟踪处理进展，以便进一步升级和改造系统中的各项模块和功能。

2021 年，为提高基层接种单位预防接种管理水平和接种服务质量，在省政府、省卫生健康委员会高度重视和财政大力支持下，青海省开展数字化预防接种门诊建设工作，实现了数字化预防接种门诊零的突破，实现集预约、叫号、智能排队、智能冷链管理、智能留观于一体的现代预防接种管理模式。截至 2021 年底，全省建成 40 家数字化预防接种门诊并全部投入使用，极大提升了青海省预防接种单位信息化管理水平和预防接种服务质量。

2021 年底针对紧急开展的全人群新冠疫苗接种工作，青海省免疫规划信息管理系统及时升级调整，紧急建设新冠疫苗接种管理信息化模块，为新冠疫苗的接种提供了有力的支持。通过后台校验，可筛选出个案信息错误的信息并逐级下发处理解决，有效提升数据质量。此外，与青海省信用青海平台实现互联互通，实现了将个人的新冠疫苗接种信息同步更新在个人的健康码界面，为群众提供了方便快捷的查询服务。

在 2021 年的免疫规划信息化工作中，积极组织开展督导和培训，查漏补缺，有效提升了青海省免疫规划信息管理系统中信息的质量。信息安全方面，对系统管理实施了卫生专网登录，分等级管理和权限、角色管理，极大提升了信息的安全性，并为青海省免疫规划信息管理系统通过三级等级保护评审做好了业务和技术上的准备。

2021 年，青海省积极组织各市州、区县、乡镇以及村级的医疗卫生人员参与免疫规划信息化培训，通过现场、网络视频的方式共进行了 10 余次较大规模的统一培训，共计 5 000 余人参与。针对青海省免疫规划信息管理系统中存在的问题和需要修正的个案信息，省级通过下乡督导和网络督导的模式，在全省进行了上百余次的督导，覆盖全省全部 45 个区县。同时，为了向公众提供便捷、有效的预防接种服务，青海省开发了预防接种手机 APP 青苗宝，实现了和青海省免疫规划信息管理系统的数据对接，并可实现网络预约功能，为方便向群众提供多渠道的预约功能，青苗宝同时在省疾病预防控制中心微信公众号、信用青海、支付宝平台都开设了预约链接，极大提高了群众接种的便利性和预防接种体验感。

2022年1月12日省疾病预防控制中心召开了青海省免疫规划信息管理系统初验专家会，顺利完成了系统初验，对项目设计的业务功能需求进行了梳理，并提出了整改措施，保证了系统持续升级完善。年内根据新冠疫情防控平台的信息需求，青海省免疫规划信息管理系统及时实现了与青海省疫情防控管理平台对接，对新冠病例、密接、次密接等需关注人员的疫苗接种信息进行及时、精准匹配和推送，保障了新冠疫情防控平台信息的需求和疫情的有效研判。8月根据《中国疾病预防控制中心关于推进免疫规划信息系统常规疫苗接种记录数据交换工作的通知》（中疾控信息便函〔2022〕339号）要求，完成省级免疫规划信息平台与全民健保免疫规划信息系统的数据交换工作，并按期完成了省级免疫规划信息系统常规疫苗接种个案的数据补录、清洗工作。

为贯彻落实《"健康青海2030"行动计划》（青发〔2016〕37号）文件精神，加快推进青海省疾病预防控制体系建设，计划于2022年实施青海省免疫规划公众服务能力提升项目，基于免疫规划系统的技术架构和免疫规划数据中心基础上，建设青海预防接种公众服务平台。省疾病预防控制中心积极争取财政支持，省财政下拨资金67万元（政策支持：青财社字〔2022〕680号，《青海省财政厅关于下达2022年医疗服务与保障能力提升补助资金（省级）的通知》）。省疾病预防控制中心召开参数专家论证会，并经中心主任办公会研究同意，于2022年12月完成项目的招标采购，2023年将完成相应的建设工作。

三、信息化建设的亮点和创新点

（一）青苗宝 APP 的研发上线

青苗宝 APP 是青海省自主研发、为预防接种服务提供便利的 APP，它可以与青海省免疫规划信息管理系统的数据进行对接，并可实现网络预约功能。同时，在省疾病预防控制中心微信公众号、信用青海、支付宝平台都开设了预约链接，极大提高了群众接种的便利性。

（二）省（区、市）级免疫规划信息管理系统与省信用青海平台对接

青海省免疫规划信息管理系统与青海省信用青海平台对接，实现了将个人的新冠疫苗接种信息同步更新在个人的健康码界面。

（三）省免疫规划信息管理系统与青海省疫情防控管理平台对接

青海省免疫规划信息管理系统与青海省疫情防控管理平台对接，对新冠病例、密接、次密接等需关注人员的疫苗接种信息实现了及时、精准匹配推送，保证了新冠疫情防控平台及时获得相应的接种信息，为疫情的有效处置和精准研判提供了有效数据。

（四）预防接种微信公众号、微信小程序的建设

通过青海省疾病预防控制中心 2022 年青海省免规数据服务能力提升项目的实施，我省计划在 2023 年内开发完成"青海预防接种"微信公众号及微信小程序，结合前期建成的青苗宝 APP，将为公众搭建更好的预防接种知识获取平台，提供更加优质、便捷的预防接种预约、查询、咨询等的服务平台，为广大人民群众提供更加优质的预防接种服务。

四、论文和科研成果等学术产出

2020 年 12 月 15 日，由青海省疾病预防控制中心和中科软科技股份有限公司开发的青苗宝服务 APP 软件取得中华人民共和国国家版权局计算机软件著作权登记证书，登记号 2020SR1821646，证书号：软著登字第 6624648 号。

五、国家领导的指导或培训

（一）GAVI 项目实施情况及免疫规划信息化建设工作评估

2010 年 4 月 8—11 日，时任国家免疫规划中心梁晓峰主任等一行 6 人对青海省 GAVI 项目实施情况及免疫规划信息化建设工作进行了指导评估。专家组对青海

省西宁市、海南州贵德县、西宁市湟中区 GAVI 项目实施、免疫规划信息化建设工作进行了考察评估，专家们认为青海省在现有条件下在免疫规划信息化方面做了许多工作，但限于国家免疫规划管理平台建设滞后、基层设备陈旧等问题，在数据的上传、网络报告、分析利用方面不能适应免疫规划工作的需要。同时对基层各级业务人员对免疫规划信息化建设的渴求，以及对提高免疫规划管理水平所发挥的作用产生了浓厚兴趣并给予了极大的关注。

（二）培训

按照青海省预防接种信息化建设的实施进度要求和省卫生厅工作安排，省疾病预防控制中心下发了《关于举办第二期儿童预防接种信息化建设培训班的通知》，于 2009 年 5 月 11—16 日举办了儿童预防接种信息化建设培训班，并邀请了国家免疫规划中心曹玲生主任医师亲临担任授课，完成了对环湖三州（海南、海西、海北州）地区地县级儿童预防接种信息化培训任务，进一步提升了环湖三州的信息化管理水平。

六、未来工作展望

青海省免疫规划信息化建设起步虽晚，但一直在前进的道路上努力追赶，随着青海省免疫规划公众服务能力提升项目的实施，下一步青海省将在已搭建的青海省免疫规划信息系统的基础上，充分发挥信息化优势，依托自媒体，多措并举，完善推进移动端青苗宝 APP、青海预防接种微信公众号及微信小程序等公众服务平台，进一步增加服务供给、加大宣传力度、加强信息化建设并保证安全规范接种，提升民众预防接种体验感，使全省预防接种服务更加人性化、智能化，以便更好地服务于广大的人民群众，更好地助力现代免疫规划工作。

（阿克忠　蔡　碧）

第**34**章

宁夏回族自治区免疫规划信息化发展史

一、背景

免疫规划作为一项基本公共卫生服务项目，是控制和消灭疫苗针对性传染病最经济有效的手段，也是我国卫生事业最具成效、影响最为广泛的工作之一。随着疫苗接种种类、接种规模和服务范围的不断扩大，预防接种人员的工作量越来越大。在传统的预防接种过程中，手工登记差错多速度慢、儿童异地接种不便、儿童个案信息无法共享、疫苗冷链温度监测不规范等问题逐渐凸显。家长手中虽然持有接种证，能看到孩子历次接种的疫苗类型等信息，但有时无法准确辨认个别手工填写的信息，甚至对接种疫苗的真假都无从辨别。

为规范预防接种工作行为和信息管理，建立和完善适合新形势发展的免疫规划信息化管理系统，方便儿童接受免疫服务，原国家卫生部于 2007 年起在全国范围内推行免疫规划信息化建设。为了进一步提高免疫规划信息化数据的利用率，2015 年宁夏回族自治区原卫生和计划生育委员会积极统筹谋划，将互联网思维与免疫规划工作充分融合，打造了集预防接种服务、疫苗流通电子监管、冷链温湿度监测、入托入学儿童查验、流动儿童管理、接种人员考试、产科接种信息管理等 12 项业务管理于一体的宁夏免疫规划信息系统，免疫规划信息平台为疾病预防控制机构提供数据统计和分析入口，预防接种客户端为常规预防接种单位和产科接种单位提供预防接种信息录入入口，金苗宝手机 APP 为儿童和监护人提供接种信息查询入口，使自治区预防接种服务更规范、更便捷、更人性化。

《中华人民共和国疫苗管理法》（以下简称《疫苗管理法》）出台以来，对免疫规划信息化工作质量提出了更高的要求，2020 年宁夏卫生健康委员会着手建设宁夏免疫规划信息系统（二期），全面实现自治区疫苗来源可查、去向可追、用途清晰、过程规范，保障疫苗流通、存储和使用安全，将信息化覆盖自治区所有常规预防接种门诊、产科预防接种门诊、成人预防接种门诊、狂犬病暴露处置门诊等全部类型接种单位，对接种单位工作进行实时管理、风险预警、自动量化考核评价，自治区预防接种服务和免疫规划工作管理水平明显提升。

二、信息化发展历程

（一）使用儿童预防接种信息管理系统国家接种点客户端软件

根据原卫生部《儿童预防接种信息报告管理工作规范（试行）》（卫疾控发〔2006〕512 号）的要求，宁夏于 2007 年在自治区范围内开展儿童预防接种信息管理系统建设。为了达到西部省份于 2010 年底以前 90% 以上的县、80% 以上的乡完成儿童预防接种信息管理系统建设，实现接种信息的个案管理的目标，原宁夏回族自治区卫生厅下发了《关于转发卫生部〈儿童预防接种信息报告管理工作规范（试行）〉的通知》（宁卫疾控〔2007〕71 号），决定在宁夏回族自治区范围内有计划、有步骤地开展儿童预防接种信息管理系统建设。

2007 年 5 月，为了在自治区顺利建设和运行儿童预防接种信息系统，原宁夏回族自治区卫生厅疾控处调研员带领宁夏疾病预防控制中心、银川市疾病预防控制中心以及石嘴山市疾病预防控制中心专业人员对甘肃省儿童预防接种信息系统试点的白银市进行考察学习，了解试点地区儿童预防接种信息系统建设、运行状况、预防接种工作，探讨信息系统可行的、可持续发展的建设机制。

2007 年 7 月，由中国疾病预防控制中心主办，宁夏疾病预防控制中心承办了西部部分省儿童预防接种信息管理系统培训班。中国疾病预防控制中心免疫规划中心免疫服务指导与评价室老师亲自授课，对儿童预防接种信息报告工作规范和儿童预防接种信息管理系统客户端软件配置工具、国家接种点客户端软件及国家信息管理平台的安装和使用进行了重点讲解，并实地上机操作，自治区各市、县（区）疾病预防控制中心共有 38 人参加培训，为各地开展乡级接种人员培训工作奠定了基础。

2007 年 8 月，原宁夏回族自治区卫生厅下发了《宁夏儿童预防接种信息管理系统建设实施方案》，决定在自治区范围内有计划、有步骤地开展儿童预防接种信息管理系统建设。明确当时条件较为成熟的银川市、石嘴山市和中卫市试运行信息管理系统，2008 年 7 月在吴忠市、固原市开展信息化建设工作。截至 2008 年 3 月，自治区 22 个县（区）的 379 个乡级接种单位 / 社区卫生服务站中，有 14 个县（占 63.6%）的 179 个（占 47.2%）开展儿童预防接种信息管理系统的培训工作，开始创建辖区内儿童个案信息库；其中 12 个县（占 54.5%）的 151 个接种单位（占 39.8%）通过国家终审可以上传数据，137（占 36.1%）家接种单位已将儿童个案信息成功上传国家信息管理平台。

2008 年为促进自治区儿童信息化工作的顺利实施，各地疾病预防控制中心指定专人，采取集中培训、现场培训、QQ 远程协助和下基层接种点指导答疑等多种方式，共开展培训 123 期，3 872 人次。通过培训，使参训人员基本能够单独操作儿童预防接种信息管理系统，大大减少了各种操作问题的出现。为加速自治区免疫规划信息化建设工作，自治区政府高度重视，协调自治区财政下拨信息化建设经费 200 万元，招标台式电脑 100 台、存折式打印机 380 台、扫描枪 380 个、支持存折式打印机打印的预防接种证 12 万册，各级卫生局、疾病预防控制中心以及各接种单位也积极协调，市、县级共采购电脑 78 台，打印机 63 台，其中接种点自购电脑 27 台，打印机 1 台；日本国际协力机构（JICA）项目配备了 28 台电脑和打印机，主要用于乡级接种单位使用。至此，自治区 380 个乡（镇）卫生院和社区卫生服务站基本具备了开展免疫规划信息化工作的硬件条件，存折式打印机和扫描枪的使用也大大改善了基层接种单位工作模式，提高了预防接种工作效率和工作质量。

2009 年在完善自治区预防接种单位硬件设备的基础上，免疫规划信息化在甲型 H1N1 流感疫苗接种个案信息报告中发挥了良好的作用。2009 年 8 月、11 月和 12 月，原宁夏回族自治区卫生厅结合重点预防接种工作内容，3 次组织督导组对自治区各市县（区）接种点客户端软件运行情况，以及甲型 H1N1 流感疫苗信息报告工作进行了督导检查。截至 2009 年底，自治区 374 个接种单位中通过国家终审开通上传权限并安装使用客户端的接种单位 333 个（占全部接种单位数的 89.04%），共上传儿童个案信息 270 561 条。

2010 年，各地区克服困难、自筹经费，对部分未配备信息化设备的接种点进行设备配套，积极开展儿童预防接种个案信息的录入工作。自治区 374 个接种单位中通过国家终审开通上传权限并安装使用客户端的接种单位 338 个（占全部接种单位数的 94.94%），共上传儿童个案信息 375 039 条。

为确保儿童预防接种信息管理系统国家接种点客户端软件在自治区顺利推广和正常使用，宁夏疾病预防控制中心每年至少举办 1 期免疫规划信息化培训班，但客户端录入预防接种个案信息无法共享。2014 年，为了实现预防接种信息资源共享，便于管理儿童预防接种信息管理系统客户端个案信息，提升自治区免疫规划服务质量，借助国家儿童预防接种信息管理系统平台对自治区儿童接种个案信息进行托管，将儿童预防接种信息管理系统中的预防接种个案信息进行上传，使预防接种相关信息得到有效利用。2014 年 12 月 31 日，宁夏疾病预防控制中心下发了《关于做好脊髓灰质炎灭活疫苗纳入免疫规划试点项目接种信息录入工作的通知》（宁疾控中心发〔2014〕422 号），要求各实体单位高质量地录入 2015 年 1 月 1 日以后出生儿童的个案信息，并上传至国家儿童预防接种信息管理系统平台。截至 2014 年底，客户端共收集儿童接种个案信息 579 159 条。

（二）建设宁夏免疫规划信息系统

1. 宁夏免疫规划信息系统（一期）建设　为进一步规范自治区儿童预防接种工作，提升预防接种服务质量，2010 年起自治区开始筹备建设自治区免疫规划信息系统。2010 年至 2013 年，原宁夏回族自治区卫生厅 3 次组织召开宁夏免疫规划信息系统研讨会，研究起草并逐步完善了《宁夏回族自治区免疫规划信息平台建设方案》，多次调研，随时了解自治区的免疫规划信息化建设、业务开展情况以及工作中存在的困难和问题。

2014 年宁夏疾病预防控制中心正式将《自治区儿童免疫规划信息管理平台建设项目技术方案》上报至原宁夏卫生和计划生育委员会，并在原宁夏卫生和计划生育委员会的支持下，纳入宁夏回族自治区人民政府信息惠民建设项目申报，通过了专家初审，为建立自治区级信息化平台打下良好的基础。

为了保障脊髓灰质炎灭活疫苗（IPV）纳入国家免疫规划试点工作中 IPV 接种信息的实时报告工作，原宁夏卫生和计划生育委员会拨付 15 万元，用于深圳市金卫信信息技术有限公司为自治区建立代理自治区级平台工作经费，满足 IPV 纳入国家免疫规划管理信息报告相关需求。2015 年 3 月宁夏疾病预防控制中心与深圳市金卫信信息技术有限公司签订协议，服务期限 1 年。2015 年 8 月，宁夏疾病预防控制中心邀请金卫信软件公司工程师，在自治区范围内以市为单位分 5 次对所建立的代理自治区级平台及客户端软件进行现场培训，实现客户端录入接种个案的实时上传管理及 IPV 接种日 / 周报表的报告工作。

2015 年 5 月和 11 月，原宁夏卫生和计划生育委员会组织召开宁夏卫生云免疫规划信息化建设方案研讨会，进一步完善项目建设方案。经多次专家论证后，原宁夏卫生和计划生育委员会积极申请自治区财政，获批了 570.495 万元建设宁夏卫生云一期免疫规划信息管理系统，2015 年 9 月原宁夏卫生和计划生育委员会宁夏卫生云应用系统一期建设项目三标段免疫规划系统由宁夏回族自治区公共资源交易中心公开招标，并于 2015 年 10 月 9 日完成了招标工作，苏州沈苏自动化技术开发有限公司中标。

2016 年 1 月宁夏正式启动宁夏卫生云免疫规划信息化建设项目，系统采用 B/S 和 C/S 混合架构，数据中心端采用 B/S 结构，接种单位客户端采用 C/S 结构，通过互联网进行数据交换。原宁夏卫生和计划生育委员会信息中心和宁夏疾病预防控制中心联合召开宁夏卫生云免疫规划项目启动会，原宁夏卫生和计划生育委员会信息中心、疾控处、自治区政府信建办领导出席启动会，正式拉开系统建设实施序幕，开启宁夏免疫规划工作从手工操作到信息化管理的新时代。2016 年 1 月 20 日，原宁夏卫生和计划生育委员会下发了《关于举办宁夏卫生云免疫规划项目试点培训的通知》（宁卫疾控便函〔2016〕3 号），对自治区 2 个试点县区（西夏区、红寺堡区）免疫规划信息化相关业务人员进行了培训。2016 年 3 月 14 日至 31 日，又分别在自治区 22 个县区和五市举办了 22 期预防接种客户端和 7 期产科客户端的培训，共计 387 家乡级卫生院、社区卫生服务中心（站），114 家医院产科的 1 060 余人参加了培训。

2016 年 5 月 23 日，宁夏卫生云一期免疫三标段免疫规划信息系统顺利通过专家评审，完成了项目阶段性验收，标志着该系统已经具备了第一阶段上线条件。2016 年 1 月至 5 月期间，免疫规划信息系统顺利完成了预防接种客户端、产科接种客户端、预防接种信息管理系统、产科接种信息管理系统、疫苗流通管理系统、电子监管码管理系统、冷链温度监测系统以及综合集成平台的开发、测试、安装、部署调试工作，逐步建立健全儿童预防接种信息管理网络和自治区、市、县、乡镇、社区的五级预防接种信息网络体系。2016 年 6 月 20 日宁夏免疫规划信息系统完成家长 APP 上架审核，6 月 25 日完成智能手机终端 APP 上架审核，至此免疫规划信息系统建设内容已经全部完成，系统包含了 1 个信息化平台（内含预防接种信息系统、疫苗流通信息系统、电子监管码数据处理、冷链温度监测系统、儿童动态管理、接种人员上岗考试、产科接种信息系统、入托入学接种证查验、金苗宝 APP 后台管理等 12 个子平台）、2 个客户端（预防接种客户端和产科客户端）、1 个手机 APP（金苗宝 APP）。系统建设完成后覆盖自治区、地市、县区共 28 家（含 3 家虚拟疾病预防控制机构）各级疾病预防控制中心、402 家乡 / 镇卫生院（社区卫生服务中心 / 站）、97 家出生接种医院、920 所托幼机构、1 767 所小学、24 辆冷藏运输车、40 座冷库。

为深入解决制约宁夏免疫规划发展的瓶颈问题，全面提升自治区免疫规划服务质量和服务水平，宁夏卫生健康委员会统筹谋划将互联网思维与免疫规划工作充分融合，深入探索信息化建设新思路，于 2018 年 12 月 14 日在宁夏疾病预防控制中心隆重举行宁夏互联网 + 免疫规划信息系统启动仪式，标志着宁夏免疫规划信息系统正式运行。启动仪式由宁夏疾病预防控制中心党委书记主持，宁夏卫生健康委员会副主任、自治区财政厅社保处副处长，以及宁夏卫生健康委员会疾控处、宣传处、财务处、基层卫生处、信息中心等相关领导应邀出席，5 市卫生健康委员会（局）主管领导、自治区各市县（市、区）疾病预防控制中心负责人和免疫规划科科长全程参加；新华社宁夏分社、中国新闻网宁夏分社、人民网、《宁夏日报》、宁夏电视台等 13 家国家级和区内新闻媒体全程参与报道。

2. 宁夏免疫规划信息系统（二期）建设 2019 年底，国家卫生健康委员会办公厅发布《关于加快推进免疫规划信息系统建设工作的通知》（国卫办疾控函〔2019〕841 号），明确要求按照中国疾病预防控制中心下发的《省级免疫规划信息系统基本功能要求》完成宁夏免疫规划信息系统建设或升级改造，并规定完成升级改造后与全民健保免疫规划信息系统和全国疫苗追溯协同服务平台对接。宁夏免疫规划信息系统（一期）功能已不能完全满足要求，迫切需要进行扩建和升级，实现与全国疫苗追溯协同服务平台、全民健保免疫规划信息系统的数据对接，以满足国家各项法律规范要求和行政监管要求，满足公众对优质、规范的预防接种服务的要求。

2019年11月，宁夏卫生健康委员会向宁夏财政厅、发展和改革委员会提交宁夏免疫规划信息系统（二期）项目建设资金请示。2020年1月14日，宁夏卫生健康委员会向自治区人民政府提交了《宁夏卫生健康委关于解决宁夏免疫规划信息系统（二期）项目建设经费的请示》。2020年3月31日，宁夏卫生健康委员会收到自治区人民政府办公厅《关于宁夏免疫规划信息系统（二期）项目建设有关情况的专报》以及自治区发展和改革委员会、财政厅、药监局的征求意见，要求宁夏卫生健康委员会对照国家卫生健康委员会要求，加强与宁夏办公厅政务服务改革办、药监局、公共资源交易局等相关单位对接协调和项目方案论证，进一步优化和完善项目建设内容、规模和资金预算要求。

2020年4月16日，宁夏卫生健康委员会向自治区人民政府办公厅提交了《宁夏免疫规划信息系统（二期）项目需求分析报告》。6月16日，自治区人民政府办公厅电子政务处组织召开了项目评审会，评审专家一致肯定了项目建设的必要性，建议按照要求撰写可行性研究报告。8月26日，宁夏卫生健康委员会按程序向自治区发展和改革委员会提交了《宁夏免疫规划信息系统（二期）项目可行性研究报告》。9月29日，自治区发展和改革委员会组织专家对《宁夏免疫规划信息系统（二期）项目可行性研究报告》进行了评审，评审专家一致认为项目建设的必要性充分，建议调整预算，修改完善内容，编制项目建设方案并报自治区发展和改革委员会审批。10月23日宁夏卫生健康委员会向自治区发展和改革委员会提交了《宁夏免疫规划信息系统（二期）项目建设方案》。10月28日，自治区发展和改革委员会组织专家对《宁夏免疫规划信息系统（二期）项目建设方案》进行了评审，与会专家一致同意该项目通过评审。11月4日，按照评审要求完成方案终稿定稿，并呈报自治区发展和改革委员会。

2020年11月19日，自治区发展和改革委员会印发了《关于宁夏免疫规划信息系统（二期）项目建设方案的批复》（宁发改高技审发〔2020〕119号），同意宁夏免疫规划信息系统（二期）项目立项建设，批复资金980万元，资金来源为自治区政务信息化专项资金，项目建设周期为6个月。宁夏免疫规划信息系统（二期）采用B/S系统结构，包含了1个信息化平台（内含预防接种信息系统、疫苗流通信息系统、疫苗追溯码数据处理、冷链温度监测系统、儿童动态管理、接种人员上岗考试、产科接种信息系统、入托入学接种证查验、金苗宝 APP 后台管理、预防接种服务、疫苗全程追溯、免疫效果监测、综合评价与展示、疑似预防接种异常反应监测、单位人员管理、接种人员上岗考试、接种单位数字监管等 20 个子平台）、2 个手机 APP（金苗宝 APP 和基层冷链 APP）。系统建设完成后覆盖自治区、地市、县区共 28 家各级疾病预防控制中心、513 家乡 / 镇卫生院（社区卫生服务中心 / 站）、84 家出生接种医院、82 家狂犬病暴露处置门诊、1 284 所托幼机构、1 229 所小学、61 辆冷藏运输车、50 座冷库。

在建设过程中，受电信电子政务公共云平台资源调整、新冠疫苗受种者接种年龄段调整以及宁夏疫情影响，宁夏免疫规划信息系统（二期）实际于 2021 年 11 月完成建设，并在银川市贺兰县选定的预防接种单位试点运行，将 BS 构架的云免疫系统逐步调试完善。12 月 7 日，宁夏卫生健康委员会下发了《关于召开宁夏免疫规划信息系统（二期）项目建设验收会议的通知》，宁夏卫生健康委员会、宁夏疾病预防控制中心、各标段中标公司相关人员参加了会议，对系统建设进行验收。2022 年 3 月 8 日至 8 月 13 日，自治区乡级预防接种单位逐步将原 CS 构架的预防接种客户端全部切换为 BS 架构的云免疫系统，分别在自治区 22 个县区举办了 22 期云免疫规划信息系统使用培训班，共计 513 家乡（镇）卫生院、社区卫生服务中心（站）1 320 余人参加了培训。2022 年 10 月自治区将继续做好自治区出生接种医院云免疫切换和狂犬病暴露处置门诊云免疫部署工作。

3. 系统的规范使用与升级改造

（1）使用信息系统的量化管理：2018 年，自治区开展了宁夏免疫规划工作质量提升年活动，修订出台了《宁夏卫生计生委关于印发〈宁夏回族自治区预防接种单位和接种人员管理办法（试行）的通知》（宁卫计发〔2018〕94 号）和《宁夏卫生计生委办公室关于印发〈宁夏回族自治区预防接种工作服务指南（试行）的通知》（宁卫计办发〔2018〕188 号），要求自治区以县为单位儿童预防接种电子档案基本信息和接种信息完整率达到 90% 以上。2019 年 9 月 4 日，宁夏卫生健康委员会办公室下发了《关于印发〈宁夏免疫规划信息化规范管理工作方案〉和〈数字化预防接种门诊建设方案〉的通知》，提出自治区免疫规划信息化考核的具体指标要求，各地以此为依据对辖区预防接种单位免疫规划信息化工作质量进行考核，不断促进免疫规划健康发展。

（2）系统功能升级与改造：宁夏免疫规划信息系统建成以来，每年定期召开宁夏免疫规划信息系统应用研讨会探讨优化系统功能，宁夏疾病预防控制中心工作人员在充分了解基层对免疫规划信息系统功能需求的基础上，与系统承建公司技术人员面对面研究讨论系统功能改进的可行性，并对系统改造时限提出具体要求，系统功能升级后，下发通知指导各地开展工作，如2017年9月7日，下发了《关于宁夏免疫规划信息系统预防接种客户端功能升级的通知》（宁疾控中心发〔2017〕306号），对客户端软件版本进行了升级，新增了部分功能；2018年1月29日，下发了《关于下发宁夏免疫规划信息系统运行聚焦问题解决建议的通知》（宁疾控中心发〔2018〕44号），为基层人员在工作中常见问题提供解决建议；2019年10月10日，下发了《关于宁夏免疫规划信息系统预防接种客户端和产科客户端功能升级的通知》，对客户端升级后的新增功能和使用方法做了详细说明；2020年11月4日，下发了《关于宁夏免疫规划信息系统预防接种客户端功能升级的通知》（宁疾控中心发〔2020〕314号），对预防接种客户端部分功能进行统一升级，进一步完善系统功能。截至2022年6月，宁夏疾病预防控制中心累计召开21次宁夏免疫规划信息系统应用研讨会，讨论优化系统主要功能200余项。

自2018年4月起，自治区免疫规划综合信息系统的运行情况分析已经由系统建成以来的季度分析改为月分析，每月对系统维护及运行情况进行评价，并对系统运行主要指标进行对比分析，以便及时发现免疫规划工作中存在的不足，指导各地及时转变工作模式，促进各项工作的发展。

（3）数字化预防接种门诊建设：2018年4月13日出台的《宁夏卫生计生委关于印发〈宁夏回族自治区预防接种单位和接种人员管理办法（试行）〉的通知》（宁卫计发〔2018〕94号）还对宁夏预防接种门诊建设标准做出了具体规定，为自治区的预防接种门诊建设提供可参考的依据。

2018年7月19日，原宁夏卫生和计划生育委员会下发了《宁夏卫生计生委办公室关于做好石嘴山市数字化预防接种门诊建设项目工作的通知》（宁卫计办发〔2018〕378号），对建设自治区首家数字化预防接种门诊提出具体要求。8月16日，石嘴山星海社区数字化预防接种门诊正式运行。通过配套相应的软件及硬件，结合门诊预防接种客户端、家长手机金苗宝APP的数据关联和交互，实现了接种预约、预检、登记、接种、留观全流程管理。2019年9月4日，宁夏卫生健康委员会下发《2019年宁夏卫生健康委办公室关于印发〈宁夏免疫规划信息化规范管理工作方案〉和〈数字化预防接种门诊建设方案〉的通知》（宁卫办发〔2019〕321号），不仅设定了自治区数字化预防接种门诊的最低建设标准，还要求到 2020 年底每个县（市、区）至少建设 2 家数字化预防接种门诊，为群众提供优质的预防接种服务。截至 2022 年 6 月，自治区已建成并运行的数字化预防接种门诊共计 56 家，其中银川市 7 家、石嘴山市 8 家、吴忠市 16 家、固原市 10 家、中卫市 15 家。

（4）预防接种单位扫码接种：扫码接种是基于大数据和智能管理的运用，实现了对疫苗全过程监管。2018 年 7 月，宁夏在石嘴山市试点开展宁夏免疫规划信息系统预防接种客户端、产科接种客户端扫码接种，通过扫码接种功能对疫苗进行接种确认，做到一人一苗一码，实现疫苗接种可追溯，有效避免以往手工操作可能发生的错种、重种、漏种，保障了疫苗接种安全，建立了精确到最小包装单位的疫苗全程监管信息化追溯体系。

为贯彻落实《中华人民共和国疫苗管理法》，加快推进自治区疫苗全程电子追溯，实现疫苗流通和预防接种全过程最小包装单位疫苗可追溯可核查，宁夏卫生健康委员会下发了《宁夏卫生健康委办公室关于开展全区免疫规划信息系统预防接种及产科客户端扫码接种工作的通知》（宁卫办发〔2019〕369 号），要求自治区乡级预防接种单位和产科接种单位于 2019 年 12 月 31 日前实现国家免疫规划疫苗扫码接种，为疫苗信息全程追溯奠定基础。

2019 年 12 月 9 日，根据《中国疾病预防控制中心关于开展疫苗扫码入库和扫码接种情况调查的通知》要求，开展了自治区预防接种单位扫码接种情况调查，结果显示宁夏乡级接种单位 540 家中有 449 家开展了扫码接种，村卫生室 1 517 家未开展扫码接种。

2020 年 3 月 30 日，宁夏疾病预防控制中心下发了《关于加强非免疫规划疫苗信息化管理工作的通知》（宁疾控中心发〔2020〕109 号），要求各县级疾病预防控制机构自 2020 年 4 月 1 日起，对新采购的非免疫规划疫苗须通过宁夏免疫规划综合信息系统中疫苗流通子系统，进行扫码入库和扫码调拨，为推进自治区疫苗追溯系统建设打好基础。截至 2020 年 8 月，宁夏全区所有常规预防接种单位均实现了疫苗扫码入库。

（5）助力儿童入托、入学预防接种证查验：2017 年 6 月 13 日，宁夏疾病预防控制中心下发了《关于举办 WHO 查验儿童预防接种证项目暨全区免疫规划信息化管理培训班的通知》（宁疾控中心发〔2017〕219 号），对市、县、街道 / 乡镇的相关工作人员进行培训。2017年7月，自治区正式启用宁夏免疫规划信息系统中的入托入学接种证查验模块，将查验预防接种证工作和免疫规划信息系统有效结合，通过信息系统出具审核报告简化了查验工作流程，提高查验工作效率。同时借助WHO儿童预防接种证查验项目，自治区4个项目县（市、区）对新入学儿童电子花名册与宁夏预防接种信息管理系统中儿童预防接种个案进行数据匹配，深入分析评价试点地区儿童入托、入学预防接种证查验工作质量。结果显示自治区信息系统中，大年龄段儿童数据质量亟待提高，为提高自治区儿童预防接种个案数据质量提供了宝贵经验。借助查验工作，各预防接种单位核对并完善儿童预防接种证、预防接种卡、儿童预防接种个案信息三者的一致性和准确性，提高了信息系统中儿童预防接种个案数据质量。

2018年3月12日，原宁夏卫生和计划生育委员会下发了《宁夏卫生计生委、自治区教育厅关于进一步加强入托、入学儿童预防接种证查验工作的通知》（宁卫计发〔2018〕66号），为配合相关工作，宁夏免疫规划信息系统及时进行升级改造，查验系统新增分时段查询，强化数据统计分析功能，进一步明确自治区以信息化为手段的查验模式及具体工作流程。

2022年7月19日，宁夏卫生健康委员会下发了《宁夏卫生健康委、自治区教育厅关于进一步加强入托入学儿童预防接种证查验工作的通知》，实现了儿童家长通过金苗宝APP自助查验，系统通过学校提供的花名册自动辨别未查验儿童，确保不遗漏一名儿童，大大提升了工作效率，创建了查验工作新模式。

（6）推进乡村一体化接种服务：为加快推进自治区疫苗全程电子追溯，实现疫苗流通和预防接种全过程最小包装单位疫苗可追溯可核查，宁夏积极推进乡村级疫苗流通信息化管理，为此2019年11月起，自治区开展了2次工作调研，并与各地反复沟通，有序推动宁夏乡村一体化接种服务和村级信息化建设工作，2021年底村卫生室原有1 748家，已减少到104家，为免疫规划信息化工作开展提供了重要保障。

（7）提升冷链信息化管理能力：2017年7月26日，原宁夏卫生和计划生育委员会下发了《关于调拨2017年宁夏免疫规划冷链能力提升项目冷链设备的通知》，自治区政府民生项目——宁夏免疫规划冷链能力提升项目顺利实施，共投入财政专项资金1 500万元。自治区人民政府对自治区免疫规划信息化建设高度重视，专项资金中共计593 906元用于自治区信息化设备购置，为各级疾病预防控制机构配备智能冷链监测系统、各接种单位补充冷链设备，主要包括冷库信息化管理终端、冷藏车温湿度打印设备、冷藏车温湿度管理终端、动点 / 定点温湿度监控仪、冷藏车温度打印软件等，为自治区冷链温湿度监测智能化奠定了坚实的基础，同时也大幅提升了自治区预防接种信息化服务能力和管理水平。2018 年 4 月 3 日，时任自治区人民政府副主席的杨培君一行调研了宁夏疾病预防控制中心，现场查看了疫苗储备冷库，对自治区疫苗储运管理提出要求；7 月 24 日，杨培君副主席来中心视察工作，检查疫苗及冷链管理运行情况，时任宁夏卫生健康委员会党组书记田丰年及相关处室领导全程陪同。2018 年 8 月 19 日，原宁夏卫生和计划生育委员会下发了《宁夏卫生计生委办公室转发关于进一步加强预防接种管理有关工作的通知》（宁卫计办发〔2018〕450 号），要求充分利用信息化手段加强疫苗冷链管理。

（8）信息系统助力疫苗接种管理：根据原国家卫生和计划生育委员会要求，2016 年 5 月 1 日起全国实施了新的脊髓灰质炎疫苗免疫策略，停用三价口服脊髓灰质炎减毒活疫苗（tOPV），使用二阶口服脊髓灰质炎减毒活疫苗（bOPV），并将脊髓灰质炎灭活疫苗（IPV）纳入国家免疫规划。自治区于 2015 年 12 月 1 日起试点适龄儿童 IPV 疫苗接种，实施 IPV-OPV 序贯程序，宁夏免疫规划信息平台及时加入了 IPV 试点地区脊髓灰质炎疫苗接种月报表，可供疾病预防控制机构从上传的接种数据中直接统计出相应 IPV 接种数据，减少了人工统计、人工核对所带来的误差，也减少了纸质报表的逐级传递，推动无纸化办公的同时极大地提高工作效率。2015 年 12 月至 2016 年 11 月，宁夏免疫规划信息平台统计自治区累计接种第一类国产 IPV102434 剂次，bOPV 188306 剂次。

2020 年 12 月起，为了保证新冠疫苗接种工作顺利开展，自治区采取多项措施不断优化宁夏免疫规划信息系统功能。一是根据需求进行系统升级和改造，经过反复调试实现了新冠疫苗数据实时统计和受种者自助建卡等功能，发现问题及时修复，宁夏卫生健康委员会和宁夏疾病预防控制中心针对新冠疫苗接种系统管理累计召开系统升级需求讨论会 5 次，升级系统功能 39 项；二是及时向自治区电子政务公共云平台申请数据存储资源扩容 5 次，申请云主机内存 264G、云存储 5 200G，确保新冠疫苗数据的顺利上传下载；三是做好宁夏免疫规划信息平台和全民健保免疫规划信息系统 89 家新冠疫苗接种单位的新增和信息比对工作，保证新冠疫苗接种数据及时上传国家。

（9）加强指导与培训：为了促进基层人员更好地使用宁夏免疫规划信息系统，宁夏疾病预防控制中心每年定期举办自治区免疫规划信息化培训班。2016年6月6日至9日，举办了自治区疾控业务管理人员平台操作培训，70余人参加培训。2017年7月5—7日，举办了《WHO查验儿童预防接种证项目暨全区免疫规划信息化管理培训班》，自治区级、市级、县级疾病预防控制中心和预防接种单位专业技术骨干参加，原中国疾病预防控制中心免疫控制中心免疫服务室郑景山主任、原宁夏卫生和计划生育委员会疾控处副处长出席了开幕式。2018年7月3—6日，举办了2018年宁夏免疫规划信息化管理培训班，对宁夏免疫规划信息化现况和2018年入托、入学儿童预防接种证查验工作流程等内容进行了深入培训，对重点问题分组讨论，现场解答问题30余个，收集系统改进建议若干。2022年5月9日，在宁夏免疫规划信息系统（二期）全面部署前，宁夏疾病预防控制中心通过自治区疾病预防控制机构远程视频会商系统举办了宁夏免疫规划信息系统（二期）视频培训班，对系统功能、操作流程进行了培训，宁夏疾病预防控制中心相关科室、自治区各市、县（区）疾病预防控制中心、宁东公共卫生中心及自治区预防接种单位业务骨干等共计638人参加培训；宁夏卫生健康委员会疾控处副处长出席开幕式，并提出具体工作要求。

（三）宁夏免疫规划信息系统维护与安全保障

宁夏免疫规划信息系统部署在宁夏政务云平台宁夏卫生健康委员会厅局专网区和互联网区中，系统的安全保障工作由宁夏卫生健康委员会网络安全和信息化工作领导小组负责，系统的使用和业务需求由宁夏疾病预防控制中心负责。

宁夏免疫规划信息系统（一期）2016年5月验收合格，系统提供为期3年的免费维护期，从2019年起宁夏卫生健康委员会每年向系统承建公司支付系统维护费，保障免疫规划信息系统正常运转。宁夏免疫规划信息系统（二期）2021年12月验收合格，系统提供为期3年的免费维护期，在免费维护期后，系统承建公司将与宁夏卫生健康委员会协商确定维护方式和费用等，签订长期维护合同，按合同进行维护。

三、信息化建设的亮点和创新点

（一）实现了一地建卡、异地接种

宁夏免疫规划信息系统启用后，自治区预防接种工作从接种个案手工登记向信息化规范管理和数据采集转变，预防接种不再受区域限制，自治区预防接种数据实现互联互通，解决了因儿童迁移、流动造成的各级管理单位对其辖区儿童底数、儿童状态无法及时掌握等问题，极大提高了免疫规划工作效率和数据的利用率。

（二）实现接种数据集中存储、质量全面提升

截至 2022 年 8 月底，宁夏免疫规划信息系统共采集受种者档案 770.63 万人，其中儿童档案信息 218.21 万条，采集新冠疫苗接种记录 1 679.10 万条，扫码接种共计 2 497.77 万剂次，疫苗出入库 1.76 亿支，采集冷链温湿度数据 8.10 亿条。2016 年至 2021 年，自治区儿童个案基本信息完整性由 93% 提升至 99%、接种信息完整性由 90% 提升至 99%，新建重卡减少了 99%，新建临时卡和儿童个案迁移更加规范，儿童入托、入学预防接种证工作正在有序实施。

（三）建立儿童入托入学预防接种证查验系统

传统的接种证查验工作，需要耗费大量的人力和时间成本，且教师的查验能力和水平参差不齐。2018 年自治区所有接种单位充分利用预防接种信息系统进行个案信息审核，并打印查验审核报告。2022 年，自治区试行学生家长用金苗宝 APP 自助查验，预防接种单位将学校新生花名册导入宁夏免疫规划信息系统后，系统自动统计汇总学校查验工作进度，对查验流程再次进行了简化，降低了查验工作的差错率，提高了预防接种人员工作效率和工作质量。

（四）实现免疫规划数据资源共享应用

目前宁夏免疫规划信息系统已与宁夏 APP 实现了新冠疫苗接种数据的共享；今后根据实际工作需要，宁夏免疫规划信息系统还将积极探索与全民健康信息平台、宁夏区域卫生平台、宁夏城乡居民健康档案管理系统等对接和受种者预防接种档案数据共享，助力自治区公共卫生事业高质量发展。

（五）疫苗流通纳入信息化监管体系

宁夏免疫规划信息系统（一期）正式运行 6 个月后，各级疾病预防控制机构和接种单位按要求对国家免疫规划疫苗进行扫码入库信息化管理，2019 年底，预防接种单位按要求对国家免疫规划疫苗进行扫码接种，通过扫描疫苗追溯码信息与接种信息进行核对，采用双审核机制进行疫苗接种确认，做到一人一苗一码数据可核查，实现了基于疫苗追溯码的出入库信息化管理和存储、配送、接种等环节的信息采集，保证疫苗安全管控。

（六）面向全人群提供优质的预防接种服务

宁夏免疫规划信息系统（二期）建成后，将当前面向新生儿、适龄儿童所提供的预防接种服务信息化扩展到全人群，涵盖新生儿、儿童、成人受种者，覆盖常规预防接种门诊、产科预防接种门诊、成人预防接种门诊、狂犬病暴露处置门诊、村级接种门诊在内的全部类型接种单位；同时需借助信息化手段提升便民服务能力，扩展便民服务内容，使人民群众能够享有更便捷、安全、透明的预防接种服务。

四、国家领导的指导或培训

2015 年 1 月 21—23 日，中国疾病预防控制中心派遣免疫中心曹玲生主任医师及其硕士研究生段平常对自治区脊髓灰质炎灭活疫苗（IPV）接种个案信息管理需求进行调研，对银川市的金凤区和灵武市、石嘴山市的大武口区、吴忠市的利通区、中卫市沙坡头区的 6 家社区卫生服务中心 / 乡镇卫生院的接种信息报告管理工作进行实地察看和督导。

五、展望

着眼目前的信息化技术，未来随着宁夏免疫规划人员的不懈奋斗，免疫规划信息化发展必将越来越高端，传统的免疫规划工作模式也必将经历翻天覆地的变革。

后续希望通过继续加大对信息化发展的投入力度，逐步优化各级硬件配置，注重培养和引进相关人才，为信息化发展奠定良好的基础。

2023 年宁夏疾病预防控制中心将对《宁夏免疫规划信息化规范管理工作方案》进行一次更新，最终形成一套符合目前宁夏免疫规划信息化发展特点的工作方案，对各项工作进行规范。另外对于目前宁夏免疫规划信息系统中已具备上线条件但仍未启用的系统，还需要投入更多人力加以维护，及早推出使用。

目前，虽然宁夏免疫规划信息化发展取得了一定成绩，但也应看到仍然存在的问题，制约了信息化水平的提升。在未来的发展中，自治区免疫规划信息化将随着信息化资源建设的不断趋向合理化、更高的安全保障以及评价体系的不断建立健全，最终实现免疫规划信息化的可持续发展。

（周　洋　张伟燕）

第35章

新疆维吾尔自治区免疫规划信息化发展史

一、背景

免疫规划是计划免疫工作的延续，是疾病预防控制工作的重要组成部分。新疆维吾尔自治区自1978年实行儿童计划免疫工作以来，计划免疫工作取得了显著成绩。实施免疫规划，与提高人民健康水平与社会发展有着密切的关系。

免疫规划工作发展之初，预防接种管理是免疫规划工作的薄弱环节，长期停留在简单、落后的手工登记、统计分析的时代，其报告的真实性、准确性和及时性得不到保障。随着社会经济的发展、我国使用疫苗种类增加，传统的管理方式已难以适应免疫规划实际工作的需要。

为适应免疫规划管理工作信息化的需要，原卫生部从2005年起就将预防接种信息管理系统建设列为国家公共卫生信息系统建设Ⅱ期工程的重要工作。儿童预防接种信息管理系统接种点客户端软件是根据我国免疫规划工作的要求，结合基层接种门诊的工作需求和原卫生部门的管理要求，在中国疾病预防控制中心的组织统筹和业务指导下研制开发的。儿童预防接种信息管理系统自2007年推广应用以来，取得了实质性的进展。

儿童预防接种信息报告管理工作实行网络信息化管理，是我国免疫规划工作发展的需要，不仅使管理工作登上一个新的台阶，更重要的是解决了多年来流动儿童的免疫接种剂次不清，难以全程有效接种的问题；同时也是各级卫生健康行政部门和疾病预防控制机构及时了解本辖区儿童免疫接种信息动态的平台。新疆维吾尔自治区免疫规划信息化发展与我国免疫规划信息化的发展历程同步前行。

二、新疆维吾尔自治区免疫规划信息化建设历程

（一）使用儿童预防接种信息管理系统接种点客户端软件

1. 客户端软件试点运行　为适应免疫规划管理工作信息化的需要，自治区免疫规划信息化工作始于2007年，根据原卫生部《儿童预防接种信息报告管理工作规范（试行）》（卫疾控发〔2006〕512号）的要求，西部省份2010年底以前90%以上的县、80%以上的乡完成儿童预防接种信息管理系统建设，实现接种信息的个案管理。为完成此项工作，原新疆维吾尔自治区卫生厅（以下简称"自治区卫生厅"）印发《自治区卫生厅关于开展儿童预防接种信息报告管理系统建设工作的通知》《新疆儿童预防接种信息管理系统建设实施方案（试行）》（新卫疾控发〔2007〕17号），要求各地按照实施计划和具体要求按期完成儿童预防接种信息管理系统建设，实现接种信息的个案管理。

2007年按照《中国疾病预防控制中心关于开展儿童预防接种信息管理系统有关事项调查的通知》（中疾控疫发〔2007〕129号）要求，2007年4月，自治区疾病预防控制中心印发了《新疆疾病预防控制中心关于开展儿童预防接种信息管理系统有关事项调查的通知》，制订自治区儿童预防接种信息管理系统培训计划和各地州儿童预防接种信息管理系统实施进度安排，摸底掌握了自治区乡级防保组织或乡级接种单位人员及信息化硬件设备现况。

根据实际情况，自治区决定自2007年6月1日起在克拉玛依市开展儿童预防接种信息管理系统试点工作。克拉玛依市各级领导高度重视儿童预防接种信息化工作，加强组织领导，精心组织，积极协调，市财政局拨55万元专款为全市计划免疫门诊配备系统建设的基本硬件设备；原克拉玛依市卫生局制定全市儿童预防接种信息管理系统建设实施方案，市疾病预防控制中心负责培训等。2007年10月克拉玛依市预防接种点开始向国家儿童预防接种信息管理平台上传数据，有44.11%接种单位上传儿童个案，个案上传合格率为95.29%。

2. 自治区实施客户端软件的情况　为进一步推进新疆儿童预防接种管理信息化建设，2008 年自治区卫生厅印发了《关于各地开展儿童预防接种信息化建设》工作通报，督促各地按照实施计划和具体要求，按期完成儿童预防接种信息管理系统建设。2008 年 7—11 月，分别在原吐鲁番地区、阿克苏地区拜城县、巴音郭楞蒙古自治州、乌鲁木齐市水磨沟区、原哈密地区等地举办儿童预防接种信息管理系统培训班，自治区疾病预防控制中心承担了授课。

2009 年，由于甲型 H1N1 流感疫苗接种数据必须推送到国家儿童预防接种信息管理系统，自治区各地逐步配备硬件设备，分别于 1 月、10 月、11 月等 3 个时段，在阿克苏地区库车县、和田地区、乌鲁木齐市新市区（高新区）、塔城地区举办儿童预防接种信息管理系统及甲流接种信息录入培训班，自治区疾病预防控制中心承担了授课。截至 2009 年 11 月 8 日，自治区 1 156 个乡级防保组织或预防接种单位用户档案表通过国家级终审，截至 2009 年 12 月 4 日，自治区通过儿童预防接种信息管理系统报告 535 169 个甲流疫苗接种个案。

2010—2013 年，自治区继续加强培训工作，各地举办儿童预防接种信息管理系统培训班，自治区疾病预防控制中心承担了授课。2010 年自治区 14 个地（州、市）的 94 个县（市、区）实施儿童预防接种信息化，覆盖率为 92.55%，957 个乡级接种单位儿童预防接种客户端安装、使用率为 84.92%，达到了原国家卫生部关于西部省份 2010 年底以前 90% 以上的县、80% 以上的乡完成儿童预防接种信息管理系统建设的要求。实施儿童预防接种信息化的各接种单位基本完成了 2005 年 1 月 1 日以后出生儿童预防接种信息数据录入工作。

2011 年自治区 14 个地（州、市）的 94 个县（市、区）儿童预防接种信息化实施率为 92.55%，乡级实施率为 91.58%。

截至 2013 年底，自治区 14 个地（州、市）的 94 个县（市、区）儿童预防接种信息化实施率为 100%，1 082 个乡级实施率为 95%。2013 年底，自治区 2005 年以后出生的儿童预防接种信息全部建立预防接种档案、纳入客户端软件系统管理，大部分接种单位开始利用客户端软件程序打印未种通知单、预约单、预防接种卡、预防接种证，基本上结束了手工填写的历史。儿童预防接种信息管理系统的建设提高了预防接种工作的效率，减轻了工作人员繁重的工作压力，使免疫规划管理工作适应了社会发展的需要。

在实施儿童预防接种信息化管理过程中，自治区各级政府和卫生行政部门高度重视，认真组织，切实加强对儿童预防接种信息化建设的领导，从财政方面给予大力支持。同时，儿童预防接种信息化覆盖率的指标列入各级卫生行政部门年度绩效考核的指标，相关部门定期考核，确保儿童预防接种信息化工作的落实。

（二）建设新疆免疫规划信息管理系统

1. 建设经费的保障和招标　自治区卫生厅和自治区疾病预防控制中心领导高度重视自治区免疫规划信息管理系统的建设，将此项工作纳入 2013 年重要议事日程。自治区财政于 2013 年给自治区卫生厅拨付了 1 019.45 万元（经费来源：中央转移支付免疫规划结余资金），自治区平台建设经费得到了落实。2013 年 9 月自治区政府采购中心组织公开竞标，完成了《新疆维吾尔自治区疾病预防控制中心软件》招标工作，深圳市金卫信信息技术有限公司（以下简称"金卫信公司"）中标。2013 年 10 月 8 日自治区疾病预防控制中心与金卫信公司签订合同，成立项目领导小组，建立周报制度，跟进硬件、网络建设情况，讨论实施计划。

2. 硬件设备的配备　为解决自治区各地、县级及乡（镇、街道）级接种单位硬件设备老化影响儿童预防接种信息系统工作效率和质量的问题，2013 年 7 月自治区疾病预防控制中心印发了《自治区疾病预防控制中心关于配发免疫规划儿童预防接种信息管理系统专用设备的通知》（新疾控发字〔2013〕83 号），利用中央转移支付免疫规划结余资金 900.607 2 万元，为全疆各地、县级共配发 242 台计算机、230 台平推式打印机、230 支扫码枪；各乡（镇、街道）级卫生院（服务中心）配发 1 198 台计算机、1 198 台平推式打印机、1 198 支扫描枪。

3. 自治区平台试运行单位的确定和培训　为加快自治区平台建设，提高免疫规划规范化、精细化管理水平，自治区原卫生和计划生育委员会于 2014 年确定原哈密地区所辖 2 县、1 市为试运行单位，为保证儿童预防接种信息管理系统试点工作顺利实施，拨付 160 万经费。伊犁州伊宁市、阿勒泰地区吉木乃县、克州阿合奇县自愿参与试运行工作。2014 年 4 月 11 日自治区疾病预防控制中心发布了新疆版客户端更新包（版本 2.5.9）。为确保自治区平台建设顺利实施，金卫信公司 2 名工程师及自治区疾病预防控制中心免疫规划科 3 名业务人员一起，于 6 月 20—25 日在原哈密地区举办两期儿童预防接种信息化系统培训班，同时开展了现场调研、操作培训、问题解决等工作。2014 年实现了原哈密地区 42 个乡、伊犁州伊宁市 18 个乡、克州阿合奇县 6 个乡、阿勒泰地区吉木乃县 7 个乡的基本单位信息上报自治区平台。

2007 年全疆儿童预防接种信息管理系统客户端软件实施以来，由于村级卫生室硬件设备未健全，村级卫生室接种的信息由乡级卫生院录入。为使村级接种单位接种信息能及时上传自治区平台，2014 年通过近半年的试运行应用和经验总结，村级卫生室有硬件设备的，将原有乡级卫生院录入的儿童个案信息拆分到村级卫生室，达到谁接种、谁录入、谁上传的目的。

4. 自治区平台正式运行及功能的优化　2015 年实现了接种点与自治区平台的集成。在自治区原卫生和计划生育委员会党委、疾控处及疾病预防控制中心领导的高度重视、大力支持下，2016 年自治区平台正式运行。2016 年 1 月开始，在全自治区各级医疗机构产科接种室全面普及应用自治区平台新生儿接种子系统。截至 2016 年 12 月，使用该系统进行新生儿卡介苗、乙肝疫苗第一剂次接种管理的产科接种室为 350 家，医疗机构产科新生儿预防接种信息管理实施率 100%。

通过近 1 年的试运行和 2 年的正式应用和总结经验，按照各地业务人员对自治区平台和客户端功能的业务需求，金卫信公司 2017 年 9 月底对客户端软件功能、12 月底对自治区平台功能又做了进一步优化。自治区平台从启用后，自治区疾病预防控制中心每年收集各地州级疾病预防控制中心及各级接种单位对自治区平台和客户端提出的需求，按照各级提出的需求不断完善和优化客户端和自治区平台功能。

5. 制定信息系统建设实施方案　为进一步规范自治区免疫规划信息化工作，2015 年 4 月 27 日自治区疾病预防控制中心召开儿童预防接种信息管理系统运转工作论证会，邀请率先启动信息化系统的原哈密地区、昌吉州、伊犁州和乌鲁木齐市等疾病预防控制中心免疫规划科科长及自治区疾病预防控制中心相关领导、信息科科长、免疫规划科科长、承担信息化系统工作的相关专家等共 9 人参与论证会，主要讨论《新疆维吾尔自治区信息化工作实施方案》及信息化系统运转过程中基层的需求和亟须解决的问题，以确保在系统开发过程中，系统功能能够满足自治区免疫规划工作的需求。7 月上旬自治区原卫生和计划生育委员会、疾病预防控制中心相关领导及部分地区专家召开儿童信息化实施方案研讨会，修改了实施方案内容，7 月 14 日自治区原卫生和计划生育委员会印发了《关于印发自治区儿童预防接种信息报告管理系统建设实施方案的通知》、《自治区儿童预防接种信息报告管理系统建设实施方案》（新卫疾控发〔2015〕29 号）。

为进一步加强自治区平台管理和数据利用，确保系统正常运转和数据安全，提高数据质量，明确工作职责，2017年5月25日自治区原卫生和计划生育委员会印发了《关于进一步规范完善自治区儿童预防接种信息报告管理系统建设管理的通知》《进一步完善自治区儿童预防接种信息管理系统建设工作方案》《自治区儿童预防接种信息管理系统工作规范（2017年版）》（〔2017〕10号）。为提高信息平台数据质量，各地、州按照新卫疾控发〔2017〕10号通知要求，开展了2008年1月1日后出生儿童个案信息的清理核对、重卡处理、信息补录等工作，确保了客户端与自治区平台数据的一致性。

6. 继续强化培训，提高工作质量　为确保自治区儿童预防接种信息化工作的顺利实施、自治区平台正常运行、提高数据质量，2015年5月至6月期间，自治区疾病预防控制中心对全疆各地、州级业务人员和部分地州乡、村级业务人员进行手把手培训，同时完成乡、村级接种单位客户端软件升级、数据拆分及合并，为后续工作的顺利实施奠定了良好的基础。2016—2022年，自治区每年通过线上、线下、现场手把手等方式举办多次的免疫规划信息化培训班，通过培训提高工作人员业务能力，进一步提高信息系统数据质量。

7. 制定分片包干制度，加强调研解决难题　为进一步推进自治区免疫规划信息建设进程，提高系统数据质量及信息上传的及时性，自治区制定分片包干制度，安排相关人员负责各地的儿童信息化系统实施、技术指导等。

2015年3月、5月和7月由自治区原卫生和计划生育委员会疾控处和自治区疾病预防控制中心相关领导、免疫规划科工作人员及金卫信公司新疆办事处人员组成团队，在昌吉州呼图壁县、吉木萨尔县和乌鲁木齐市分别进行现场调研，通过讨论和交流，收集应用需求，现场解决存在问题。

8. 信息系统实施进度　截至2015年10月15日，自治区以乡为单位儿童预防接种信息系统数据上传率90.31%。截至2016年10月20日，自治区以县为单位儿童预防接种信息系统实施率100%，以乡为单位儿童预防接种信息100%上传自治区平台，以村为单位儿童预防接种信息95%上传自治区平台。截至2017年10月30日，自治区以县为单位儿童信息化系统实施率100%，以乡为单位儿童信息化系统实施率100%，以村为单位儿童信息数据上传率达到98.29%。2018年自治区儿童信息化系统以地、县、乡为单位覆盖率达到100%，以村为单位客户端信息上传率达到100%。

9. 信息系统在免疫规划考核工作中的作用 在 2016—2018 年新疆维吾尔自治区免疫规划工作综合评估方案中自治区儿童信息化系统实施评估内容占总分数的 15%～25%。为进一步推进儿童预防接种信息及时上传至自治区平台，自治区原卫生和计划生育委员会和疾病预防控制中心相关领导，按照新疆维吾尔自治区免疫规划工作综合评估方案要求，于 2016 年至 2018 年，分别组织 6 个督导组，到自治区 14 个地（州、市）、96 个县（市、区）的接种点督导，督导内容包括各地领导对信息化工作的重视程度，硬件设备和软件设备的到位情况、系统运行、培训、督导等情况。每次督导检查时安排金卫信公司新疆办事处多位工程师现场技术指导，集中培训县、乡、村级业务人员。通过 3 年的专项整治并考核，进一步推进了自治区信息化系统的覆盖率，提高了儿童预防接种信息管理系统信息完整性，数据上传率、及时率及数据质量，免疫规划疫苗接种率。自治区免疫规划工作步入规范化、精细化、常态化管理轨道。

10. 自治区对信息系统后续工作的经费支持 2015 年自治区原卫生和计划生育委员会出资 433.8 万元，给部分贫困县配发了 2 250 台平推式打印机；自治区疾病预防控制中心提供 19.7 万元的维护经费，给吉木乃县和鄯善县配发扫描枪。

2014—2016 年自治区疾病预防控制中心共出资 60 万元（每年 20 万元）维护经费，其中，2014—2016 年出生儿童接种证条码经费 29.55 万元。

2016 年 12 月 23 日自治区疾病预防控制中心与金卫信公司签订儿童预防接种信息管理系统接种点客户端 3 年技术维护合同，合同总价 95.8 万元（包含 3 年接种证条形码的供应），合同有效时间自 2016 年 12 月 21 日至 2019 年 12 月 20 日。

11. 通过免疫规划工作简报、通报及提示函，督促各级部门，进一步提高工作质量 为进一步完善自治区平台数据质量及上传的及时性，督促各级对存在的问题及时整改，2018 年至 2022 年自治区每月 / 每季度撰写新疆免疫规划工作简报、《关于全区国家免疫规划疫苗现阶段接种情况的通报》《关于自治区免疫规划信息管理系统数据监测情况的提示函》等文件。

12. 制定预防接种单位管理办法，推进规范化预防接种门诊和数字化预防接种门诊的建设 在新疆免疫规划信息化建设的同期，从 2013 年开始加强自治区预防接种工作管理，自治区疾病预防控制中心于 2013 年 6 月 9 日印发了《新疆维吾尔自治区预防接种单位管理办法》等管理规定的通知（新疾控发〔2013〕72 号）。通知要求，乡级防保组织或预防接种单位应在完成每次预防接种信息录入和上报的当天，对接种信息的电子档案进行备份，并妥善保存；免疫规划专用计算机指定专人负责，确保软硬件设备的正常运转。同时各地、州按照通知要求对各级预防接种门诊进行了规范化建设。部分地州2014年开始启动数字化预防接种门诊的建设工作，截至2021年，自治区10个地州33个县的159个接种点建立数字化预防接种门诊。

13. 使用信息系统的数据，提高工作质量和效率 2018年4月底在对2017年度国家基本公共卫生服务项目现场考核时，使用自治区平台考核以乡为单位国家免疫规划疫苗接种率。2020年度基本公共卫生服务项目自治区范围内96个县级线上考核时，也使用自治区平台重点考核以乡为单位国家免疫规划疫苗接种率。

此外，自治区卫生健康委员会多次对自治区平台的建设及运行进行了督导和调研工作。按照国家卫生健康委员会《关于开展接种单位全面排查工作的通知》要求，2019年2月17日起全疆开展接种点排查工作，当时使用自治区平台，导出有误或逻辑性错误的部分接种信息，让各级接种点对2015—2018年的错误信息及时整改。近年来自治区疾病预防控制中心不断加大信息化建设投入，信息化工作业务覆盖面不断拓宽，各地各级政府领导高度重视信息化建设工作，充分认识到信息化建设是深入贯彻健康行动新疆的重要举措，是加快推进规范化—数字化—智慧化新疆建设发展的重要抓手。

（三）自治区平台按国家标准改建和升级

1. 现场调研，为自治区平台升级改造提出建设性意见 为保证新疆免疫规划信息系统建设/升级改造工作的顺利实施，为落实《中华人民共和国疫苗管理法》疫苗全程可追溯要求，按照自治区卫生健康委员会的安排，2019年8月26—29日，时任自治区疾病预防控制中心主任崔燕带领自治区卫生健康委员会疾控处、自治区卫生健康委员会信息处、自治区疾病预防控制中心免疫规划科及信息中心相关人员一行7人，赴甘肃省和内蒙古自治区调研数字化预防接种门诊和免疫规划信息化建设情况。

这次的调研工作使新疆免疫规划信息系统建设/升级改造工作有了一定的建设性参考。结合自治区免疫规划信息化建设现状，认为升级改造现有信息系统比较可行。

2. 制定自治区平台升级改造建设方案和招标采购 根据国家卫生健康委员会办公厅《关于加快推进免疫规划信息系统建设工作的通知》（国卫办疾控函〔2019〕

841 号）文件要求，按照中国疾病预防控制中心印发的《中国疾病预防控制中心关于印发省级和接种单位免疫规划信息系统基本功能要求的通知》（中疾控免疫便函〔2019〕1309 号）文件要求，2019 年 11 月自治区疾病预防控制中心免疫规划所撰写了新疆维吾尔自治区疾病预防控制中心免疫规划信息化系统升级改造建设方案，并经自治区卫生健康委员会批复同意。2019 年 12 月 3 日，自治区疾病预防控制中心党委召开 2019 年第三十四次党委会议，中心党委副书记、主任崔燕主持会议，会议讨论了新疆维吾尔自治区疾病预防控制中心免疫规划信息化系统升级改造实施技术服务费，会议研究决定同意免疫规划信息平台升级改造，按单一来源采购执行。2019 年 12 月 25 日，新疆维吾尔自治区疾病预防控制中心免疫规划信息化系统升级改造技术服务采购项目进行单一来源采购协商，并在新疆维吾尔自治区政府采购中心挂网正式进入招标采购，后经评委会评定，确认金卫信公司中标新疆维吾尔自治区疾病预防控制中心免疫规划信息化系统升级改造技术服务采购项目，中标价为 140 万。2019 年 12 月 31 日新疆维吾尔自治区疾病预防控制中心和金卫信公司签订相关合同。

3. 自治区平台升级改造经费的到位和系统架构的转换　自治区平台升级改造建设项目，贯彻落实了习近平总书记关于加强疫苗管理"四个最严"指示精神，落实了《中华人民共和国疫苗管理法》，做到疫苗全程可追溯，确保了免疫规划预防接种全过程最小包装单位疫苗可追溯、可核查的要求，建设了新疆维吾尔自治区疫苗全程追溯系统，乡（镇、街道）卫生院（社区卫生服务中心）、村卫生室（社区卫生服务站）两级使用的原客户端版（C/S 架构）儿童预防接种信息管理系统升级为在线网络版（B/S 架构）儿童预防接种信息管理系统。

自治区财政为系统建设下拨了 665 万元专项资金，支付了"新疆维吾尔自治区疾病预防控制中心免疫规划信息化系统升级改造技术服务采购项目"软件开发费用 140 万元，疾病预防控制机构和常规接种单位采购的 400 个无线扫码枪 27.2 万元，服务器费用 63 万元，存储设备费用 29 万元，链路维护费 20 万元，技术维护经费 38.32 万元。2020 年服务器硬件 150 万元，服务器软件 10 万元，链路维护费 20 万元，2021 年维护费 80 万元（服务器租赁费），2022 年自治区平台运维服务费 51.7 万。

4. 自治区平台升级改造技术培训　2019 年 12 月自治区疾病预防控制中心印发《关于在全区实施免疫规划信息平台升级改造工作的通知》，按照通知实施进度要求，2019 年 12 月 26 日至 2020 年 1 月 14 日、2020 年 3 月 20 日—4 月 5 日，自治区疾病预防控制中心派出 10 个技术培训工作组，到自治区 13 个地、州实施免疫规划信息系统升级培训工作，工作组由自治区疾病预防控制中心免疫规划科、信息中心、金卫信公司工程师等共计 40 人组成。从技术上指导并赴自治区 13 个地（州、市）级疾病预防控制中心、88 个县（市、区）级疾病预防控制中心、338 家助产医疗机构产房、1 300 余个乡镇卫生院（街道社区卫生服务中心）、8 000 余个村级（社区卫生服务站）卫生室开展了疫苗全程追溯系统和在线网络版预防接种信息管理系统的培训，累计培训 11 419 人次。

5. 完成自治区平台和国家平台对接调试工作，确保疫苗全程电子追溯管理　2020 年 3 月，如期完成了自治区平台与国家全民健保免疫规划信息系统，新疆疫苗全程追溯系统完成与国家疫苗追溯协同服务平台对接调试工作。2020 年 4 月各级疾病预防控制机构使用疫苗全程追溯系统进行疫苗入库、出库工作；各级预防接种单位使用在线网络版预防接种信息管理系统扫疫苗追溯码接种工作。2020 年 6 月，实现从国家疫苗追溯协同服务平台实时下载疫苗基本信息、疫苗采购入库单据、获取协同平台疫苗追溯码等信息，同时推送自治区疫苗入库收货、疫苗出库单据、接种扫码等业务数据；实现了疫苗从国家疫苗追溯协同服务平台到省平台到各级疾病预防控制中心最后到接种门诊的疫苗全程电子追溯管理目标。

6. 自治区新冠疫苗接种信息与国家信息系统互联互通　新疆维吾尔自治区 2020 年 11 月 15 日开始自治区范围对重点人群开展了新冠疫苗第一针接种工作，自治区平台按照相应建设规范文件要求对紧急接种做自治区平台功能更新，更新的系统满足了国家对紧急使用疫苗的接种方案、疫苗管理、接种单位以及人员管理要求，实现信息由自治区平台采集并向全民健保免疫规划信息系统进行数据推送和交换。

按照新疆免疫规划信息管理系统升级改造技术服务项目招标合同规定，金卫信公司完成了系统软件开发工作，并按照新疆维吾尔自治区免疫规划业务工作需要不断完善更新自治区平台。至此，完成了对自治区平台升级改造项目。自治区平台始终按照国家免疫规划管理要求的变化，而不断进行升级改造和完善，保障了预防接种管理工作的质量，减少了基层工作人员的工作量，实现了业务资料电子化、监测统计自动化、接种服务便民化，使免疫规划管理工作适应了社会发展的需要。

(四)自治区平台维护和安全保障

自治区平台服务器位置在自治区疾病预防控制中心机房,系统的安全保障工作由自治区疾病预防控制中心的信息中心负责,系统的使用和业务需求由免疫规划所负责。2014 年 10 月至 2016 年底自治区平台按招标时签订的协议属于免收系统运行技术服务费期,从 2017 年起每年金卫信公司根据与自治区疾病预防控制中心签订的技术服务合同,提供技术服务、系统新增和升级功能的研发,自治区疾病预防控制中心根据工作需求量,按年支付费用。新疆维吾尔自治区乡(镇、街道)卫生院(社区卫生服务中心)、村卫生室(社区卫生服务站)等预防接种单位使用的新疆儿童预防接种信息管理系统客户端/在线网络版预防接种信息管理系统的维护经费、自治区平台的网络费用、系统等级保护认证费等,均由自治区疾病预防控制中心从地方财政免疫规划专项经费中支出。

为保障自治区平台信息安全,2019 年自治区平台通过三级等保,全疆各级疾病预防控制中心和乡(镇、街道)卫生院(社区卫生服务中心)采用 VPN、动态验证码登录自治区平台,全疆各级疾病预防控制中心采用 VPN、动态验证码登录疫苗全程追溯系统,各级接种点同样采用 VPN、动态验证码登录在线网络版预防接种信息管理系统。

(五)自治区平台相关规章制度及规范支持

为确保自治区平台规范化、电子化,信息系统信息的完整性、准确性、及时性、可利用性,落实疫苗全程电子追溯,实现疫苗来源可查、去向可追,减少基层工作人员的工作量,实现业务资料电子化、监测统计自动化、接种服务便民化,使免疫规划管理工作适应社会发展的需要,2007—2021 年自治区卫生健康委员会和自治区疾病预防控制中心共印发 30 余篇关于自治区平台建设相关的通知(含实施方案、工作规范、通报、考核方案)等。

(六)实施村级预防接种信息手机报告研究项目

经过 40 余年儿童免疫规划的发展,自治区在儿童免疫接种方面取得了举世瞩目的巨大成就,但是儿童接种信息报告还存在很多问题。由于交通等自然条件的限制,新疆预防接种工作采用以村级接种为主的服务模式。虽然这种模式一定程度上解决了预防接种服务可及性的问题,但是由于村级硬件设备不健全、人员信息化设备使用能力低、村级接种疫苗信息不能及时上报，需要交由乡级录入客户端软件，给免疫规划信息化工作带来了很大的难度。为保证儿童预防接种信息及时录入上报，解决信息报告的最后一公里问题，提高偏远贫困地区、少数民族地区、边境地区和牧区免疫服务和管理水平，缩小与发达地区免疫接种服务能力的差异，促进基层卫生服务的公平性，原国家卫生和计划生育委员会与联合国儿童基金会在2017年6月—2018年10月开展村级预防接种信息手机报告研究项目，实施移动互联网+村级预防接种。新疆伊犁州特克斯县、和田地区和田县、喀什地区叶城县等3县被选为项目县。

为了解新疆项目县免疫规划信息化人员、设备、管理等工作现状，保证项目县村级预防接种信息手机报告研究项目的顺利开展，2017年6月分别对和田县、特克斯县的乡、村级接种单位开展了调研，在部分项目乡测试安装手机APP，开展项目基线调查方案培训，为项目的下一步开展打下了基础。

按照项目实施进度要求，2017年8月7—13日联合国儿童基金会负责人朱徐、中国疾病预防控制中心免疫规划中心肖奇友副主任和免疫服务指导与评价室曹玲生副主任及项目相关工作人员、金卫信公司村级APP项目组陈瑞及自治区疾病预防控制中心免疫规划科工作人员一起到和田县、叶城县、特克斯县开办了村级预防接种信息移动客户端数据报告培训班，主要针对村级手机APP的应用、预防接种客户端进行了适当的升级改造。为保证项目的顺利实施，项目县级装备了笔记本电脑（平板电脑），乡镇卫生院、村级卫生室装备了智能手机。

为掌握项目县村级预防接种信息手机报告研究项目的工作进展情况，及时解决项目实施过程中存在的问题，2018年9月17—22日联合国儿童基金会项目负责人朱徐、中国疾病预防控制中心免疫规划中心免疫服务指导与评价室曹玲生副主任、金卫信公司村级APP项目组及自治区疾病预防控制中心免疫规划科工作人员一起对项目县开展了项目督导工作。现场查看了接种情况和信息报送情况以及平台、客户端、手机APP的运转情况和一致性，对使用过程中存在的问题进行了现场指导。为评价项目实施后村级预防接种信息手机报告情况，按照中国疾病预防控制中心印发的《村级预防接种信息手机报告研究项目终期评估方案》《关于开展村级预防接种信息手机报告研究项目终期评估的通知》（中疾控免疫便函〔2018〕1207号）要求，2018年11月将项目县的相关调查资料和数据库上报了国家项目负责人，并撰写新疆三县村级手机预防接种信息报告实施项目终期评估工作报告。

项目的实施首先给项目地区带来了资金支持，解决了一部分硬件问题；其次是技术上，无论是软件公司，还是各级疾病预防控制中心都对项目地区倾斜，进行了重点帮助，培训、督导力度加强；另外，由于电脑客户端安装难度大、使用中出现问题较多，运行维护成本高，而手机 APP 几乎不需要维护，操作简单，这些因素都大大地推动了项目地区免疫规划信息化工作的发展。

三、自治区平台的主要功能及特点

（一）建立自治区免疫规划中心数据库，实现接种信息数据的异地共享

建立以基本信息和预防接种信息等内容为个案的免疫规划中心数据库，解决以往流动人口异地接种信息不能共享的难题。只要数据库中已有的受种者个案，在新疆维吾尔自治区内任何一家接种单位实施预防接种时，通过自治区平台可查询到相应的受种者档案信息，通过临时接种/异地迁入两种选择方式，接种单位即可获取到该流动受种者以往异地接种档案，实现数据共享一地建档、异地接种，避免信息重复登记。

（二）实现了全自治区产科新生儿信息化管理，使预防接种管理关口前移

自治区平台新生儿接种子系统对产科的新生儿采用电子个案化管理，及时、准确、完整记录新生儿的基本信息、预防接种信息（卡介苗、乙肝疫苗第一针），做到新生儿信息与接种单位的信息一一对应，产房与接种门诊接种疫苗无缝连接，实现了儿童从出生就纳入自治区免疫规划信息化管理，无论儿童在自治区内任何一家产科出生，均可以做到全程跟踪，接种数据共享。通过县（市、区）级疾病预防控制中心审核后，平台将新生儿档案自动推送到指定接种单位，接种单位预防接种系统客户端自动下载相关信息，利用产科登记接种信息不仅及时获得了新生儿接种卡介苗和乙肝疫苗的数据收集情况，而且打通了产科与接种门诊的信息通道，充分利用产科已登记的信息为接种门诊自动建档，提高了接种门诊新生儿建档信息的准确性和及时性。

截至 2021 年，自治区共 213 个医疗机构产科使用新生儿接种登记子系统对新生儿接种疫苗信息进行管理，完成新生儿卡介苗、乙肝第一针预防接种管理和

新生儿基本个案信息的采集，医院出生儿童的建卡率为100%。

（三）实现了自治区全人群预防接种信息的信息化管理

各级通过自治区平台，及时掌握辖区人群疫苗接种情况，为今后免疫规划工作提供决策依据。通过信息化的手段，实现了疫苗接种信息全部由自治区平台统计、分析，及时掌握辖区人群疫苗接种情况，尤其是免疫规划疫苗接种情况。自治区、地（州、市）、县（市、区）、乡（镇、街道）等四级单位定期查询免疫规划疫苗接种情况，通过系统筛选导出漏种儿童个案并及时督促接种点补种疫苗，避免免疫规划仅针对传染病的暴发流行，同时省去了以往管理模式中的各种疫苗接种情况的纸质统计和分析报表。

（四）建立全自治区疫苗追溯系统，对疫苗进行全程监管及可追溯

目前已建成覆盖全自治区各级疾病预防控制中心和预防接种门诊的生物制品管理系统，对疫苗的全程流通及疫苗存储实现了信息化管理，对疫苗的调配、采购提供了数据支撑，并与接种单位的在线版预防接种信息管理系统进行对接，实现了疫苗损耗情况的统计分析、过期疫苗和近效期疫苗数量自动显示提醒功能，规范了全自治区疫苗信息的准确性、一致性，通过疫苗追溯码信息实现了疫苗到人的溯源。接种单位儿童预防接种信息管理系统还有对近效期疫苗提醒，疫苗信息录入时与正确规范疫苗信息对比等提醒和控制功能。

（五）自治区平台与新疆疾病预防控制中心疫苗接种服务微信公众号绑定

通过微信公众号可进行自治区的接种门诊信息查询、疫苗接种预约和入托入学查验等。群众在手机上就能查看自治区各接种点的服务时间、现有疫苗品种和数量等信息，并根据自身需求，选择合适的时间、合适的接种点进行疫苗接种，使群众充分行使了自主选择权，极大地方便了群众的生活。公众号上进行接种证查验，只需要将儿童姓名、出生日期、家长身份证等信息录入系统，系统可以自动匹配并完成接种证查验工作，自动生成儿童入托入学预防接种证查验报告，家长无需再到接种点去查验儿童免疫史，可以通过动静结合的新型查验手段，实现对未完成国家免疫规划疫苗接种儿童的持续查验。

四、自治区平台应用价值和社会效益

自治区平台的建立具有广阔的应用价值和深远的意义，关系到每个家庭和每个儿童的健康和幸福。如果很好地应用该信息系统，就能建立有效的免疫屏障，动态监测疫苗可预防传染病，最大限度地降低其危害。同时，本系统以电脑记录代替纸质记录儿童接种信息，以计算机信息化管理替代人手工管理，以持续的、互动的网络宣传模式替代了间断的、固化的宣传手段，提高了免疫规划管理的效率、效果，可产生巨大的社会效益。新疆免疫规划信息系统建设和应用填补了新疆维吾尔自治区免疫规划信息化管理的空白。其主要社会效益如下。

（一）为各级疾病预防控制机构和接种单位服务

1.建立自治区儿童预防接种信息处理和数据交换中心，全面实现以儿童预防接种个案为基础的信息管理。实现数据的动态更新、全自治区资源共享，流动儿童跨区域接种，从根本上解决了儿童底数不清、重卡、流动儿童异地接种数据不能共享、接种率计算不准确等之前无法解决的难题，全面提高了预防接种监测信息报告质量、报告的及时性。利用数据交换中心也为成人预防接种信息存储、统计和交换提供了方便。截至2022年9月，1个自治区级，14个地（州、市）级，96县（市、区）级疾病预防控制中心、1 095个乡（镇、街道）级卫生院利用自治区平台对免疫规划工作进行管理、数据分析利用、监测预警，为领导提供决策的依据。

2.通过产科新生儿信息化管理，使预防接种管理关口前移。自治区所有医疗机构的产科接种单位通过系统从新生儿出生就进行管理，新生儿基本信息和接种信息采集工作从以往出生1个月后到辖区接种单位采集环节前移至新生儿出生医院，管理儿童数从出生源头采集，避免了儿童流失。

3.通过开发疫苗全程追溯系统，对疫苗的全程流通及疫苗存储实现了信息化管理，为疫苗的调配、采购提供数据支持，对疫苗采购、分发、储存、使用全过程进行监管，各级疾病预防控制中心和接种单位可以随时查看疫苗库存、疫苗有效期，做到合理使用分配疫苗，减少了疫苗的浪费，并通过疫苗追溯码实现疫苗到接种者的追溯。

4.通过应用自治区平台，免疫规划的工作人员从烦琐的手工登记、汇总统计各种免疫规划工作报表数据中解放出来，减轻工作强度、减少工作量，节省了工作时间，提高了工作效率，给卫生行政部门提供了决策依据。

（二）为公众服务

通过应用自治区平台，为预防接种提供了便利，节省了预防接种时间，规范了预防接种工作行为，改变了传统免疫服务方式，提供了规范和便捷的儿童预防接种服务。进一步提高了免疫规划工作的社会效益，充分满足了公众日益增长的对预防接种服务的需求，做到了更好地服务社会，提升了受种者对自治区免疫规划工作的认可度、满意度。

五、应用自治区平台为免疫规划工作提供可靠依据

自2016年5月1日以来，自治区儿童脊髓灰质炎疫苗免疫程序实施的是1剂次脊髓灰质炎灭活疫苗（IPV）策略，导致儿童所产生的抗体对Ⅱ型脊髓灰质炎病毒的保护性不高。为防止脊髓灰质炎野病毒从周边国家的输入和Ⅱ型疫苗衍生脊髓灰质炎病毒病例的发生与流行，持续巩固和维持无脊髓灰质炎状态，按照《中国疾病预防控制中心关于在四川省发现Ⅱ型疫苗衍生脊髓灰质炎病毒的初步报告》（中疾控免疫报〔2019〕185号）文件要求，自治区卫生健康委员会决定，2019年7月起，在自治区范围开展脊髓灰质炎灭活疫苗补充免疫活动。2019年7月通过自治区免疫规划信息管理系统掌握了需要补充IPV疫苗的适龄儿童。2019年7月15日—9月15日对自治区范围按照补充免疫原则要求开展了IPV疫苗的补充免疫工作，减少免疫空白人群，为持续巩固无脊髓灰质炎状态，奠定了坚实的根基。

六、应用自治区平台提高免疫规划工作质量

通过自治区平台的应用为提高免疫规划工作效率及质量并促进免疫规划工作持续发展起了很大的作用。自治区疾病预防控制中心2018年至2020年使用自治区平台每月撰写《新疆免疫规划工作简报》，2021年每月下发《关于全区现阶段国家免疫规划疫苗接种情况的通报》，2022年每季度下发《关于自治区免疫规划信息系统

数据监测情况的提示函》，督促各级疾病预防控制中心、接种点，及时整改免疫规划工作存在的问题，采取相应的果断措施，进一步提高免疫规划疫苗接种率，减少免疫空白人群，避免免疫规划疫苗针对传染病的暴发流行。

七、学术产出

2010—2020 年，自治区疾病预防控制中心在国家级科技期刊和自治区主管期刊上发表免疫规划信息化建设及利用免疫规划信息系统免疫接种效果分析相关内容论文 9 篇。

八、未来展望

新疆维吾尔自治区在免疫规划信息化建设方面，取得了一定的成绩，免疫规划信息系统功能基本完善，数据采集质量日益提高，下一步将加大数字（智）化预防接种门诊的建设，让受种者获得更优质、安全、高效、便捷的疫苗接种服务，由信息化向数字化、再向数智化的转变。在全自治区范围使用新疆预防接种微信公众号，提供更方便的疫苗预约、接种提醒、电子接种证和宣教指导等服务，让信息与百姓需求精准共享。

自治区在免疫规划信息系统建设上将继续遵照执行《中华人民共和国疫苗管理法》等法律法规，不断探索用新技术、新规范、新方法提升免疫规划工作信息化管理水平，为保障人民的健康贡献力量。

（帕提古力·艾则孜 林 琳）

第 36 章

新疆生产建设兵团免疫规划信息化发展史

一、背景

新疆生产建设兵团（简称兵团）分布在新疆维吾尔自治区境内，与蒙古国、哈萨克斯坦、吉尔吉斯斯坦三国接壤，国界线 2 000 多千米。兵团土地面积 7.06 万平方千米，约占新疆总面积的 4.24%，约占全国农垦总面积的 1/5，是全国农垦最大的垦区之一。新疆生产建设兵团组建于 1954 年，分布在新疆维吾尔自治区境内，承担着国家赋予的屯垦戍边职责，在自己所辖垦区内，依据国家和新疆维吾尔自治区的法律、法规，自行管理内部行政、司法事务，是在国家实行计划单列的特殊社会组织，受中央政府和新疆维吾尔自治区人民政府的双重领导。

近些年来，兵团把握兵、师、团三级医疗卫生机构的服务定位和服务半径，突出基本医疗服务和公共卫生职能，逐步优化卫生资源配置；按照预防为主、防治结合、中西医并重、团场为重点的工作方针，在公共卫生和基层卫生服务领域进行了大规模的基础设施改进，以提高服务能力为着眼点强化人才队伍建设；扎实推进团场初级卫生保健工作。

积极开展常见病、多发病和危害严重的重大传染病、非传染病的防治，针对妇女、儿童、老年人等重点人群进行规范化的卫生保健服务；建立并不断完善卫生监督体系；积极发挥和突出中医药特色和优势，居民健康水平显著提高，卫生事业对兵团经济社会发展的保障和促进作用进一步增强。

自 1984 年兵团开始实施免疫规划以来，在各级领导关心和支持下，兵团免疫规划工作取得了较快发展，以团场为单位适龄儿童免疫规划疫苗接种率达到 90%以上，相关传染病得到了有效控制。但是随着经济的发展和免疫规划工作的深入开展，业务管理工作和实践操作仍停留在简单、落后的手工登记时代，接种率等监测数据报告的真实性、准确性和及时性得不到保障。同时随着越来越多的疫苗纳入到国家免疫规划工作中来，传统落后的免疫规划管理方式已难以适应免疫规划实际工作的需要。此外，人口流动性加剧，以及群众预防接种的意识增强，针对流动人口的管理始终与国家要求有一定的差距，也渐渐成为工作中的难点和重点之一。因此，如何更快、更全、更及时地提供科学严谨、准确的各类数据，如何解决流动人口的疫苗接种管理，如何更好地为卫生健康行政部门提供决策依据，如何更好地服务社会，成了免疫规划工作亟待解决的问题，而建立全兵团统一的免疫规划信息管理系统是解决这一难题的良药。建立系统不仅可以提高预防接种单位的工作效率、工作质量和管理水平，减少工作人员的工作量，而且可以对流动儿童进行更科学、规范的管理，充分满足社会对免疫规划工作服务水平日益增长的需求，为实现高质量的免疫服务提供保障，也是免疫规划工作标准化、规范化、科学化管理的发展方向。

随着国家层面工作的发展，将越来越多的业务工作以信息化的方式向全国范围延伸，以提高整体业务工作的效率和质量，从 1993 年开始将免疫规划相关重点疾病的监测工作纳入信息化管理，如急性弛缓性麻痹（AFP）病例、麻疹、风疹、新生儿破伤风、乙型病毒性肝炎监测等；1996 年开始国家对常规免疫接种率报表采用每月通过监测系统上报方式。2004 年中国疾病预防控制中心依托传染病网络直报系统平台建设儿童预防接种信息管理系统客户端和国家信息管理平台，实行对儿童预防接种信息个案化管理，并对疫苗出入库管理等业务工作实现电子化管理。2010 年中国疾病预防控制中心利用全球疫苗和免疫联盟项目的结余经费，构建国家免疫规划信息管理系统，实现疫苗管理、冷链管理、预防接种信息管理和 AEFI监测。

二、兵团免疫规划信息化发展历程

（一）未使用任何免疫规划信息管理系统时期

自 1984 年兵团开展免疫规划工作以来，按照国家相关规范要求在所属辖区开展预防接种、重点疾病监测、疫苗管理和疑似预防接种异常反应监测处置等免疫规划相关工作。1996 年兵团根据国家相关要求对常规免疫接种率报表通过监测系统进行上报，但各师市、团场的常规免疫报表仍然以手工统计为主；特别是预防接种的个案管理以手工登记的记录本作为管理的依据，将每次接种的疫苗以手工填写的方式进行完善，同时要持续更新个案的预防接种卡。由于常规免疫接种报表的监测系统并不是以直报形式收集数据，故接种工作的效率、及时性、准确性都有一定的疏漏和延迟。2004 年中国疾病预防控制中心依托传染病网络直报系统建设儿童预防接种信息管理系统客户端和国家信息管理平台，对儿童预防接种信息实行个案化管理，并对疫苗出入库管理等业务工作实现了电子化管理。当时，兵团疫苗出入库管理纳入国家信息管理平台，要求各师市及团场除进行线下纸质的出入库登记外，还要完成网上的出入库管理的操作流程。

（二）使用儿童预防接种信息系统客户端软件时期

兵团免疫规划信息化工作始于 2005 年，当时作为全国儿童预防接种信息管理系统建设的试点省份，兵团在全国范围内启动了儿童预防接种信息系统客户端软件使用的工作。2005 年 4 月，兵团疾病预防控制中心在乌鲁木齐市举办兵团儿童预防接种信息管理系统建设启动培训班，参加培训班的有 14 个师市疾病预防控制中心免疫规划科负责人、个别团场的免疫规划专干共计 25 人。为了提高培训班的培训质量，邀请了中国疾病预防控制中心免疫规划中心免疫服务指导与评价室曹玲生副主任、曹雷老师，安徽省疾病预防控制中心免疫规划科陆志坚老师授课。培训内容包括儿童预防接种信息管理系统建设有关的技术文件、接种点客户端软件配置工具、接种点客户端软件操作和信息管理平台用户操作等。培训班在自治区党校计算机网络教室进行，采用边授课边操作的方式，确保了参训人员掌握信息化建设的要求和软件的操作要领。本次培训班既为兵团信息化建设培训了师资力量，也是兵团正式启动信息化建设的启动会，为兵团开展预防接种信息管理系统建设在技术上奠定了基础。

2006 年原卫生部下发了《儿童预防接种信息报告管理工作规范（试行）》（卫疾控发〔2006〕512 号），文件要求 2007 年起在全国范围内开始儿童预防接种信息管理系统建设，兵团积极配合国家相关工作，大力开展信息管理系统的培训和覆盖，2008 年兵团疾病预防控制中心安排专人分赴兵团各师市开展现场的培训工作，通过边学习、边实操的方式，使儿童预防接种信息管理系统覆盖率进一步扩大。2009 年 5 月在第八师石河子市举办了一期儿童预防接种信息管理系统的实操培训班，各师市及部分重点团场 30 多人参加现场培训，进一步提高了基层的操作水平。截至 2009 年底，全兵团 14 个师 175 个团场 221 个接种门诊儿童预防接种信息系统客户端软件实现了团级 100% 全覆盖，全兵团共收集预防接种个案信息 80 799 条。2011 年初，国家疾病预防控制中心利用全球疫苗免疫联盟（GAVI）项目资金给兵团下拨了 23 套电脑和打印机设备，支持兵团的信息化建设工作，同年 4 月 27—28 日，在第四师伊宁市举行了儿童预防接种信息管理系统客户端应用培训班，将 23 套设备全部配备给了四师所有接种门诊，各团场疾病预防控制中心和预防接种门诊免疫规划专干共 26 人参加培训。

2012 年兵团加大了基层单位儿童预防接种信息系统的建设，包括加大基层工作人员集中培训的力度；利用督导及专项检查的机会对该系统进行督导，对基层反映的问题集中汇总，通过网络进行重点培训；投入尽可能多的经费改善基层单位硬件环境，督促各师落实相关经费为无专用电脑设备、老旧的电脑等设备的单位进行配备和更新。2012 年底，兵团邀请国家免疫规划中心曹玲生老师前来举办了一期儿童预防接种信息系统管理培训班，重点对将要推行的 GAVI 项目免疫规划信息管理系统做了全面的介绍，并就重点内容对全兵团各师人员进行系统的培训。2013 年上半年，兵团作为国家免疫规划平台托管的单位之一，参与了全国预防接种管理信息系统的研发和改进，在不断的实践过程中找出系统不足和漏洞，为国家进一步完善系统建设提供了宝贵的意见。同时兵团本级组织各师及部分团场的专业技术人员对新的免疫规划平台进行系统全面的培训。截至 2013 年 10 月 31 日，兵团已经有 225 个接种单位通过国家审核，其中有近 180 个单位向 GAVI 项目免疫规划信息管理系统上传儿童预防接种个案，占接种单位的 80%。

2015 年兵团为进一步加快信息化建设，与金卫信公司就信息化平台建设的事宜进行初步接洽，计划于 2016 年全面启动兵团预防接种信息化平台建设。同年《中国疾病预防控制中心关于印发中国免疫规划信息管理系统用户与权限管理规范的通知》，进一步规范了 GAVI 项目免疫规划信息管理系统的权限使用功能。2016年兵团免疫规划信息化建设在原来的基础上迈出了实质性的一步，积极与金卫信公司合作，对兵团 247 个常规接种点的儿童预防接种信息系统接种点客户端进行统一升级，满足各接种点在 5 月 1 日脊髓灰质炎疫苗转换后的录入问题。同时，对各接种点在日常操作、上传中出现的问题逐一进行远程解决，很大程度上提高了各接种点客户端的使用质量。同时，中心领导也越来越重视信息化建设工作，下发了《关于配发预防接种打印机和扫码枪的通知》（兵卫疾控便函〔2016〕42 号），积极筹措资金购置了 260 台打印机和扫码枪，配发到兵团所辖各接种点；同时为各接种点更好的使用信息化设备，兵团疾病预防控制中心联合金卫信公司技术人员对师级及部分接种点专业技术人员进行了专项培训，为信息化工作打好基础。2017 年为加快兵团免疫规划信息化建设，中心先后向兵团卫生和计划生育委员会递交了《关于兵团免疫规划儿童预防接种信息管理系统客户端维护及信息化平台建设需求的报告》和《关于开发并建立兵团儿童预防接种网络信息系统的报告》详细阐述兵团当前预防接种的实际情况及面临的问题，对兵团基层接种门诊的工作开展情况，师级对各团场及接种门诊的管理情况，以及数据无法跨区域流通等现实问题进行认真梳理和阐述，再次强调建设免疫规划信息管理系统的迫切性和必要性。该阶段兵团免疫规划信息化工作主要依托国家儿童预防接种管理信息系统以及儿童预防接种信息系统客户端软件开展相关工作，虽然达到儿童预防接种个案信息的电子化管理的目标，但未能实现儿童预防接种个案进行跨区域的互联互通和共享，各项业务工作及报表统计整理还未实现统一、实时的管理模式。

（三）兵团免疫规划信息管理系统建设使用时期

2018 年兵团卫生和计划生育委员会下发了《关于印发《2018 年兵团本级卫生专项工作方案》的通知》（兵卫计发〔2018〕79 号），在国家扩大免疫规划项目中下拨专项信息化使用经费，保证免疫规划信息化的投入。新建生产建设兵团免疫规划信息管理系统（简称"免疫规划系统"）计划建设工作开始于 2019 年，2019 年初根据国家有关文件要求兵团办公厅印发了《关于改革和完善疫苗管理体制的实施意见的通知》（兵办发〔2019〕11 号），将兵团免疫规划信息化建设列为当年兵团本级重要完成事项之一，新疆生产建设兵团疾病预防控制中心于 2019 年向兵团卫生健康委员会提交经费申请报告，当年拨付 560 万元建设经费，免疫规划系统建设经费得到了落实。兵团疾病预防控制中心在开展广泛的需求调研、分析、召开专家论证会，同时根据国家卫生健康委员会办公厅《关于加快推进免疫规划信息系统建设工作的通知》（国卫办疾控函〔2019〕841号）文件要求：建立完善免疫规划信息系统，对疫苗流通和预防接种全程实行电子化管理；实现预防接种个案信息跨地区交换共享；落实疫苗全程电子追溯要求，实现疫苗来源可查、去向可追，形成了兵团免疫规划信息管理系统建设方案。同年兵团疾病预防控制中心召开了兵团免疫规划信息系统基本功能需求研讨会，组织参加会议专家按照中国疾病预防控制中心印发的《中国疾病预防控制中心关于印发省级和接种单位免疫规划信息系统基本功能要求的通知》（中疾控免疫便函〔2019〕1309号）文件要求对兵团免疫规划信息管理系统建设方案进行优化。于2019年底向国家卫生健康委员会上报了《兵团免疫规划信息管理系统建设方案》，兵团免疫规划信息系统管理平台筹建工作正式开始。

兵团疾病预防控制中心安排免疫规划科与信息科共同完成平台的前期调研、需求汇总和建设方案的撰写，根据国家下发的《省级免疫规划信息系统基本功能要求》完成了《兵团免疫规划信息管理系统建设需求》《冷链、追溯系统综合方案》《疫苗冷链温度全程监控及追溯系统建设方案》《预防接种信息管理系统综合建设方案》《兵团免疫规划预防接种信息管理系统建设方案》等，经过多轮次的讨论修改，于2020年初确定最终需求及建设方案，2020年1—3月，受新冠疫情影响，兵团免疫规划信息管理系统建设工作没能按计划推进，此工作处于暂停阶段。2020年4月份重新启动兵团免疫规划信息管理系统建设工作，兵团卫生健康委员会多次组织召开党组会，会议讨论审核通过《兵团免疫规划信息管理系统建设方案》，兵团疾病预防控制中心按照兵团卫生健康委员会党组会的要求进行完善建设方案，参加协调会的有兵团疾病预防控制中心书记、副主任、免疫规划科、信息科所有工作人员。2020年6月23日正式进入招标采购流程，并于2020年7月16日在新疆生产建设兵团政府采购中心组织下通过公开竞标方式完成了招标工作，中科软科技股份有限公司（以下简称"中科软"）中标。

由于2020年7月乌鲁木齐发生新冠疫情，中科软工程师不能到达现场进行办公，兵团疾病预防控制中心相关工作人员与中科软工程师通过线上方式对项目建设细节进行沟通，同时收集金卫信客户端历史数据进行清理。2020年8月中旬上线兵团免疫规划信息管理系统测试环境交付各师进行测试使用。2020年9月上旬，乌鲁木齐市恢复正常生产生活秩序，兵团疾病预防控制中心与中科软公司就兵团免疫规划信息管理系统建设进一步交流，形成了兵团免疫规划信息管理正式系统，采用 B/S 架构并对系统进行初步功能演示。2020 年 9 月 27 日，兵团卫生健康委员会召开兵团免疫规划信息化项目启动会，时任分管领导做出重要指示，参会人员为各师（市）卫生健康委员会主要领导、师（市）疾病预防控制中心主任、团场医疗机构负责人、免疫规划工作人员、接种门诊工作人员，兵团免疫规划信息化工作正式步入正轨。

兵团疾病预防控制中心下发《关于开展兵团免疫规划信息管理系统现场培训指导的通知》（兵疾控便函〔2020〕31 号）文件，于 2020 年 9 月 29 日—11 月 2 日赴兵团 14 个师开展兵团免疫规划信息管理系统现场培训工作，参与培训的人员为各师、团疾病预防控制中心工作人员、常规接种门诊及产科门诊工作人员，共计 600 余人。2020 年 9 月 28 日兵团疾病预防控制中心下发《关于各相关单位做好兵团免疫规划信息管理系统上线准备工作的通知》（兵疾控便函〔2020〕32 号）文件，文件中指出各师要根据《关于下达兵团 2020 年公共卫生体系和重大疫情防控救治体系建设补助资金的通知》（兵财社〔2020〕85 号）的要求，于 2020 年 10 月 20 日前配足配齐兵团免疫规划信息化所需的相关设备。

为了尽早应用兵团免疫规划信息管理系统，为全兵团疾病预防控制机构、各级各类接种单位提供服务，2020 年 11 月初选取第十三师作为试点单位正式上线兵团免疫规划信息管理系统（正式版），收集接种点在系统使用过程中存在的问题，要求剩余 13 个师在 12 月 1 日全面启用兵团免疫规划信息管理系统。兵团疾病预防控制中心于 2020 年 11 月 20 日召开兵团免疫规划信息管理系统初验会，完成系统初验工作。截至 2020 年 12 月，全兵团 170 个疾病预防控制中心、155 个团场的 298 个各级预防接种单位，使用兵团免疫规划信息管理系统进行免疫规划管理工作，兵团各级疾病预防控制中心、接种单位预防接种信息化管理实施率均达 100%。兵团免疫规划信息管理系统对预防接种人群的管理是从新生儿出生医院开始，采集新生儿和家长的基本信息，并将新生儿在出生医院接种的乙肝疫苗第一剂次和卡介苗接种信息记录在系统上。截至 2020 年 12 月，医疗机构产科实现新生儿预防接种信息化管理实施率达到 100%。

2020 年 10 月 30 日兵团免疫规划信息管理系统完成与国家疫苗追溯协同服务平台的对接工作，兵团免疫规划信息管理系统按照国家要求从国家疫苗追溯协同服务平台获取疫苗追溯码信息，新疆生产建设兵团实现了疫苗全程电子追溯。2020年12月15日完成了兵团免疫规划信息管理系统与国家全民健保免疫规划信息系统正式网联调对接工作，实现兵团预防接种档案能上传国家系统的目标，为新冠疫苗紧急接种个案数据上传提供了保障。兵团免疫规划信息管理系统建设项目，落实了《中华人民共和国疫苗管理法》实现疫苗生产、流通和预防接种全过程最小包装单位疫苗可追溯、可核查的要求。

兵团于2020年12月14日开始新冠疫苗的接种工作，根据国家下达兵团新冠疫苗接种工作任务的安排，为满足新冠疫苗接种点快速、准确地登记受种者基本信息，兵团卫生健康委员会、兵团疾病预防控制中心联合中科软公司于2021年3月26日开发兵团新冠疫苗预约接种小程序，2021年4月1日正式上线，受种者可以提前关注兵团新冠疫苗预防接种小程序，按照指引提前录入姓名、电话、身份证号、家庭地址等基本信息，预约完成后形成唯一二维码，新冠接种点工作人员扫描二维码后兵团免疫规划信息管理系统会自动识别受种者填写的信息，考虑到老年人对预约小程序的接受程度不高的情况，系统开发通用接口可以接入身份证阅读器，在信息登记时系统可以直接读取身份证上的信息，既减轻了接种点工作人员的工作量又保证了受种者信息录入的准确性，提高了新冠疫苗接种效率同时避免信息登记处的人群聚集，保证全兵团新冠疫苗接种工作的顺利开展。

2021年全年兵团免疫规划信息管理系统正式进入试运行阶段，恰逢新冠疫苗大规模接种时期，系统经受住了考验，在此期间兵团根据国家要求以及自身系统使用实际情况采用视频会议培训共计19次，培训7 000余人次。兵团各师积极建设智慧化/数字化预防接种门诊，截至2022年7月已建成29家数字化预防接种门诊，其中26家已经正式投入使用，后续兵团还将继续推进数字化预防接种门诊工作。2022年7月举办了3期兵团免疫规划信息管理系统实操班，共计培训270人次，同时收集了各接种点对系统使用过程中的问题及建议整改意见，形成问题清单交由中科软公司进行系统优化。

兵团免疫规划信息管理系统服务器位置设在兵团政务云，系统的安全保障工作由兵团疾病预防控制中心信息科与兵团政务云共同负责，系统的使用和业务需求由免疫规划科负责。2021年11月兵团免疫规划信息管理系统三级等保测评通过。兵团免疫规划信息管理系统通过互联网虚拟隧道加密及CA数字证书认证的方式访问系统，保证系统信息的安全。

兵团免疫规划信息管理系统始终按照国家预防接种管理要求的变化，不断进行升级改造和完善，保障了预防接种管理工作的质量，减少了基层工作人员的工作量，兵团免疫规划信息化工作在原有基础上有了质的飞跃，系统在运行期间经受住了新冠疫苗大规模接种、常规疫苗接种的严峻考验，在国家要求及时上传新冠疫苗接种个案信息时能第一时间完成数据上传工作，并保证接种个案的高质量传输，得到国家和兵团领导的认可，同时各接种点能够严格做到扫码出入库、扫码接种、码随人走、一苗一码的要求，实现了业务资料电子化、监测统计自动化、接种服务便民化，使免疫规划管理工作适应了社会发展的需要。

三、兵团免疫规划信息管理系统的特点及创新点

（一）实现了全兵团产科新生儿信息化管理，使预防接种管理关口前移

兵团免疫规划新管理系统采用 B/S 架构，对产科的新生儿采用电子个案化管理，并及时、准确、完整记录新生儿的基本信息、预防接种信息（卡介苗、乙肝疫苗第一针），实现了儿童从出生就纳入兵团免疫规划信息化管理，无论儿童在兵团任何一家产科出生，均可以做到全程跟踪，数据共享。产科门诊通过出具转诊单，接种单位通过扫描接种单上的二维码即可将新生儿预防接种个案迁入本单位，做到了医院出生儿童的建卡率为 100%。

（二）创建儿童入托入学预防接种证查验信息化管理模块，为教育部门查验预防接种证服务提供支持

传统的预防接种证查验工作，需要耗费大量的人力和时间成本，收集预防接种证后，通过人工浏览接种证，逐一对每名入托、入学儿童进行手工造册登记，按照儿童疫苗免疫程序逐项进行核对，筛选出未种疫苗，制作未种通知后，通知儿童监护人，及时到指定地点进行疫苗补种。建立接种证查验模块后，接种单位工作人员只需要将儿童花名册特征信息（姓名、性别、出生日期）导入系统或者扫接种证上二维码的方式，系统可以自动匹配并完成接种证查验工作出具审核报告，系统自动生成漏种名单、漏种疫苗剂次，园医或校医只需将工作放在未匹配成功儿童查验和后续的督促疫苗补种工作上，大大简化了查验工作的复杂度，降低了人工查验的差

错率，提高了工作效率和工作质量。儿童监护人也可通过兵团疫苗接种预约服务平台自助查验预防接种证，可下载打印审核报告。

（三）建立全兵团疫苗流通存储信息化管理模块，对疫苗进行全流程监管

通过兵团免疫规划信息管理系统，形成覆盖全兵团各级疾病预防控制中心和预防接种门诊的生物制品管理体系，对疫苗的全程流通及疫苗存储实现了信息化管理，对疫苗的调配、采购提供了数据支撑，实现了疫苗损耗情况的统计分析、过期疫苗和近效期疫苗数量自动显示提醒功能，规范疫苗信息的准确性、一致性，通过疫苗追溯码实现了疫苗到人的溯源。疫苗追溯码全部从国家疫苗追溯协同服务平台获取，目前疫苗扫码出入库实施率达到100%。

（四）建立冷链设备及温度监测管理模块，为冷链设备的更新和疫苗全程冷链提供支持

依托兵团免疫规划信息管理系统，建立覆盖全兵团疾病预防控制机构和接种单位的冷链设备及温度监测管理系统，全面掌握冷链设备的来源、类型、数量、生产企业、启用时间、使用年限、运转状态等信息，并按冷链设备类型、运转状态，使用年限等分单位、分级别进行统计分析，实现按照冷链设备使用年限、已报废数量等信息计划购买、配备新的冷链设备，用于保障疫苗存储、运输的需要。系统通过对接外部冷链监控设备，实时收集冷链设备的温度记录，随时查看冷链设备任何时间段内的温度测量记录，如果冷链设备温度异常，系统会通过程序发送预警信息，提示工作人员尽快处理。

（五）多系统跨区域对接，实现疫苗接种信息数据共享

兵团免疫规划信息管理系统的建立，改变了兵团以往独立客户端（单机版）个案信息不共享的问题，受种者异地接种时接种单位根据基本信息或身份证号即可在系统中找到相应个案，实现主动迁入被动迁出，避免接种单位因接种率考核人为迁出个案。目前，兵团免疫规划信息管理系统一是与兵团核酸检测平台互联互通，新冠疫苗接种数据能够实时显示在手机上；二是与兵团疫情防控管理平台数据互联互通，区域协查、密接、次密接人员的新冠疫苗接种信息都能在兵团疫情防控管理平台显示，提高工作效率；三是与兵团全民健康信息系统对接，疫苗接种信息可在居

民健康档案中显示；四是与新疆维吾尔自治区政务服务平台健康码系统互通，兵团与新疆维吾尔自治区人员交流频繁，新冠疫苗跨区域异地接种现象频繁，数据互通后，在新疆的居民都能在新疆政务健康码上查到兵地新冠疫苗接种信息，极大方便了人民群众。

（六）实现免疫规划工作基础资料的信息化采集和统计，替代原始的手工报表

通过接种单位使用兵团免疫规划信息管理系统，采集全兵团各类接种单位和疾病预防控制机构从事免疫规划工作人员和单位基本信息，以及辖区总人口数、小于15岁各年龄组儿童数、小于6岁各年龄组流动儿童数等电子档案资料，分级别统计生成免疫规划工作各种基础年报表，用信息化技术替代了以往手工汇总统计，结束了逐级上报纸质免疫规划工作基础年报表的历史。

四、信息化应用的社会效益

（一）改变了传统预防接种工作模式

兵团免疫规划信息管理系统的上线使用，改变了兵团预防接种医生从手工记录、手工统计以及本地客户端录入的落后工作方式的历史，改为用计算机录入预防接种对象的个案数据并实时上传云端，业务数据自动查询、汇总和上报，各类功能丰富、实用、人性化，不仅非常简洁方便，而且工作效率明显提高，信息利用大幅度增加，数据更加全面、完善，管理更加科学、规范。

（二）受种者异地接种方便快捷

由于兵团与新疆人口流动频繁，异地接种成为预防接种工作中难以解决的问题。信息系统的应用使这一问题的解决成为现实，各预防接种点之间的接种数据可以自动交换，流动儿童异地接种可以非常简便地完成，同时接种点通过系统调用国家接口，查询外省（区、市）儿童预防接种数据，将外省（区、市）接种记录同步到兵团系统中，极大方便了预防接种工作人员同时减轻了工作量，为方便流动儿童异地接种、提高流动儿童接种率提供了有效手段。

（三）提高接种效率，保障接种安全

数字化、智慧化预防接种门诊、疫苗信息全程追溯、冷链温湿度自动监测、智慧接种管理等先进技术解决方案将预防接种工作的候种、告知、接种、留观、疫苗流通和储存等全部流程/环节覆盖，预防接种的规范性和效率得到明显提高，安全性也得到了有效保障。此外，兵团近年来积极推进兵团数字化、智慧化预防接种门诊建设，部分师市的预防接种门诊的硬件、软件水平得到了全面提升，群众对预防接种工作的满意度不断提升。

（四）提高免疫规划信息利用度

免疫规划信息系统包括预防接种工作的各个方面，改变了过去纸质档案管理的孤立性，数据利用更加便捷，为免疫规划工作策略措施制定、免疫规划工作评价提供了丰富的资料，为各种数据的管理和利用、预防接种工作的考核和评价提供了强有力的手段，使免疫规划工作走上了信息化管理的轨道。

（五）有力支撑预防接种领域重大事件

面对前所未有的全人群大规模新冠疫苗接种需求，在全兵团免疫规划专业人员和信息系统技术人员的共同努力下，实现270余万人，740多万剂次新冠疫苗的接种、信息登记和查询统计工作，为全兵团统筹开展新冠疫苗接种工作提供数据支撑，同时也为查询健康码、提供出国疫苗接种证明等奠定了基础，实现了科技赋能疫情防控。

五、信息化建设的展望

（一）加强接种数据的利用及统计分析

兵团免疫规划信息管理系统，虽然基本满足了全兵团预防接种工作的需要，但存在对数据的利用不充分。现阶段实现了接种信息、疫苗信息的全录入，但统计分析功能的利用度还远远不够，特别是动态统计功能，根据使用者意图随意加入变量进行数据统计，需要进一步明确需求进行后期的开发。信息系统的下一阶段工作重点就在于统计分析模块的开发与完善，加强数据利用的便利性和可靠性，才能为免

疫规划工作质量带来质的飞跃。

（二）增加信息系统的公众服务功能

目前使用的兵团疫苗接种预约服务平台微信小程序在公众服务的功能上还有很多欠缺的地方，一是疫苗预约模块，目前儿童预约接种较为方便，但成人接种功能还不够完善，主要表现在绑定受种者不够便利。二是信息的互动，通过微信小程序可主动提醒受种者接种，或是接种门诊工作人员给受种者发接种通知，方便接种人员与受种者的及时沟通交流。三是可将疫苗冷链温湿度预警信息通过微信小程序将通知发至预防接种门诊工作人员，多渠道进行预警处理，保证疫苗的安全。

（三）多种途径满足群众需求

为了提升对公众的服务水平，满足公众对预防接种服务的要求，建立免疫规划网站，开通了预防接种信息网上查询功能，儿童家长可以方便地查询到孩子的预防接种个案信息。还提供了新闻公告、防病提示、预防接种常识、疾病常识、免疫程序、疫苗介绍、接种门诊分布、问题解答、友情链接等功能，供公众阅览，丰富公众免疫规划方面的知识。

（黄文俊　甘　明）

第三部分

中国免疫规划信息化产业化成果

第**37**章

从系统到平台 构建预防接种 新生态

多年来，免疫规划业务不断完善，接种需求和应用场景持续增加，受种者对接种服务的体验要求也越来越高，监管机构对接种流程规范和疫苗安全管理更加严格，大数据在免疫规划领域的应用日益增强。如何用技术手段做支撑，打造医护人员满意、受种者放心、管理者省心的产品，实践给出了答案。

一、预防接种管理系统：从解决一线医护人员的痛点和难点出发

20世纪90年代，为解决一线医护人员儿童预防接种工作强度大、效率低、易出错的问题，研发团队着手研究预防接种业务电子化工作，基于当时的技术条件，选用磁卡作为信息载体，软硬件相结合构筑儿童免疫金卡系统。在软件方面，采用DOS操作系统，通过儿童免疫接种管理软件实现儿童接种信息的数字化管理；在硬件方面，每个接种点配备一台PC机、一个刷卡器和一台针式打印机，用磁卡记录和查阅儿童接种信息。1996年开始，系统在深圳试点取得了很好的效果，切实解决了儿童预防接种管理中的一些问题，采用刷卡模式实现对儿童接种情况的快速查询和核实，提高了接种信息的准确度和可靠性，摆脱了手工记录的低效、易出错等弊端，大大

提高了医护人员的工作效率。

随着系统的广泛应用，深圳市流动儿童较多的特点又催生出了联网的需求，为解决市内儿童跨区域接种数据无法共享问题，系统升级实现了从单机管理到全市联网的跨越，通过电话拨号联网技术加数据中心的方式实现儿童信息共享，全市 370 多家接种门诊实现跨区域接种，有效避免了信息孤岛问题，实现了一地建卡、异地接种的全市联网预防接种管理新模式，不仅极大方便了接种儿童和家长，也为管理部门提供了数据支持。该系统于 1999 年 7 月通过了原卫生部信息化领导小组和深圳市科技局组织的技术鉴定，得到专家们的一致认可。

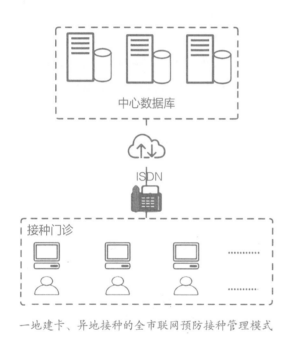

一地建卡、异地接种的全市联网预防接种管理模式

20 世纪初，预防接种管理系统随着技术进步不断升级改造，基于 Windows 平台对系统进行重新构造，支持局域网、广域网部署模式，支持异地刷卡，实现流动儿童接种信息的跟踪，界面更直观友好，功能更丰富。2005 年，根据管理要求，在区域数据中心的基础上研发了预防接种管理平台，形成了客户端 + 管理平台的预防接种管理模式，该模式得到了用户的一致好评，陆续在全国推广使用。

2005 年 10 月，公司中标《国家突发公共卫生事件应急机制监测信息系统（Ⅱ期）建设》项目儿童预防接种信息管理系统接种点客户端软件。在中国疾病预防控制中心的组织统筹和业务指导下，系统进一步优化后向全国 20 多个省份进行推广。在接种计划计算中，系统采用贪婪算法，根据多价多联、接种优先级、月龄和接种间隔等 20 多个业务要求，结合门诊设置的公农历、节假日和圩日等条件，为不同地区的医生提供准确、最优的全程接种计划和当天可接种疫苗，为接种医生的工作带来极大便利，提高了接种的规范性和效率。

2016 年，基于 B/S（browser/server，也即浏览器 / 服务器）架构模式的网页版系统研发上线，数据库部署在服务器端，受种者档案集中管理，实时采集，数据一致性和完整性得到有效保障。B/S 模式的改进，为后续互联互通和信息共享奠定了基础。在此基础上，围绕不同用户场景，进一步迭代升级外围产品也变得更为便捷。

二、免疫规划监测系统：让管理信息更透明的"小人头"系统

2002 年，受中国疾病预防控制中心委托，研发团队与业务专家组共同研发了免疫规划监测信息管理系统，系统实现接种率、AFP、新生儿破伤风、麻疹四大免疫规划监测业务信息报告功能，支持网络直报和文件两种报告方式，数据由各监测机构填报后逐级上报到中国疾病预防控制中心。项目的上线摆脱了原先的纸质报告模式，国家和各级疾病预防控制中心可以快速掌握辖区疾病监测信息和接种率情况，并对报告数据进行分析统计，为科学决策提供依据，也为规范疾病预防控制机构软件应用提供了统一的接口。该项目分三期进行，2005 年增加了疑似预防接种异常反应报告与管理功能，疾病预防控制机构在系统登记个案报告、个案调查和群体性疑似预防接种异常反应信息，对收集的病例信息从疫苗品种、生产企业、批号、地区和年龄等不同维度进行分析，为各级疾病预防控制机构的疫苗使用提供数据支撑。2007 年，根据新的《预防接种工作规范》升级接种率报表，并陆续增加接种单位信息管理、冷链设备信息管理功能，2009 年在安徽省合肥市完成验收。免疫规划监测信息管理系统为各级疾病预防控制机构的管理工作带来很大帮助，很多用户根据系统的图标形象亲切地称系统为"小人头"系统。

三、疫苗全程追溯平台：追溯每支疫苗的来龙去脉

疫苗安全是保障预防接种取得成功的重要条件。早期的疫苗管理还停留在本地化管理阶段，疫苗间的流通、追溯、管理、结账形成无数个独立的数据孤岛，不仅导致疫苗管理系统中存在大量的冗余数据，而且各单位的数据无法互联互通，无法

实现疫苗生产、流通和预防接种全过程的追溯、核查。

2017 年开始，研发团队以用户实际需求和国家政策为出发点，结合行业专家指导意见，打通疫苗生产、流通和预防接种全链路的疫苗流通渠道，整合疫苗追溯与冷链监测系统。2018 年，参照《中华人民共和国疫苗管理法（征求意见稿）》的要求，积极优化，快速迭代升级，结合疫苗生产企业、储运企业和省疾病预防控制中心、市疾病预防控制中心、区疾病预防控制中心、预防接种门诊、系统开发企业等不同的用户群体角色，打造全行业、全流程、全覆盖的综合使用场景，提供疫苗进销、疫苗库存管理、业务信息统计、财务月结、疫苗全程追溯、运输跟踪、温度监控、一键召回、突发事件处理等功能。

提供从生产企业、各级疾病预防控制机构、接种门诊全业务全流程的疫苗可追溯服务是系统的核心功能，系统可进行疫苗流通、仓储、接种全过程正向跟踪，亦可根据使用（接种）信息反向溯源疫苗流通和仓储过程，正向追溯通过查询疫苗批号或者疫苗包装识别码（支持大、中、小三级包装），查询疫苗流通过程中温度情况，疫苗生产企业、疫苗流向、疫苗库存、接种问题疫苗的受种者等信息；反向追溯以受种者信息为倒追受种者接种疫苗的生产企业、运输过程、存储位置、全程温度，每一步的操作人员等信息。实现五码（疫苗追溯码、接种单位编码、设备编码、受种者编码、操作人身份编码）合一的疫苗全程可追溯功能，提供从疫苗流通到接种全方位的监管和溯源服务。

系统最初在深圳落地试点成功，并快速在湖北、福建、广西、贵州、云南、河南、新疆、吉林、陕西、安徽等 10 多个省份区域进行推广，并已取得全面覆盖。

四、公众服务系统：线上与线下融合的一证通办

随着我国互联网事业快速发展，公众对互联网＋预防接种也有了更高的需求和期望。为了给公众提供更加安全、优质、便捷、可及的移动端预防接种服务，研发团队以一证两线为思路拓展公众服务应用场景。一证即电子预防接种证，可对接各地不同的电子健康卡或已有的健康 APP 用户信息。电子预防接种证包含了受种者接种档案的所有内容和全部历史接种记录，将纸质接种证的功能全部转化为电子档案。以人脸识别、短信认证确保操作是真人行为，限制用户 ID、地址 IP

访问次数等手段保证信息安全的前提下提供电子档案查询及下载功能，跨地区流转的受种者可在手机上快速获取本人的预防接种档案。以电子预防接种证作为预防接种服务的载体，开展预防接种便民服务工作。两线即线上和线下，在线上为民众提供诸如档案信息、接种记录查询、智能接种计划、儿童疫苗预约、成人疫苗预约、入校接种提前报名、入学入托查验证、消息通知（应种通知、门诊通知、漏种通知、留观通知）等；在线下使用电子预防接种证从预约取号、信息登录、疫苗接种、留观查询等实现一码通的功能，做到真正的一证通办，线上、线下全面融合。

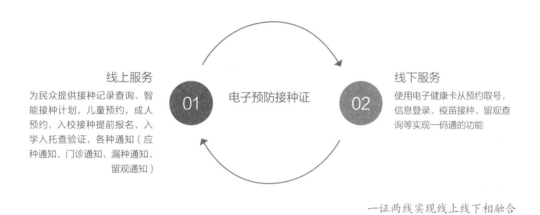

线上服务
为民众提供接种记录查询、智能接种计划，儿童预约，成人预约、入校接种提前报名、入学入托查验证，各种通知（应种通知、门诊通知、漏种通知、留观通知）

电子预防接种证

线下服务
使用电子健康卡从预约取号，信息登录、疫苗接种、留观查询等实现一码通的功能

一证两线实现线上线下相融合

五、大数据分析系统：实时掌握关键业务状态与趋势

传统的数据统计报表功能由于原始架构冗余化设计，时效性和可视性等都受到限制，从 2018 年开始，研发团队开始进行大数据系统建设，随后不断升级迭代。2020 年以后，新冠疫苗开始大规模接种，对接种数据的采集及利用更加注重时效性，大数据分析系统也随着新冠疫苗接种逐步完善成熟，围绕免疫规划业务，基于公共卫生信息平台数据，结合互联网移动终端用户数据，通过大数据、云计算等手段，构建统一的数据资源中心，建立全人群、全业务、全生命周期的预防接种分析决策系统，实时掌握接种数据，提供数据的监测、分析、报表、预警等功能，为精细化管理、免疫规划决策等提供以数据为中心的科学化支撑。

数据资源中心在统一的技术标准和业务规范下，依托成熟的大数据平台组件作为基础软件支撑，构造数据采集、数据资源、数据分析和挖掘、数据服务等模块，实现数据智能化应用。其架构采用当前大数据行业内主流的 Flink、Kafka、Elasticsearch 等技术设计，支持从不同的数据源采用多种方式采集数据，转化为归集后数据存储。利用数据分析挖掘功能，将数据转发为数据服务。分析决策系统是以数据资源中心为基础建立的具体数据应用，结合业务场景，定制化指定统计分析纬度，配合以全面高效的商业 BI 可视化展示功能，智能布局，快速构建标准大屏、数据看板等。通过数据转化、环比数据，对比正常波动范围值，多角度、多维度观察数据，全天候的监测业务状态，实时掌握关键业务的健康状态，让业务人员从容应对工作。

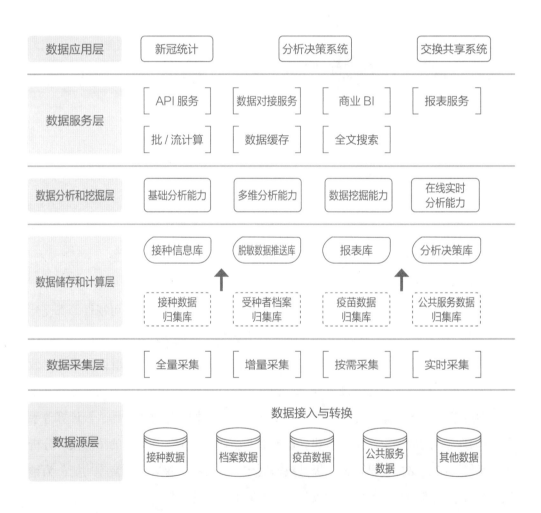

数据资源中心架构图

六、免疫云接种端：为数智化预防接种奠定基础

　　2022 年底，免疫云接种端使用全新跨平台技术架构开发，实现了多个系统平台之间架构的统一。技术的底层框架 Electron，一种使用 JavaScript、HTML、CSS、Node.js 和 Chromium 构建跨平台的桌面应用程序。不仅在不同系统中实现了一致体验，还更易于维护，性能也更稳定、发送更流畅。系统全面支持了龙架构，可以在 ARM、LoongArch 等 CPU 架构上顺畅运行。兼容多种操作系统，不仅支持 Windows 操作系统，同时支持统信 UOS、红旗 OS 等国产操作系统。与智能终端、数字化设备方便对接，真正实现一次开发，多端运行，为数智化预防接种奠定了基础。

　　免疫云接种端桌面采用全新三栏式交互界面，吸收了互联网设计优点。相比之前拥挤的交互界面，三栏式设计更加个性美观，内容分类清晰，更有空间层次感。能够让用户方便地查看待种队列，受种者信息。主面板互通诸多功能，并支持档案、报表、库存管理等功能模块，使用更加方便、流畅，工作效率大幅提升。

　　采用 1+n 场景化设计模式，即 1 个业务中台，n 个业务场景。以预防接种业务领域划分边界，形成高内聚、低耦合的面向业务领域的服务能力中心，打造预防接

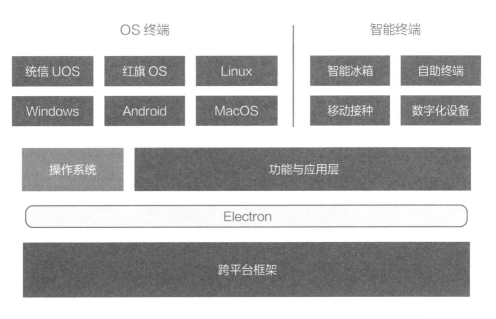

Electron 跨平台架构图

种服务能力共享平台。面向预防接种场景打造全面覆盖产科、儿童、青少年和成人、狂犬病、破伤风接种类型接种场景，与各业务系统深度融合，实现数据的互联互通和共享。为接种单位提供规范、安全、全业务覆盖、全流程支撑的免疫规划信息服务平台。

七、物联网智慧疫苗接种："链"起来的产业新生态

随着人工智能、云计算、大数据等新一代技术在免疫规划行业深入应用，疫苗接种呈现全程智慧化、自动化、信息化管理趋势，这成为保障接种安全、提高接种效率、优化接种体验的关键所在。20余年的系统建设，搭建了围绕免疫规划业务、智慧化预防接种的新的服务平台，产业融合带来新的机遇，以硬件＋平台＋服务为战略，基于物联网及大数据等关键技术，推出了物联网智慧疫苗接种模式，并成功试点。该模式通过使用智慧接种设备链接起疫苗接种全流程场景，使人、机、苗互联互通，实现精准取苗零差错、问题疫苗秒冻结、追溯接种全过程，提升预防接种门诊智慧接种水平。物联网智慧疫苗接种利用物联网技术的疫苗接种和储藏设备可使接种全流程可视化，首先实时了解儿童信息、疫苗信息、冷链信息、接种信息等，令家长放心；其次，接种信息智能校验、核对、提醒，可有效减轻医务人员工作负担、规避医务人员接种出错，令接种单位省心；最后将疫苗、冷链、疫苗生产企业、受种人员、医务人员等信息互联，追溯到最小单支包装，与疾病预防控制中心进行数据对接，可追溯、可召回，提升疫苗接种监管力度，满足《疫苗管理法》最新、最严要求，令管理机构安心。

（苏　红）

第 **38** 章

数智赋能
智慧化预防接种

接种疫苗是预防传染病最有效、最经济、最便利的一项措施，如何为广大人民群众提供普及性、均等化、规范化的疫苗接种服务，始终是免疫规划管理工作的重点和挑战。信息化是提升各行各业工作绩效的最有力辅助手段之一，而数智化又是信息化技术发展的高级阶段。早在 20 世纪末，国内绝大多数预防接种工作都采用手工作业方式对儿童疫苗接种信息进行资料管理，普遍存在资料管理工作量大、资料利用困难、信息经常出错等业务痛点问题。金苗卡预防接种管理信息系统的开发团队从小小一张金苗 IC 卡开始，为数以万计的基层预防接种单位和疾病预防控制单位打造了全维度、全周期的智慧化免疫规划管理体系。

一、金苗卡：创新一小步，免疫规划信息化一大步

我国免疫规划的信息化始于免疫资料手工管理模式向电脑化资料管理模式的转变。传统手工作业模式下，接种人员将受种者及其疫苗接种信息记录在纸质的预防接种证上，这种方式不仅速度慢、易出错，而且难以辨认。儿童免疫接种卡（以下简称金苗卡）开发团队切身体会到传统预防接种工作的痛点，于 1997 年研发形成了以 IC 卡作为儿童预防接种证电子副

本及识别介质的预防接种信息化解决方案。相较于其他同类系统采用的磁卡、条码卡等身份识别方案，IC 卡容量大、安全性高、抗损性较好，一经问世就在国内行业市场中引起关注。以金苗 IC 卡为信息基础构建的金苗卡预防接种管理信息系统，包括了客户端、区级管理端、市级管理端三个重要组成部分，形成了一个完整的省（区、市）级预防接种管理网络，很快在我国华东地区投入实际应用。

1998 年 12 月，金苗卡系统在由中国科学院沈阳分院组织的科技成果鉴定会上，被评为国际先进水平。该系统让用户获得了前所未有的应用体验，凭借智能 IC 卡芯片上存储的受种者基本信息、疫苗接种记录以及禁忌证标记，可有效避免漏种和重复接种，还能防止禁忌误种。系统在应种疫苗预约算法上采用独特的算法，让接种人员能够依靠计算机自动计算获得整体上最优的免疫规划疫苗预约方案，使后续疫苗在遵守月龄规则、间隔规则以及排斥联合免疫规则的情况下，产生的总延后天数最少。

2005 年，技术团队中标浙江省预防接种网络管理系统项目，创新性实现 B/S 省（区、市）级免疫规划管理平台，构建了国内首家省（区、市）级预防接种信息网络系统，当年实现浙江省 97% 的系统应用覆盖率。金苗卡系统不仅在应用体量上达到省（区、市）级规模，而且在管理功能上也进行了丰富完善。省（区、市）级平台管理端在以接种数据统计管理功能为主的架构上增加了产科预防接种信息管理、接种率监测、接种率调查、抗体水平监测和 AEFI 监测等管理模块，将免疫规划的信息化延伸到了更全面的业务领域。其间，团队组织骨干力量将金苗卡系统升级为金苗免疫助手，并于 2008 年 1 月获得中国疾病预防控制中心预防接种客户端认证，成为中国预防接种信息网络系统重要的组成部分。

二、数字化预防接种门诊系统：数字化赋能预防接种

金苗免疫助手作为预防接种客户端软件，满足了预防接种工作中接种业务信息化管理的核心诉求。随着社会进步和技术发展，预防接种单位现场业务的流程化管理需求逐渐凸显出来。为积极响应张家港市疾病预防控制中心打造良好服务形象新型预防接种门诊的需求，开发团队于 2007 年创新研发数字化预防接种门诊系统并成功投入使用，推动我国预防接种门诊的管理工作从业务信息化走进了数字化时代。

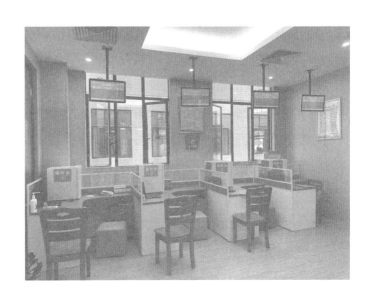

数字化预防接种门诊系统
应用场景

　　数字化预防接种门诊系统为基层接种单位提供了取号、叫号、登记、二次叫号、接种、留观等分步式、流程化预防接种信息系统解决方案，让接种门诊的现场接种工作变得井然有序，显著地提升了受种者的疫苗接种体验，同时为规范留观管理提供了有效的辅助技术手段。该系统的成功应用开辟了国内预防接种单位广泛应用数字化技术进行疫苗接种管理的先河，填补了国内数字化系统应用于预防接种工作的空白。

　　数字化预防接种门诊系统诞生后，产品经过开发团队不断创新提升，不但满足国家相关标准的要求，也陆续扩展出众多帮助基层提升业务工作规范性及改善受众服务体验的创新技术和衍生设备：如 2015 年 3 月研发预防接种知情告知电子核签终端，让受种者签署预防接种知情同意书实现了自助式、电子化；2018 年 10 月研发成功人脸识别辅助预防接种系统，为受种者身份核对及接种人员持证上岗提供了基于生物识别的技术工具；随后陆续又成功研发出门诊疫苗 AI 储发机器人 CRV 系统、QRV 服务咨询机器人、AR 门诊导种机器人、健康码门禁、智能消杀系统等，为各地接种单位进一步提高预防接种信息化水平和疫苗接种服务质量提供了更丰富、更先进的技术支持手段。截至 2021 年底，数字化预防接种门诊系统的理念已被众多信息化同行和广大预防接种单位接受，在国内 17 000 多家预防接种单位得到了广泛应用。

三、疫苗管理区块链系统：疫苗流通追溯闭环数据链

疫苗流通过程的温度控制管理始终是免疫规划工作中的一个难题和重点。凭借中国科学院自动化领域技术优势，开发团队在 2010 年即研发成功专用于疾病预防控制单位疫苗存储和运输管理的冷链装备温湿度监测系统，并于 2011 年应用于江苏省疫苗冷链温湿度监测网络系统项目，完成对江苏省各级疾病预防控制中心 150 多个冷库、60 多辆冷藏车的安装联网，帮助江苏省疾病预防控制中心建成国内第一套以省为单位、覆盖全省所有县区以上疾病预防控制中心冷库和冷藏车的疫苗冷链温湿度实时监测网络系统。

江苏省冷链监测网络系统（2011 版）采用航空级设计技术，对工作环境较恶劣的各类冷藏车、冷库具有良好的适配性。整体监测网络系统采用物联网（IoT）技术路线，具备短信息报警、断电报警、室外低温工作、充电电池工作、三防设计等模块，后期升级加装 GPS/ 北斗定位功能，能够将疫苗储存信息与全程冷链温湿度监测有机衔接起来。

同年 7 月，开发团队与宁波市疾病预防控制中心合作，成功研发宁波市预防接种疫苗追溯管理网络系统，首次将疫苗电子监管码应用于数字化预防接种门诊的接种质控和追溯管理工作中。该疫苗追溯系统可帮助接种人员电子化识别疫苗属性，

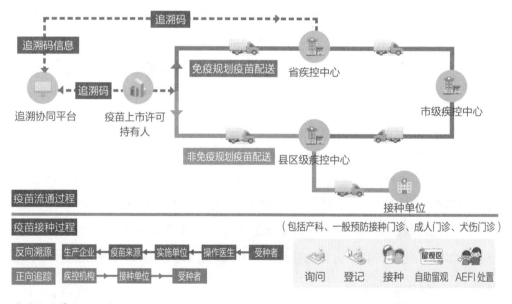

疫苗追溯管理网络系统

防止错拿误种，实时上传疫苗追溯数据，完成了疫苗流通追溯信息链条的最后一块拼图。为当时国内各地免疫规划管理部门和预防接种单位提供了宝贵的追溯码试验项目样板，为后续推动全国性疫苗追溯体系建设提供了成功经验。随后，开发团队帮助湖南省建设完成国内首个覆盖全省的疫苗追溯网络体系，实现接种网络全覆盖、疫苗流通全覆盖、追溯体系全覆盖。

四、金苗宝：互联网＋、移动支付助推预防接种

为顺应国内移动互联网迅猛发展的潮流，响应广大受种者通过手机了解疫苗接种信息和接受服务的需求，开发团队组织力量研发金苗宝 APP 手机终端系统。该系统让受种者在自己的手机端就能够完成预防接种工作的自助建档、查询、预约、支付、入学接种情况查验、接种咨询与反馈等操作，可以就近定位接种单位、分时段预约接种疫苗、向接种单位预定紧缺疫苗，还可以为宝宝建立成长档案。系统于 2016 年 7 月成功添加金苗宝 APP 当面付功能，极大缓解了群众预防接种缴费难问题。经过多年的演进发展，金苗宝系统已经发展成为具有 APP、公众号、小程序、嵌入式 H5 等多种移动应用形态的手机终端方案集合，协同接种单位智慧云平台管理端和数字化预防接种门诊系统构建起一个强大的疫苗接种便民服务生态圈，让公众享受到了便捷的移动互联网＋预防接种服务。

金苗系统不仅能够让受种者享受到互联网的便利服务，同时也能够让接种人员享受到便利的掌上工作福利。伴随金苗宝系统衍生出的金苗医生 APP 接种人员手机终端，为接种人员提供了预防接种信息化工作的专业手机应用平台。在该 APP 上，接种人员可以进行预防接种专业知识培训学习、年度业务考核管理、专家咨询提问、业务讲座视频下载、工作经验交流等功能操作。数字化预防接种门诊的医生还可以通过本 APP 管理监测门诊的冷链设备及运行情况，设定网上预约疫苗的品种、数量、时段参数，与受种者进行答疑互动等。

金苗宝等互联网＋预防接种管理软件投入使用后，受到社会公众和预防接种人员的普遍欢迎，并在疫苗接种服务工作中发挥了巨大的作用和价值。截至 2022 年 8 月 31 日，金苗宝 APP 用户数已经突破 1 700 万，月活量超过 450 万，进入中国互联网平台母婴应用排行榜前 20 名。

五、云金苗：预防接种云时代体系创新

浙江省软件即服务（SaaS）化云金苗预防接种网络系统在 2019 年的成功上线，标志着基于 SaaS 化云计算的省级全区域覆盖式预防接种管理架构开始进入到实际应用阶段。该系统采用自主创新的自适应并发访问控制反馈技术、多线程分布式异步业务流处理技术和微服务中台架构分布式数据库技术搭建，大大减少用户日常维护工作量、基础软硬件与网络条件投入，同时提供了高度一致的、标准化的全省预防接种业务工作范式，在暴增的接种量压力面前可以秒级扩增服务计算资源。借助独特的流程化负载管理技术和关联数据离散统计技术等关键技术手段，浙江省 SaaS 化云金苗预防接种网络系统在社会瞩目的新冠疫苗全民接种工作中经受住了严峻考验，即使在接种量达到最高峰时也未曾发生宕机崩溃，为浙江省顺利完成新冠疫苗接种任务实现了保驾护航。目前，该系统在新冠疫情期间已累计完成疫苗接种服务超 1.3 亿剂次，连续无宕机服务超 15 840 小时。

与此同时，为更好适应新冠疫苗大规模集中接种的管理需求，开发团队与沈阳市疾病预防控制中心合作攻坚，完成高效率、低聚集的新冠疫苗 5G 移动接种方舱管理系统项目研发。系统特别采用数据交换桥联与指令连接（DEBDC）跨链数据桥接技术克服多种类、多标准、异构数据库系统的高实时性数据对接技术难题，向广大受种者提供高体验度、高安全性、高知情权的疫苗接种服务，解决其他同类系统现场等待时间长、排序混乱、系统容易瘫痪、健康询问过程缺失或过于简单、盲目核签和留观缺乏精准控制等服务痛点问题，为行业用户及时、足量、优质地完成新冠疫苗接种任务提供了有力的技术支撑。

六、疫苗全生命周期智能管控：全链条守护，全生命周期管理

经过 20 多年的技术积累和应用总结，金苗预防接种管理信息系统已发展成一个完整的免疫规划数智化管理体系。开发团队利用大数据、物联网、云计算、人工智能、边缘计算、区块链等技术打通疫苗全生命周期的管理流程，实现了疫苗以最小包装单位为始点和终点的全生命周期智能化管理，从根本上改变了现有的免疫规划管理与预防接种服务信息化模式。

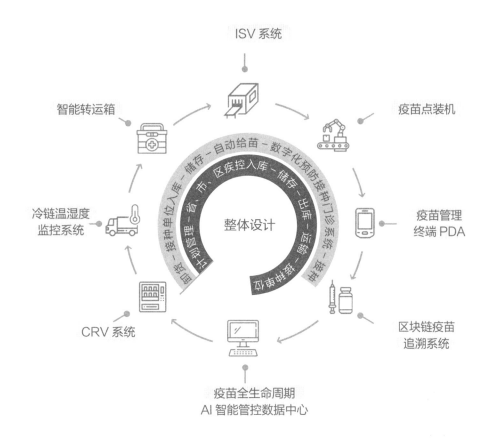

疫苗全生命周期 AI 智能安全管理解决方案

　　疫苗全生命周期 AI 智能安全管理解决方案包含数字化 / 智慧化预防接种门诊系统、智慧化疫苗仓储管理 ISV 系统、门诊疫苗 AI 储发机器人 CRV 系统、疫苗管理区块链系统、冷链温湿度监控系统和 AEFI 分析预测系统等，实现对疫苗的全流程监管和覆盖，保证疫苗流通管理全过程的合规、安全、可溯、高效。

　　系统通过大数据分析智能计算用苗趋势，自动规划用苗计划表，实现疫苗出入库自动扫码核对，自动分拣；入库疫苗智能规划每箱疫苗位置，自动上架。实现疫苗不同货品状态分区管理，库存自动盘点，冷库健康实时监测；自动监测冷库、运输车、冷藏箱等温度信息、设备状态，全流程冷链数据自动记录，精准上报。门诊疫苗 AI 储发机器人遵循先进先出原则，按指令精准发苗，支持多人份疫苗接种后自动回传冷库保存，实现库存预警、近效期预警、超 / 低温报警、暴露风险预警、冷链设备异常报警、疫苗遗漏报警、疫苗未读码自动报警等多重预警功能，构建自动预警处置闭环机制。系统可与省疫苗流通系统、冷链监测系统和预防接种系统协同对接，实现与国家管理平台的数据交互，且数据同步可追溯。该系统的成功应用对建立智能化公共卫生应急体系、健全疫苗风险防控配套措施、完善重大疫情防控机制起到重要的技术支撑。

七、免疫信息科学研究：推动免疫规划信息化机制再创新

技术创新的目标是为了找到更好的解决问题的手段，而科学研究的目标是为了发现更好的技术，只有持续创新的信息技术才能不断为优化免疫规划管理和预防接种服务工作提供强力的技术支撑。经江苏省科技厅批准设立的江苏省免疫规划信息化工程技术研究中心作为国内免疫规划信息化领域首家获政府支持的省（区、市）级创新平台，是免疫规划信息化发展形成的一个机制性成果。平台承担了中国科学院大学公共卫生大数据方向的研究生培养工作，对免疫规划信息化运用到的云计算、大数据、区块链、移动互联网/物联网、边缘计算、人工智能、机器人与自动化等技术开展了应用科学研究和适用技术探索，已在 AEFI 预警预测、数字预防接种门诊资源配置管理、公众问答知识库、接种行为视觉识别、机器学习模型研究等方向上形成了一批科研成果，并在核心期刊上发表论文多篇。借助该工程技术研究中心创新机制的有力支撑，国内免疫规划行业用户将实现创新应用实践和管理效能提升。

（杨　威）

第**39**章

深耕业务
互联网 + 数字化模式
共筑免疫屏障

随着信息技术的发展，信息化在疾病预防、免疫规划当中起着越来越重要的支撑作用。2017—2021 年，研发团队先后承担了北京市、广东省、四川省、青海省、新疆生产建设兵团、郑州市、乌鲁木齐市的预防接种管理以及疫苗追溯管理信息系统建设任务并成功经受住了大规模新冠疫苗接种的考验。

预防接种信息系统是基于新型互联网技术建设的云端接种平台，产品从开始的面向国家免疫规划疫苗接种到非国家免疫规划疫苗接种，再到面向全人群的新冠疫苗大规模接种，经过不断精细化打磨，已形成具有预防接种云平台、疫苗监管与溯源平台、大数据分析与利用平台，服务于门诊端、公众端、疾病预防控制中心管理端的三端三平台的完整解决方案。

一、预防接种云平台：高效、安全支撑免疫接种全流程

预防接种云平台主要面向门诊实现建档、个案管理、扫码接种、团体接种、自动耗苗、接种预约、异地迁入、接种打印、查漏补种、统计查询等功能，同时为各级疾病预防控制中心提供个案管理、个案查重、查验、接种率报表、接种率考核等功能。

平台具有灵活配置能力，可快速响应

接种要求及管理要求的变化，规范接种流程，关联接种系统中已有的个人接种档案及接种记录信息，完成各方面的检查与校验，保证接种安全。平台还支持门诊团体和外出接种服务，团体接种功能通过提前预置人群和疫苗信息、集成读卡器和扫码枪等终端采集设备等方式，在应对大规模人群接种时减少信息采集，简化接种人员操作，提高接种效率；系统还提供手持终端接种设备，方便门诊外出接种。

在新冠疫苗接种期间，系统能贴合接种政策，快速灵活调整，支撑接种工作在不同阶段根据人群特点、接种政策进行接种安全约束，保障同源加强免疫、序贯加强免疫接种工作的开展，快速响应接种要求及管理要求的变化，规范接种流程，提高接种效率。

二、疫苗监管与溯源平台：流通全程记录，确保可信追溯

疫苗监管与溯源平台功能涵盖每一支疫苗从生产企业发货，到各级疾病预防控制中心、接种点，最终接种到每个受种者的全链条流通信息管理。实现人苗关联、全程溯源，可精确定位和快速追溯疫苗流通全周期信息。构建冷链温控监控平台，对疫苗储运温度及轨迹进行实时监控，实现疫苗存储与流通环境全程可监管，确保疫苗的安全接种。

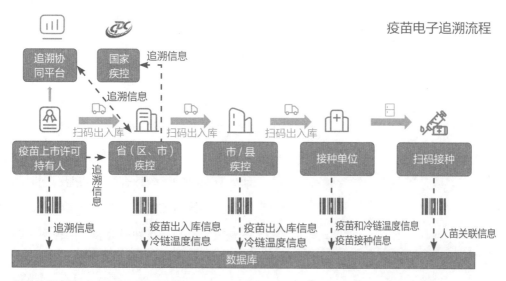

疫苗监管与溯源平台全程追溯示意

三、大数据分析平台：数据治理、多维统计、可视化展示

预防接种大数据分析与利用平台为多省（区、市）疾病预防控制中心推动群体免疫提供数据支撑，同时也为各级疾病预防控制中心督导工作提供抓手。平台通过构建主题库及可视化展示，能直观展示各类疫苗接种情况、接种率、逾期未种人员明细等指标，为构建群体免疫屏障提供技术支撑。

四、数字化门诊系统：规范接种流程，打造闭环接种场景

在原有预防接种云平台业务基础上，打造了一款全新的数字化门诊管理系统，通过语音呼叫、电子屏显示、登记台和接种台信息共享，提示受种者按顺序接种，使接种过程快捷有序。实现了预防接种的数字化、信息化、智能化转型，规范了预防接种服务流程，提高预防接种服务质量，保障了预防接种安全。

系统通过互联网＋数字化模式，实现从签到、分诊、体检、登记、疫苗接种知情告知书电子核签、接种、留观各接种环节流程化、电子化（无纸化）、数字化管理，通过智能软硬件与大数据分析后台相结合，有效规避接种差错风险，解决排队等候、接种台前拥挤、留观难以保证等问题，为广大群众提供更加精准、安全、

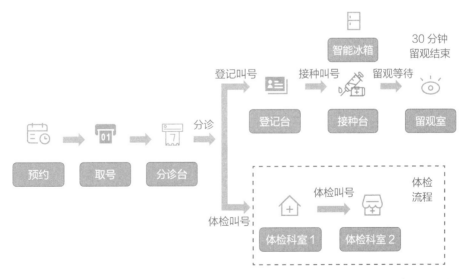

免疫规划数字化门诊交互体系建设

优质的预防接种服务，同时保证疫苗接种安全。目前该产品已在广东、四川、北京、郑州等多地实施，营造了轻松有序的服务环境，提升了预防接种门诊服务品质与内部管理水平，不断提高群众对预防接种工作的信任度和满意度。

五、公众移动服务应用：安全接种、全程陪伴

为给公众提供更好的预防接种服务，研发团队为客户打造了首都疫苗服务、粤苗等面向公众端的移动服务应用。门诊通过提供线上预约，结合自身的接种能力，通过分时分段预约，合理安排疫苗接种工作，使接种有序进行，减少了聚集风险，提升受种者的接种体验。为公众提供接种前的科普宣传、疫苗查询、接种咨询、接种查询、入学查验、分时段预约、排队报名、通知提醒、门诊地图导航等服务；接种时的接种取号、知情同意告知书、接种流程导航服务；接种后的留观提醒、接种后自我健康监测、疫苗溯源服务。

疫苗接种数据的标准化是数据治理的基础，2019 年，承建国家全民健康保障信息化工程一期项目，构建了以人为核心的电子疾病档案，其中免疫规划监测信息子系统的建设，第一次在全国范围内实现个人免疫信息的全国数据汇聚，跨地区数据交换，构建受种者完整免疫接种档案，以保证个人异地接种的连贯性和完整性，支持全国免疫工作的监督和管理。

预防接种系统作为面向千家万户的民生工程，对系统的稳定性和高可用性都有很高的要求，预防接种信息系统通过可扩展的分布式部署、大数据等技术手段实现高并发和高可用性，满足大规模接种的需要；利用大数据统计分析技术支撑提升分析效率，实现业务操作、统计查询及对外服务的高效开展。为保障系统的稳定运行，研发团队为客户提供双活中心设计方案，通过搭建主备热切环境，制定应急处置方案，遇突发情况，可快速完成主备应用切换，确保在紧急情况下顺利、平稳完成储备切换工作，保障接种工作顺利进行。

（张天伴）

第**40**章

云原生：
赋能打造数智化
免疫规划服务

为将预防接种工作的各个环节纳入信息系统管理，将预防接种安全风险管理控制纳入信息平台监管，以免疫规划大数据为核心，运用 5G、物联网和人工智能等先进技术，整合与疾病预防控制中心业务相关的数据，打造以基础业务应用、智慧门诊、疫苗追溯、公众服务、运维服务为一体的数字疾病预防控制中心一体化解决方案，为加强公共卫生防线建设，完善疾病防控网络提供信息化保障。

一、宝贝计划：打破数据壁垒，接种档案全域共享

2008 年，针对传统客户端接种系统数据共享交互存在壁垒、运维难度大等问题，技术团队打造基于纯 B/S 架构的宝贝计划免疫规划信息管理系统，创新性地嵌入动态预约算法，以国家免疫程序为基准，交叉分析儿童接种史、疫苗库存、门诊开诊时间等多项影响因子，为每个儿童生成个性化、精准的接种计划并及时进行线上预约通知，实现了接种档案全域共享。

从儿童出生接种第一针乙肝疫苗开始，助产机构为儿童填写疫苗登记卡，在系统录入儿童基本信息和接种记录，完成后家长可凭登记卡换取接种证；门诊间不再需要烦琐的档案迁入迁出，解决了流动

儿童管理和异地接种数据回传的问题，又便于按年龄段、按地区、按疫苗进行统计，开展查漏补种工作。家长在收到通知后按指定时间到指定门诊接种疫苗，既提高了家长对疫苗接种工作的认知，明确了可接种时间，又提高了门诊接种及时率。

在接种现场，通过扫描接种本上的受种者条码，直接在全平台快速查找受种者信息，并自动生成当天应接种的疫苗，不受儿童所属门诊区域限制，避免了人为计算错误的发生，也提高了接种准确率；儿童接种后，系统会自动计算下一剂疫苗的应种时间，并将接种信息实时通知家长，家长也可通过手机短信、电话、网络查询儿童已接种记录、查询儿童未接种记录及预约时间，便于家长及时了解儿童接种整体情况。一方面提高信息透明度，另一方面可预防基层接种单位虚假录入。

在信息化监管方面，宝贝计划免疫规划信息管理系统提供实时的各类数据统计服务。疾病预防控制中心工作人员可随时掌握辖区内各级单位的预防接种、疫苗流通、冷链监测等工作情况，并根据数据的变化趋势进行工作调度。此外，系统对人员和设备的要求很低，不需要安装任何相关软件，免安装、免维护，上网即可操作，大幅提升了系统易用性。

经过多年完善与更新，宝贝计划免疫规划信息管理系统现已实现与区域内原有平台、基础业务平台、全民健康信息平台等多平台数据源头上的互联互通，具备从个案、疫苗、设备等多个维度对免疫规划数据进行动态统计分析的能力，随时能为管理机构开展免疫规划指挥调度工作提供强大的数据支撑、助力科学决策。截至目前，系统已在河北、西藏、内蒙古等地区完成了全面应用，实现业务全覆盖，为近万家机构、2 000 多万名儿童提供免疫规划和预防接种服务。

二、预防接种门诊：从数字化到智慧化，全流程云端服务

2011 年，为提升传统接种门诊日常接种工作规范性和提高接种工作效率，改善受种者就诊秩序，以区域免疫规划信息平台为基础，技术团队推出基于 B/S 架构的数字化门诊系统，为儿童接种提供预约、登记、接种（就诊）、留观的全流程接种服务。

从进入接种门诊手工取号，或通过扫描接种证上的条形码得到排队序列号开始，到登记、接种、留观，全流程引导家长有序排队，并在等候的过程中播放宣教

视频等，给儿童及家长营造温馨的接种氛围，避免接种过程中因排队问题引发的纠纷，使儿童接种工作更高效便捷。另外，通过与扫码枪、条屏显示屏、物理呼叫器、数字显示屏、音响等操作简单、使用方便的硬件相结合，降低门诊工作量、减少患者等待时间，提高接种、就诊效率，以数字化信息采集代替了人工录入数据，大幅提高了数据质量，为门诊医疗全过程信息化管理提供有力保障。

2016 年，为进一步规范门诊接种流程，提高接种效率，在数字化门诊系统的基础上，技术团队推出了基于云架构的智慧化预防接种门诊。

现场大屏幕可查看当前登记/接种儿童和待登记/接种队列信息，通过门诊取号机扫描接种本上的二维码进行智能排队取号。取号成功后，可通过查询预检系统进行自助预检，问询内容按照预防接种工作规范要求，问询结果支持通过电子签名或指纹、人脸等生物特征识别方式进行确认，并连同自动采集到的受种者体温实时传输到登记台。

登记区采用双屏显示，显示儿童基本信息、既往免疫史、疫苗功效、注意事项、标准化知识，记录儿童接种时间、疫苗、生产企业、批号、留观时间、未接种原因。此外，呼叫儿童信息、插队、延后等各项功能，能够对接种儿童信息进行读取操作及回传确认。

儿童家长根据语音叫号和屏显依号进入接种区。接种人员扫描预防接种证的条码，确认受种对象、疫苗品种和批号。从冰箱中取出相符疫苗并扫描包装盒药品追溯码，如追溯码与疫苗批号关联一致，系统自动确认录入儿童接种的疫苗信息。如出现信息不一致，系统自动提示错误信息，需医生重新取出正确疫苗，再次扫码确认。接种过程中系统自动采集疫苗接种双方语音和影像留存。

接种完成后，家长通过留观区的留观机刷卡或者小程序查看儿童留观时间。留观页面显示：儿童实际留观时间、剩余留观时间、儿童姓名、本次接种疫苗信息、注意事项。留观机能够与多媒体软件协同工作，留观时播放宣教片，留观结束时自动进行提醒。

智慧化预防接种门诊一方面实现了接种门诊的无纸化办公，降低办公成本的同时更好落实相关管理规范和流程要求，大大提升了工作规范性、数据准确性并保证接种的每个环节可追溯，同时将预防接种服务从接种门诊延伸到千家万户，让受种者随时随地享受高效可及的服务。现已在河北、内蒙古、西藏、四川、广西、河南等地陆续落地应用并得到广泛认可与好评。

三、疫苗流通追溯系统：五码合一，保障对疫苗流通的全程监管

2012 年，疫苗安全成为社会关注重点，为更好解决疫苗流通过程中的监管问题，技术团队设计研发了基于疫苗电子监管码的疫苗流通追溯系统，结合原有数字化门诊系统，建立儿童接种本条码、疫苗电子追溯码、接种医生编码、接种门诊编码、接种完成码的五码合一管理机制，实现预防接种服务自动校验、比对、预警和提示，以疫苗管理、库存管理、冷链管理、接种管理保障疫苗储运使用全程可视、可控、可溯源、可追踪。

借助疫苗流通追溯系统对疫苗流通各环节业务数据、人员数据、操作数据等信息的自动化采集与传输，保证疫苗从生产企业出厂、验收入库、集中储存、物流配送、门诊验收和接种等全流程数据统一和业务协同。数据采集、监测、上传、记录、留存贯穿整个流程，统一实时反馈到平台，利用大数据技术开展多维度动态分析，并展现在数据监控大屏上，保障疫苗从生产企业出厂、验收入库、集中储存、物流配送、门诊验收到最终接种使用全周期可追溯。

四、免疫规划大数据决策预警系统：为预防接种决策提供数据支撑

随着互联网＋医疗健康建设的不断加深，利用信息化技术整合疾病预防控制中心资源，优化免疫规划工作流程，实现对预防接种对象的全程化管理、社会化监督，接种信息查询与应急指挥成为推动疾病预防控制中心事业发展的主要手段。2018 年，免疫规划大数据决策预警系统正式发布，通过整合区域内儿童个案、门诊接种、疫苗储运等数据，并对数据进行拆分、清洗、整合后形成宏观、完整的免疫规划大数据，实现区域内数据的互联与共享，并从个案、疫苗、设备等多个维度对免疫规划关键指标进行动态统计分析，为免疫规划工作开展提供真实有效的数据支撑和科学决策。

新冠疫情全球蔓延时，基于免疫规划大数据决策预警系统快速迭代升级，技术团队研发上线新冠疫苗接种、疫苗接种指挥调度平台，单集群平台日接最高种量达到 249 万，刷新了全国纪录，顺利保障我国多个省份如期完成新冠疫苗接种任务，得到国家督导组和多个应用单位的一致好评，相关产品和技术已申请发明专利。

免疫规划信息管理系统　智慧化预防接种门诊　入托入学查验接种系统　智能督导系统

疫苗流通追溯系统　免疫规划大数据决策预警系统　"宝贝计划疫苗助手"微信小程序

大数据　区块链　人工智能　云原生数字底座　元宇宙　全息数字人　数字货币

基于云原生的免疫规划一体化解决方案

随着信息化技术发展，免疫规划信息管理平台及数字一体化解决方案会融合更先进的技术，实现从数字化、数智化到数治化转变；覆盖更广泛的区域，实现从云到云边协同转变；服务更多样的人群，实现从软件化到场景化转变。以逐渐夯实的数字底座和不断重塑的业务场景，为健全疾病预防控制中心预警响应机制，助力防控救治能力提升，构建强大的公共卫生体系，保卫人民的疫苗安全和身体健康做出更多的贡献。

（刘大鹏）

第41章

创新应用生态和服务场景助力免疫规划信息化发展

免疫规划信息化建设经历了从 DOS 单机版、Windows 网络版、区域平台版等多个历史发展时期，研发团队依托 20 多年的积累和沉淀，深入研究行业痛点和客户需求，大胆进行技术创新，将传统业务流程与新一代信息技术相结合，采用云平台、大数据、人工智能、区块链等技术架构体系，坚持顶层设计、总体规划和分步实施的执行策略，建立了覆盖省（区、市）、市、县区、街道（乡镇）的四级预防接种信息化网络，研发横向到边、纵向到底的全业务生态的软件系统、智能化信息设备和数智化监测运维服务体系。通过免疫规划信息化建设，助力行业的管理革命和流程再造，持续推动行业管理水平的提升和服务模式的创新。基于免疫规划信息化软件产品在江苏省的成功实践，取得了"江苏省大数据产业发展试点示范项目""智慧江苏重点工程及标志性工程项目""江苏省预防医学会科技奖二等奖"等实际应用成果。

一、紧盯智，以体系重构为免疫规划服务聚能

针对免疫规划行业信息化建设存在业务系统之间相互独立、数据共享不畅、数据利用不充分、疫苗溯源不到位、在线监管难等问题，研发团队基于微服务技术架

构，依托大数据和移动互联网等技术体系，深入研究构建了集服务、监管和评价为一体的免疫规划信息管理系统，重点强化疫苗流通管理、全程冷链监测、接种服务质量控制和全程追溯等应用，最终实现预防接种的业务整合、互联互通、监测预警、全程监管和实时评价。

1. 创新构建免疫规划全程管理闭环　免疫规划信息管理系统涵盖疫苗流通、冷链监测预警、预防接种全程管理、预防接种异常反应监测与处置、免疫相关疾病监测、免疫效果评估等功能。

2. 创新实现预防接种工作成效动态评价　系统利用大数据和人工智能技术，建立了各类业务管理指标、工作成效指标、服务管理指标、过程管理指标等数据指标体系和评估模型，动态监测、评估区域预防接种工作效果，针对异常情况能够及时预警，触发管理干预。

3. 高质量打造疫苗流通与接种服务全过程追溯体系　系统采用区块链、实时数仓和并行计算等技术，实现了疫苗流通管理过程与预防接种实施服务过程的全程追溯，整个体系具有全过程、精细化、高效率（<3秒）、可信任、可视化等多个特征，信息内容涉及免疫规划业务完整流程的各环节、相关干系人（相关单位或机构、业务操作人员等）、操作行为及发生时间等方面。通过疫苗批号或疫苗追溯码为主线，流通管理过程追溯覆盖了疫苗从订购、企业发货、各级出入库、配送、转仓、退苗、报废、召回等全过程的疫苗流通环节，以及各个流通环节中疫苗冷链温湿度情况；预防接种实施服务过程追溯覆盖了接种门诊从取号、询问、登记、接种、留观全过程的接种实施环节。通过接种记录可溯源该支疫苗从疫苗订货到完成接种的全过程链路，通过批号或追溯码可溯源该批（支）疫苗的全部流向及其最终存储位置或接种情况。

4. 高效助力管理部门分析、评估和科学化决策　系统针对免疫规划业务进行了顶层总体设计和集成，采集系统运行过程中的各类免疫规划业务数据和用户行为数据，数据单元超6 000个。利用大数据和并行计算技术，实时开展不同地区、不同机构、不同维度的动态指标的计算、监测和预警，辅助分析评估和决策工作。例如：疫苗流通管理规范性评估、疫苗使用及库存安全评估、科学配苗智能辅助计算、疫苗接种率评估、接种全过程规范化评估等，为管理部门在疫苗流通管理、预防接种管理、防病效果、服务质量和资源配置等方面提供有力的数据支撑。

在新冠疫苗全人群紧急接种的特殊时期，根据国家针对新冠疫苗接种策略、高效有序接种、统筹接种管理、快速建立人群免疫屏障等方面要求，高效应急响应下的新冠疫苗接种智能评估监测预警系统应运而生，实现了全环节数据的实时汇聚，实时展示新冠疫苗接种工作整体进展，为卫生健康委员会和疾病预防控制中心等决策部门在疫苗供需、接种组织、门诊督导等各方面提供了多维度预警和态势感知。

5. 互联网＋预防接种创新服务模式实现线上线下融合联动　系统依托移动互联网技术，打造互联网＋预防接种服务的创新移动服务模式，提升了预防接种服务能力，建立了服务提供方和服务对象的在线双向服务互动平台，向服务对象提供疫苗接种在线预约、在线接种档案查询、预约接种通知、疫苗追溯、疫苗预订、接种告知、后续接种安排、在线预约、入学查验、满意度评价等多方位便捷功能，实现服务对象的预防接种自我管理，提高预防接种工作的服务水平和管理水平。在新冠疫情期间，互联网＋新模式通过自助建卡＋在线全程预约等模式实现了医务人员工作效率的提升。接种人群分时接种，有效分散人流，减少人群聚集，避免现场人群排队滞留。互联网＋线上服务新模式与线下服务场景的双向融合，打造免疫规划各类服务随身行。

二、聚焦智服，以智能应用为预防接种赋能

针对免疫规划业务过程中的预防接种、冷链运输、视频监督等不同环节，研发团队深度研究探索，研发了以智能软件为核心、硬件为载体的智能化设备及应用解决方案，实现了省平台软件和终端软件在线下服务场景中的功能延伸，形成了预防接种门诊、冷链监测、视频督导等一系列智能化场景。

1. 智能应用助力接种门诊打造高质量服务生态　依托自主研发的智能化设备和智能化整体解决方案，实现接种单位全流程预防接种工作的科学化、规范化管理，落实管理部门"三查七对一验证"等管理规范和流程要求。为医务人员提供精细化、智能化的服务手段，为服务对象提供安全、有序的接种体验，提升线下综合服务能力。通过与线上平台进行融合，形成全流程服务模式，为管理部门提供实时的监测和评估手段，实现接种现场流程规范化、服务优质化、管理智能化、监控实时化、档案网络化，保障接种安全，提升预防接种门诊服务水平和服务能力。

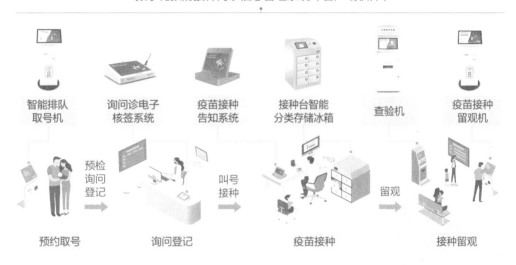

省（区、市）免疫规划信息管理平台

疫苗管理信息系统　冷链监测信息系统

预防接种信息管理系统　视频监控信息系统

……

数字化预防接种门诊信息管理系统（客户端软件）

智能排队　　询问诊电子　　疫苗接种　　接种台智能　　查验机　　疫苗接种
取号机　　　核签系统　　　告知系统　　分类存储冰箱　　　　　　　　留观机

预检　　　　　　　　　　叫号　　　　　　　　　　　　留观
询问　　　　　　　　　　接种
登记

预约取号　　　　询问登记　　　　　　疫苗接种　　　　　　接种留观

智能应用助力接种门诊

2. 冷链智能解决方案有效保障疫苗存储和流通安全　疫苗对储存、运输的环境温度有着极为严格的要求，一般要求存储温度为 $2\sim8℃$，脊髓灰质炎减毒活疫苗存储温度要求低于 $-20℃$。疫苗流通环节覆盖疫苗生产企业，以及省（区、市）、市、县各级疾病控制机构和基层预防接种单位的存储、运输、配送全过程，涉及不同单位间的疫苗逐级正向流通，还涉及调拨、退苗、召回等逆向流通，以及单位内不同冰箱等存储设备间的内部调配，流通交易的链路长、环节多，且需要时刻保持在一定的温度区间，并需要连续、不间断的温湿度监测记录。通过智能化软件系统、冷链监测预警主机、物联网冷链监测探头及物联网智能冷藏箱等综合整体解决方案，与线上平台进行融合，实现对整个疫苗冷链的体系化管理，通过从疫苗生产企业到各级疾病控制机构，再至基层预防接种单位的疫苗全程冷链的管理、监测和报警，保障疫苗存储安全。

在推出分体式温度监测设备的同时，中卫信联合海尔生物医疗共同研制了国内首款互联网智能医用冷藏箱，首次将疫苗冷链监测管理预警体系与医用冷藏箱进行深度融合设计，提供了一整套完整解决方案，有效避免了常规冷藏箱外装冷链监测设备带来的管理、运维保障、冷链效果控制等问题，实现了医务人员对每台医用冷藏箱运行状态的实时监控，通过温度的变化自动控制冷藏箱压缩机，实现了箱体温度的智能调节。

3. 智能视频督导有效提升管理能力和服务水平　预防接种服务场景视频督导整体解决方案，覆盖预检问诊、登记、候种、接种、留观和现场应急处置等各个服务区域，可清晰采集和存储各个服务环节的视频数据。远程视频督导终端通过与线上平台进行融合，实现接种服务工作的现场实时远程督导和历史服务场景的准确还原。管理部门可以通过实时远程督导的方式开展实时在线巡查，规范了医务人员的操作行为，有效的规避服务过程中不规范操作可能导致的接种风险；当出现医患纠纷时，历史服务全过程的视频与接种服务数据的实时融合，可准确还原接种服务场景，有效地保护医务工作者和服务对象的双方权益。

免疫规划信息化软件产品通过在大数据技术应用、AI智能技术应用和线上线下服务融合等方面的持续研究与深度研发应用，秉持以用户为中心、持续创造用户价值的理念，不断创新应用生态和服务场景，助力全国免疫规划信息化发展。

（汤来红）

第**42**章

一站式综合管理信息平台

智慧赋能免疫规划

为进一步提升群众获得感和满意度，浙江省持续深化医疗卫生服务领域"最多跑一次"改革，推出了疫苗接种更透明、互联网＋更丰富等十项新举措。2019年，浙江省委全面深化改革委员会办公室、浙江省卫生健康委员会、浙江省医疗保障局印发《关于持续深化医疗卫生服务领域"最多跑一次"改革的实施意见》（浙卫〔2019〕21号），《意见》要求："集成建设全省疫苗和预防接种综合管理信息系统，推进疫苗管理和预防接种服务全程可追溯、透明化，开展预约接种、便捷支付、预防接种异常反应事件主动监测报告等服务，为群众提供自助、方便、安全、快捷的接种模式。"

为实现这一目标，在浙江省疾病预防控制中心的指导下，项目团队搭建了基于云原生的一站式疫苗和预防接种综合管理信息平台。平台集成了疫苗集中采购、疫苗配送／调拨、疫苗冷链温度监控、预防接种等多项功能，实现疫苗从生产到接种的全流程可溯源，通过数字化方式达到"数据多跑路，群众少跑腿"。

一、疫苗馆：简化疫苗采购流程，重塑疫苗采购、调拨一体化业务的综合性平台

为解决疫苗采购业务与疫苗计划、疫苗流动信息不互通、业务有阻断等问题，让疫苗采购流程可监管、可溯源。项目团队在浙江省疾病预防控制中心的指导下，创新建设了集疫苗采购、调拨管理、财务管理的综合性平台——疫苗馆。

疫苗和预防接种综合管理信息平台全景规划图

标准规范体系

统一门户　　PC：浙江免规云门户　　APP：公众服务门户－浙里办

数据交换
- 国家全民健康平台
- 国家药品监管协同平台
- 国家 AEFI
- 地市平台
- 健康浙江
- 电子健康档案

SaaS 应用服务　　儿童　成人　产科　大伤

监管平台
- 疫苗全程追溯
- 数据大屏
- 个案信息管理
- 冷链设备管理
- 冷链设备监测
- 机构人员统计
- 业务当量统计
- 入托入学查验
- 接种率统计

预防接种应用

疫苗采购：招标　采购　发货　结算　评价

疫苗调拨：计划　入库　出库　查询　报表

预防接种：档案管理　登记　预检　接种验证　预约　留观　自助打印

公众服务：查询　预约　提醒　健教　申领证　电子证　紧俏疫苗摇号

工具：短信　公告　论坛　培训

基础模块：账户管理　权限管理　组织架构　供应商　冷链设备

政务云

数据平台：数据清洗　数据加工　数据分析　数据产品

基础数据库：基础信息库　业务信息库　个案信息库　数据报表　分析库

安全管理体系

疫苗馆的搭建，为疫苗生产企业、疾病预防控制单位和监管部门实现了多方面赋能。

对疫苗生产企业：可通过互联网在线上架疫苗产品，降低企业运营成本。

对各级疾病预防控制单位：在疫苗馆中可实时获取疫苗全流程信息，包括储运温度、流向、合规信息等，不但能提升疫苗的收货效率，还能实现每一支疫苗的来源可查、去向可追，责任可究，对问题疫苗及时锁定和召回。疫苗馆的数据功能，可协助疾病预防控制单位做好辖区疫苗供需分析，最大化地利用和调度疫苗资源，提升业务和管理效率。此外，疫苗馆还实现了信息流、物流、资金流和冷链流的"四流合一"，系统可自动生成各类报表，帮助疾病预防控制单位及时做好资金预算规划、财务结算对账及回款工作，提升资金流转效率。

对监管部门：疫苗馆以互联网＋追溯的创新方式，赋能卫生健康委员会、药品监督管理局或财政厅等，实现疫苗全链路实时监管。让免疫规划和非免疫规划疫苗财政资金使用全透明，支撑各地资金使用效率及效果评估，以指导和优化管理规范。疫苗馆的监管模式可复制性强，可为其他特许商品提供监管经验，助力深化医疗卫生服务领域改革。

疫苗馆的建设，不仅打通了疫苗采购和调拨之间的信息壁垒，还创新性地应用电子合同模块，提升了疫苗采购的及时性与合规性。电子合同模块可基于权威的CA数字证书核验双方身份信息，让政府与企业可在线直接签署电子合同。此外，该模块还可对证书的申请、访问、验证提供一整套管理服务。

在合同制作过程中，系统通过智能化技术，自动抽取关联数据信息并填入。在合同签订过程中，系统可支持批量处理、大量签署采购合同。在合同签署完成后，系统可自动归档，并支持筛选，帮助疾病预防控制单位快速查找相应合同文件。电子合同模块的应用，不仅解决了原先大量纸质合同管理无序、查找困难、容易丢失等问题，还提升了疫苗采购流程中合同签订的效率。

二、产科移动接种：更便捷、更人性化的疫苗移动接种系统

新生儿的预防接种，关系到下一代的健康成长，涉及千家万户。

为满足产科预防接种移动化需求，项目团队开发出基于PDA设备的疫苗移动接种

系统。受种者监护人仅需将身份证交予门诊工作人员，工作人员即可在 PDA 设备上完成信息采集、个人建档、知情告知、电子核签、疫苗领用、疫苗接种等全流程操作。

疫苗移动接种系统和 PDA 设备的应用，不仅大大缩短了信息采集时间，提高了疫苗接种工作的效率和灵活性，还有效避免了人群聚集，为疫情防控期间的疫苗安全接种提供保障。

三、预防接种：合理管控紧俏疫苗、实现智能分时段预约的产品方案

人乳头状瘤病毒（HPV）疫苗等紧俏疫苗，如何才能被公平使用？是否能通过技术手段实现预约接种，避免到现场白跑一趟？

针对社会公众高度关注的疫苗接种问题，项目团队基于浙里办建设出一套全省统一的预防接种服务系统。系统不仅通过使用区块链技术，进行紧俏疫苗放号预约的规范与整合，还能实现在线分时段预约接种，避免线下排队等待。

1. 应用区块链技术，保证摇号公平性　应用区块链技术，可为每人生成不可篡改的区块链唯一编码。根据摇号指标数批量生成均权随机数，随机数对应登记人的摇号申请编码。智能合约根据生成的摇号申请编码随机读取链上登记人的申请信息，完成中签确认，并将中签数据直接进行上链，形成不可篡改的区块链存证。摇号结束后，摇号结果会通过 MD5 加密，生成 PDF，可供中签人查看及下载。

区块链摇号技术的应用不仅大大节约了传统的公证费用投入，同时也让无纸化摇号成了可能，疾病预防控制中心或门诊一次设置，终生适用，避免重复操作，不仅减轻了人员的工作量，也保证了摇号结果透明度。此外，系统通过调取支付宝、浙里办的高级实名认证接口，保证了疫苗预约的真实性，从源头上防止了"黄牛"进行操作。

目前，该技术已经过国家互联网信息办公室组织审定，成功通过国家区块链信息服务备案，可以为链上的疫苗和用户数据提供合法、可信、安全的保障。

2. 接入浙里办，实现掌上分时段预约　在疫苗分时段预约方面，结合浙江省医疗卫生健康领域"最多跑一次"改革和浙江省卫生健康委员会五大攻坚战中的全民卫生健康信息化建设部署。项目团队建立全省统一的预防接种便民应用，并接入浙里办。民众可通过登录浙里办，实现在线建档、查询接种信息、预约接种、进行异常情况记录及报告。应用可实现跨区预约或接种信息的互联互通，民众可跨区自由选择接种地点。

（陈砺锋）

第**43**章

创新疫苗全流程
数智平台
赋能公共卫生
精细化管理

在与新冠疫情的斗争过程中，疫苗接种是至关重要的传染病防控手段。为实现筑牢疫苗全流程管理的安全长城这一目标，需要在运输、存储及接种等全流程保证疫苗的安全性。全套免疫规划解决方案应运而生，相继推出免疫规划云平台、疫苗全程冷链监测平台、智慧预防接种门诊系统等，在全国多个省份实施运用，助力新冠疫苗的科学、有序、安全接种。

一、冷链云服务平台：圆动态疫苗冷链实时监测之梦

为保证疫苗的储运安全，近年来，出现了很多电子式温度记录装置，虽然能够实时记录温度，但是没有实时的数据传输功能，无法将数据实时传输到指定的云平台，无法对温湿度数据进行集中预警、处置及存储管理。

2010 年，研发团队自主研发集大数据处理技术、采集技术、通信传输技术于一体的实时疫苗冷链监测云平台，彻底破解了疫苗储运温湿度实时监测难题，让疫苗冷链全流程实时监管成为现实，填补了疫苗全程冷链实时管理的市场空白。

在这过程中，研发团队自主研发具有自主知识产权的带 GPRS 实时传输功能的温湿度记录仪，实现对不同区域进行温湿度采集，并且可以达到集中管理的目的，

全程数据进行加密传输，达到了低成本、网络化、低功耗、方便性的目标，具有很高的实用价值。

就效果来说，该平台可实现冷链设备管理；温湿度数据无线传输、24小时不间断实时采集；数据集中存储，及时预警冷链事故；疫苗冷链温湿度全程可追溯；通过平台实施，可保障冷链系统安全平稳运行、避免重大疫苗安全事故，降低损失，全面提高疫苗质量管理水平。

2016年1月，该平台率先在山东省落地应用，做到疫苗冷链实时监测，实现省、市、区县、乡镇社区四级全覆盖，共涉及全省疾病预防控制机构、预防接种单位5 000余家。截至目前，该平台还在浙江、福建、安徽、陕西、江苏等省疾病预防控制系统推广应用。

二、疫苗全程溯源平台：实现第三方疫苗配送服务及追溯

长春长生疫苗造假事件、江苏金湖的口服过期疫苗事件等反映出的疫苗造假、疫苗过期问题，怎么解决？答案是打造疫苗的全程溯源系统，将免疫规划疫苗和非免疫规划疫苗的全流程都纳入管理，实现对第三方疫苗配送的实时监管与追溯。

2019年10月，研发团队潜心研发适用第三方疫苗配送服务及追溯的疫苗全程溯源平台，并在济南市疾病预防控制中心正式上线。该平台支持第三方储运企业按月按需提供免疫规划疫苗、非免疫规划疫苗的储运服务；收集建立疫苗电子追溯编码库；按疫苗使用信息追溯要求提供疫苗出入库和冷链配送信息；疫苗计划在线申请，实现疫苗配送过程全程可视化，并符合《药品经营质量管理规范》标准。同时，可对区域内免疫规划疫苗和非免疫规划疫苗的全流程进行管理，实现对疫苗流通过程中相关人员所实施的查验、核对、接种等行为的监管；实现基于疫苗接种异常反应或疫苗相关突发事件处置；实现基于免疫规划监管所需的疫苗信息反向追溯；实现最小包装单位疫苗从生产、流通到受种者全过程中温度、流向、合规信息的跟踪追溯。可根据疫苗库存、损耗、采购计划、冷链设备状态、工作人员、疾病疫情等数据信息进行分类、关联统计分析，辅助决策。

通过实时对疫苗流通情况进行监管，变多级疫苗储运方式为专业化疫苗储运方

式，减少出入库差错及装卸货短暂超温现象，有力保障了疫苗安全。疫苗追溯码、接种单位编码、冷链设备编码、接种医生编码、受种者编码的五码合一将人为篡改数据的可能性降低到零。目前，从国家平台反馈的新冠疫苗接种信息来看，该平台的差错率是零。

三、免疫规划智慧化门诊：促进疫苗接种一体化、智能化

如何实现接种全流程数据采集和服务质量控制，有效预防接种差错的发生？如何实现疫苗在线预约，向指定门诊单位预约需接种的疫苗？如何实现接种预约与门诊业务一体化设计？如何实现疫苗接种电子告知？如何实现接种台扫码实时验证？如何为解决医患矛盾提供科学依据？面对多个维度的用户需求，免疫规划智慧化门诊给出答案。

免疫规划智慧化门诊平台将互联网＋和智慧硬件充分融合，改进工作模式，优化工作流程，使预防接种从手工模式向信息化模式转变，推进预防接种门诊信息化建设。该平台是将预约、预检、登记、核签、接种、验证、处置、留观、宣教融为一体的自动化服务平台，实现接种全流程的质控管理，有效规避不规范操作引起的风险。很好地解决家长及儿童在等待接种时所遇到的拥挤、插队、混乱等现象，不仅免除儿童及家长的站立之苦，提供良好工作环境的同时也提供了良好的等候环境。同时平台一体化集成疫苗冷链管理、流通管理、视频督导、接种溯源、AEFI监测等模块，构建门诊全流程信息管理。目前，已经在江西省多个预防接种门诊上线使用。

该智慧平台显著提高了管理水平，体现规范管理、科学管理、数字化管理、信息化管理，实现儿童预防接种全流程数据采集和服务质量控制，疫苗接种电子告知，以及实现接种台扫码实时验证，打造和谐门诊环境，满足更高层次的服务需求。通过智慧平台，建立预防接种门诊服务信息档案，为分析预防接种日常情况奠定数据基础，为解决医患矛盾提供科学依据。

四、免疫规划云平台：助力公共卫生迈入新时代

免疫规划是一个复杂而系统的工程。从疫苗生产、储存、运输、接种和信息反馈，每个环节包括无数个细节，需要科学、谨慎地处理。从整个社会层面来说，一个部门、系统的孤军奋战，显然是不行的，免疫工作需要一个更大的平台。基于此，伏泰股份近年来推出了一体化全流程的免疫规划云平台。

该云平台采用微服务技术框架，依据国家免疫规划信息管理系统平台建设要求并结合实际工作需要，按照安全可靠、技术先进、协议开放、平台易用的原则，围绕预防接种核心业务，开发接种管理、疫苗管理、冷链管理、溯源管理、大数据分析和展示等模块。目前，该系统已覆盖江西省，截至 2021 年 10 月，在线使用系统的预防接种门诊数达 2 377 家，日高峰接种疫苗 148 万剂次，系统收集受种者个案 4 538 万条和接种记录 1.9 亿条。系统提供了预约、儿童接种管理、成人接种管理、狂犬疫苗接种管理、冷链管理、AEFI 管理等功能，实现了全省预防接种信息化实时全程可追溯管理，提升预防接种工作质量和效率，确保疫苗接种安全，数据实时共享，大数据实时展示。

免疫规划云平台采用浏览器 / 服务器（B/S）架构模式，设计遵循 J2EE 规范，采用轻量级微服务的分布式服务技术框架，利用 Docker 容器技术实现应用快速部署和统一运行管理。集群部署数据库，采用大型关系数据库系统，利用数据读写分离、数据分区、并行查询、Redis 缓存等技术，提高系统性能和可伸缩性。系统采用前后端分离技术，将系统的数据逻辑与业务逻辑分离，前端采用 React 框架，将微服务的数据操作逻辑与业务逻辑分为不同的层进行编码，支持台式电脑和平板电脑等移动端。系统采用一体化设计，通过各子系统业务逻辑的强校验和数据实时共享，实现业务上下关联，交叉验证。

该平台实现了众多突破：变多级数据上传模式为实时在线云模式；统一平台、分级管理、多级应用。不论对冷链数据的实时监测，还是对预防接种信息的登记，或扫码接种实时验证，还是对接种现场的视频督导，无不体现着实时监管的理念。通过系统建设改造，3 000 名用户并发响应时间 < 1 秒；10 000 名用户并发响应 < 3 秒；实时接种率和月报表计算展示时间 < 5 秒；接种记录或追溯码查询展示时间 < 2 秒；数据完整率和准确率均达到 100%；大数据并行计算实时更新时间 < 10 秒；系统在安全性、接种数据统计报表及时性、大数据分析展示等方面与原有系统相比均有较大提升。

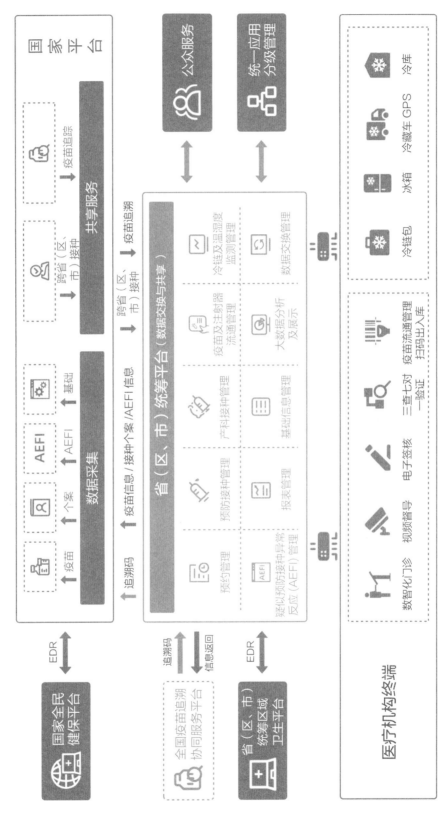

免疫规划云平台应用架构

新旧系统实施效果比较表

性能指标	旧系统	新系统
系统架构	客户端／服务器（C/S）模式	B/S 模式，统一平台、分级管理
部署模式	单机部署	集群、分布式部署模式，避免单点故障，支持灰度发布
数据存储方式	客户端数据库，定时上传省平台数据库	数据在云端集中统一存储
业务应用模式	单系统独立	全业务一体化设计，数据互联互通，逻辑强校验
数据上传方式	数据包形式上传下载	实时在线操作
用户管理	单系统分别管理，非实名制	用户实名制注册，统一认证管理
数据完整率	90% ～ 95%	100%
数据准确率	90% ～ 95%	100%
数据统计报表	非实时统计	实时统计
大数据分析和展示	无	大数据并行计算，全省数据实时更新＜10 秒
系统信息安全	未通过三级等保要求	达到信息安全三级等保要求

通过重构预防接种全流程信息系统，进一步将流程标准化，规范服务行为，提高服务成效，提高执行能力。江西省免疫规划云平台的实施，使得数据采集质量得到极大的提高，服务质量得到极大的加强，为老百姓提供全方位免疫规划知识、信息服务，满足更高层次的服务需求。

（崔小波）

第**44**章
一物一码
全程追溯
为疫苗安全护航

一物一码全程追溯是指为每一支最小包装疫苗赋予唯一的20位追溯码，通过互联网系统平台将疫苗信息及相关生产、流通、使用等信息进行全面、准确、可靠的记录和管理，从而实现对疫苗的全生命周期可追溯管理，做到疫苗来源可查、去向可追，责任可究，保障公众疫苗使用安全。一物一码追溯技术突破了传统一类一码的机制，做到对每件产品唯一识别、全程跟踪，实现了政府监管、物流应用、商家结算、消费者查询的功能统一。

一、为每一支疫苗，赋予唯一身份证标识

每一支最小包装疫苗，都有一个以8开头的20位数字码，一物一码，彼此不重复，无法批量复制，如同居民身份证的属性一般，是实现疫苗"我是谁？我从哪里来？我到哪里去"的全生命流程记录的基础。20位码具体结构如下图所示。

C1	C2	C3C4C5C6C7	C8C9C10C11C12C13C14C15C16	C17C18C19C20
版本号	资源码	企业药品编码	单件序列号	加密码
	药品标识码			

疫苗编码结构

疫苗追溯码样例   8130922033798416 3911

疫苗追溯码样例说明如下：8，版本号码；1，疫苗资源码；30922，企业药品编码；8130922，药品标识码；33798416，序列码；不足9位的前面补0；3911，加密码。为防止不法分子批量产生追溯码，依据防伪编码原理，为每个药品代码和产品序列码组合指定4位满足随机分布要求防伪校验码，通过加密码可以校验追溯码的真假。

二、大中小包装建关联，提高收发货效率

在对疫苗的最小包装赋予唯一标识后，如果不对疫苗的中包装、大包装也赋予唯一标识且相互关联的话，将无法在疫苗供应链里流通，因为不可能每个环节都打开大包装或者中包装，去识读里面的最小包装疫苗。因此，为便于疫苗供应链环节方便扫码收货，必须建立起疫苗最小包装、中包装、大包装的关联关系，且每个中包装、大包装都有唯一身份标识。

三、一码贯穿全程，实现全生命周期追溯

为每个最小包装的疫苗赋予唯一的20位追溯码，实现一物一码数字化管理。

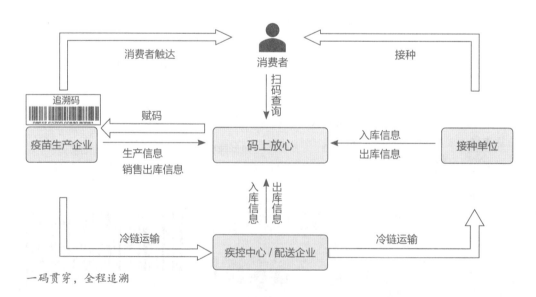

一码贯穿，全程追溯

中国免疫规划信息化发展史

疫苗从生产出厂、配送、储存直至配送给接种单位的全过程都在药品监管部门的监控之下，将追溯码对应的疫苗生产、配送、使用等动态信息实时采集到数据库中，可以做到实时查询每一支、每一箱、每一批疫苗的生产、经营、库存以及流向情况，一码贯穿，全程监控。

四、上下游出入库扫码验证，及时发现异常

疫苗供应链各环节见码就扫（根据实物疫苗包装，大箱就扫大箱码上的一物一码追溯码，中包装就扫中包装上一物一码追溯码），实现扫码出入库。

下游环节对上游送来的疫苗进行追溯来源信息验证，对相应级别的追溯码进行识别并在系统中进行记录和处理，从而实现疫苗流向跟踪；系统做来源信息验证不仅实现疫苗流向跟踪，同时还实现了疫苗流通情况（包括疫苗种类、数量、流通方向）的正确性确认，可以使流通各环节相互监督，及时发现流通过程中的异常情况。流程如下图所示。

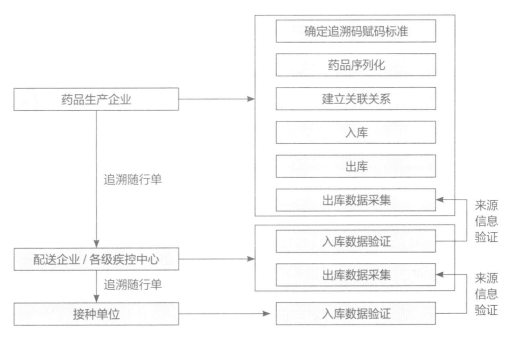

疫苗来源信息验证

五、出入库关联冷链设备，实现全程温度追溯

疫苗保存温度过高或过低都会使其效力不可逆地降低，为确保疫苗的效力，疫苗全程储存和运输过程中，需要进行温度的管理和监控，确保其在合适规定的温度下储存和运输。在一物一码全程追溯中，与企业现有冷链监控系统对接，通过各个环节入库关联冷库，出库关联冷链运输设备，每个环节环环加签，实现了每支疫苗的全生命周期的温度追溯和管控，如下图所示。

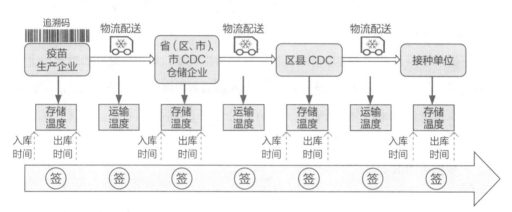

一物一码实现温度全程追溯

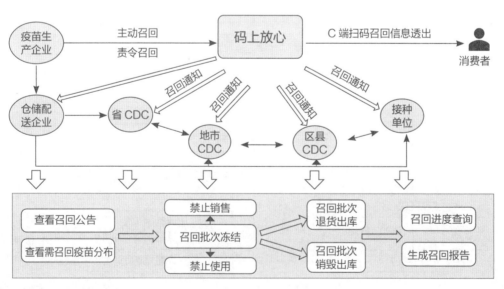

问题疫苗一键召回

六、问题疫苗，一键召回

码上放心追溯码一码贯穿全程，能快速锁定药品流通所在位置、时间、交易等流通信息，实现每一盒药品精准定位，一旦遇上问题药品，迅速排查和追溯，锁定涉药单位，可在第一时间内予以追溯与召回，迅速降低药品的危害范围。

七、手机 APP 扫码，方便公众查询

消费者通过覆盖全网的特定手机 APP 扫一扫功能，直接扫描疫苗盒上的追溯码，可及时查询疫苗真伪、生产日期、有效期及相关电子说明书，以此保障消费权益。

八、一物一码，助力疫苗临床试验全过程随机双盲和可追溯

码上放心除了为疫苗和药品企业提供上市后的追溯外，还将上市后的一物一码追溯码技术延伸到疫苗临床研发阶段，利用一物一码追溯技术、区块链技术，确保疫苗临床试验全过程随机双盲和全过程可追溯（下图）。通过给予每个最小药品包装单位分配一个唯一药物条形编码（即追溯码）来实现其在临床试验中的全流程管理和追溯。在临床试验药物生产完成后，由申办方或药品生产方根据最小药物所需数量和大中小包装比例，申请生成一定数量的追溯码，发码机构将追溯码给到申办方或者药品生产方的编码部门，由该编码部门将含有追溯码的药物标签分别粘贴在试验组和对照组药物的最小药物包装上，利用扫码编盲加密设备，扫码形成药物盲底文件并进行区块链存证。同时为方便运输，根据实际需要，设定中包装和大包装，并分别为中包装和大包装粘贴追溯码标签，然后建立大中小包装的追溯码关联。在药物出库、运输、临床研究机构入库、发药、回收以及销毁等环节，都可以通过扫码和受试者的 ID 进行核对和绑定。这样，通过各个环节中贯穿始终的追溯码做到真正的临床试验药物全流程管理和追溯。

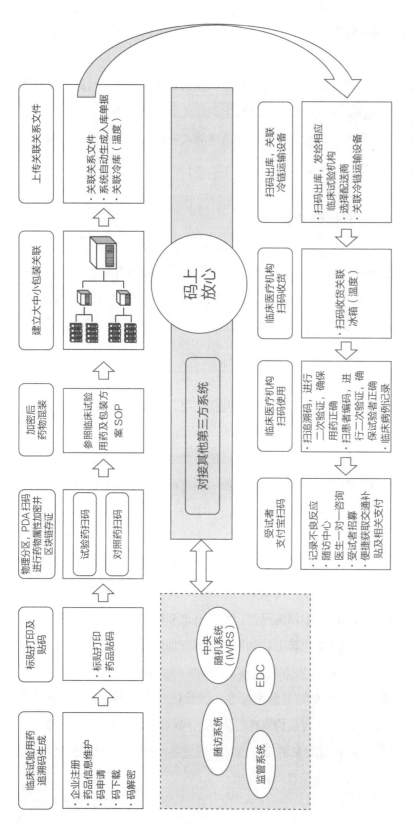

疫苗临床试验编盲和全程追溯

九、实施一物一码追溯的效果和意义

通过一物一码技术，为每一最小销售包装单元的疫苗赋予唯一身份证，并确保每个环节扫码出入库，做好上下游验证，实现了每一支疫苗来源可查，去向可追，责任可究，确保了消费者疫苗使用安全。

对上市许可持有人及生产企业来讲，利用信息化手段，通过一物一码追溯码实现了疫苗出入库、温度、合规信息在线传递，降低了企业的人工成本、耗材成本，同时提高了工作效率，比如温度和合规信息的传递，帮助企业节约人工，避免差错，确保高效传递；同时也帮助企业实现了内部精细化作业管理，降低成本，提高管理效率。对疫苗配送企业来讲，通过扫码，实现了精准的出入库管理、复核，避免人为差错。

有了这个一物一码追溯码，各级疾病预防控制中心可以提高收货效率和准确率，扫大箱码，就可以精准获得所有的最小包装码；通过扫码，在线获得生产企业的储运温度和合规信息，便利收苗、检索和管理，避免接收大量不便于保存和管理的纸质记录或者分段温度；确保来源真实可查，去向清晰可追；问题疫苗系统第一时间锁定，禁止流通和使用，避免安全事件扩大；提供疫苗在线预约等便民服务。

接种单位通过扫追溯码＋接种编码，精准追溯到人，杜绝问题疫苗、过期疫苗使用，避免安全隐患的发生；通过扫追溯码登记，系统能够自动统计每日各种疫苗使用报表，减轻基层手工统计工作量，将基层工作人员从繁重的统计工作中解脱出来，更加专注于接种管理。

消费者通过特定手机 APP 应用程序扫一扫，即可获得疫苗的生产、温度等信息，实现放心接种；也可在线预约，就近接种。

在疫苗全程追溯体系运行的基础上，各级监管部门和管理部门通过对业务大数据进行分析，了解全国疫苗招采、使用、库存、召回情况，辅助政府监管部门决策和预警疫情，提前做好相关短缺疫苗供应保障，更好的保障百姓安全用苗。

（严仕斌）

第45章

预防接种+互联网平台服务模式的创新与应用

互联网、云计算、大数据、5G通信、区域链等新技术的快速发展和应用给免疫规划工作的组织方式带来了持续性变革。

就场所而言，随着全国各地数字化预防接种门诊建设工作的推进和智能管理硬件设备的应用，受种者在接种空间内的就诊行为方式发生了巨大改变，接种组织工作迈入了流程化、自动化的阶段。

就人而言，智能手机与移动互联网技术的快速普及，为个体之间搭建了精准沟通的桥梁，信息的告知渠道得以进一步拓宽。

就数据而言，物联网、AI技术拓宽了数据的采集维度，而大数据技术则为海量信息的挖掘、整合和处理提供了有力支持，开辟了业务智能化管理的新途径。

在此背景下，研发团队基于平台模式积极探索，不断实践，加速了信息技术在免疫规划各环节的应用进程。通过搭建基于受种者－医师－门诊－疾病预防控制中心链路的信息化服务网络，形成预防接种+互联网开放服务体系。发挥不同端口的协同优势，形成管理服务闭环，有效地促进了免疫规划工作效率提升。

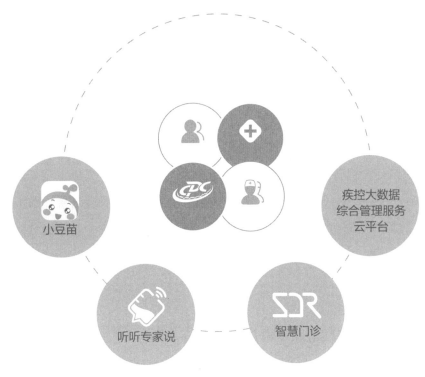

科技产品服务矩阵示意

一、移动端 APP：提升信息沟通与知识共享效率

在智能手机得到普遍使用之前，PC 端电脑、固定电话和移动电话等工具以文字和语音信息传输为主，免疫规划工作开展信息收集和处理的方式较为有限。随着通信技术的进步，自 2013 年起，4G、5G 时代相继到来，移动端设备可承载的信息传输与交互功能得到极大丰富，带来了互联网＋模式的井喷式发展。信息的沟通、展示不仅打破了时间与空间上的局限，也更为直观、便捷。

一方面，这一改变的发生为免疫规划工作面向公众的服务与沟通带来了新的契机。2014 年 6 月，儿童预防接种一站式服务应用软件小豆苗 APP 正式上线。通过个人注册账号关联儿童接种记录，在应用程序内实现电子接种证、接种提醒、门诊通知、预约、库存查询、接种证查验等接种管理核心功能。在完成分时分流管理的过程中，将儿童家长的参与流程前置。围绕接种预约及相关信息查询功能，实现受种者主动管理，同步完成接种单位相关信息的动态公示。由此，相关功能的实现整合了接种流程中各方的参与链路，提升了受种者的接种体验。信息传输通过移动终端精准覆盖到个人，完成了与 5G 时代用户触媒习惯的同步。

另一方面，小豆苗也实现了基于移动端设备，运营预防接种科普相关功能的尝试，建立了由国内各级免疫规划专家组成的专家资源库，形成科普内容传播输出的审核机制。在此基础上，围绕注册用户的接种信息需求，在 APP 上开设育儿百科、问医生、专家讲座、儿童成长记录、特殊人群疫苗接种咨询等功能。通过手机 APP 的后台运营技术，对应每个账号关联儿童年龄段，实现基于算法的科普内容精准推送。针对接种内容进行告知，进一步缩小了受种者与接种医生间的信息差。以疫苗科普教育为支点，与接种预约管理侧形成合力，共同提升公众的接种意愿与配合度。

二、小程序：建立线上职业群体学习交流平台

基于平台一个人用户模式进行的接种管理与科普知识教育探索，令企业积淀了开展免疫规划专业化服务与内容运营的基础，并将相关经验进一步应用到职业群体管理与培训领域。2016 年，借助企业与中华预防医学会合作开展的疫苗与免疫工作者在线教育项目，免疫规划工作者学习交流平台听听专家说小程序正式上线，它以拓宽基层卫生工作者知识获取渠道为核心提供服务，在服务承载平台与交互方式上进一步轻量化，实现了小程序可支持的便捷访问：组织专家团队，打造覆盖基层医生日常工作相关内容的知识和案例智库；开设直播间，围绕预防接种工作专题，开展可线上交流的免费直播公开课；平台内设置专家问答功能，针对用户在开展实际工作中的难题，提供在线咨询与答疑服务。小程序投入使用 6 年以来，平台注册用户达 61 万人，覆盖近 80% 的全国免疫规划从业者。

与此同时，作为疾病预防控制机构线下培训的辅助和有效补充，听听专家说还开辟了线上组织考试与学术会议的功能模块，运用平台信息化技术，考试测评功能可实现系统自动阅卷、自动统计分析考试情况，大幅提升了考试工作组织效率。在线培训功能支持直播与录播两种选择，支持语音 + 文档、视频 + 文档、单视频等多种信息呈现方式，课程内容可回看、可共享，有效解决培训的效率、成本和覆盖度等难题。相关直播技术也已经应用于多场免疫规划领域学术会议的组

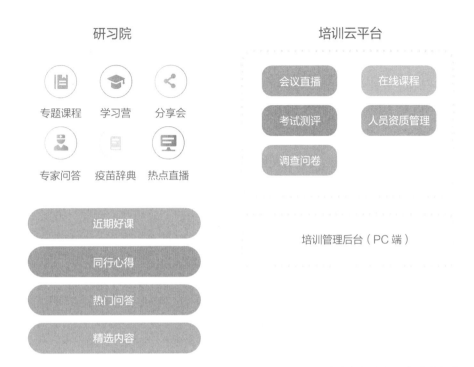

研习院

培训云平台

专题课程　学习营　分享会

专家问答　疫苗辞典　热点直播

会议直播　　在线课程

考试测评　　人员资质管理

调查问卷

近期好课

同行心得

热门问答

精选内容

培训管理后台（PC 端）

听听专家说小程序功能架构示意

织工作中，连续数年为全国疫苗与健康大会、世界流感大会、中国狂犬病年会、中国现场流行病学培训项目学术年会、全国预防接种科普大赛等国内外学术会议提供技术支持。

三、SaaS 软件服务模式：优化接种现场流程与体验

随着免疫规划信息化工作的开展，数字化接种门诊的建设带来了预防接种单位信息化应用水平的提升。预防接种门诊信息化系统软硬件的改造升级，成为当下接种门诊提高服务能力、提升用户就诊体验的重要一环。

截至 2021 年，全国数字化门诊覆盖率占预防接种门诊总数大幅提升。但由于各省份的政策支持力度不同，用于免疫规划信息建设和维护的经费投入程度不一，亟须可及性更高、更为轻量化的落地方案。

2019 年，三代人（SDR）智慧门诊系统正式上线推出。在严格遵循数据信息安全的基础上，实现了 SaaS（software-as-a-service）服务模式在数字化门诊建设中

的应用，提供了一套打通客户端与智能端设备，落地成本更低的解决方案。通过受种者移动端、医生客户端与配套硬件设备的三方互联，实现门诊建设的智能化升级，以 SaaS 模式构建起接种全流程软件服务系统。

在 SaaS 服务模式下，SDR 智慧门诊可根据不同门诊需要，在完成门诊数字化建设过程中实现配套硬件任意组合。通过移动端与客户端设备系统的打通，在进行门诊数字化升级的过程中，可实现零硬件购买，达到最低成本。

在操作流程方面，通过下载小豆苗 APP，受种者可在移动端完成取号、签署、支付、核验流程；同时接种医生可通过 PC 客户端，完成叫号、核签、查验、收费等各项操作。通过数据互联互通，打破了各端口之间信息不同步的瓶颈，为协作链路上的各方带来了更为便捷的体验。

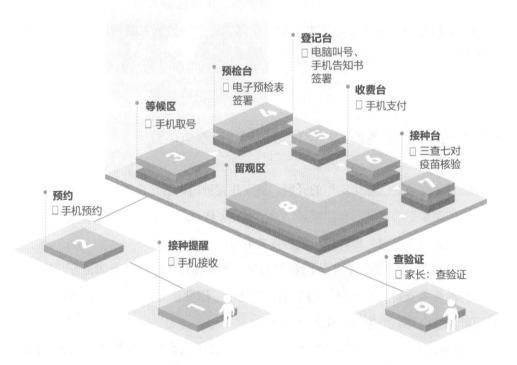

- 小豆苗 APP
- SDR 智慧门诊

小豆苗 APP 与 SDR 智慧门诊联动操作全流程

四、大数据技术：实现疾病预防控制业务动态监测与智能化管理

2021年，国家免疫规划信息管理平台完成终验。基于海量数据的上传与存储，提升数据的质量与维度，实现数据价值的深度挖掘；推进不同业务科室之间、省份与省份之间、地方与上级单位之间的数据协同，解决数据大而不通问题，成为下一阶段免疫规划信息化工作的发展趋势。随着大数据技术的不断成熟，数据应用场景的逐步拓宽，为通过智能化方式开展接种管理工作带来了新的机遇。

在这一背景下，2021年，互联网企业结合自身在预防接种预约管理、门诊现场流程管理等业务场景的实践经验，推出疾控大数据综合管理服务平台系统。利用大数据技术，从建立免疫接种管理统一标准与搭建标准化免疫接种数据分析平台两个维度出发，对业务的动态监测、衡量与管理进行了探索。

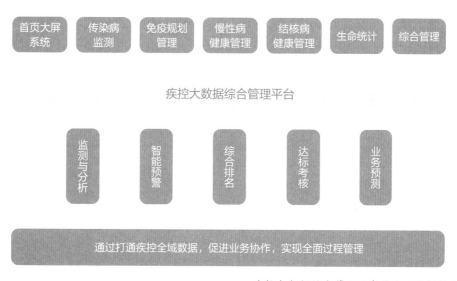

疾控大数据综合管理服务平台功能架构示意

在具体操作上，服务平台以提供数据可视化展示、自动生成数据报告、数据及时获取、结果分级展示作为核心服务，涵盖接种信息管理、疫苗信息管理、冷链设备信息管理和监测、AEFI监测信息管理、接种单位及人员信息管理及公众服务等多个业务管理模块，从而帮助疾病预防控制中心实现各类业务的精细化管理、前瞻性预测、预警及分析。通过打通疾病预防控制全域数据，促进各层级间的业务协作，从而实现全面过程管理，为疾病预防控制精细化管理提供以数据为中心

的解决方案。

五、多端协同搭建服务网络：打造预防接种＋互联网平台服务模式

　　通过对不同业务应用场景的持续探索，互联网企业充分发挥自身的技术资源优势与各产品线间的联动效应，总结出体系化的预防接种管理服务新模式，它将进一步丰富免疫规划信息化系统数据的维度，增强免疫规划相关部门间的协同，促进社会面预防接种告知的效率，提高公众参与接种管理的主动性，促进免疫规划工作的可及性。最终达到提升公众接种意愿、提高疫苗接种率的目标。相关实践形成了在数据层面开展预防接种智能化服务的雏形，也为将来融合 5G、大数据等前沿技术，提升免疫规划工作管理服务效能，提供了新的思路。

（徐卫华）

第 **46** 章

数智升级：
创新预防接种服务
新模式

2023 年 3 月 18 日，第二次免疫规划信息化专业委员会年会现场，AI 智慧疫苗自动化工作站在数字化预防接种门诊的应用受到与会者的广泛好评。回望免疫规划信息化历程，数智化升级极大地助推了服务模式的高质量发展。《疫苗管理法》第三条明确了"国家对疫苗实行最严格的管理制度，坚持安全第一、风险管理、全程管控、科学监管、社会共治。"随着人工智能、云计算、大数据等新一代技术在免疫规划领域深入应用，疫苗接种呈现全程智慧化、自动化、信息化管理趋势，这成为保障接种安全、提高接种效率、优化接种体验的关键所在。

围绕疫苗安全，基于网络通信和射频识别技术的物联网软、硬件，与自主研发的低温存储产品相结合，技术团队在免疫规划信息化领域的创新方面打破了时空界限，给预防接种服务带来颠覆性变革，进一步提升群众接种体验感和获得感。创新推出保证疫苗从生产企业到接种单位转运质量而装备的储存、运输冷藏设施、设备、系统，实现人、机、苗互联互通的智慧疫苗接种全流程可追溯；提供数字化预防接种门诊、智慧自动化工作站、智慧接种方舱、智慧预防接种车等固定＋移动数字化接种方案，打通疫苗接种最后一公里；提供从预约接种到异常反应监测的数据互联平台和服务，为各级疾病预防控制中心进行预防接种决策分析提供技术支撑。

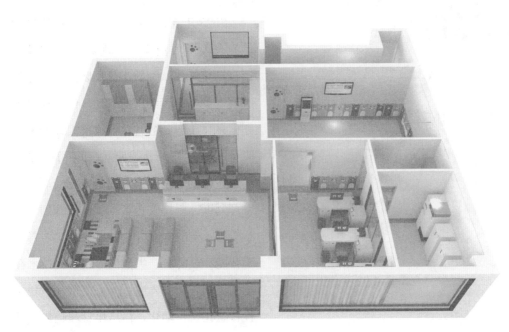

数字化预防接种门诊整体设计方案

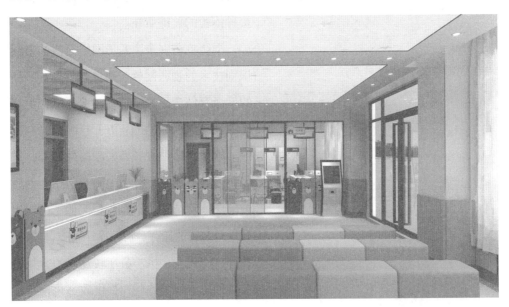

数字化预防接种场景

一、智慧疫苗接种箱：颠覆传统管理与服务模式

接种前的"三查七对"是保证接种安全的关键环节，在原有接种门诊中，这个环节需依靠人工核对，工作效率低且难以避免接种差错。为了解决以上问题，2018

年技术团队推出智慧疫苗接种箱，通过自动化精准取苗、减小温度波动、疫苗信息二次核对、集成护士工作站等功能，减轻护士取苗及核对接种信息的工作量，提供电子化的信息辅助系统，为接种零差错提供技术支持，实现疫苗的数智化管理。

智慧疫苗接种箱分为操作区和疫苗存储区两部分，其中疫苗存储区由8个独立的抽屉组成，可以分别放置不同种类的疫苗，每个抽屉可以按照操作区指令单独自动弹出；操作区由处理器、显示器和扫描器组成，通过与预防接种管理系统的数据对接，在接种时通过扫描接种证条码，确定接种对象，并将登记台预防接种管理系统发出的疫苗接种信息转化为存储区抽屉弹出指令，实现本次接种疫苗的精确自动弹出。另外，智慧疫苗接种箱还可以通过操作区完成接种医生、疫苗品类与批号、存储温度与位置、接种时间、接种部位、疫苗最小单位识别码等信息的采集，并传送至预防接种管理系统，完成传统护士工作站的功能。

智慧疫苗接种箱不仅解决了既往人工取苗容易造成接种差错的问题，还为疫苗信息全程追溯管理打下了基础，为数字化预防接种门诊的普及提供重要支撑，对家长、孩子、接种门诊和政府具有重要意义，切实做到家长放心、接种单位省心、政府安心。对家长、孩子而言，更加便捷的接种流程，省去了中间复杂的环节，避免了接种过程中的不安全因素。同时，社区内富有童趣的装修风格和舒适的环境，也缓解了儿童接种时的紧张情绪，实现安全接种最佳体验。对预防接种门诊而言，数智化的接种流程，接种更加高效安全，服务更优质。对政府而言，智慧疫苗接种箱为疫苗最后一公里监管提供了强有力的方案和技术支撑。

二、智慧疫苗存储箱：拧紧疫苗质量安全阀

疫苗仓储管理是保证疫苗安全的关键环节，然而国内接种门诊大部分使用家用冰箱或普通医用冷藏箱存储疫苗，并无安全、专业的疫苗存储管理功能，难以做到先入先出。为解决上述问题，2019年技术团队创新推出的智慧疫苗存储箱实现了接种门诊库存智慧化管理，并于2021年完成技术升级，推出具备冷冻、冷藏双重功能的智能疫苗存储箱，通过接种管理服务器与接种台端及疾病预防控制中心服务器端进行实时数据对接，疾病预防控制中心可对接种门诊的疫苗进行实时监控，实现疫苗管理自动化、智能化，快速精准又节省人力。

智慧疫苗存储箱分为操作台和疫苗存储区两部分。其中存储区由冷藏区和冷冻区组成，可以分别放置不同种类的疫苗。冷藏区温度恒定在 2~8℃，箱内温度均匀性为 ±3℃，采用抽屉设计，抽屉拉出后可自动向下倾斜，使原有的疫苗自动滑下，新入库疫苗放入后部，便于疫苗先入先出；抽屉带有分隔功能，可根据存放疫苗的规格合理调整间隙，充分利用空间，分区存储疫苗。冷冻区温度恒定在 -25℃ ±5℃ 范围，专门用于存储二价口服脊髓灰质炎病毒活疫苗。操作台由处理器、显示器和扫描器等组成，具有疫苗出入库管理、库存查询、盘点、冷链信息管理等功能，通过与现有预防接种信息系统的数据对接，可将库存、冷链信息等实时上传，对问题疫苗秒冻结，保障接种安全；对于效期临近疫苗，自动提醒。智慧疫苗存储箱使疫苗存储温度更均匀，不会出现局部温度差异，影响疫苗效力。同时，工作人员在疫苗管理过程中，随时查看箱内的温度变化、监控冰箱运行状态、开关门记录等，提供更多安全保障。

新冠疫情期间，由于新冠疫苗在运输和存储时需要全程冷藏和监控，凭借在软、硬件方面成熟的技术应用，智慧疫苗存储箱在疫苗冷链中发挥了重要作用。2020 年 10 月，中国轻工业联合会组织王浚院士等在内的 10 余位专家组成鉴定委员会，一致认定基于物联网技术的疫苗智慧化管理系统达到国际领先水平。截至2022 年末，技术团队已助力全国 31 个省（区、市）份 4 000 多家预防接种门诊实现了数字化升级，并相继在深圳、青岛、舟山等城市落地建设完成，为群众提供更加高效、安全、智慧的接种体验，大大提高了工作效率。

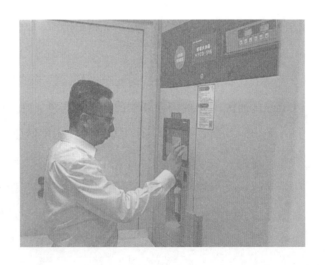

工程师调试智慧疫苗存储箱

三、疫苗自动化工作站：集成创新与融合的样板

如果说智慧疫苗接种箱、智慧疫苗存储箱，是顺应国家政策、行业发展要求而实现的创新，那么智慧疫苗自动化工作站就是在免疫规划信息化领域不断跟随用户需求、深耕数智场景升级的例证。

对于承担预防接种任务的社区卫生服务中心来说，疫苗冷链如何完善，始终困扰着基层管理人员。有效减轻医务人员负担，对于保障接种安全是非常必要和迫切的。2021 年技术团队创新推出智慧疫苗自动化工作站，落地自动化出苗、智能盘点、实时显示等物联网自动化全场景方案，颠覆了疫苗从冷链室到接种室的传统转运模式，实现疫苗存储与接种一体化管理，全程透明可视。

智慧疫苗自动化工作站集成自动运输、智能实物盘点模块、电子标签模块、手持式 PDA、控制系统等自动化模块。接种前，工作人员直接将整箱疫苗放入到冷库内的存储区内，完成入库，医护人员可以通过电子标签清晰地了解待接种疫苗的情况；接种中，医护人员扫描接种本，连接冷库的接种台冰箱抽屉会自动弹开出

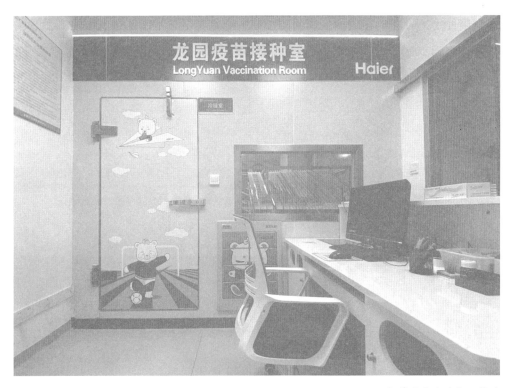

智慧疫苗自动化工作站

苗，保证出苗的唯一性；接种后，使用 PDA 扫描滑道编码进行疫苗盘点，返回疫苗实际数量与软件库存数量对比，即可快速核对疫苗数量。

借助物联网、大数据、5G 等技术，智慧疫苗自动化工作站用智能化的方案代替了手工盘点，减少了工作人员核对疫苗的工作量，根据精准补苗作业需求，创新基于物联网的疫苗接种管理可视化平台，让疫苗接种实现了全流程的自动化和智能化，从而消除信息断点，打通疫苗接种数据全流程。截至目前，疫苗自动化工作站已在上海、深圳、成都、襄阳等多个城市投入使用。2022 年 9 月，智慧疫苗自动化工作站获得行业首张二类医疗器械注册证。疫苗自动化工作站的投入使用，实现由传统疫苗接种向智慧安全疫苗管理的升级，守护百万儿童安全接种无差错。

四、智慧预防接种车：促进免疫规划公平可及

很长一段时间以来，预防接种在我国位置偏僻、交通不便的乡村地区较难实现100% 覆盖，特别是面对自然灾害、突发疫情时，临时搭建的接种点难以保证规范、安全接种。2019 年，在中国疾病预防控制中心指导下技术团队创新研发智慧预防接种车，于 2020 年 9 月率先在河南焦作落地应用，打通疫苗接种的最后一公里，

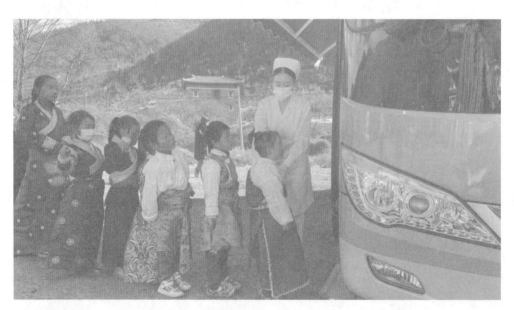

智慧预防接种车实现了疫苗多跑路、群众少跑腿

促进预防接种的安全性、便利性、可及性和公平性。

　　智慧预防接种车分为等候区、登记区、接种区、存储区、异常反应处置区，包含电脑、扫码枪、身份证阅读器、打印机、太阳能冰箱、智慧疫苗接种箱、医用空气消毒机、空调、5G 路由器等设备，实现疫苗存储、预防接种、异常反应处置、远程会诊、视频监控、网络通信、温度调节、消毒清洁、健康宣教等功能。应用物联网、大数据、5G 等技术，不仅能追溯接种全过程，接种数据还能与疾病预防控制系统实时交互，全方位保障接种信息的准确性和实时性。

　　智慧预防接种车累计获 10 余项发明和实用新型专利，成为国内预防接种的重要补充形式。2021 年 4 月 13 日，中国轻工业联合会组织多位专家，对基于物联网技术的疫苗安全移动接种系统进行了科技成果鉴定，认定为国际领先水平。2021 年 6 月 1 日，中华预防医学会发布了《预防接种车基本功能标准》。该标准的实施是中国免疫规划事业公共卫生政策的重大变革，是政产学研以人民为中心，应用科技创新服务群众最后一公里的重大举措。

　　2021 年 6 月，在博鳌亚洲论坛和跨国公司领导人青岛峰会召开期间，智慧预防接种车被纳入应急接种保障体系，开创了国际大型会议疫情防控与医疗保障的青岛新模式。2021 年 7 月，智慧预防接种车驶进雪域高原西藏，有效破解了日喀则市居民接种新冠疫苗及常规疫苗距离远的难题，为边疆地区疫情防控提供强有力的技术保障，为日喀则市群众构筑起坚实的免疫屏障；2021 年 9 月，青岛市城阳区卫生健康局、城阳区疾病预防控制中心联合青岛正阳心理医院成人预防接种门诊应用智慧预防接种车，走进城阳区企业，开启流感疫苗接种新体验。

　　通过物联网与移动预防接种的深度融合与模式创新，智慧预防接种车实现了疫苗多跑路、群众少跑腿，被国务院联防联控机制纳入新冠疫苗接种方案，实现了一站式数字化预防接种管理，促进免疫规划公平可及。截至目前，智慧预防接种车方案在北京、上海、西藏、新疆等 29 个省（区、市）的 47 个地市，为 5 000 多家机构的 600 多万群众提供移动疫苗接种服务，覆盖政府、军队、企业、港口、机场、监狱、消防、疾病预防控制中心、矿区、社区等场景，助力新冠疫苗、流感等接种服务。《人民日报》、新华社、中央广播电视总台、人民网、学习强国和国务院官方网站、中纪委官方网站、日本广播协会（NHK）等媒体、机构密集报道智慧预防接种的创新模式，累计追踪报道 30 000 多次。

五、智慧 AI 大脑：加速构建数智疫苗全景生态

2022 年 11 月，在第五届中国国际进口博览会上，技术团队与其他企业携手，共同上发布数智疫苗全景生态，通过数智化创新的努力，进一步打破疫苗接种过程中设备、部门及地域之间的壁垒，实现医疗设备和大数据平台的软硬结合。群众可以像用大众点评 APP 一样，自主选择疫苗、门诊，并对疫苗、门诊进行大众点评；对疫苗生产企业，可以实时收到接种数据反馈，辅助疫苗研发，实现产销协同；对政府，运用可视化数据驾驶舱，实时掌握疫苗全生命周期状态，为政府科学决策提供 AI 数据支撑。

基于免疫规划领域 AI 数据分析和辅助决策，围绕智慧医疗、医药、医保三大产业板块，链接医院、社区诊所、体检中心、疫苗等，为群众提供全方位的大健康服务；建立孕产妇、预防接种、0~6 岁儿童、老年人等特定人群的信息化大数据服务平台；围绕高血压等慢性病、健康档案、中医药、传染病等多元服务体系，提供完备的数字公卫全场景生态方案。与此同时，持续发力疫苗接种安全，加速构建数智疫苗全景生态，打造免疫规划的 AI 大脑，为中国免疫规划信息化高质量发展贡献力量，开创优质高效的数字化公共卫生服务场景，为健康中国建设贡献力量，并沿着一带一路，向全球输出中国公共卫生新方案，推动构建人类卫生健康共同体，共同守护人类美好未来。

（巩　燚　李宗雨）

第47章

数字化导诊台实现预防接种互联互通

在信息化时代，疫苗接种正经历从传统的手工登记逐步向数字化体验演变的过程。传统的接种流程存在无法统筹接种时间、接种量；登记过程告知不充分，效率低下；门诊柜面杂乱；接种量大，没有有效手段协助医护人员，易产生各类医疗纠纷等问题。随着大数据与新技术设备的应用，传统医疗行业的管理模式正被颠覆，这也为精准化免疫服务提供了前所未有的空间。

一、预防接种证管理从手工到智能的演变

免疫规划信息化管理不仅提高了医护人员的工作效率，还提升了服务能力和服务质量。伴随着信息技术的不断升级，免疫规划信息化建设中相应的配套设备也在不断升级，其中预防接种证管理就经历了由手写到打印，再到智能化识别的过程。

早前，大部分预防接种证的内容页面均采用手写的方式。接种时，受种者需要填写的信息较多，容易出现信息填写错误，字迹难以辨认的问题。升级后通过终端设备进行识别，可自动获取儿童预防接种的相关信息并输出，相较于手动填写更方便，错误率更低，于是第一代接种证打印机应运而生。早期实达设备主流款的存折打印机，可打印厚证本、打印清晰、不

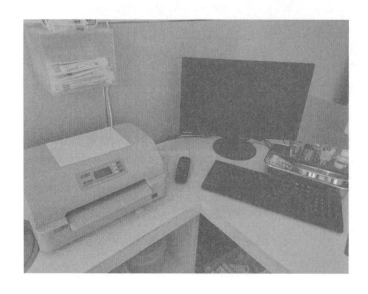

存折打印机广泛应用于接种门诊

串行移位，基本满足了当时的打印需求。

随着预防接种信息化管理的不断升级与完善，疫苗接种信息整合及交互变得尤为重要，新一代的预防接种证开始将各项信息整合到二维码中。通过扫码，能快速确认接种信息及过往的接种记录，省去了人工翻页并一一核对的烦恼。需求的演变对相应的配套设备也提出了更高的要求。针对不同程度操作人员的语音引导，实时报错功能；可自动识别接种证上的长短码（页码）及黑标位置的扫描模块设计……这个时期的预防接种证打印机也实现了由初期只提供打印功能到当前智能化、自动化的升级。

二、新一代数字化预防接种门诊的诞生

在预防接种门诊由数字化建设向智慧化管理转型的过程中，科研团队将智慧营业厅解决方案逐步渗透到疾病预防控制行业中。以信息化平台为基础，以儿童档案信息卡为载体，借助多功能自助终端、电子核签设备、双屏核签仪及打印机等设备实现互融互通的数字化门诊解决方案开始登上疾病预防控制舞台。该方案把传统的现场取号模式改为现代化的电子预约模式，儿童家长在候种区按照语音提示进行预检、登记、电子签字、接种、留观等步骤，有效避免拥挤插队、等候时间过长等传

统接种门诊的弊端，极大地方便了受种群体，保证了接种安全，实现了全程信息化管理和质量控制，助力数字化门诊高效运转。

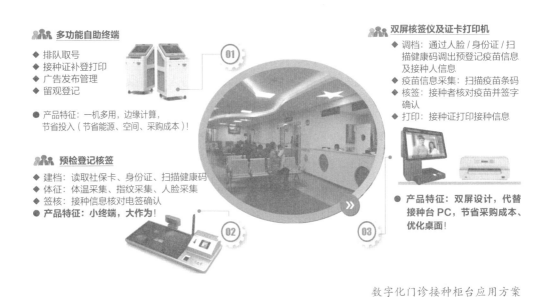

数字化门诊接种柜台应用方案

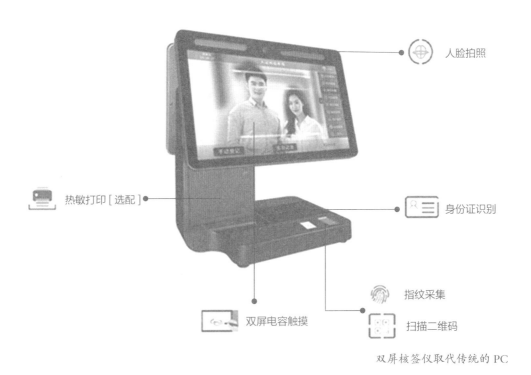

双屏核签仪取代传统的 PC

当受种者进入接种单位时，位于门诊柜台的双屏设备可替代传统的 PC 与自助设备，实现集取号、登记、预检、接种、留观、查询统计为一体的应用场景；通过语音呼叫、LED 液晶条屏和电脑显示屏等形式，方便家长实时了解接种进度。

面对小型预防接种门诊的应用需求，小体积的台式核签终端功能更全面。它能够将疫苗的详细信息，包括疫苗名称、生产企业、生产日期、批次号等信息逐一在屏幕上告知。家长认真阅读后，可通过核签终端内置的指纹采集器、无源电磁笔进行指纹录入或签字确认同意接种疫苗。这类产品大多支持人像拍摄功能，可将签字人员的头像拍摄保存，保证使用的每支疫苗对应一份知情同意书，储存方便，查找快捷。所有接种信息数据可通过设备第一时间上传至免疫接种系统，给受种者和接种工作人员均带来了便捷。

为了保障接种安全，减少不必要的医患纠纷，针对疾病预防控制行业的终端还集成了多类交互识别模块：身份证读取、二维码扫描、电子签名、人脸识别、指纹读取等核验功能，将身份核验和文件签署 2 个环节结合起来，高效准确地完成电子核签流程。

在接种时，医护人员可借助核签终端对儿童进行人脸识别，根据设备上显示的儿童基本资料、当日接种疫苗、既往接种史等信息进行二次信息核对，确保信息的正确性。接种完成后，医护人员通过无源电磁笔可在核签终端上准确记录接种时间、接种医护人员信息，以便系统备份查阅。借助核签终端的显示屏，数字化门诊还可实现广告推送，服务满意度调查等功能。

考虑到小型卫生院人员紧张，可简化导诊、挂号、候诊、缴费、注射等流程，在核签终端上配置了二维码支付功能，将疫苗接种信息确认及支付功能模块进行整合，节省了小型机构采购两套设备的成本，美化了柜面形象。

随着企业的持续探索，越来越多的跨行业智能化设备参与到预防接种信息化管理的过程中，开始连接疫苗接种的各个环节，实现相关环节的流程化、无纸化和智慧化，弥补门诊现有系统的不足，对接种人群、接种医生都具有深刻的意义。

（杨　丽）

第48章

"三查七对一验证"
数字化
预防接种规范化

为了更加规范地开展预防接种工作，尽可能避免和杜绝疫苗接种差错和事故的发生，保障人民身体健康，《中华人民共和国疫苗管理法》第四十五条明确规定"医疗卫生人员在实施接种前，应当按照预防接种工作规范的要求，检查受种者健康状况、核查接种禁忌，查看预防接种证，检查疫苗、注射器的外观、批号、有效期，核实受种者的姓名、年龄和疫苗的品名、规格、剂量、接种部位、接种途径，做到受种者、预防接种证和疫苗信息相一致，确认无误后方可实施接种。"

通过对预防接种工作进行调研和现场观察，发现预防接种人员在现场嘈杂、人员聚集的情况下，很难按照《预防接种工作规范》要求标准、规范的完成"三查七对一验证"。为促进规范落实预防接种"三查七对一验证"工作，研发团队充分运用机器视觉、生物特征识别、数字身份凭证、人工智能、5G等多学科技术，结合预防接种数字化的标准要求，创新性地推出"三查七对一验证"系列产品：基于人工智能技术的预防接种工作台实现"三查七对一验证"全过程可追溯、可查询、可导出。基于人工智能物联网（AIoT）技术的培训考核系统为预防接种工作人员接种培训、考试、赋能。基于数字身份技术的预防接种智慧码为预防接种证的身份核验、接种记录查验、接种信息线上线下同步存储提供高可靠的技术保障。

一、预防接种智能工作台：助力"三查七对一验证"全流程数字化

免疫规划工作是公共卫生服务的基本项目，要靠完善的体系、标准化的服务来解决疾病防控的问题。作为免疫规划工作重点环节的预防接种流程，长期以来，由于受接种点环境不完善、接种信息不透明、接种工作繁重等因素影响，面临着受种者个案信息错记、接种过程无法溯源、错打疫苗和疫苗过期等问题，接种安全保障存在一定困难。

随着 AI、5G、大数据等技术的普及，免疫规划信息化建设步入全新阶段，更安全、更高效、可追溯的预防接种过程管理成为可能。研发团队将基于机器识别与可信身份技术的物联网软硬件与预防接种流程相结合，让传统预防接种"三查七对一验证"流程升级为物联网智能解决方案。预防接种智能工作台通过智能技术代替人工"三查七对一验证"，减少预防接种过程中的人工失误及差错，解决预防接种从接种台到人体最后 1 米的接种安全和可追溯问题。

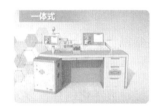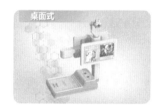

"三查七对一验证"数字化技术应用场景

预防接种智能工作台实现接种过程数智化管理。2019 年 11 月，研发团队自主研发集人工智能、机器视觉、数字身份、AIoT 人工智能物联网等技术于一体的预防接种智能工作台，通过建立统一的功能标准，对"三查七对一验证"的接种过程进行数字化管理，解决目前预防接种单位接种台核签设备在"三查七对一验证"工作中部分功能缺失、操作过程无法回溯、操作不规范时缺乏提醒等问题。

"三查七对一验证"预防接种智能工作台主要由疫苗识别智能化装置、疫苗信息识别模块、智能跟随云台、触摸显示屏组成。疫苗识别智能化装置利用 AI 算法

及机器识别模组，可实现疫苗外观质量识别；疫苗信息识别模块，利用线扫描技术和智能分析技术可实现对疫苗信息的比对判断；智能跟随云台主要用于生物特征识别、接种部位识别、接种过程视频监控等。

预防接种智能工作台通过 AI 算法及机器识别技术，可实现受种者身份识别、接种部位及接种途径识别、疫苗信息及外观质量识别、数智化核签、接种过程视频留存等，在保障安全接种的同时，对接种过程实现全程追溯。配套的软件系统，完全按照预防接种规范流程设计，根据智慧语音及视觉引导，让工作人员的每一步操作都符合要求。

1.受种者身份识别　预防接种智能工作台配备的智能跟随云台，利用 AI 视觉算法，不仅能通过生物特征验证监护人身份，还能对儿童进行身份识别与验证，实现对受种者的生物特征提取比对识别，有利于对受种人群的数字化管理。同时，设备采用智慧码数字身份凭证技术，能够实现接种证离线时（包括跨地域接种）也能机读过往接种历史记录，可解决忘带接种证、异地办理等难题，让预防接种只跑一次。

2.接种部位判别　预防接种智能工作台能够实现对接种规范性的智能监控。设备能够对接种角度、接种部位进行监测，同时通过强大的视觉分析技术，可实现对皮内、皮下、肌内等接种部位进行监控判别，真正促进预防接种过程的精细化监管。

3.疫苗信息及外观质量识别　预防接种关乎生命，每个环节都必须慎之又慎，为确保预防接种安全，预防接种智能工作台除对受种者身份进行有效验证外，对于疫苗信息及外观质量也可实现准确识别，确保人不错、苗不错。通过线扫描成像技术和智能分析技术，设备可对疫苗最小包装表面信息进行图像采集、裁切、矫正、识别，确保被接种的疫苗准确无误，杜绝疫苗错种、疫苗过期等问题。此外，设备还可对疫苗及注射器械进行外观质量检测，对外观存在冻结分层、变色、包装破损的疫苗及注射器械进行异常识别，确保疫苗质量合格。

4.健康问询及数智化核签　在接种前的健康问询环节采用智能语音交互技术，结合专门为预防接种智能核签建立的知识图谱，可以实现针对每一种疫苗的所需问询内容，进行智能语音提问。在多个声源存在的环境嘈杂情况下，基于利用声纹技术进行角色分离，同时对受种者通过语音识别算法，实现从语音到语言文字的映射，再基于语义知识分析判断受种者的各项回答，基于知识图谱与接种者实现智能问答，可以充分利用医护人员进行接种准备的时间，通过核签设备温馨而规范的进行问询，同时进行语义分析实现对不适合接种情况的预警和提示，通过语音人工智能技术将"三查七对一验证"过程中需要问询的过程前置，有效提高接种的规范性和整体效率。在知情同意以及接种疫苗信息的确认环节，采用电子签名技术实现智能核签，促进核签工作系统化、规范化管理。

5.接种过程视频留存　预防接种过程中，设备会智能对接种全流程进行视频片段化处理，对预防接种关键环节的视频片段存档，实现全程留痕、自动监督，确保接种安全，对接种环节的监管做到了透明化。

二、预防接种规范化培训考核系统：实现接种培训、考试、实操全方面赋能

为保证预防接种安全有效，进一步规范预防接种人员的操作技术，提高预防接种人员急救能力，促进免疫规划服务质量和水平，预防接种智能工作台可搭载预防接种规范化培训考核系统，满足预防接种人员的培训需求。此系统集成笔试终端、实操模块、平台及算法模块，可实现考生规范操作的全过程记录和智能评分。

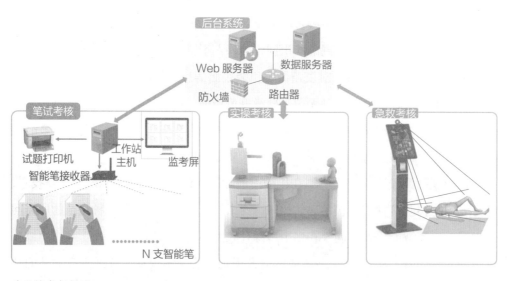

系统技术架构图

通过这套智能化系统，可满足预防接种人员规范化培训理论知识、接种操作、急救操作 3 项考核；过程中采用人脸、姿态、语音等人工智能与生物识别技术，进行智能化数字化比对与监控管理；考核全过程实时记录，AI 算法实现智能评分，行业专家可远程评分；此外，考核过程可全程录制视频，并上传保存，便于考试过程追溯。

1. 理论知识考核　考生笔试书写内容同步显示至管理端显示屏，实现考卷与监考屏幕内容的纸屏同步。依托人工智能技术完成试题快速识别，实现智能阅卷并即时输出考生成绩，根据管理端需要可提供考生成绩多维度统计分析。

2. 接种操作考核　考核系统对各类疫苗接种途径、接种部位、疫苗摇匀等考核项的标准答案进行录入并关联分析，考生面向考核设备进行接种操作，设备采用人脸检测、姿态检测、骨骼检测、语音检测等人工智能与生物识别技术，对考生的接种操作进行数字化检测，智能判读考生操作步骤、动作是否符合考核规范。

3. 急救操作考核　首先进行急救操作要点知识考核，完成后进行急救实操，考核系统依托智能硬件传感器对急救操作中的按压力度、吹气力度等数据进行可视化展示，对按压次数和吹气次数进行智能统计，对错误操作进行智能分析，为考核提供数据依据。

三、预防接种智慧码：构建人证合一的数字预防接种证

在预防接种领域存在受种儿童身份缺乏生物特征辨识，人－证－苗信息不一致，接种疫苗及接种历史信息难以追溯，接种信息跨地区域交换难等亟待解决的难题。针对上述难题，研发团队融合数字安全、生物识别、光学字符识别、人工智能算法

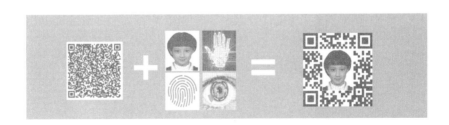

智慧码生成技术原理

等多维身份识别与可信认证技术，创新性地推出了一种高安全、高防伪、可视读、可机读且具有双离线功能的预防接种智慧码产品方案。

智慧码是一种高防伪、大容量、易识读的新型机读码制，也可作为基于法定证件的映射、孪生、镜像而同步生成的数字凭证（或称电子证照）的信息载体形式。该码制符合安全等级保护、信创等国家信息安全要求，适合政务数字身份领域应用。

智慧码作为新一代的可信数字身份凭证与核验技术及新型防伪码制，它具有可视读、可机读、可在线、可离线、人码合一、线上线下融合等创新特征及安全属性，是一种适用于实体证照与电子证照同步制发的先进实用技术之一。

近日，国务院办公厅发布了《国务院办公厅关于加快推进电子证照扩大应用领域和全国互通互认的意见》（国办发〔2022〕3号），明确提出"2022年底前，全国一体化政务服务平台电子证照共享服务体系基本建立，电子证照制发机制建立健全，企业和群众常用证照基本实现电子化，与实体证照同步制发和应用，在全国范围内标准统一、互通互认。"为此，在未来实现统一国家版预防接种证基础上，推出数字预防接种证以响应中央"根据群众需求不断丰富其他应用场景，推动相关电子证照普遍使用。政府部门能够通过电子证照共享方式对关联信息进行查询、核验的，不再要求个人提供实体证照"的要求。

智慧码技术在预防接种领域的应用，有助于实现对受种者身份识别，能够有效解决婴幼儿身份辨识难的问题；运用智慧码离线时可机读信息功能，可以辅助

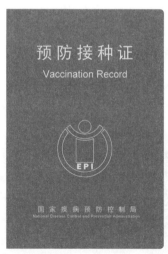

接种证上附加智慧码图示

解决跨地区域数据实时交换不稳定的难题；智慧码的生物特征存储功能若应用于数字预防接种证，具有极好的数据安全及隐私保护特性，促进电子接种记录的规范化管理。

2020年4月基于智慧码电子证照技术开发了首款具有电子记录功能的疫苗接种凭证，基于智慧码大容量、高安全存储、离线可用等技术能力实现对疫苗最小包装等信息进行记录。

基于智慧码技术的数字预防接种证是实体预防接种证对应的电子文件，能够在智能移动终端进行领取、下载和使用。数字预防接种证宜在首次预防接种时与实体预防接种证同步生成，并且进行预防接种时，保持数据同步一致。推出基于智慧码技术的数字预防接种证，既有国家的相关政策支持，又能改善预防接种工作的服务质量，是一举多得的便民利民举措，也是一项管理工作创新。

（郑　嵩）

第49章

智慧冷链：助力疫苗数智化管理

疫苗是关系到人们生命健康乃至整个人类种族繁衍生息的重要领域，任何管理环节的失误都可能造成不可估量的财产甚至生命损失，疫苗温度管理也是疫苗质量管理核心内容。完善疫苗冷链需要可靠的冷链设备做支撑，具有高性能、高可靠度冷链设备，同时监控并记录疫苗温度，对于保证疫苗的可用性、安全性和有效性起到至关重要的作用。在"感知温度，守护健康"的事业理念指引下，经过 10 余载不懈努力，一款领先的基于物联网的可视化、专业化、个性化疫苗智慧冷链综合解决方案日臻完善，该方案结合物联网、大数据、云计算、机器视觉和 AI 智能等技术，打造全流程智慧冷链控制和智慧冷链装备多场景解决方案，实现冷链可视化管理、自动控制、可溯源及纠错等功能，实现了对疫苗冷链管理行业的模式创新。

一、基于 CCSC 的大冷总管服务平台：为疫苗冷链提供全场景式个性化运营服务保障

疾病预防控制中心或社区医院冷链设备和管理人员等各种问题，诸如岗位变换频繁，人员缺少系统的专业培训；冷库、冷藏车等，缺少冷链验证；冷库无法 24 小时值班，难以及时发出警报处理故障；冷库故障无法及时抢修等，这些都是影响

疫苗冷链管理效率、疫苗安全性和质量的关键，疫苗冷链运营管理需要进行全方位提升，对免疫规划的信息化管理相应提出了更高要求。一个专注于冷链装备售后运营的第三方运营服务平台——大冷总管应运而生，该平台基于技术团队自主研发的CCSC（cold chain service center）冷链数据服务系统作为冷链信息化运营服务的数据中台，为疫苗冷链安全提供数据和服务支撑，提供个性化的冷链相关服务，满足疾病预防控制中心、医院、冷链物流企业和制药企业一体化冷链管理需求。不仅解决了疫苗的冷链监测和预警服务，还提供冷链资源的整套管理服务，包括智能化冷链装备解决方案，冷链监测系统解决方案，冷链运营管理解决方案，从而保证疫苗管理更安全、省心！

大冷总管是基于CCSC冷链数据平台推出的特色冷链服务，服务内容如下。

1. 冷链365服务　冷链一屏全显，优质团队保障售后服务平台7×24小时不间断监测，超限预警冷链事故主动告知服务，并提供冷链装备的售后运营服务。

2. 冷链120服务　冷链突发故障检修，紧急情况电话通知处理冷链装备维护及保养。

3. 冷链卫士服务　冷链体检服务（cold chain health check，CCHC）独创科学评分标准，评估冷链装备性能，提供具有CNAS认证的探头校准服务，保证监测设备精准度；提供冰箱、冷库、冷藏车等冷链装备验证服务，确保冷链装备符合使用标准；提供冷链系统建设方案，通过大数据分析，CCSC冷链分析工具可制定针对疾病预防控制中心的疫苗储运冷链装备解决方案，这些装备包括：疫苗专用周转箱、疫苗冰箱、智能化疫苗冷库、冷链应急后备电源系统、冷链专用冷藏车，并统一对接云冷链平台。

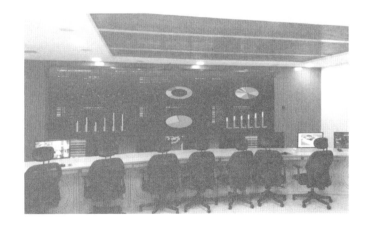

CCSC冷链数据平台——
监控中心

截至 2022 年 5 月，CCSC 冷链数据平台客户已遍布全国 380 多个城市，终端用户超过 15 000 家，在线冷链终端设备突破 20 万个。

二、壹苗链自动发苗系统：预防接种门诊疫苗智慧管理一站式解决方案

国家对药品包括疫苗经营质量有着严格的管理规范，任何经营主体都需要达到这类合规性的要求。同时，预防接种门诊在全程冷链、疫苗出入库管理、频繁取苗及盘苗，以及疫苗防误接种等方面都面临挑战。壹苗链自动发苗系统针对这些问题设计的一款专业化、智能化、自动化预防接种门诊的疫苗数智化工作站，是为社区医院预防接种门诊提供全自动化的疫苗管理的自动化系统。该系统主要由冷库全自动制冷模块、库体、疫苗智能货架（自动化取苗系统）、AGV 机器人（自动化传送系统）、智能存储系统、运动控制系统和出入库管理平台构成。

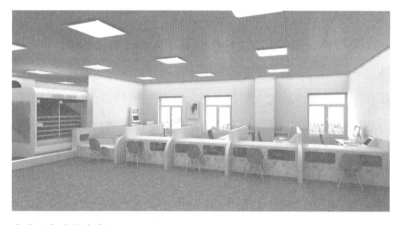

扫描二维码观看自动发苗系统演示动画

壹苗链自动发苗系统

壹苗链自动发苗系统创新性地解决了基层医务人员疫苗接种的难题，实现了社区医院疫苗的智慧冷链物流的一站式解决方案。无需人工搬运，减少冷库开启时间，保证冷链安全；全自动即时疫苗分拣传送，提高疫苗全程接种效率；立体矩阵储存，提高冷库空间利用率；用量大的疫苗可进行多槽位的存储并完成自动分拣，真正按需配置；实现疫苗真正意义上的先进先出，降低疫苗过期风险；实现扫码发苗，降低发苗错误风险；系统基于魔毯导航的 AGV 机器人传动技术，该智能机器

人具有定位导航更加精确、稳定可靠、传动效率更高等特点，既杜绝了人工拿错疫苗的可能性，又实现了疫苗全程冷链管理。

壹苗链自动发苗系统提高接种医生的工作效率，降低疫苗使用过程中的差错率及损耗，对疫苗的运转及成本控制实行信息化管理，对疫苗的调配过程进行实时高效的监控。

三、后补式疫苗智慧冷库：现场疫苗方便存取，远程监控轻松掌握

安全、方便是疫苗冷库基本的功能需求，近年来后补式疫苗冷库成为主流，与此同时需要增加更加智能化的功能，以适应免疫规划的信息化发展和管理的要求。后补式疫苗智慧冷库允许工作人员从冷库后方进入补货、玻璃门快速取货，在减少疫苗暴露于室温中的同时便于查看、领用疫苗；配置发电机系统，通过自动切换供电系统，保证冷库在市电断电情况下正常工作；配合使用冷链监测系统，超温及市电断电及时预警，最大程度上保证冷链安全，提高冷链管理水平。

该冷库具有以下特点。

1. 创新性结构设计　创新性融合了疫苗冰箱＋疫苗冷库的结构设计方案，实现双层真空玻璃门取苗设计，深度匹配疫苗先进先出的出入库观念里的物理性结构设计。满足基层疫苗接种单位疫苗冷链储存要求。

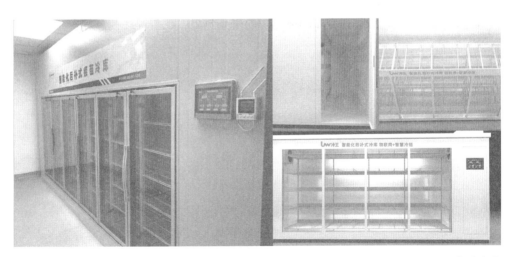

后补式疫苗智慧冷库

2. 定制化制冷系统　每座冷库配置完全独立的一用一备制冷机组，采用超薄设计的冷风机，空间占用小，冷量交换快，机组采用静音设计，满足社区医院降噪的设计需求，同时机组采用数码涡旋技术。每套机组可自动上传云平台运行参数和异常工况，可实现机组实时可视化监管，保障冷库机组运行安全。

3. 自动化制冷控制云平台　该云库智控软件平台是自主研发的冷库远程自动化控制系统，可实现制冷系统的开、停机，风机化霜，温度控制，实时监测，异常报警，触摸屏显示，远程操控。

4. 冷链温湿度监测系统　疫苗冷库冷链监测系统基于物联网云平台技术架构，实现疫苗冷库的温度可视化监测管理功能，满足 GSP 对医药冷链的合规要求，可实现冷库超温，数据导出，数据查询，数据对接以及冷库日常运维的管理功能，满足对疫苗冷库数字化运维的管理要求。

5. 智能化后备电源系统　疫苗冷库断电应急管理系统，智能化后备电源系统在市电断电的情况下可自动切换备用电源系统且支持断电报警，发电机远程监测，发电机远程启动等功能，满足应急状态的疫苗冷链安全。

6. 库门自动化监测系统　疫苗冷库配置冷库门和玻璃门的库门动态监测系统，可实时动态监测库门的状态，库门异常打开报警等功能。

7. 智能疫苗电子标识系统　是国内唯一支持蓝牙到达角度法（AOA）室内定位的电子货架标签系统，应用于冷库货架前端展示，可实现疫苗效期提醒，疫苗仓位管理以及便于疫苗盘点管理，让疫苗管理更高效。

8. 自动避光雾化玻璃设计　该自动避光雾化玻璃采用国际发明专利技术原理，可通过开关自动控制后补式冷库的玻璃门的避光效果，让疫苗在控温和避光的环境储存，让疫苗管理更加规范。

（陈　勇）

参考文献

[1] 陈涛安, 李贵, 梅志强, 等. 儿童免疫磁卡软件设计[J]. 中国计划免疫, 1995, 1(1): 23-25.

[2] 梅志强, 高燕婕, 陈涛安, 等. 儿童免疫金卡管理计划免疫的优越性及卡型选择[J]. 中国计划免疫, 1997, 3(2): 78-80.

[3] 卫生部信息化工作领导小组办公室. 心系新生命 一卡保平安——儿童计划免疫金卡信息管理系统推广情况[J]. 中国计划免疫, 1998, 4(3): 186.

[4] 卫生部信息化工作领导小组办公室. 儿童计划免疫金卡信息管理系统情况介绍[J]. 中国计划免疫, 1999, 5(1): 62

[5] 刘大卫, 郭飚, 曹玲生, 等. 中国9个省免疫规划信息系统建设现状调查[J]. 中国计划免疫, 2007, 13(3): 229-234.

[6] 马家奇, 刘大卫, 戚晓鹏, 等. 国家儿童预防接种个案信息网络化管理模式[J]. 中国计划免疫, 2007, 13(3): 235-239.

[7] 刘大卫, 曹玲生, 曹雷, 等. 全国儿童预防接种信息管理系统试点效果评估[J]. 中国计划免疫, 2007, 13(4): 341-347.

[8] 曹雷. 儿童预防接种信息化管理现状问题及发展[J]. 中国计划免疫, 2007, 13(5): 491-494.

[9] 刘大卫, 郭飚, 曹玲生, 等. 全国2005—2006年疑似预防接种异常反应监测分析[J]. 中国计划免疫, 2007, 13(6): 505-513.

[10] 曹玲生, 刘大卫, 郭飚, 等. 中国儿童预防接种信息管理系统实施进展[J]. 中国疫苗和免疫, 2008, 14(2): 158-161.

[11] 曹玲生, 刘大卫, 郭飚, 等. 中国儿童预防接种信息管理系统建设基线调查[J]. 中国疫苗和免疫, 2008, 14(5): 461-463.

［12］武文娣，刘大卫，曹雷等. 2005~2007年中国常规免疫报告接种率的估算［J］. 中国疫苗和免疫，2009，15(4)：363-366.

［13］曹玲生，刘大卫，郭飚，等. 中国2008年儿童预防接种信息管理系统实施进展［J］. 中国疫苗和免疫，2009，15(4)：367-370.

［14］武文娣，刘大卫，吴冰冰等. 全国2007~2008年疑似预防接种异常反应监测分析［J］. 中国疫苗和免疫，2009，15(6)：481-490.

［15］曹玲生，郑景山，曹雷，等. 中国2009年儿童预防接种信息管理系统实施进展［J］. 中国疫苗和免疫，2010，16(4)：346-348.

［16］曹玲生，袁平，郑景山，等. 预防接种单位客户端软件报表直报功能的实现及应用［J］. 中国疫苗和免疫，2010，16(6)：548-552.

［17］曹玲生，袁平. 中国免疫规划信息管理系统建设思路［J］. 中国疫苗和免疫，2010，16(6)：553-557.

［18］曹玲生，袁平，郑景山，等. 预防接种单位客户端督导工具的开发与应用［J］. 中国疫苗和免疫，2011，17(2)：162-165.

［19］曹玲生，郑景山，曹雷，等. 中国2010年儿童预防接种信息管理系统实施进展［J］. 中国疫苗和免疫，2011，17(3)：261-264.

［20］袁平，曹玲生，肖革新，等. 全国省级免疫规划信息管理平台建设现况调查结果分析［J］. 中国疫苗和免疫，2011，17(3)：265-269.

［21］曹玲生，郑景山，曹雷，等. 中国2011年儿童预防接种信息管理系统实施进展［J］. 中国疫苗和免疫，2012，18(2)：162-165.

［22］曹玲生，袁平，郑景山，等. 卫生部/联合国儿童基金会加强地震灾区儿童预防接种信息化建设项目基线调查［J］. 中国疫苗和免疫，2012，18(3)：238-241.

［23］袁平，曹玲生，郑景山，等. 卫生部/联合国儿童基金会加强地震灾区儿童预防接种信息化建设项目实施效果评价［J］. 中国疫苗和免疫，2012，18(4)：289-292.

［24］李龙威，袁平，曹玲生，等. 地震灾区儿童预防接种信息化建设项目地区预防接种单位客户端数据准确性分析［J］. 中国疫苗和免疫，2012，18(4)：293-296.

［25］曹玲生，袁平，马家奇，等. 中国甲型H1N1流行性感冒疫苗预防接种信息管理系统的开发与应用［J］. 中国疫苗和免疫，2012，18(4)：297-301.

［26］袁平，曹玲生，郑景山，等. 汶川地震灾区36个县儿童预防接种信息管理系统预防接种单位客户端软件操作人员技能培训效果评价［J］. 中国疫苗和免疫，2014，20(2)：155-159.

［27］姜晓飞，曹玲生，袁平，等.预防接种单位客户端个案在疫苗接种率评估中的应用研究［J］.中国疫苗和免疫，2015，21(2)：206-210，236.

［28］健康中国.预防接种拥抱互联网［EB/OL］.(2015-10-28)［2023-02-10］.http://health.china.com.cn/2015-10/28/content_8331983.htm.

［29］张艳霞，温宁，余文周，等.中国急性弛缓性麻痹病例监测信息报告管理系统的建立和应用［J］.中国疫苗和免疫，2016，22(3)：333-338，326.

［30］WENDI WU, LINGSHENG CAO, JINGSHAN ZHENG, et al. Immunization information system status in China, Vaccine, 2019, 37: 6268-6270.

［31］刘怡，曹玲生，肖奇友，等.中国预防接种单位和人员现况分析［J］.中国疫苗和免疫，2018，24(5)：568-572.

［32］刘怡，曹玲生，肖奇友，等.中国4个省份村级免疫服务和预防接种信息报告基线调查［J］.中国疫苗和免疫，2019，25(2)：219-222，227.

［33］刘怡，曹玲生，肖奇友，等.中国常规免疫接种单位现况分析［J］.中国公共卫生，2019：35(11)：1501-1504.

［34］孙辉峰，曹玲生，余文周，等.中国不同时期常规免疫接种单位和人员变化［J］.中国疫苗和免疫，2020，26(2)：193-197.

［35］刘怡，曹玲生，肖奇友.中国乡级预防接种相关单位信息化现况分析［J］.中国卫生信息管理杂志，2020，17(1)：87-92.

［36］HONG LEI, LINGSHENG CAO, YI GONG, et al. Vaccination vehicles for COVID-19 immunization-China, 2011［J］. CHINA CDC WEEKLY, 2021, 3(34)：720-724.

［37］佚名.领导关注、央视报道，海尔生物全球首个移动疫苗接种车获多方认可［EB/OL］.中国经济新闻网，(2021-03-13)［2023-02-10］.https://www.cet.com.cn/xwsd/2795593.shtml.

［38］中华预防医学会微平台.首届预防接种信息化人才培养"菁英计划"正式启动［EB/OL］.(2021-04-13)［2023-02-10］.https://mp.weixin.qq.com/s/2_D95f9HFFQfLJrKP0YrKQ.

［39］雷红，曹玲生，王长双，等.应用移动预防接种车开展农村儿童预防接种服务的满意度调查［J］.中国疫苗和免疫，2021，27(2)：202-205.

［40］雷红，曹玲生.利用移动预防接种车开展成人预防接种的满意度调查［J］.中国疫苗和免疫，2021，27(3)：285-288.

［41］中国疫苗行业协会.中国疫苗行业协会免疫规划信息化专业委员会成立［EB/OL］.(2021-10-30)［2023-02-10］.https://mp.weixin.qq.com/s/YOgxFNlo3wSsA1pqp96xjw.

［42］曹玲生，雷红，曹雷，等. 国家免疫规划信息系统的建设和应用［J］. 中国疫苗和免疫，2022，28(2): 233-237.

［43］曹玲生，雷红，曹雷，等. 2021年中国免疫规划信息化实施现状［J］. 中国疫苗和免疫，2022，28(4): 470-474.

鸣谢

1. 沈苏科技（苏州）股份有限公司
2. 深圳三代人科技有限公司
3. 中卫信软件股份有限公司
4. 深圳市金卫信信息技术有限公司
5. 中科软科技股份有限公司
6. 苏州市伏泰信息科技股份有限公司
7. 福建实达电脑设备有限公司
8. 阿里健康科技（中国）有限公司
9. 深圳市雄帝科技股份有限公司
10. 世窗信息股份有限公司
11. 苏州冷王网络科技有限公司
12. 青岛海尔生物医疗股份有限公司
13. 政采云有限公司

图书在版编目（CIP）数据

为免疫规划插上信息化之翼：中国免疫规划信息化发展史 / 曹玲生主编. —北京：人民卫生出版社，2023. 12

ISBN 978-7-117-35369-4

Ⅰ.①为… Ⅱ.①曹… Ⅲ.①预防接种 – 信息化建设 – 概况 – 中国 Ⅳ.①R186-39

中国国家版本馆 CIP 数据核字（2023）第 186732 号

为免疫规划插上信息化之翼——中国免疫规划信息化发展史

wei Mianyi Guihua Chashang Xinxihua zhi Yi ——Zhongguo Mianyi Guihua Xinxihua Fazhanshi

主　　编	曹玲生
出版发行	人民卫生出版社（中继线 010-59780011）
地　　址	北京市朝阳区潘家园南里 19 号
邮　　编	100021
印　　刷	北京顶佳世纪印刷有限公司
经　　销	新华书店
开　　本	787×1092　1/16　　印张：36
字　　数	622 千字
版　　次	2023 年 12 月第 1 版
印　　次	2024 年 1 月第 1 次印刷
标准书号	ISBN 978-7-117-35369-4
定　　价	128.00 元

E – mail　pmph @ pmph.com

购书热线　010-59787592　010-59787584　010-65264830

打击盗版举报电话：010-59787491　　E-mail：WQ @ pmph.com

质量问题联系电话：010-59787234　　E-mail：zhiliang @ pmph.com

数字融合服务电话：4001118166　　E-mail：zengzhi @ pmph.com

55检